# Transporte e Resgate Aeromédico

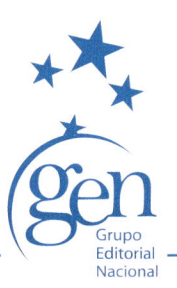

O GEN | Grupo Editorial Nacional – maior plataforma editorial brasileira no segmento científico, técnico e profissional – publica conteúdos nas áreas de ciências da saúde, exatas, humanas, jurídicas e sociais aplicadas, além de prover serviços direcionados à educação continuada e à preparação para concursos.

As editoras que integram o GEN, das mais respeitadas no mercado editorial, construíram catálogos inigualáveis, com obras decisivas para a formação acadêmica e o aperfeiçoamento de várias gerações de profissionais e estudantes, tendo se tornado sinônimo de qualidade e seriedade.

A missão do GEN e dos núcleos de conteúdo que o compõem é prover a melhor informação científica e distribuí-la de maneira flexível e conveniente, a preços justos, gerando benefícios e servindo a autores, docentes, livreiros, funcionários, colaboradores e acionistas.

Nosso comportamento ético incondicional e nossa responsabilidade social e ambiental são reforçados pela natureza educacional de nossa atividade e dão sustentabilidade ao crescimento contínuo e à rentabilidade do grupo.

# Transporte e Resgate Aeromédico

## Organizadores

### Júnia Shizue Sueoka

Graduada em Medicina pela Universidade de Mogi das Cruzes (UMC). Especialista em Cirurgia Geral e Medicina de Emergência. Médica Reguladora e Intervencionista do Grupo de Resgate e Atenção às Urgências (GRAU) da Secretaria de Estado da Saúde de São Paulo – Resgate 193. Médica Aeronavegante do Comando de Aviação da Polícia Militar do Estado de São Paulo – Águia CAvPM. Professora das disciplinas Primeiros Socorros I e II da Faculdade de Medicina da UMC. Coordenadora Médica de Voo da ALLJET Aeromédica. Diretora da LifeAir5 Treinamentos, responsável pelos programas Advanced Trauma Life Support (ATLS – ACS), Prehospital Trauma Life Support (PHTLS – NAEMT), Advanced Medical Life Support (AMLS – NAEMT), Tactical Emergency Casualty Care (TECC) e Tactical Combat Casualty Care – PHTLS Militar (TCCC – NAEMT). Diretora do curso Transporte Aeromédico do Instituto de Ensino em Saúde de São Paulo (IESSP).

### José Alexander de Albuquerque Freixo

Coronel da Polícia Militar do Estado de São Paulo. Mestre e Doutor em Ciências Policiais de Segurança e Ordem Pública pelo Centro de Altos Estudos de Segurança da Polícia Militar do Estado de São Paulo. Especialista em Segurança de Aviação e Aeronavegabilidade Continuada pelo Instituto Tecnológico de Aeronáutica (ITA). Graduado em Ciências Policiais e Ordem Pública pela Academia de Polícia Militar do Barro Branco e em Administração pela Universidade Presbiteriana Mackenzie. Oficial de Segurança de Voo pelo Centro de Investigação e Prevenção de Acidentes Aeronáuticos. Gestor de Segurança Operacional pela Agência Nacional de Aviação Civil (Anac). Piloto Policial de helicóptero e Instrutor de voo de helicópteros.

### Michelle Taverna

Enfermeira de voo. Professora da Pós-Graduação em Transporte Aeromédico da Faculdade Inspirar e do Centro de Ensino Superior dos Campos Gerais (Cescage). Mestre e Doutora em Terapia Intensiva pela Sociedade Brasileira de Terapia Intensiva. Especialista em Enfermagem Aeroespacial pela Associação Brasileira de Enfermagem Aeroespacial (ABRAERO) – Unyleia. Graduada em Enfermagem pela Universidade Tuiuti do Paraná. Membro da Sociedade Brasileira de Medicina Aeroespacial e da ABRAERO. Embaixadora dos serviços de emergência do Aeroporto Bacacheri e do Aeroporto Internacional Afonso Pena.

## 2ª edição

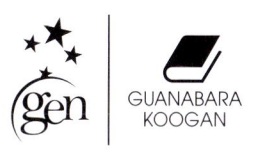

GUANABARA KOOGAN

- **Atendimento ao cliente: (11) 5080-0751 | faleconosco@grupogen.com.br**

- Direitos exclusivos para a língua portuguesa
Copyright © 2025 by
**GEN | Grupo Editorial Nacional S.A.**
*Publicado pelo selo Editora Guanabara Koogan Ltda.*
Travessa do Ouvidor, 11
Rio de Janeiro – RJ – CEP 20040-040
www.grupogen.com.br

- Capa: Bruno Sales

- Imagem da capa: iStock (©Chalabala)

- Editoração eletrônica: Estúdio Castellani

- Ficha catalográfica

**CIP-BRASIL. CATALOGAÇÃO NA PUBLICAÇÃO**
**SINDICATO NACIONAL DOS EDITORES DE LIVROS, RJ**

---

T696
2. ed.

Transporte e resgate aeromédico / organização Júnia Shizue Sueoka, José Alexander de Albuquerque Freixo, Michelle Taverna. – 2. ed. – Rio de Janeiro : Guanabara Koogan, 2025.
: il. ; 28 cm.

Inclui bibliografia e índice
ISBN 9786561110372

1. Medicina de emergência. 2. Emergências médicas. 3. Transporte de doentes e feridos. I. Sueoka, Júnia Shizue. II. Freixo, José Alexander de Albuquerque. III. Taverna, Michelle.

| 25-96966.1 | CDD: 616.0252 |
| | CDU: 616-83.98 |

---

Meri Gleice Rodrigues de Souza – Bibliotecária – CRB-7/6439

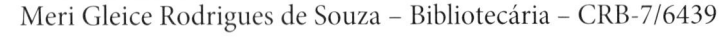

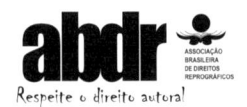

ASSOCIAÇÃO
BRASILEIRA
DE DIREITOS
REPROGRÁFICOS

Respeite o direito autoral

*Aos profissionais que, por meio da busca incansável pelo conhecimento, tornam-se instrumentos para salvar vidas e transformam o céu em um caminho de esperança, unindo o prazer de voar com a vocação de servir ao próximo.*

# Colaboradores

### Alexandre José Gomes

Tenente-Coronel da Polícia Militar do Estado de São Paulo. Mestre e Doutor em Ciências Policiais de Segurança e Ordem Pública pelo Centro de Altos Estudos de Segurança da Polícia Militar do Estado de São Paulo. Bacharel em Direito pela Faculdade de Direito de Sorocaba.

### Ana Cristina Costa da Silva

Enfermeira do Pronto Atendimento do Hospital Sírio Libanês. Especialista em Enfermagem Pediátrica e Neonatal pela Faculdade Israelita de Ciências de Saúde Albert Einstein e em Atendimento Pré-Hospitalar pela Universidade Bandeirante de São Paulo (UNIBAN). Graduada em Enfermagem pela Faculdades de Guarulhos.

### Ana Paula Campelo Cavalcante

Docente da disciplina Ventilação Mecânica na Pós-Graduação em Enfermagem Aeroespacial do Centro Sul-Brasileiro de Pesquisa, Extensão e Pós-Graduação (Censupeg). Instrutora dos cursos Transporte Aeromédico e Ventilação Mecânica do Instituto de Ensino em Saúde de São Paulo (IESSP). Especialista em Terapia Intensiva Neonatal e Pediátrica pelo Instituto da Criança do Hospital das Clínicas da Faculdade de Medicina da Universidade de São Paulo (ICr/HC-FMUSP). Graduada em Fisioterapia pela Universidade Bandeirante de São Paulo (UNIBAN). Fisioterapeuta Aeroespacial com Pós-Graduação em Transporte e Resgate Aeromédico pelo Censupeg. Certificada Heliborne Emergency Medicine Services (HEMS) pela Fondation de L'Academy de Medecine (FAM) e Airbus Foundation. Colaboradora do *Manual de Boas Práticas em Transporte e Resgate Aeromédico*, publicado pela Associação Brasileira de Operações Aeromédicas (ABOA).

### André Ricardo Moreira

Enfermeiro de voo, Operador de suporte médico do Batalhão de Operações Aéreas do Corpo de Bombeiros Militar de Santa Catarina (BOA/CBMSC) e Aeromédico do SAMU-SC. Doutor em Enfermagem pela Universidade Federal de Santa Catarina (UFSC). Mestre em Enfermagem pela UFSC. Especialista em Terapia Intensiva Adulto pela UFSC e em Terapia Intensiva Neonatal pelo Instituto Israelita de Ensino e Pesquisa Albert Einstein. Operador de Suporte Médico do Grupamento de Aviação (GAVOP) do Corpo de Bombeiros do Distrito Federal (CBMDF). Operador de Suporte Médico do Batalhão de Polícia Militar de Operações Aéreas (BPMOA) da Polícia Militar do Paraná (PMPR).

### Angela Krüger Brand

Docente e Chefe de Trabalhos Práticos do Instituto Universitario de Ciencias de la Salud – Fundación Héctor Alejandro Barceló (IUCS). Médica pelo IUCS. Especialista em Medicina Aeronáutica pelo Instituto Nacional de Medicina Aeronáutica y Espacial. Emergencista, Aeroevacuadora e Médica Aeronáutica. Facilitadora em *Crew Resource Management* (CRM) e Fatores Humanos.

### Anna Carolina Bajluk Vera

Professora Assistente da Universidade Paulista (Unip). Mestre em Fisioterapia em Terapia Intensiva pela Sociedade Brasileira de Terapia Intensiva. Graduada em Fisioterapia pela Unip. Vice-Presidente da Associação Brasileira de Fisioterapia Aeroespacial (ASSOBRAFAE). Coordenadora da Equipe de Fisioterapia de Voo da Alljet.

### Antonio Marttos

Professor de Surgery na University of Miami, EUA. Especialista em Cirurgia de Trauma, Surgical Critical Care pelo Jackson Memorial Hospital. Graduado em Medicina pela Faculdade de Ciências Médicas de Santos. Diretor-Executivo da Sociedade Pan-americana de Trauma.

### Antonio Ruberval Faria

Médico. Especialista em Clínica Médica, Medicina de Urgência e Emergência Médica pela Universidade Federal de São Paulo (Unifesp). Graduado em Medicina pela Universidade Severino Sombra – Faculdade de Medicina de Vassouras.

### Bruno de Moura Vergara

Docente do Centro Universitário de Belo Horizonte (UNIBH). Especialista em Cirurgia Geral e Trauma pela Fundação Hospitalar do Estado de Minas Gerais (FHEMIG). Graduado em Medicina pela Faculdade de Ciências Médicas de Minas Gerais (FCM-MG).

### Bruno José Gomes

Oficial da Polícia Militar de São Paulo. Piloto Policial do Comando de Aviação "João Negrão" da Polícia Militar do Estado de São Paulo. Mestre em Ciências Policiais de Segurança e Ordem Pública pelo Centro de Altos Estudos de Segurança da Polícia Militar do Estado de São Paulo. Especialista em Direito Penal pela Instituição Damásio Educacional. Bacharel em Direito pela Faculdade de Direito de Sorocaba.

### Carla Pena Dias

Enfermeira de bordo. Doutora em Enfermagem pela Universidade Federal de Minas Gerais (UFMG). Mestre em Enfermagem pela UFMG. Especialista em Terapia Intensiva pela Pontifícia Universidade Católica de Minas Gerais (PUC Minas). Graduada em Enfermagem pela PUC Minas.

### Cezar Angelo Galletti Junior

Médico. Mestre e Doutor em Ciências Policias de Segurança e Ordem Pública pelo Centro de Altos Estudos de Segurança da Polícia Militar do Estado de São Paulo. Especialista em Cirurgia

Geral pelo Hospital das Clínicas da Faculdade de Medicina da Universidade de São Paulo (HC-FMUSP). Graduado em Medicina pela Faculdade de Medicina de Santo Amaro (Unisa).

### David Duarte de Araujo

Pesquisador. Doutor em Anestesiologia pela Universidade de São Paulo (USP). Mestre em Desenvolvimento Humano pela Dublin Business School. Especialista em Administração pela Fundação Getulio Vargas. Graduado em Medicina pela USP. Graduado em Administração de Empresas pela Pontifícia Universidade Católica de São Paulo (PUC-SP).

### Diego Anjos Blanco

Médico. Especialista em Cardiologia pela Sociedade Brasileira de Cardiologia (SBC). Graduado em Medicina pela Universidade de Alfenas (Unifenas).

### Edmar Felix Ambrosio

Piloto de helicóptero. Graduado em Polícia Ostensiva e Preservação da Ordem Pública pela Escola Superior de Sargentos da Polícia Militar do Estado de São Paulo (PMESP). Tripulante Operacional do Corpo de Bombeiros de São Paulo e do Comando de Aviação da Polícia Militar do Estado de São Paulo (CAvPM/SP) de 1992 a 2022.

### Eduardo Nogueira Garrigós Vinhaes

Professor responsável pela Pós-Graduação em Medicina Hiperbárica da Faculdade de Ciências Médicas da Santa Casa de São Paulo (FCMSCSP). Doutor em Medicina pelo Departamento de Patologia da Faculdade de Medicina da Universidade de São Paulo (USP). Especialista em Clínica Médica pela Sociedade Brasileira de Clínica Médica. Graduado em Medicina pela Faculdade de Medicina da USP. Membro da Sociedade Brasileira de Medicina Hiperbárica e da Undersea and Hyperbaric Medical Society. Médico Voluntário da Linha de Emergências de Mergulho para a América Latina da Divers Alert Network (DAN) e da Diving Medical Technician da Duke University.

### Eliezio Aguiar

Médico. Especialista em Psiquiatria pela Faculdade de Ciências Médicas da Santa Casa de São Paulo (FCMSCSP). Graduado em Medicina pela FCMSCSP.

### Euseli de Assis Batista

Enfermeira. Doutoranda em Enfermagem pela Faculdade Israelita de Ciências de Saúde Albert Einstein. Mestre em Gestão do Cuidado pela Universidade Federal de Santa Catarina (UFSC). Especialista em Enfermagem de Voo pela Universidade Positivo e em Enfermagem e Emergência pela Universidade do Vale do Itajaí. Graduada em Enfermagem pela UFSC. Membro do Departamento de Pediatria da Associação Brasileira de Enfermagem Aeroespacial (ABRAERO).

### Filomena Galas

Professora Associada do Departamento de Cirurgia da Faculdade de Medicina da Universidade de São Paulo (USP). Doutora e Mestre em Anestesiologia pela USP. Especialista em Anestesia para Cirurgia Cardiovascular e Torácica pelo Instituto do Coração do Hospital das Clínicas da USP (HC-FMUSP). Graduada em Medicina pela Universidade Federal do Maranhão (UFMA). Supervisora do Programa de Complementação Especializada em UTI Cirúrgica e Anestesiologia do Instituto do Coração do HC-FMUSP. Coordenadora da UTI Cardiológica e Anestesiologista do Hospital Sírio Libanês. Vice-Coordenadora da Liga de Anestesiologia, Dor e Terapia Intensiva da

FMUSP. Fundadora do Instituto Florence de Ensino no Estado do Maranhão. Membro da Extracorporeal Life Support Organization (ELSO), da Comissão Científica da Sociedade Paulista de Terapia Intensiva (SOPATI) e da Sociedade Brasileira de Anestesiologia (SBA).

### Flavio Lopes Ferreira

Professor de Saúde Mental da Faculdade de Ciências Médicas de Minas Gerais. Mestre em Ciências Fisiológicas pela Universidade Federal de Minas Gerais (UFMG). Especialista em Medicina Aeroespacial pela Associação Médica Brasileira (AMB).

### Gislene Dias da Silva

Enfermeira. Especialista em Enfermagem Aeroespacial pela Associação Brasileira de Enfermagem Aeroespacial (ABRAERO). Graduada em Enfermagem pela Universidade Bandeirante de São Paulo (UNIBAN). Membro da ABRAERO.

### Guilherme G. Podolsky-Gondim

Professor Colaborador da Faculdade de Medicina de Ribeirão Preto da Universidade de São Paulo (FMRP-USP). Doutor em Neurologia/Neurociências pela FMRP-USP. Especialista em Neurocirurgia pelo Hospital de Clínicas da FMRP-USP e em Medicina de Emergência pela Associação Brasileira de Medicina de Emergência (ABRAMEDE). Membro da Agência Nacional de Saúde Suplementar (ANS), da Associação dos Especialistas em Saúde (AES), da ABRAMEDE, da Sociedade Brasileira de Neurocirurgia (SBN), da Academia Brasileira de Neurocirurgia (ABNc) e da Associação Brasileira de Medicina de Áreas Remotas e Esportes de Aventura (ABMAR). Instrutor dos cursos PHTLS (*Prehospital Trauma Life Support*), ATLS (*Advanced Trauma Life Support*) e PoCUS.

### Gustavo Almeida

Médico. Mestre em Saúde Coletiva – Epidemiologia pela Universidade Federal do Paraná (UFPR). Especialista em Medicina Aeroespacial pela Faculdade Global (FG). Graduado em Medicina pela UFPR. Membro da Center of Internacional Health.

### Gustavo Meneses Dantas

Médico. Graduado em Medicina pela Universidade de São Paulo (USP).

### Leonardo Gomes Menezes

Médico. Especialista em Urologia pela Sociedade Brasileira de Urologia (SBU). Graduado em Medicina pela Escola Bahiana de Medicina e Saúde Pública. Diretor-Geral do SAMU Metropolitano do Recife, Pernambuco. Operador de Suporte Médico SAMU/PRF.

### Luciano da Silva

Médico. Graduado em Medicina pela Universidade São Judas Tadeu (USJT) e em Enfermagem pela Universidade Católica de Santos (Unisantos).

### Mariana Fernandes Jucá Moscardi

Médica-Cirurgiã geral e do trauma. Especialista em Cirurgia Geral e do Trauma pela Universidade de São Paulo (USP). Graduada em Medicina pela (USP).

### Mario Fuhrmann Neto

Professor das disciplinas Atendimento Pré-Hospitalar e Cirurgia da Faculdade Santa Marcelina (FASM). Médico Plantonista do Grau Resgate. Tripulante Aeromédico do Comando de Aviação da Policia Militar do Estado de São Paulo (PMESP).

Especialista em Cirurgia Geral e Cirurgia Pediátrica pelo Hospital Santa Marcelina, São Paulo. Graduado em Medicina pela Faculdade de Medicina de Marília (FAMEMA).

### Mário Jorge de Castro Kodama
Professor Colaborador da Liga de Cirurgia Geral e de Trauma da Faculdade de Medicina de Jundiaí. Médico do Grupo de Resgate (GRAU), com atuação no Resgate Aeromédico – Águia. Especialista em Cirurgia Geral e de Trauma pela Faculdade de Medicina de Jundiaí. Graduado em Medicina pela Faculdade de Medicina da Universidade de Marília (FAMEMA).

### Maurício Medeiros Lemos
Professor Adjunto do Centro Universitário Ingá (Uningá). Coordenador Médico do Serviço de Operações Aéreas SAMU 192/SESA-PR, Base Maringá. Gerente Médico do Hospital Geral Unimed. Diretor do Programa ATLS (*Advanced Trauma Life Support*) e do Programa PHTLS (*Prehospital Trauma Life Support*). Doutor em Promoção de Saúde pela Universidade Cesumar (UniCesumar). Mestre em Ciências da Saúde pela Universidade Estadual de Maringá (UEM). Especialista em Cirurgia Torácica pela UEM. Graduado em Medicina pela Universidade do Sul de Santa Catarina (Unisul).

### Nilton Cícero Alves
Piloto de Ensaios da Empresa Brasileira de Aeronáutica (Embraer). Piloto de Busca e Salvamento do 2º Esquadrão do 10º Grupo de Aviação (Esquadrão Pelicano). Instrutor de voo de helicópteros e Examinador credenciado pela Agência Nacional de Aviação Civil (Anac). Oficial de Segurança de Voo pelo Centro de Investigação e Prevenção de Acidentes Aeronáuticos (CENIPA). Aviation Safety Officer pelo US Army Safety Center. Piloto de Linha Aérea (PLA) e Piloto de Linha Aérea de Helicóptero (PLAH) pela Anac. Especialista em Ensaios em Voo – Modalidade Helicópteros pelo Instituto de Pesquisas e Ensaios em Voo. Graduado em Ciências Aeronáuticas – Aviação Militar pela Academia da Força Aérea. Membro da Associação Brasileira dos Profissionais de Ensaios em Voo. Pós-Graduado em Análise de Sistemas pela Universidade Federal de Mato Grosso do Sul (UFMS). MBA em Gestão de Negócios pelo Instituto Tecnológico de Aeronáutica/Escola Superior de Propaganda e Marketing (ITA/ESPM).

### Norberto Machado
Médico. Especialista em Pediatria pela Université René Descartes, Paris, França. Graduado em Medicina pela Universidade Federal de Santa Maria (UFSM).

### Pedro Pinho Caetano
Médico. Professor Afiliado da Universidade do Porto. Especialista em Medicina Aeronáutica pela Ordem dos Médicos. Graduado em Medicina pelo Instituto de Ciências Biomédicas Abel Salazar (ICBAS) da Universidade do Porto. Aerospace Medical Expert pela European Union Aviation Safety Agency (EASA).

### Ricardo Gakiya Kanashiro
Professor Colaborador do Instituto Tecnológico de Aeronáutica (ITA). Brigadeiro Médico da Reserva. Mestre em Ciências Aeroespaciais pela Universidade da Força Aérea (UNIFA). Especialista em Medicina Aeroespacial pela Sociedade Brasileira de Medicina Aeroespacial (SBMA). Graduado em Medicina pela Universidade do Federal do Estado do Rio de Janeiro (UNIRIO). Membro da Academia Brasileira de Medicina Militar.

### Roberto José dos Santos Ribeiro
Médico. Especialista em Cirurgia Cardiovascular pela Sociedade Brasileira de Cirurgia Cardiovascular (SBCCV), em Medicina Intensiva pela Associação de Medicina Intensiva Brasileira (AMIB) e em Medicina Aeroespacial pela Sociedade Brasileira de Medicina Aeroespacial (SBMA). Graduado em Medicina pela Universidade de Santo Amaro (Unisa).

### Rodrigo Mantovani Nunes
Tenente-Coronel da Reserva da Polícia Militar do Estado de São Paulo. Piloto de Helicóptero em Operações *Offshore*. Facilitador em *Crew Resource Management* (CRM). Piloto Policial de helicóptero e avião da Polícia Militar do Estado de São Paulo entre 1998 e 2020. Mestre em Ciências Policiais de Segurança e Ordem Pública pelo Centro de Altos Estudos de Segurança da Polícia Militar do Estado de São Paulo. Especialista em Dependência Química pela Universidade Federal de São Paulo (Unifesp). Graduado em Psicologia pela Universidade Paulista (UNIP).

### Rui Pombal
Médico. Mestre em Medicina Aeronáutica pela University of Otago, Nova Zelândia. Especialista em Medicinal Geral e Familiar e Medicina Aeronáutica. Graduado em Medicina pela Faculdade de Medicina da Universidade de Lisboa, Portugal. Membro da International Academy of Aerospace Medicine, da Sociedade Portuguesa de Medicina Aeroespacial, da International Airline Medical Association e da Aerospace Medical Association.

### Santiago Cirilo Noguera Servin
Professor Adjunto da Universidade Federal do Maranhão (UFMA). Mestre em Cirurgia pela Universidade Federal do Paraná (UFPR). Especialista em Cirurgia Geral pelo Hospital Universitário Presidente Dutra da UFMA. Graduado em Medicina pela UFMA. Membro da Sociedade Brasileira de Atendimento Integrado ao Traumatizado (SBAIT).

### Sofia Vidigal e Almada
Médica. Professora Convidada da Universidade Lusófona de Lisboa. Mestre em Patologia Inflamatória, Tumoral e Vascular da Retina pela Universidad Autónoma de Barcelona e pelo Instituto Oftalmológico Barraquer. Especialista em Oftalmologia e Competência em Medicina Aeronáutica e em Medicina Militar pela Ordem dos Médicos de Portugal. Graduada em Medicina pela Faculdade de Medicina da Universidade de Lisboa. Presidente do Colégio da Competência de Medicina Aeronáutica da Ordem dos Médicos Portuguesa.

### Sônia Aparecida Batista
Enfermeira. Mestre em Liderança pelo Hospital Israelita Albert Einstein. Especialista em Gerenciamento dos Serviços de Enfermagem e Administração Hospitalar. Graduada em Enfermagem pela Faculdade de Enfermagem e Obstetrícia Dom Domênico. Professora Facilitadora de cursos do Programa de Apoio ao Desenvolvimento Institucional do Sistema Único de Saúde (PROADI-SUS).

### Vania E. R. Melhado
Médica Aeroespacial. Professora Associada da Faculdade de Ciências Médicas da Santa Casa de São Paulo (FCMSCSP). Mestre e Doutora em Nefrologia pela Universidade Federal de São Paulo (Unifesp). Especialista em Nefrologia pela Unifesp. Graduada em Medicina pela Faculdade de Medicina de Marília (FAMEMA). Membro da Aerospace Medical Association (AsMA) e da International Academy of Aviation and Space Medicine (IAASM).

### Vânia Paula de Carvalho

Enfermeira. Professora Convidada da PUC Minas. Mestre em Promoção da Saúde e Prevenção da Violência pela Faculdade de Medicina da Universidade Federal de Minas Gerais (UFMG). Especialista em Terapia Intensiva pelo Instituto de Educação Continuada (IEC) da Pontifícia Universidade Católica de Minas Gerais (PUC Minas) e em Enfermagem de Bordo pela Faculdade Integrada CETE-FIC. Titulação em Enfermagem Espacial pela Associação Brasileira de Enfermagem Aeroespacial (ABRAERO). Graduada em Enfermagem pela PUC Minas. Membro do Grupo de Pesquisa SAUVI-Trânsito da UFMG.

### Viviane Camargo Santos

Enfermeira fiscal. Doutoranda em Gerenciamento em Enfermagem pela Universidade Federal de São Paulo (Unifesp). Mestre em Enfermagem em Saúde Coletiva pela Universidade de São Paulo (USP). Especialista em Gestão Pública e Gerenciamento de Cidades pelo Centro Universitário Internacional (Uninter).

Graduada em Enfermagem e Obstetrícia pela Escola de Enfermagem da USP.

### Waine Ciampi

Enfermeiro. Especialista em Enfermagem Aeroespacial pela Associação Brasileira de Enfermagem Aeroespacial (ABRAERO) e em Gestão da Saúde pela Universidade SENAC. Graduado em Enfermagem pela Universidade Bandeirante de São Paulo (UNIBAN).

### William Andrade Teixeira

Médico. Especialista em Fisiologia Humana pela Faculdade de Medicina do ABC e em Medicina de Emergência pela Faculdade Israelita de Ciências de Saúde Albert Einstein. MBA em Gestão de Clínicas, Hospitais e Indústrias da Saúde pela Fundação Getulio Vargas (FGV). Graduado em Medicina pela Universidade Anhembi Morumbi e em Enfermagem pela Universidade de Santo Amaro (Unisa).

# Agradecimentos

Agradecemos aos nossos Mentores e ao Universo pela oportunidade de estar no caminho certo, reunindo profissionais de ponta para escrever sobre o que amamos fazer. Seriedade e profissionalismo fazem dos autores as melhores referências nos assuntos que abordam.

Agradecemos também a todos os amantes da profissão e da atividade que leva o melhor recurso àqueles que estão em um dos piores momentos de suas vidas, necessitando do melhor conhecimento e da habilidade dos profissionais, para levar os pacientes com segurança desde o hospital de origem até o hospital de tratamento definitivo.

*Júnia Shizue Sueoka*
*José Alexander de Albuquerque Freixo*
*Michelle Taverna*

# Apresentação

A atividade aeromédica brasileira surgiu da necessidade de propiciar ao paciente em estado crítico a oportunidade de ser tratado em hospitais de referência que estavam centrados fora do país, cujo acesso era limitado devido ao alto custo dessa tecnologia e à ausência de empresas aéreas nacionais que pudessem oferecer aos pacientes um recurso que conseguisse suprir essa demanda.

Com o crescimento da necessidade e o desenvolvimento da medicina intensiva no país, houve um grande avanço estrutural nos grandes centros de excelência, os quais montaram suas unidades de terapia intensiva (UTI) com a melhor tecnologia possível, a fim de oferecer o melhor tratamento aos pacientes que necessitavam de profissionais altamente capacitados e especializados. Porém, muitas vezes, a distância impedia-os de chegar aos grandes centros, mesmo estando no Brasil, devido à dimensão continental do país.

Em meados de 1990, a atividade aeromédica brasileira estava em franco crescimento, iniciando as atividades do atendimento pré-hospitalar (APH) com os resgates aeromédicos por asa rotativa (helicóptero) na cidade de São Paulo, o que foi um desafio muito grande, pois a falta de informações sobre como fazer e a necessidade de pouso das aeronaves em locais não homologados exigiam muita proficiência técnica e profissionalismo, tanto dos pilotos quanto da equipe médica e de enfermagem de bordo (nome não oficial no Brasil). Coordenação de cabine, fraseologia e atenção em nível crítico levaram toda a gestão e os próprios profissionais a exigirem que os envolvidos melhorassem sempre mais, tornando o serviço do Comando de Aviação da Polícia Militar do Estado de São Paulo (CAvPM, antigo Grupamento de Rádio Patrulha Aérea [GRPAe]) – Águia da PMESP, com os médicos aeronavegantes do GRAU RESGATE da Secretaria de Estado da Saúde de São Paulo, referência na atividade de resgate aeromédico.

Logo após o início do resgate aeromédico, houve a necessidade de desenvolver a medicina para atendimento às vítimas críticas em casos clínicos ou traumáticos mais graves (p. ex., politrauma,[1] infarto agudo do miocárdio (IAM), acidente vascular encefálico (AVE), patologias respiratórias e septicemia) que estavam em cidades com poucos recursos e que careciam de mais suporte técnico em hospital de atendimento para alta complexidade. Nessa ocasião, quem tinha opção e condição financeira, na maioria das vezes, buscava atendimento fora do país, como nos EUA ou na Europa, para fazer o tratamento mais adequado.

O avanço da tecnologia nos grandes hospitais de referência em São Paulo e a capacitação das equipes de atendimento médico a pacientes críticos fizeram com que o atendimento nesses locais fosse equivalente, ou até melhor, ao tratamento ofertado fora do Brasil, com a diferença de que os custos eram menores e as possibilidades de resolução das principais patologias eram maiores, visto que o atendimento se dava em menor tempo.

Foi então que algumas empresas, em meados de 1994, começaram a se interessar em colocar aeronaves de asa fixa à disposição de seus clientes, oferecendo essa tecnologia para os transportar aos grandes centros de referência, contribuindo para melhor recuperação do paciente. Houve um *boom* de empresas que se interessaram em trabalhar com o transporte aeromédico para realização das remoções inter-hospitalares, quando surgiu a oportunidade de oferecer a muitos pacientes a transferência de um hospital (de menor complexidade, em cidade com pouco recurso e, muitas vezes, sem o suporte necessário

---

[1] O termo "politraumatizado" foi substituído por "traumatizado multissistêmico". Nesta edição, os autores optaram por manter "politraumatizado" por ainda ser o mais conhecido e utilizado na prática.

para o tratamento adequado) para outro (de maior complexidade, geralmente hospitais de referência) onde pudesse receber o tratamento definitivo e, consequentemente, ter melhor recuperação.

Contudo, no início, não tínhamos o conhecimento de como proceder, já que a fisiologia de voo não é um assunto abordado em nossas formações. Muitos profissionais se aventuraram a começar uma atividade que não se conhecia e que era fascinante por ser desenvolvida no meio aéreo, esse grande desconhecido. Algumas empresas capacitaram seus funcionários em serviços fora do Brasil e, depois, desenvolveram cursos próprios de formação para sua equipe, ministrados por esses profissionais. Nem mesmo os órgãos reguladores dispunham de legislação apropriada para a atividade, nem de fiscais para auditar a maioria das empresas que se aventuraram a fazer essas remoções (que frequentemente utilizavam recursos inadequados ou sem suporte necessário para realização). Assim, a maioria dos profissionais aprendeu com seus próprios erros, já que não tinha acesso fácil às informações e a disponibilidade para capacitação era pouca, se comparada com a atual.

Apesar de todas essas dificuldades, tanto os grandes hospitais quanto as empresas de resgate e transporte aeromédico se aprimoraram, e hoje oferecem aos pacientes em estado crítico os melhores tratamentos na maioria das capitais. O profissionalismo das equipes aeromédicas se desenvolveu de maneira vertiginosa, oferecendo ao paciente em estado crítico a oportunidade de chegar, adequadamente e em melhores condições para se recuperar, a hospitais de referência no Brasil. A pandemia de covid-19 foi um grande exemplo disso, visto que muitos pacientes em quadros clínicos gravíssimos foram aerotransportados para São Paulo, e, com conhecimento e profissionalismo, muitas vidas foram salvas.

Além das adversidades, não temos, nem no Brasil, nem em outros países, facilidade em localizar publicações sobre o assunto para nortear aqueles que já trabalham, pretendem trabalhar ou que se interessam pelo assunto e desejam aprender, mesmo que seja somente para aumentar o conhecimento sobre a atividade e suas particularidades.

Assim, este livro oferece ao leitor temas importantes, principalmente para o desenvolvimento dos profissionais, pois aborda desde o princípio da atividade aeromédica no Brasil e no mundo até a fisiologia de voo (e suas implicações nas mais variadas patologias que o paciente possa apresentar e que precisam de mais atenção durante o transporte aeromédico), além de aspectos operacionais e de legislação. Os capítulos foram desenvolvidos por especialistas (atuantes na atividade aeromédica e referências nacionais e internacionais nos assuntos que abordam) que compartilham suas experiências neste livro com linguagem acessível, de fácil leitura e esclarecedora, mesmo para aqueles que não vivenciam a prática do transporte aeromédico.

Esta obra foi idealizada, também, para agradecer a todos aqueles que acreditaram e desafiaram o improvável, tornando realidade o sonho de muitos que hoje trabalham pelos ares, oferecendo o melhor da medicina para aqueles que necessitam de resgate ou transporte aeromédico para serem levados rapidamente até um centro de referência ou melhor local de tratamento definitivo.

Tenho certeza de que este é um marco na atividade e de que, a partir dele, poderemos desenvolver cada vez mais a assistência necessária para a recuperação de pacientes que esperam receber sempre o melhor atendimento.

*Júnia Shizue Sueoka*

# Sumário

# 1

# Histórico do Resgate Aeromédico no Brasil

Cezar Angelo Galletti Júnior

## INTRODUÇÃO

O transporte aeromédico se originou nos conflitos militares e os seus primeiros relatos datam do final do século XIX, durante a Guerra Franco-Prussiana, quando o transporte de pacientes era feito em balões. Em seguida, na Primeira Guerra Mundial, iniciou-se o transporte de pacientes em aviões improvisados e, posteriormente, na Segunda Guerra, com enorme quantidade de feridos, em hidroaviões sobre o Canal da Mancha, para resgatar os pilotos feridos em combate. Além disso, houve grande avanço no transporte inter-hospitalar realizado em aviões de médio e grande portes, com assistência médica e de enfermagem especializada, mas o marco do uso de helicópteros como instrumento de resgate e salvamento de feridos aconteceu nos anos 1950, na Guerra da Coreia. O aprimoramento e desenvolvimento desse sistema de salvamento durante a Guerra do Vietnã deu origem ao transporte aeromédico moderno de hoje.

Com o final da Guerra do Vietnã, toda a experiência militar e o conhecimento técnico desenvolvido foram aplicados no mundo civil e no atendimento médico de urgência dos grandes centros urbanos. Tais conhecimentos envolviam: desenvolvimento tecnológico de aeronaves e equipamentos especialmente adaptados para a atividade aeromédica, sistema de radiocomunicação, localização estratégica das aeronaves, formação com treinamento operacional e técnico realizado por médicos, protocolos de atuação padrão, regionalização e hierarquização da rede hospitalar e dos centros de atendimento especializados.

Por fim, a criação de legislações específicas para a regulamentação da atividade aeromédica de resgate e de transporte de pacientes, sendo as mais importantes no Brasil: a Portaria nº 2.048 do Ministério da Saúde (MS), de novembro de 2002, e a IAC 3134 da Agência Nacional de Aviação Civil (ANAC).

O transporte aeromédico se tornou um recurso bem estabelecido para o atendimento nos serviços de emergência médica, pois, com o uso de aeronaves, os pacientes podem ser removidos rapidamente e de forma segura. No entanto, por uma série de razões, a indicação precisa de uso deste recurso ainda permanece um pouco controversa. Os principais motivos para essa polêmica estão relacionados aos custos envolvidos, à efetividade, às indicações, às contraindicações e à segurança operacional (Figura 1.1).

Cabe ressaltar que as últimas análises econômicas realizadas sobre o tema têm sugerido que o uso de helicópteros é rentável e não custa mais do que a implantação de sistemas de ambulâncias terrestres, levando-se em conta a abrangência e o tempo de resposta.

Outro aspecto importante se refere aos acidentes com ambulâncias aéreas, que, embora pouco frequentes, são muito divulgados. É essencial que os programas de transporte aéreo aloquem recursos adequados de tempo e dinheiro em um esforço contínuo para maximizar a segurança operacional.

## BREVE HISTÓRICO

### Histórico do resgate aeromédico

A utilização das aeronaves em missão de resgate aeromédico não é coisa tão recente como se pensa. Em 1870, durante a Guerra Franco-Prussiana, foram relatados os primeiros casos de transporte aeromédico, quando 160 feridos foram resgatados em balões de ar quente.

Durante a Primeira Guerra Mundial, os rudimentares aviões existentes já eram utilizados para transportar médicos, equipamentos e remédios, mas o transporte de doentes e feridos estava limitado somente aos casos extremos, já que a acomodação

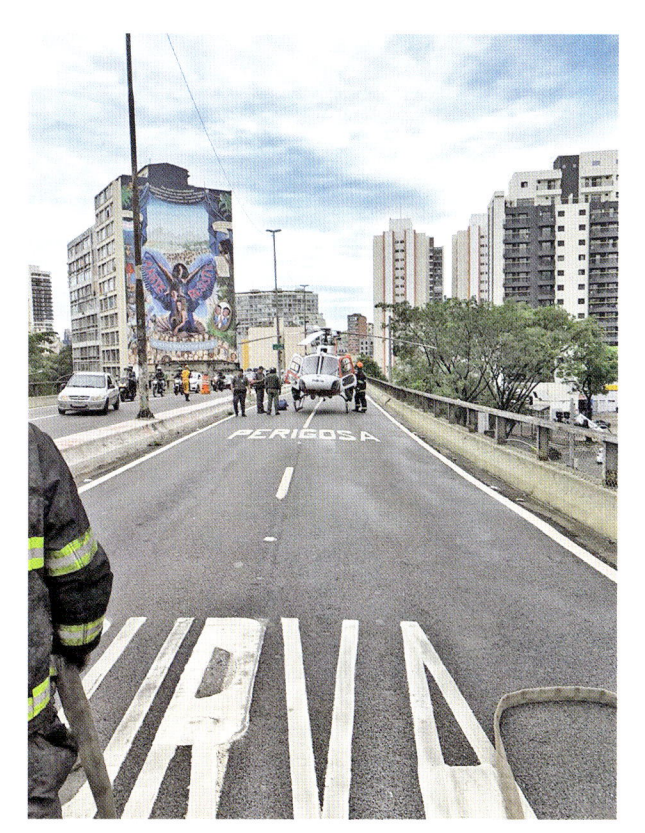

**Figura 1.1** Pouso restrito no Elevado Costa e Silva, em São Paulo. Ocorrência de acidente motocicleta × automóvel, com vítima politraumatizada grave. (Cortesia de Júnia Shizue Sueoka.)

disponível era muito restrita. Em 1920, foram utilizadas aeronaves na campanha das Ilhas Somália.

Na Segunda Guerra Mundial, a tecnologia aeronáutica já estava em grande desenvolvimento. Com o aumento do espaço interno dos aviões, os norte-americanos desenvolveram um verdadeiro hospital aéreo.

Apesar desse avanço, só era possível atender os doentes e feridos, ou transportá-los para os grandes centros de atendimento, a partir de bases ou aeroportos improvisados. Estima-se que foram assistidos mais de 1 milhão de soldados pelos diversos serviços de resgate e transporte aeromédico durante a Segunda Guerra Mundial.

Em 1946, Arthur Young (Bell Helicopter Company) idealizou um helicóptero com motor convencional à explosão, movido à gasolina (modelo 47), o qual recebeu a primeira licença para operar nos EUA. Entretanto, em 1950, durante a Guerra da Coreia, o uso do helicóptero obteve seu maior sucesso, transportando mais de 20 mil militares feridos. Na Guerra do Vietnã, esse número aumentou para mais de 370 mil soldados.

Apesar do aumento do potencial balístico dos armamentos, o decréscimo nas taxas de mortalidade em 5,8% nos feridos na Segunda Guerra Mundial (1939-1945), 2,4% na Guerra da Coreia (1950-1953) e 1,7% no Vietnã (1964-1975) pode ser explicado pela rapidez no atendimento médico.

Nos EUA, em 1972, a National Highway Transport Safety Administration (NHTSA) publicou o trabalho *Helicopters and Emergency Medical Services: NHTSA Experience to Date*, documentando o resultado de vários projetos de resgate aeromédico por helicópteros. A partir do artigo, esse tipo de transporte foi bastante difundido e incorporado a vários serviços de emergência (Emergency Medical Services – EMS).

Em 1973, no Anthony's Hospital, na cidade de Denver, EUA, foi iniciado com sucesso o primeiro serviço aeromédico associado a um centro de trauma. Desde então, o uso de helicópteros aumentou consideravelmente.

Até hoje, os esquadrões de saúde das forças armadas norte-americanas trabalham de forma similar, porém com equipamentos mais sofisticados.

No Brasil, o serviço de busca e salvamento foi oficialmente criado em dezembro de 1950, pela Força Aérea Brasileira (FAB), com o nome de *Search and Rescue* (SAR).

Em 15 de agosto de 1984, a Polícia Militar do Estado de São Paulo iniciou o emprego de aeronaves por meio do Grupamento de Radiopatrulha Aérea (GRPAe) – atual Comando de Aviação da Polícia Militar do Estado de São Paulo (CAvPM). Já o Projeto Resgate teve início em São Paulo em 1989; no Rio de Janeiro, em 1988; e em Minas Gerais, em 1986.

## Histórico do resgate no Estado de São Paulo

O primeiro serviço de socorro médico de urgência, provido pelo Estado, na cidade de São Paulo, remonta a 1893, quando médicos do serviço legal da Polícia Civil do Estado passaram a atender as emergências da cidade. Com o crescimento da cidade, em 1924, criou-se o Posto Médico da Assistência Policial. Em 1950, o governo do Estado passou a responsabilidade do atendimento de urgência para o município, que assumiu o pronto-socorro de pacientes e que tinha como retaguarda alguns hospitais.

Como existiam prontos-socorros isolados, sem retaguarda hospitalar, percebeu-se a necessidade de um sistema de remoção de pacientes para internação. Em 1956, foi instalado o primeiro PABX para atender as necessidades de remoção dos prontos-socorros municipais e também as solicitações da população em situações de urgência e emergência.

Nessa época, era realizada uma triagem e, dependendo da ocorrência, enviava-se para o local uma ambulância sem equipamentos específicos e tripulada por equipe sem habilidades para o atendimento extra-hospitalar. Tais profissionais, além de desenvolverem suas atividades no plantão do pronto-socorro, cumpriam uma escala para eventuais saídas.

Esse serviço, ao longo dos anos, passou por uma série de mudanças, sendo criada uma Central de Comunicações (CECOM). Essa central controlava as vagas hospitalares, recebia as solicitações de serviços de emergência feitas pela população, por meio de ligações telefônicas pagas, e encaminhava para o pronto-socorro ou hospital mais próximo.

Em março de 1980, a CECOM passou a atender pelo telefone 192, tornando-se o órgão centralizador do processo de comunicação. Em 1986, com acordo firmado entre o Governo Municipal de São Paulo e a Federação dos Municípios Canadenses (Toronto), foi possível priorizar a organização do Sistema de Emergência Pré-hospitalar, com incremento do serviço de comunicação de emergência, treinamento de pessoal e planejamento do atendimento em casos de catástrofes e acidentes de grandes proporções.

Até a década de 1980, a ausência de diretrizes nacionais para a área de emergência, particularmente de atendimento pré-hospitalar (APH), fez com que alguns estados criassem seus serviços, sem uma linha de orientação e de normatização. Surgiram, assim, diferentes modelos nos setores público e privado, em sua maioria com deficiências técnicas.

## Surgimento do atendimento pré-hospitalar no Estado de São Paulo

O marco inicial do APH foi no ano de 1981. Médicos do pronto-socorro do Hospital das Clínicas (Figura 1.2), preocupados com o número crescente de vítimas com traumas sendo atendidas em pronto-socorro, decidiram desenvolver um grupo de estudos cujo objetivo era a melhoria do atendimento pré-hospitalar às vítimas de acidentes. O resultado foi a criação da Comissão de Recursos Assistenciais de Pronto-Socorro (CRAPS), com a participação de inúmeros órgãos ligados ao atendimento de vítimas, como Corpo de Bombeiros, Polícia Militar e Secretarias de Saúde.

Em 15 de setembro de 1983, o então secretário do Estado da Saúde, Dr. João Yunes, oficializou a CRAPS para a Grande São Paulo, sob a coordenação do Dr. Roberto Yukihiro Morimoto

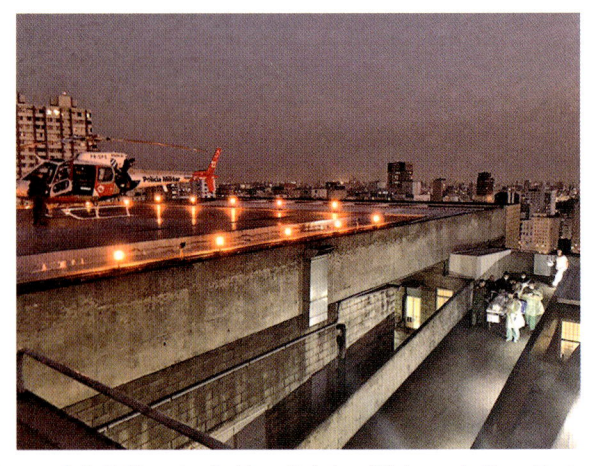

**Figura 1.2** Heliponto do Hospital das Clínicas da Faculdade de Medicina da Universidade de São Paulo (FMUSP). Heliponto elevado e iluminado para atividade noturna. Equipe do hospital acompanhada da equipe do Águia levando a vítima pela rampa para a sala de emergência. (Cortesia de Capitão PM Fabiana Ajjar – Chefe da Divisão de Medicina de Aviação – CavPM.)

(Resolução SS nº 47), cujos objetivos principais seriam regionalizar o atendimento aos pacientes politraumatizados[1] na Grande São Paulo, estudar e propor um padrão mínimo de pronto-socorro e de ambulâncias.

Em 1986, a Polícia Militar do Estado de São Paulo enviou um grupo composto por cinco Oficiais do Corpo de Bombeiros à Cidade de Chicago, nos EUA, onde realizaram um curso de técnico em Emergências Médicas. Após o encerramento do curso, foi proposta uma reformulação na instrução de primeiros socorros ao efetivo do Corpo de Bombeiros, além da ampliação dos serviços de Salvamento e Resgate com pessoal especializado para o atendimento e transporte das vítimas de acidentes.

Em 13 de julho de 1988, o então secretário do Estado da Saúde, Professor Dr. José Aristodemo Pinotti, constituiu o Grupo Especial de Programas de Emergência (GEPRO/Emergência), cujo objetivo era desenvolver, implementar e fiscalizar o programa de emergência do Estado.

## Criação do Sistema de Atendimento Médico de Urgência

Em 22 de maio de 1989, por meio da Resolução conjunta SS-SSP nº 42, publicada na mesma data e assinada pela Secretaria de Estado da Saúde (Sistema de Atendimento Médico de Urgência [SAMU], SP) e pela Secretaria da Segurança Pública, por intermédio do Corpo de Bombeiros e do GRPAe (atual CAvPM) (Figura 1.3), teve origem o Projeto Resgate.

Foram então traçados os objetivos a serem alcançados, a definição das missões de cada membro integrante do sistema, as responsabilidades sobre atendimento pré-hospitalar, centro de comunicações, protocolos de procedimentos e de atendimento.

As duas Secretarias Estaduais, de Segurança Pública e Saúde, selaram essa integração, culminando na criação da Comissão de Atendimento Médico às Emergências do Estado de São Paulo (CAMEESP), que elaborou uma proposta para o desenvolvimento do projeto piloto de atendimento pré-hospitalar denominado Projeto Resgate.

O serviço teve início efetivamente em 1990, com atuação na Grande São Paulo e em 14 municípios do estado, sendo empregadas 36 Unidades de Resgate, 2 Unidades de Suporte Avançado terrestre e 1 helicóptero (Figura 1.4). Esse projeto inicial foi se

---

[1] O termo "politraumatizado" foi substituído por "traumatizado multissistêmico". Nesta edição, os autores optaram por manter "politraumatizado" por ainda ser o termo mais conhecido e utilizado na prática.

expandindo por todo o estado, aumentando o número de viaturas e de pessoal, até que, em 10 de março de 1994, por meio do Decreto nº 38.432, o Serviço de Resgate foi consolidado e sua operacionalização, atribuída exclusivamente à Polícia Militar do Estado de São Paulo, por intermédio do Corpo de Bombeiros e do GRPAe (atual CAvPM).

Também, a partir de 1990, firmou-se acordo de cooperação entre a Secretaria Estadual de Saúde do Estado de São Paulo e o SAMU da França para aprimoramento técnico das equipes e auxílio na implantação do APH em São Paulo, quando se iniciaram o intercâmbio e os estágios técnicos de profissionais de ambos os serviços.

Em 1998, o Projeto Resgate espalhou-se para todo o estado de São Paulo, e nesse ano foram atendidas 140 mil ocorrências, com 200 viaturas de suporte básico e 3 de suporte avançado (sendo 2 terrestres e 1 aérea).

## Nos dias de hoje no estado de São Paulo

Atualmente, existem na cidade de São Paulo dois serviços públicos que operacionalizam o APH, sendo um estadual (Resgate) (Figura 1.5) e outro municipal (SAMU).

O acionamento do Resgate é feito pelo telefone 193, Central de Operações do Corpo de Bombeiros (COBOM), cabendo ao médico regulador e ao oficial de operações, por meio das informações recebidas, despacharem a viatura adequada. Devem também indicar o melhor recurso hospitalar para cada tipo de atendimento, de acordo com a regionalização e a hierarquização dos hospitais normatizados pela Central de Regulação de Oferta de Serviços de Saúde (CROSS).

O SAMU também trabalha com a CROSS. Esta vincula-se à Coordenadoria Estadual de Saúde da Região Metropolitana da Grande São Paulo.

O SAMU municipal é acionado pelo telefone 192, CECOM, e se destina preferencialmente ao atendimento de pacientes clínicos, mas faz parte de um sistema federal mais abrangente.

Esses dois sistemas apresentam alguns problemas, como a falta de uma instância única de triagem e a regulação de meios, para que possam garantir a integração (Figura 1.6) entre o Sistema de Resgate (193), o Sistema de Atendimento Pré-hospitalar da Prefeitura de São Paulo (SAMU – 192) e a CROSS. Também a distribuição de viaturas, recursos técnicos e de pessoal é deficiente e não integrada, o que resulta em multiplicidade em algumas regiões, deixando outras descobertas. Porém, mais recentemente, esses dois serviços já possuem protocolos

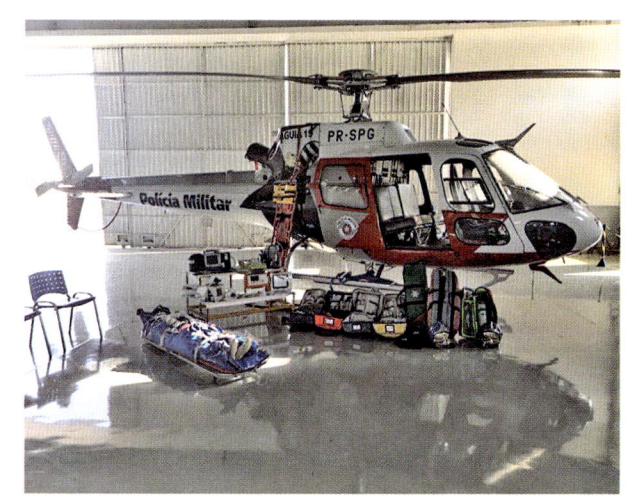

**Figura 1.3** Helicóptero Águia da Polícia Militar do Estado de São Paulo com seus *kits* e equipamentos. (Cortesia de Capitão PM Fabiana Ajjar – Chefe da Divisão de Medicina de Aviação (CavPM.)

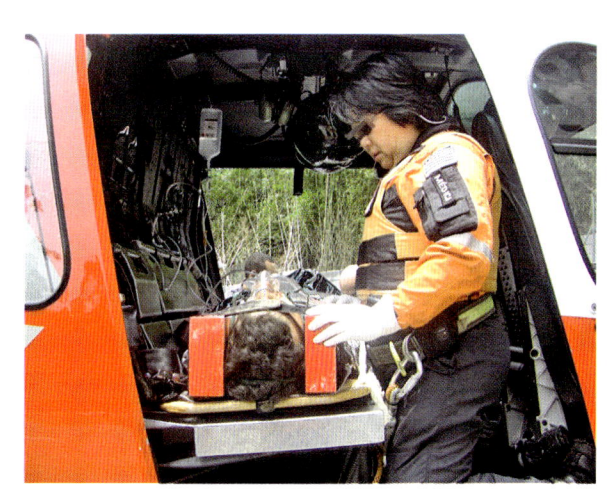

**Figura 1.4** Atendimento à vítima de colisão motocicleta × poste. Imobilizado e acondicionado dentro do Águia para ser levado ao hospital de referência, após tratamento e estabilização. (Cortesia de Júnia Shizue Sueoka.)

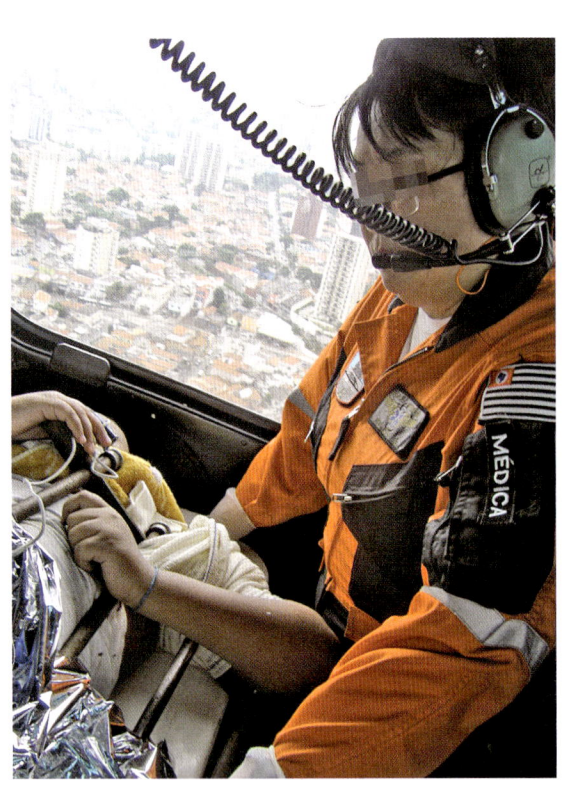

**Figura 1.5** Criança presa em lança, com transfixação na região axilar, imobilizada após estabilização da condição clínica, em voo no Águia para hospital de referência. (Cortesia de Júnia Shizue Sueoka.)

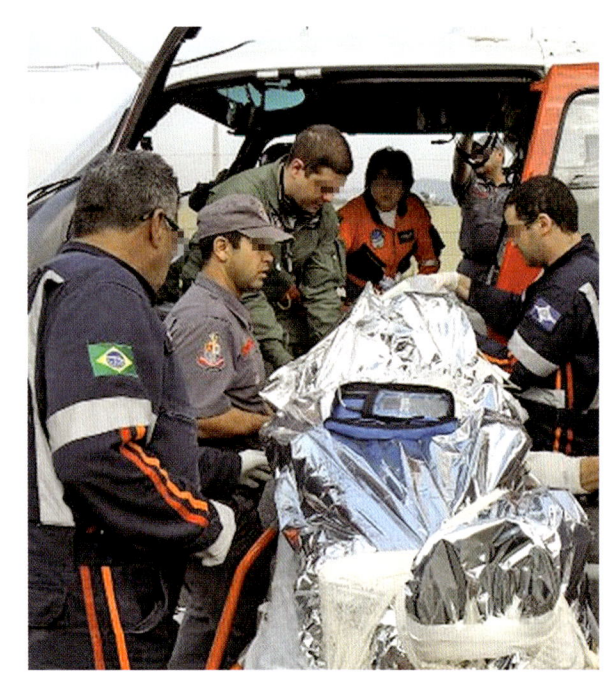

**Figura 1.6** Atendimento integrado entre SAMU, Corpo de Bombeiros e helicóptero Águia da PMESP em acidente automobilístico com vítima grave. (Cortesia de Sr. Wilson Costabeli.)

de integração técnica, de modo a reduzirem suas redundâncias e estabelecerem integração operacional.

Desde a implantação do resgate aeromédico no GRPAe (atual CAvPM), já foram atendidos mais de 6,5 mil resgates aeromédicos e transportes inter-hospitalares. Desde sua inauguração, em 15 de agosto de 1984, já atendeu mais de 60 mil missões e voou mais de 14 mil horas (dados de até abril de 2025). Atualmente, conta com um efetivo de 30 médicos civis, 3 médicos militares e 10 enfermeiros militares.

O Serviço de Resgate Aeromédico, desenvolvido pelo Comando de Aviação da Polícia Militar (CavPM), visa atender todos os municípios do estado de São Paulo, porém a Região Metropolitana, a macrorregião de Campinas e de São José dos Campos são as principais áreas de atuação.

## BIBLIOGRAFIA

Brasil. Ministério da Saúde. Portaria nº 814, de 1º de junho de 2001. Dispõe sobre a Normatização dos Serviços de Atendimento Pré-hospitalar Móvel de Urgências, revogando a Portaria GM/MS nº 824, de 24 de junho de 1999. Diário Oficial da União, jun. 2001.

Brasil. Ministério da Saúde. Portaria nº 970, de 11 de dezembro de 2002. Dispõe sobre o Sistema de Informação em Saúde para os Acidentes e Violências – Causas Externas. Diário Oficial da União, nov. 2002.

Brasil. Ministério da Saúde. Portaria nº 1.863, de 29 de setembro de 2003. Institui a Política Nacional de Atenção às Urgências. Diário Oficial da União, set. 2003.

Brasil. Ministério da Saúde. Portaria nº 1.864, de 29 de setembro de 2003. Institui o componente pré-hospitalar móvel da Política Nacional de Atenção às Urgências, por intermédio da implantação de Serviços de Atendimento Móvel de Urgência – SAMU – 192. Diário Oficial da União, set. 2003.

Brasil. Ministério da Saúde. Portaria nº 2.048, de 5 de novembro de 2002. Dispõe sobre o Regulamento Técnico dos Sistemas Estaduais de Urgência e Emergência. Diário Oficial da União, nov. 2002.

Brasil. Ministério da Saúde. Secretaria Executiva – DATASUS. Sistema de Informações sobre mortalidade. Informações Demográficas e Econômicas. Disponível em: www.datasus.gov.br. Acesso em: março de 2013.

Canavó Filho J, Melo E. Polícia Militar: asas e glórias de São Paulo. 2. ed. São Paulo: [s/n]; 1978. p. 19-21.

Conselho Federal de Medicina (Brasil). Resolução nº 1.596, de 9 de março de 2000. Dispõe sobre a Normatização da Atividade Médica na Área de Urgência e Emergência na Fase Pré-Hospitalar, especificamente no Transporte Aeromédico. Disponível em: http://www.aph.com.br/2002/RESOLUÇÃO_CFM_1596_2000. asp. Acesso em: 24 jun. 2003.

Conselho Federal de Medicina (Brasil). Resolução nº 1.671, de 9 de julho de 2003. Dispõe sobre a Normatização da Atividade na Área da Urgência e Emergência na sua Fase Pré-hospitalar, revogando a Portaria do CFM n.1529/98. Disponível em: http://www.aph.com.br/2002/res_1671aph.asp. Acesso em: 3 de set. 2003.

Conselho Federal de Medicina (Brasil). Resolução nº 1.672, de 9 de julho de 2003b. Dispõe sobre a Normatização do Transporte Inter-hospitalar. Disponível em: http://www.aph.com.br/2002/res_1672.transporte.asp. Acesso em: 3 set. 2003.

DIRSA nº 19/SDTEC, de 2 de julho de 2007. Aprova a edição da ICA 160-26. Exercício da Medicina Aeroespacial no Sistema de Saúde da Aeronáutica. Rio de Janeiro; 2007.

Ferreira CSW. Os Serviços de Assistência às Urgências no Município de São Paulo: implantação de um sistema de atendimento pré-hospitalar. São Paulo. Dissertação [Mestrado em Medicina Preventiva] – Faculdade de Medicina da Universidade de São Paulo; 1999. 153 p.

Lima OS. Implantação de um sistema de policiamento aéreo preventivo. São Paulo. Monografia [Curso de Aperfeiçoamento de Oficiais] – Centro de Aperfeiçoamento e Estudos Superiores da Polícia Militar do Estado de São Paulo; 1994.

National Association of Emergency Medical Technicians (NAEMT). PHTLS – Prehospital trauma life support military edition. 7th. ed. St. Louis: Elsevier; 2011.

Rodrigues PS. Otimização de Sistemas de Atendimento Pré-Hospitalar em âmbito municipal. São Paulo. Monografia [Curso de Aperfeiçoamento de Oficiais] – Centro de Altos Estudos de Segurança; 1999.

Smith AD. Medical air. evacuation in Korea and influence on the future. Military Surgeon. 1962.

Tien HC et al. An evaluation of tactical combat trauma victims. Ann Emerg Med 1990;19(12):1401.

Wilke LC. Histórico do Serviço de Resgate no Estado de São Paulo. São Paulo. Monografia [Curso de Aperfeiçoamento de Oficiais da Polícia Militar do Estado de São Paulo] – Centro de Altos Estudos de Segurança; 1995.

# Legislação Aeromédica

Bruno José Gomes

## INTERPRETAÇÃO JURÍDICA

O escopo do presente capítulo é situar o profissional da área da saúde frente ao universo de normas que amparam o serviço aeromédico no Brasil. Os fundamentos jurídicos que embasam tal missão encontram-se na Constituição Federal, nas normas infraconstitucionais e na regulamentação infralegal. Por isso, vale ressaltar que o entendimento deve se pautar na separação das normas em três grandes grupos, de acordo com a sua natureza e validade: as normas constitucionais, as normas infraconstitucionais (leis e outros instrumentos normativos de primeiro grau) e as normas infralegais (normatização por diferentes órgãos que não o Poder Legislativo no processo legislativo adequado).

Ainda que se trate de um conhecimento distante do cotidiano da equipe de saúde, a interpretação jurídica é necessária ao dia a dia de qualquer pessoa inserida na sociedade. O conjunto de leis e normas que circundam a atividade aeromédica deve ser aplicado de forma adequada, e, na visão de Bastos, "não há aplicação da norma sem interpretação que a preceda". Andrade explica que "a interpretação é uma atividade destinada a expor o significado de uma expressão".

As técnicas de interpretação jurídica são classificadas por diferentes autores em critérios distintos, mas, para satisfazer o problema do significado e da validade dessa obra, fixar-se-ão apenas os métodos gramatical, lógico e sistemático. Gramaticalmente, a norma é interpretada com base no seu significado e alcance, pontuando inclusive terminologias distintas em cada forma de escrever, quase sempre se pautando exclusivamente no sentido literal do texto. Complementando o método gramatical, a interpretação lógica permite ao leitor mitigar conflitos terminológicos no texto da norma, buscando-se um significado coerente e mais adequado. Por fim, de forma sistemática, é feito um estudo do ordenamento jurídico como um todo, interpretando-se as normas jurídicas e o relacionamento delas entre si, o que assim proporciona um significado mais adequado com o conjunto de normas e regras que regem determinado assunto, atendendo devidamente à hierarquia e aos princípios gerais do direito. Quanto ao resgate aeromédico, a exímia aplicação das técnicas interpretativas é imprescindível, pois, conforme a própria Constituição da República Federativa do Brasil de 1988 tratou, no seu art. 23, inciso II, a Saúde Pública é de competência comum dos entes federativos brasileiros: União, Estados, Distrito Federal e Municípios. Ou seja, compete aos Poderes Públicos Federal, Estadual e Municipal tratar e cuidar da saúde, lembrando que o Distrito Federal possui atribuições estaduais e municipais ao mesmo tempo. Percebe-se, no entanto, a problemática normativa a ser enfrentada, além da dificuldade de serem estabelecidos diferentes níveis e espaços para a atribuição de cada ente federativo. Isso ocorre em função da concorrência entre as diferentes esferas do Governo para tratar da matéria, especificamente nos serviços de urgência à saúde, nos quais se encontra o resgate aeromédico.

## VALIDADE E HIERARQUIA DAS NORMAS NO ORDENAMENTO JURÍDICO BRASILEIRO

Como foi visto, a interpretação permite esclarecer, entre outros, o significado, o alcance e a validade da norma. No entanto, para ser válida, é necessário que ela reúna três requisitos: ser elaborada pelo órgão legítimo, em matéria para qual este é competente, e por um procedimento específico. "Quando uma regra de direito obedece, em sua gênese, a esses três requisitos, dizemos que ela tem condições de vigência." Vigência de uma norma, na visão de Reale, é a sua validade formal ou técnico-jurídica.

Cumprindo o objetivo de se estabelecer de forma clara e objetiva a legislação pertinente ao serviço de resgate aeromédico, deve-se destacar que há leis (instrumento normativo primário) e normas (instrumento normativo secundário, hierarquicamente abaixo das leis). Diante dos requisitos de validade de uma norma, a lei será válida quando emanada do Poder Legislativo competente, sobre a matéria que lhe for atribuída pela Constituição Federal de 1988, seguindo o devido processo legal. Tais condições diferenciam as leis dos demais instrumentos normativos no âmbito infraconstitucional.

O conjunto de leis e normas válidas do ordenamento jurídico coexistem em perfeita harmonia, partindo do princípio de que não há conflitos entre si, e, por isso, quando o intérprete da norma estiver diante de normas válidas que se contradizem ou possuem o mesmo conteúdo em diferentes instrumentos normativos, usam-se técnicas de solução do conflito aparente de normas. O mesmo se aplica às leis.

A coexistência de leis e normas buscam a sua validade no ordenamento não só pelos requisitos de formação, mas também respeitando um sistema hierárquico, representado por Hans Kelsen.[1] Nessa construção jurídica, em forma de pirâmide, a Constituição Federal ocupa a posição suprema. Nesse sentido, Bastos:

> O postulado da supremacia da Constituição repele todo tipo de interpretação que venha de baixo, é dizer, repele toda a tentativa de interpretar a Constituição a partir da lei. O que cumpre ser feito é sempre o contrário, vale dizer, procede-se à interpretação do ordenamento jurídico a partir da Constituição.

[1] Hans Kelsen (Praga, 11 de outubro de 1881 – Berkley, 19 de abril de 1973) foi um jurista e filósofo tcheco, e não austríaco (já que nasceu em Praga, que até então pertencia ao império austro-húngaro), considerado um dos mais importantes e influentes estudiosos do Direito. Disponível em: https://pt.wikipedia.org/wiki/Hans_Kelsen. Kelsen. Acesso em: 20 ago. 2018.

Como pedra angular do ordenamento jurídico, "a Constituição é a lei fundamental que distribui, de maneira originária, a competência dos elementos institucionais do Estado, [...]". Daí que se percebe a Constituição como norte a ser seguido na interpretação jurídica e na apreciação da validade da norma. De forma mais cristalina, a Figura 2.1 resume a hierarquia das normas.

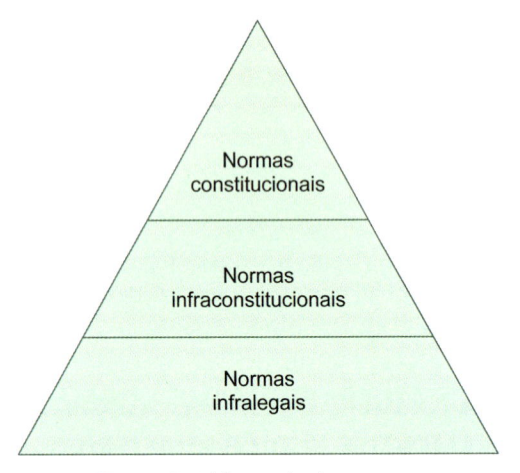

**Figura 2.1** Hierarquia das normas.

## NORMAS CONSTITUCIONAIS

Seguindo a lógica apresentada de interpretação e da validade jurídica das normas, faz-se oportuno iniciar o estudo do texto constitucional acerca do assunto, conforme o art. 23, inciso II, da Constituição Federal de 1988:

> Art. 23. É competência comum da União, dos Estados, do Distrito Federal e dos Municípios:
> [...]
> II – Cuidar da saúde e assistência pública, da proteção e garantia das pessoas portadoras de deficiência;

Como observado e já mencionado, quando a Constituição Federal distribuiu as competências para cuidar da saúde como de competência comum aos entes federativos, vinculou a responsabilidade das três esferas de governo (federal, estadual e municipal) aos cuidados da Saúde Pública. Adiante, a nossa Lei Maior, no artigo 198, classificou a saúde como um integrante da seguridade social e pontuou que as ações e os serviços públicos de saúde integram uma rede regionalizada e hierarquizada, constituindo um sistema único, o que permite algumas conclusões.

> Art. 198. As ações e os serviços públicos de saúde integram uma rede regionalizada e hierarquizada e constituem um sistema único, organizado de acordo com as seguintes diretrizes:
> I – Descentralização, com direção única em cada esfera de governo;
> II – Atendimento integral, com prioridade para as atividades preventivas, sem prejuízo dos serviços assistenciais;
> III – Participação da comunidade.

A primeira conclusão é que o Sistema Único de Saúde (SUS) é uma garantia constitucional instituída, que deve ser regionalizada, respeitando-se a competência idêntica das esferas de governo. Os aspectos de descentralização e regionalização, bases do SUS na Constituição Federal, remetem as atribuições sanitárias principalmente aos municípios e aos estados, restando ao nível federal uma competência supletiva e subsidiária. Já em outra análise, como segunda conclusão, a descrita rede hierarquizada supõe, diante dos termos técnicos da área da

saúde, "a divisão em níveis crescentes de complexidade". É dizer que, ao caso concreto, os atendimentos se darão de forma escalonada, dos mais simples aos mais complexos. As situações de urgência, no entanto, serão suportadas pelos entes federativos que possuam as condições de melhor atender o paciente. Por exemplo, uma cidade pequena desprovida de atendimento de determinada urgência poderia encaminhar um paciente, após o devido pré-atendimento, ao hospital estadual mais próximo que suporte tal diagnóstico médico. Da mesma forma, um resgate aeromédico na capital paulista, que atende a uma ocorrência da qual restou uma pessoa ferida por queimaduras, poderá transportá-la ao hospital mais apropriado ao tratamento de pessoas vítimas de tais tipos de ferimentos.

## NORMAS INFRACONSTITUCIONAIS

Hierarquicamente, abaixo da Constituição Federal de 1988, orbitam diversas leis e normas sobre a Saúde Pública, especificamente no que concerne ao atendimento à urgência, de onde vem a necessidade de um trabalho rápido e eficaz, inclusive alcançando lugares de difícil acesso, o que normalmente se faz com apoio aeromédico. Em relação à legislação desse distinto apoio, há algumas leis e diversas normas infralegais, as quais devem ser organizadas quanto à sua validade e hierarquia em um sistema jurídico-normativo próprio, sempre respeitando o texto constitucional.

A grande dificuldade se dá por conta de se tratar de um assunto eminente da área da saúde, mas que se utiliza de um meio de transporte específico, o transporte aeronáutico, que é regulamentado por leis e normas próprias de muito rigor, atendendo à necessidade de segurança operacional. Nessa seara, pode haver divergências quanto à interpretação e ao discernimento da autoridade competente para regular tal atividade, entre as autoridades da saúde e as autoridades da aviação. A Figura 2.2 ilustra a complexidade desse sistema.

Entendidas como regulamentação da área da saúde há aquelas normas oriundas do Ministério da Saúde (MS), das Secretarias Estaduais de Saúde e dos Conselhos de classe federais e estaduais, como o Conselho Federal de Medicina (CFM) e o Conselho Federal de Enfermagem (COFEN), que tratam atribuições e procedimentos próprios da área sanitária. Já as normas próprias da aviação são aquelas oriundas dos órgãos vinculados à Agência Nacional de Aviação Civil (ANAC) e ao Comando da Aeronáutica, como o Departamento de Controle do Espaço Aéreo (DECEA).

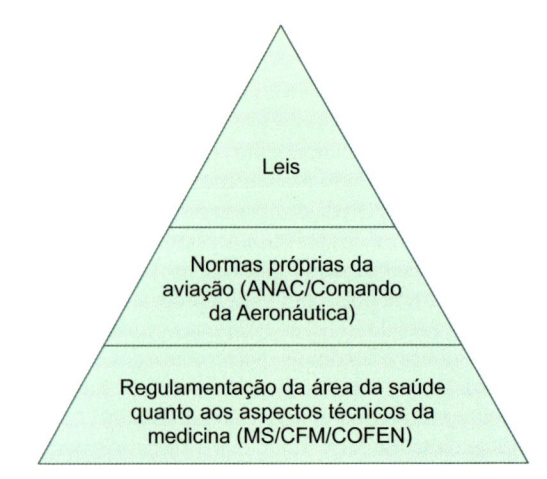

**Figura 2.2** Organização das leis e normas atinentes ao resgate aeromédico. ANAC: Agência Nacional de Aviação Civil; MS: Ministério da Saúde; CFM: Conselho Federal de Medicina; COFEN: Conselho Federal de Enfermagem.

Observa-se que as normas da área de saúde, que cuidam dos aspectos técnicos da medicina, devem atentar às normas e aos regulamentos da aviação, isso porque a atividade aérea exige procedimentos específicos de aeronavegabilidade e segurança de voo. Não se trata exatamente de uma subordinação, quando as normas da saúde se situariam hierarquicamente abaixo dos regulamentos aeronáuticos na figura piramidal, mas apenas do fato de que o meio utilizado para atividade-fim é suporte imprescindível para se alcançar o objetivo. No âmbito jurídico, é importante ressaltar que a lei jamais se subordinará a qualquer norma ou regulamento infralegal. Isso porque, conforme foi visto, a lei decorre de um devido processo legislativo, em que um órgão legislativo competente legisla acerca de determinada matéria.

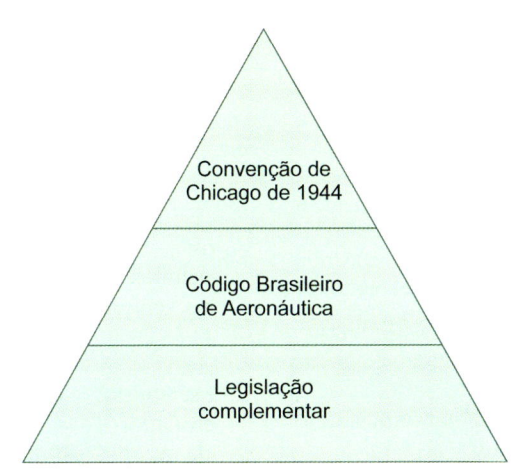

**Figura 2.3** Hierarquia das normas no Direito Aeronáutico segundo o Código Brasileiro de Aeronáutica (CBAer).

## Legislação pertinente

Ao tratar da legislação que envolve o tema, é importante destacar que não há uma lei específica para o tema resgate aeromédico. Por isso, deve-se recorrer aos institutos legais esparsos que envolvem a matéria, a fim de consolidar o entendimento mais razoável em termos de legislação aeromédica.

O Código Brasileiro de Aeronáutica (CBAer) – Lei nº 7.565, de 19 de dezembro de 1986 – é, no ordenamento jurídico pátrio, a lei mais evidente e que norteia a atividade aeronáutica no Brasil. Entretanto, em seu artigo 1º, define que este ramo do direito "é regulado pelos Tratados, Convenções e Atos Internacionais de que o Brasil seja parte, por este Código e pela legislação complementar". Há de se observar que a sequência de normas que o dispositivo legal cita é iniciada pelos Tratados, Convenções e Atos Internacionais de que o Brasil seja parte. Interpretando de uma forma topográfica, percebe-se que o legislador classificou o CBAer como subsidiário em relação às normas de Direito Internacional, superando apenas a legislação complementar.

Em termos internacionais, o tratado internacional que rege a atividade aérea é a Convenção sobre Aviação Civil Internacional, concluída em Chicago em 7 de dezembro de 1944 (Figura 2.3), da qual o Brasil é signatário. Nessa convenção, entre as regulamentações aprovadas, ainda que nada tenha sido estabelecido sobre a utilização de aeronaves para o suporte médico, foi instituída a Organização da Aviação Civil Internacional (OACI).

Importante destacar que a legislação complementar consignada pelo CBAer é por ele mesmo definida nos termos do art. 1º, § 3º, como aquela formada pela regulamentação prevista no Código, pelas leis especiais, decretos e normas sobre matéria aeronáutica.

No campo legal, quanto ao que envolve o resgate aeromédico, a Lei nº 12.842, de 10 de junho de 2013, que dispõe sobre o exercício da medicina, especifica no seu art. 4º quais atividades somente o médico pode exercer, conforme segue:

> Art. 4º São atividades privativas do médico:
> I – (VETADO);
> II – indicação e execução da intervenção cirúrgica e prescrição dos cuidados médicos pré e pós-operatórios;
> III – indicação da execução e execução de procedimentos invasivos, sejam diagnósticos, terapêuticos ou estéticos, incluindo os acessos vasculares profundos, as biópsias e as endoscopias;
> IV – intubação traqueal;
> V – coordenação da estratégia ventilatória inicial para a ventilação mecânica invasiva, bem como das mudanças necessárias diante das intercorrências clínicas, e do programa de interrupção da ventilação mecânica invasiva, incluindo a desintubação traqueal;
> VI – execução de sedação profunda, bloqueios anestésicos e anestesia geral;
> VII – emissão de laudo dos exames endoscópicos e de imagem, dos procedimentos diagnósticos invasivos e dos exames anatomopatológicos;
> VIII – (VETADO);
> IX – (VETADO);
> X – determinação do prognóstico relativo ao diagnóstico nosológico;
> XI – indicação de internação e alta médica nos serviços de atenção à saúde;
> XII – realização de perícia médica e exames médico-legais, excetuados os exames laboratoriais de análises clínicas, toxicológicas, genéticas e de biologia molecular;
> XIII – atestação médica de condições de saúde, doenças e possíveis sequelas;
> XIV – atestação do óbito, exceto em casos de morte natural em localidade em que não haja médico.

São atividades que superam os simples primeiros socorros, mas que denotam a diferença de se ter um médico no local de uma ocorrência de elevada gravidade. Dessa forma, no resgate aeromédico, percebe-se que um dos benefícios mais importantes do deslocamento aéreo é a rapidez no atendimento médico e, por vezes, em locais onde uma viatura terrestre não alcançaria. Sobretudo, ao médico são permitidas legalmente e de forma exclusiva algumas manobras invasivas ao organismo humano e procedimentos mais complexos que podem salvar aquela vida em iminente risco. Nessas circunstâncias, os procedimentos médicos constituem, por mais invasivos que sejam ao corpo humano, um dever que, no Direito Penal, é um excludente de ilicitude, o estrito cumprimento do dever legal.

Ainda na atividade da saúde, tem-se a Lei nº 7.498, de 25 de junho de 1986, que, entre outras providências, dispõe sobre o exercício da enfermagem, regulamentado pelo Decreto nº 94.406, de 8 de junho de 1987. Essa lei contribui de forma muito importante à área da saúde, uma vez que em seus primeiros artigos (6º ao 8º) distingue os profissionais ditos como enfermeiros, técnicos de enfermagem e auxiliares de enfermagem. No artigo 11, a lei estabelece o rol de atividades dos enfermeiros, os quais possuem atribuições privativas, por exemplo, "cuidados diretos de enfermagem a pacientes graves com risco de vida" e "cuidados de enfermagem de maior complexidade técnica e que exijam conhecimentos de base científica e capacidade de tomar decisões imediatas". Percebe-se, então, outro importante profissional da saúde que compõe a prestação dos serviços de atividade aeromédica, e que não pode ser substituído pelo técnico e auxiliar de enfermagem.

## Regulamentação infralegal

Trata-se de um conjunto de normas emanadas por autoridades competentes, mas que não passam pelo rito do processo legislativo previsto no texto da Constituição Federal. Normalmente, são normas editadas por órgão do Poder Executivo, valendo-se do poder regulamentar conferido à Administração Pública, direta ou indireta. Para Di Pietro, que utiliza o termo *poder normativo,* ao que, normalmente, chama-se *poder regulamentar*: "Os atos pelos quais a Administração exerce o seu poder normativo têm em comum com a lei o fato de emanarem normas, ou seja, atos com efeitos gerais e abstratos".

Importante destacar que os conselhos profissionais, entre os quais se incluem os de medicina e de enfermagem, estaduais ou federais, são dotados de uma personalidade jurídica semelhante à de uma autarquia (órgão da administração pública indireta), e, por decisão do Supremo Tribunal Federal,[2] consolidou-se o entendimento de que se trata de entes de personalidade jurídica de Direito Público. São órgãos destinados a fiscalizar e normatizar para o bom andamento do exercício de profissões regulamentadas, e, portanto, possuem poder disciplinar e regulamentar na respectiva área profissional. Na lição de Medauar:

> Trata-se de organismos destinados, em princípio, a "administrar" o exercício de profissões regulamentadas por Lei Federal. São geridos por profissionais da área, eleitos por seus pares. De regra, têm estrutura federativa, com um órgão de nível nacional e órgãos de nível estadual.
>
> As leis que regulamentam profissões e criam Ordens ou Conselhos transferem-lhes competência para exercer a fiscalização do respectivo exercício profissional e o poder disciplinar. A chamada *polícia das profissões,* que originariamente caberia ao Poder Público, é, assim, delegada às ordens profissionais que, nessa matéria, exercem atribuições típicas do poder público.

Além dos conselhos de classe da área de saúde, tem-se a normatização emanada por autoridades competentes da aviação. No CBAer, em seu artigo 2º, consideram-se autoridades aeronáuticas competentes as do Ministério da Aeronáutica; hoje, após a unificação dos ministérios das Forças Armadas em um único, denominado Ministério da Defesa, tem-se como autoridades aeronáuticas os integrantes do Comando da Aeronáutica. O art. 12 do CBAer traz o rol de matérias que se submetem às normas, à orientação, à coordenação, ao controle e à fiscalização da autoridade aeronáutica, como segue:

> Art. 12. Ressalvadas as atribuições específicas, fixadas em lei, submetem-se às normas (artigo 1º, § 3º), orientação, coordenação, controle e fiscalização do Ministério da Aeronáutica:
> I – a navegação aérea;
> II – o tráfego aéreo;
> III – a infraestrutura aeronáutica;
> IV – a aeronave;
> V – a tripulação;
> VI – os serviços, direta ou indiretamente relacionados ao voo.

Em 2005, a Lei nº 11.182, de 27 de setembro, criou a ANAC e, segundo o artigo 1º, trata-se de uma entidade integrante da Administração Pública Federal indireta, submetida a regime autárquico especial. No art. 5º da referida lei, considera-se a ANAC como autoridade de aviação civil, dividindo, então, o poder regulamentar no âmbito aeronáutico com o Comando da Aeronáutica.

Na seara da regulamentação aeronáutica, o Regulamento Brasileiro de Homologação Aeronáutica nº 91 (RBHA 91) estabelece regras de operação de qualquer aeronave civil dentro do Brasil de uma forma geral, excepcionando-se as operações que possuem regulamentações específicas. No RBHA 91, percebia-se, na subparte K, que estabelecia normas e procedimentos aplicáveis às operações aéreas de segurança pública e/ou de defesa civil, mais precisamente no item 91.953, letra "b", o termo *aeromédico* como uma das atividades típicas de polícia administrativa, judiciária, de bombeiros e de defesa civil, conforme segue:

> As operações aéreas de Segurança Pública e/ou de Defesa Civil compreendem as atividades típicas de polícia administrativa, judiciária, de bombeiros e de defesa civil, tais como: policiamento ostensivo e investigativo; ações de inteligência; apoio ao cumprimento de mandado judicial; controle de tumultos, distúrbios e motins; escoltas e transporte de dignitários, presos, valores, cargas; **aeromédico**, transportes de enfermos e órgãos humanos e resgate; busca, salvamento terrestre e aquático; controle de tráfego rodoviário, ferroviário e urbano; prevenção e combate a incêndios; patrulhamento urbano, rural, ambiental, litorâneo e de fronteiras; e outras operações autorizadas pelo DAC.

Ocorre que a Resolução nº 512, de 11 de abril de 2019, da ANAC, aprovou o Regulamento Brasileiro da Aviação Civil (RBAC) nº 90, intitulado *Requisitos para operações especiais de aviação pública,* vinculando, dessa forma, as operações especiais de aviação pública à referida regulamentação específica, e destinando à subparte K do Regulamento Brasileiro de Homologação Aeronáutica (RBHA) nº 91 o termo *reservado,* conforme seu art. 8º:

> Art. 8º O Regulamento Brasileiro de Homologação Aeronáutica (RBHA) nº 91, intitulado *Regras gerais de operação para aeronaves civis,* passa a vigorar com a seguinte alteração:
> "Subparte K – Reservado" (NR)

Assim, o dispositivo da subparte K do RBHA nº 91 não produz efeitos à regulamentação aeronáutica de resgate aeromédico e das demais operações especiais de aviação pública, prevalecendo agora o que está previsto no RBAC nº 90.

Nessa regulamentação, que descreveu a operação de aviação pública[3] em minúcias e com a notoriedade que tal atividade requer, há uma definição própria atinente ao resgate aeromédico, a ser executado por órgãos e entes públicos, por ser uma modalidade das operações especiais de aviação pública, conforme segue:

> 90.5. Atribuições das unidades aéreas dos órgãos e entes públicos
> (a) As operações especiais de aviação pública realizadas por órgãos e entes públicos estarão adstritas às suas atribuições previstas em lei.
> (b) As atribuições dos órgãos e entes públicos alcançadas por este Regulamento são:
> [...]
> (4) operações aéreas de urgência e emergência médica: destinadas ao atendimento à saúde, compreendendo resgate, salvamento e atendimento pré-hospitalar móvel, de caráter emergencial e urgente em consonância com legislação e/ou regulamentação específica;

[2] Brasil. Supremo Tribunal Federal. Ação Direta de Inconstitucionalidade 1.717 a 6/DF. Tribunal Pleno. Direito Constitucional e Administrativo. Ação Direta de Inconstitucionalidade do art. 58 e seus parágrafos da Lei Federal nº 9.649, de 27 de maio de 1998, que tratam dos serviços de fiscalização de profissões regulamentadas. Relator Min. Sidney Sanches. *DJU*, Brasília, 28.03.2003. Disponível em: http://redir.stf.jus.br/paginadorpub/paginador.jsp?docTP=AC&docID=266741. Acesso em: 28 mar. 2003.

[3] Nos termos do RBAC nº 90, item 90.3, letra "a": "(57) operações especiais de aviação pública: aquelas realizadas por órgãos e entes da administração pública, no exercício de suas atribuições estabelecidas em lei e segundo a seção 90.5, com aeronaves registradas na categoria civil pública e desempenhadas em consonância com este Regulamento".

Importante contribuição à condição dos profissionais da saúde na atividade aérea é dada por tal regulamentação, que trata no item 90.3 das definições e das siglas, conceitos distintos, sendo que o nº 60 traz a definição de *operador de suporte médico*, e o nº 71, a de *profissional de saúde embarcado (PSE)*, conforme a seguir:

90.3. Definições e siglas
(a) São aplicáveis, a este Regulamento, as seguintes definições:
[...]
(60) operador de suporte médico: profissional da saúde capacitado com atribuições específicas a bordo e apto para a realização de operações aeromédicas, resgates, salvamentos e similares;
[...]
(71) profissional de saúde embarcado (PSE): profissional de saúde, distinto do operador de suporte médico, que em situações excepcionais é imprescindível à realização de operações aeromédicas para manutenção e/ou restauração da saúde do paciente; [...]

Como se percebe, os profissionais foram classificados em duas figuras diferentes: uma na condição de operador, como será visto, tratando-se de uma pessoa treinada, preparada e imersa profissionalmente no que se refere à atividade aérea, e outra na condição semelhante a um passageiro comum, mas que se torna imprescindível à atividade pela sua qualidade profissional na área da saúde, além de ser um profissional ocasional àquela situação.

Nas operações aeromédicas, o médico e o enfermeiro de bordo figuravam como tripulantes, tendo a bordo um piloto primeiro e um segundo piloto em comando, ambos habilitados como no mínimo piloto comercial de helicóptero. A equipe da saúde a bordo deveria, segundo o RBHA nº 91, possuir habilitação técnica sob responsabilidade do órgão e o certificado de capacidade física equivalente ao de Operador de Equipamentos Especiais. Porém, o RBAC nº 90 não incluiu qualquer profissional da saúde com a denominação de tripulantes (membros da tripulação), conforme se vê no item 90.3, letra "a", subitem 46, e na nota prescrita no item 90.21, letra "a", número "2", que trata da tripulação operacional nos requisitos gerais para tripulação.

90.3. Definições e siglas
(a) São aplicáveis, a este Regulamento, as seguintes definições:
[...]
(46) membros da tripulação: piloto em comando, piloto segundo em comando, comissário de voo, instrutor de voo e examinador credenciado;
[...]
90.21. Requisitos gerais para tripulação
(a) Para os efeitos deste Regulamento:
[...]
(2) tripulação operacional: [...]
Nota: operadores aerotáticos e de suporte médico, embora componham a tripulação operacional, não são membros da tripulação (tripulantes), conforme definido na seção 90.3.

Mesmo não considerando os operadores de suporte médico como tripulantes, a regulamentação em tela inclui os operadores de suporte médico como componentes da tripulação operacional, o que não se estende aos profissionais de saúde embarcados. A referida disposição está na subparte C, que trata dos requisitos para o exercício de função na UAP,[4] item 90.21, letra "a", (1) e (2).

_____
[4] Nos termos do RBAC nº 90, item 90.3, letra "a": "(89) Unidade Aérea Pública (UAP): grupamento, batalhão, divisão, centro, coordenação, coordenadoria, núcleo ou unidade responsável pelas operações aéreas do órgão ou ente da administração pública".

90.21. Requisitos gerais para tripulação
(a) Para os efeitos deste Regulamento:
(1) tripulação mínima: tripulação definida no certificado de aeronavegabilidade da aeronave; e
(2) tripulação operacional: tripulação mínima acrescida do pessoal requerido para a realização das operações especiais de aviação pública.
Nota: operadores aerotáticos e de suporte médico, embora componham a tripulação operacional, não são membros da tripulação (tripulantes), conforme definido na seção 90.3.

Outra preciosa contribuição foi em relação à composição da tripulação para diferentes operações, tanto em aviões como em helicópteros, consignando o mínimo adequado à atividade nas seguintes hipóteses:

90.21. Requisitos gerais para tripulação
[...]
(b) [...], a tripulação operacional para helicópteros deverá ser composta por, no mínimo:
(1) um piloto em comando, segundo a seção 90.23 deste Regulamento;
(2) um piloto segundo em comando, segundo a seção 90.25 deste Regulamento; e
(3) um operador aerotático ou operador de suporte médico, segundo as seções 90.31 e 90.43 deste Regulamento, respectivamente.
[...]
(c) Não obstante o previsto na legislação complementar do Ministério da Saúde, a tripulação operacional para helicópteros com configuração aeromédica certificada pela ANAC e com restrição na cabine de pilotagem para atuação do piloto segundo em comando, deverá ser composta por, no mínimo:
(1) um piloto em comando, segundo a seção 90.23 deste Regulamento; e
(2) um operador aerotático ou operador de suporte médico, segundo as seções 90.31 e 90.43 deste Regulamento, respectivamente [...]
(f) [...], a tripulação operacional para aviões deverá ser composta por, no mínimo:
(1) um piloto em comando, segundo a seção 90.23 deste Regulamento;
(2) um piloto segundo em comando, segundo a seção 90.25 deste Regulamento;
(3) um operador aerotático ou operador de suporte médico, segundo as seções 90.31 e 90.43 deste Regulamento, se aplicável; e
(4) o número de comissários de voo, segundo o RBHA nº 91, ou RBAC que venha a substituí-lo, conforme aplicável.
(g) Não obstante o previsto na legislação complementar do Ministério da Saúde, a tripulação operacional para aviões com configurações aeromédica ou de combate a incêndios certificadas pela ANAC, e com restrição na cabine de pilotagem para atuação do piloto segundo em comando, deverá ser composta por, no mínimo, um piloto em comando, segundo a seção 90.23 deste Regulamento.
(h) A tripulação operacional para voos IFR deverá ser composta por:
(1) um piloto em comando, segundo a seção 90.23 deste Regulamento;
(2) um piloto segundo em comando, segundo a seção 90.25 deste Regulamento;
(3) um operador aerotático ou operador de suporte médico, se aplicável; e
(4) número de comissários de voo, segundo o RBHA nº 91, ou RBAC que venha a substituí-lo, conforme aplicável.

Em síntese, no que se refere ao resgate aeromédico (dentro do contexto de aviação pública), e condicionando sempre ao previsto na legislação complementar do Ministério da Saúde, o RBAC nº 90 prevê as seguintes composições mínimas de tripulação:

1. Tripulação para helicópteros (RBAC nº 90, item 90.21, letra "b"): um piloto em comando, um piloto segundo em comando e um operador de suporte médico;

2. Tripulação para helicópteros com restrição de pilotagem na cabine para o piloto segundo em comando (RBAC nº 90, item 90.21, letra "c"): um piloto em comando e um operador de suporte médico. Aqui, o principal exemplo é a instalação de uma maca longitudinal na cabine de um helicóptero *Airbus*/Esquilo AS50, que necessita da retirada dos comandos e do banco do piloto segundo em comando, e está previsto em seu manual;

3. Tripulação para aviões (RBAC nº 90, item 90,21, letra "f"): um piloto em comando, um piloto segundo em comando, um operador de suporte médico e comissários de voo, se necessário;

4. Tripulação para aviões com restrição de pilotagem na cabine para o piloto segundo em comando (RBAC nº 90, item 90.21, letra "g"): apenas um piloto em comando;

5. Tripulação para voos IFR, aviões ou helicópteros (RBAC nº 90, item 90.21, letra "h"): um piloto em comando, um piloto segundo em comando, um operador de suporte médico e comissários de voo, se necessário.

O RBAC nº 90 também tratou de alguns procedimentos próprios ao resgate aeromédico quando prescreveu condições ao desembarque do operador de suporte médico e do piloto segundo em comando nos locais de ocorrência (item 90.21, letras "j" e "k").

(j) O piloto em comando poderá autorizar o desembarque do operador aerotático ou do operador de suporte médico para atuar no cenário da missão pública, desde que os riscos atrelados a este procedimento sejam mitigados e o procedimento esteja previsto no MOP e no SOP da UAP.

(k) Em situações excepcionais, piloto em comando poderá autorizar o desembarque do piloto segundo em comando para atuar no cenário da missão pública, desde que:
(1) conste no C.A. da aeronave a previsão de tripulação mínima de apenas um piloto (*single pilot*);
(2) os riscos sejam mitigados; e
(3) o procedimento esteja previsto no MOP e SOP da UAP.

Quanto aos requisitos para o exercício da função de operador de suporte médico, o item 90.43 do regulamento em epígrafe tratou de forma singular e trouxe condições como requisitos mínimos para o exercício da função, letra "a", e outras para o exercício de operações aéreas de carga externa viva ou NVIS,[5] letra "b". Ou seja, os operadores de suporte médico, segundo o RBAC nº 90, poderão ou não ser qualificados para operações mais específicas, como rapel, *fast rope*, *McGuire*, guincho, puçá ou até mesmo à noite com auxílio de NVG.[6]

90.43. Requisitos para exercício da função de operador de suporte médico
(a) São requisitos mínimos para exercício da função de operador de suporte médico:
(1) ser profissional da saúde, segundo a legislação e/ou regulamentação específica;
(2) ter concluído o treinamento para operador de suporte médico, segundo a subparte O deste Regulamento;
(3) ser detentor de autorização médica que certifique sua condição psicofísica para exercício da referida função; e
(4) cumprir com a legislação e/ou regulamentação específica.

(b) Para operações aéreas de carga externa viva (rapel, guincho, puçá, *fast rope* ou *McGuire*) ou NVIS, o operador de suporte médico deverá:
(1) cumprir com os requisitos previstos no parágrafo (a) desta seção; e
(2) cumprir com o programa de treinamento referente ao tipo de operação que irá realizar a critério da UAP.

Como já explanado, a regulamentação definiu também profissionais de saúde embarcados, os quais, a partir de uma interpretação por exclusão, não poderão compor a atividade de aviação pública, nos moldes aqui transcritos, sem que a tripulação operacional seja composta nos requisitos mínimos e em situações excepcionais, aquelas em que tal personagem "é imprescindível à realização de operações aeromédicas para manutenção e/ou restauração da saúde do paciente",[7] como a própria norma o define. Ou seja, são todos os profissionais da saúde que tenham recebido instruções (*briefing*) de segurança por qualquer pessoa qualificada e com função a bordo. Cumpre destacar que está normatizado o rol de assuntos a serem tratados no *briefing*.

90.45. Profissional de saúde embarcado
(a) O PSE deverá:
(1) ser profissional da saúde, segundo a legislação e/ou regulamentação específica; e
(2) ter recebido *briefing* de segurança do piloto em comando da aeronave ou dos membros da tripulação (ou outra pessoa com função a bordo) por ele designados, no mínimo nos seguintes assuntos:
(i) familiarização com o modelo de aeronave e das saídas de emergências;
(ii) instruções sobre o uso do cinto de segurança ou outro dispositivo de amarração da tripulação, das pessoas com função a bordo e do paciente;
(iii) procedimentos normais, anormais e de emergências;
(iv) procedimentos para evacuação de emergência;
(v) comunicação com a tripulação e com as outras pessoas com função a bordo;
(vi) uso do sistema de comunicação interna da aeronave;
(vii) localização dos extintores de incêndios e dos equipamentos de sobrevivência;
(viii) embarque e desembarque do paciente;
(ix) critérios de segurança dentro e ao redor da aeronave;
(x) orientações sobre os equipamentos médicos embarcados, conforme aplicável;
(xi) pouso na água e uso do equipamento de flutuação, conforme aplicável;
(xii) aspectos fisiológicos relacionados ao voo, conforme aplicável;
(xiii) procedimentos normais e de emergência para uso do oxigênio para voos realizados acima de 12.000 pés AGL, conforme aplicável; e
(xiv) outras condições especiais julgadas pertinentes pela UAP.

Por fim, o RBAC nº 90 tratou o resgate aeromédico como uma atividade especial, ressaltando ser indispensável um treinamento específico à realização dele, ao relacionar o termo "aeromédico" entre outras atividades que necessitam de treinamento especial (Subparte L – Programa de Treinamento – Geral, item 90.151, letra "a", subitem "9"):

(9) treinamento especial: treinamento requerido aos agentes públicos vinculados à UAP, para exercício de atribuições específicas do órgão ou ente público (armas e munições embarcadas, pouso em local não cadastrado pela ANAC, voo tático à baixa altura, lançamento de objetos, operação *helocasting*, embarque e desembarque em voo pairado, paraquedismo, operações sobre extensões de água, operação com separação reduzida entre aeronaves, carga externa, NVIS, aeromédico etc.).

---

[5] Nos termos do RBAC nº 90, item 90.3, letra "a": "(55) operação aérea NVIS: operação aérea de helicóptero realizada no período noturno e com auxílio do NVG;".

[6] Nos termos do RBAC nº 90, item 90.3, letra "a": "(54) óculos de visão noturna (NVG): equipamento controlado e de uso restrito, segundo o Decreto nº 3.665/2000, de amplificação de luz, acoplado ao capacete de voo, que amplia o campo de visão no período noturno;".

[7] Ver item 90.3, letra "a", (71), parte final, em Brasil. Agência Nacional de Aviação Civil. Regulamento Brasileiro de Aviação Civil nº 90. Requisitos para operações especiais de aviação pública.

Devido à importância e às peculiaridades das operações aéreas de urgência e emergência médica e à necessidade de treinamento específico do operador de suporte médico, foram regulamentados também, em uma subparte própria (RBAC nº 90, Subparte O), os requisitos gerais para o programa de treinamento para operador de suporte médico, que deverá ser aprovado pelo gestor da UAP, dispensando a aprovação da ANAC.

SUBPARTE O
TREINAMENTO PARA OPERADOR DE SUPORTE MÉDICO
90.221. Requisitos gerais
(a) O programa de treinamento para exercício da função de operador de suporte médico, previsto nesta seção, não estará sujeito às aprovações da ANAC; no entanto, deve ser aprovado pelo gestor da UAP.

No mesmo sentido do RBAC nº 90, estabelecendo procedimentos específicos relativos às operações aéreas de segurança pública e de defesa civil, foi editada a Circular de Informação Aeronáutica nº 27, de 11 de dezembro de 2014 (AIC N 27/14). Entre os procedimentos específicos que trata, a AIC-N 27/14 estabeleceu regras para o preenchimento do plano de voo[8] (PLN), nos casos em que haja necessidade, distinguindo as operações de segurança pública, expressa com a sigla "SEGP", das operações de defesa civil com a expressão "*DEFC*", a serem preenchidos no item 18 do PLN após o designador "STS/", que solicita do devido tratamento especial por parte dos órgãos de Serviço de Tráfego Aéreo (ATS). Na oportunidade, às aeronaves em transporte e resgate aeromédico atribui-se como operações de defesa civil (DEFC).

Outra contribuição importante da AIC-N 27/14 foi atribuir às aeronaves em condições especiais de tráfego aéreo a mesma prioridade prevista para pouso e decolagem de aeronave em operação de Busca e Salvamento Aeronáutico (SAR). Entre as prioridades da operação SAR, encontram-se certa prioridade no pouso ou decolagem, permitindo otimizar tal atividade.

Ainda diante da regulamentação aeronáutica, há um instrumento muito importante sobre o assunto, que trata de forma exclusiva do transporte aéreo público de enfermos: a Instrução de Aviação Civil nº 3.134, de 9 de julho de 1999 (IAC nº 3134-0799), editada pelo extinto Departamento de Aviação Civil (DAC) do Comando da Aeronáutica, hoje representado pela ANAC. Entretanto, cabe ressaltar que é uma norma subsidiária ao RBAC nº 90 e ao RBHA nº 91, o que está expresso nos termos do item 1 da presente IAC, conforme se vê:

O conteúdo desta IAC não substitui nem modifica as normas e os procedimentos contidos nos RBHA e nos demais documentos da legislação aeronáutica em vigor, aplicáveis aos operadores, às aeronaves, aos tripulantes técnicos e aos tipos e espécies de operações aéreas envolvidas no referido serviço.

Segundo as disposições iniciais da IAC nº 3.134-0799 (item 2), o cumprimento desta não é obrigatório para as operações aéreas de policiais e/ou Defesa Civil, sendo ainda não compulsória para o transporte não remunerado de enfermos por aeronaves pertencentes aos órgãos de administração pública direta, autarquias, empresas públicas, sociedades de economia mista e fundações da administração pública indireta. Para a própria IAC, seus termos são apenas recomendados aos referidos órgãos, como segue:

2.2. Esta IAC é de aplicação recomendada e não obrigatória para as operações aéreas policiais e/ou de defesa civil, previstas na subparte K do RBHA 91 – Regras Gerais de Operações de Aeronaves Civis.
2.3. Esta IAC é, também, de aplicação recomendada e não compulsória para o transporte não remunerado de enfermos por aeronaves pertencentes aos órgãos de administração pública direta, autarquias, empresas públicas, sociedades de economia mista e fundações da administração pública indireta.

A IAC nº 3.134-0799, no seu item 2.4, exclui a possibilidade de empresas de transporte aéreo conduzirem as atividades de transporte de enfermos de locais onde existem condições ativas de risco (incêndios, tumulto, tiroteio etc.), com a ameaça à segurança da aeronave e da tripulação. De forma expressa, designou tais atividades de risco às operações aéreas de Segurança Pública e/ou Defesa Civil reguladas pela subparte K do RBHA nº 91, agora especificamente regulamentadas no texto em vigor do RBAC nº 90. Ainda quanto às disposições iniciais, a IAC em destaque prevê que transporte aéreo público de enfermos segue também as normas do Conselho Federal de Medicina (CFM) e dos Conselhos Regionais de Medicina (CRM), o que mostra a importância dos critérios próprios da medicina para a atividade.

Atenta aos aspectos de aeronavegabilidade, a IAC nº 3.134-0799 trata dos equipamentos específicos a bordo da aeronave que serão adicionados, vinculando a responsabilidade à ANAC quanto à aprovação e à expedição de licenças. Já com relação à segurança operacional do transporte de enfermos, o item 3.21 recomenda a utilização de determinados equipamentos, conforme se pode observar:

3.21. A utilização dos equipamentos e acessórios a seguir é recomendada.
3.21.1 Dispositivo para corte de cabos de transmissão de energia elétrica, no caso de helicópteros.
3.21.2 Farol de busca para helicópteros com movimento mínimo de 90° vertical e 180° na horizontal que possa ser controlado sem que o piloto remova suas mãos dos controles de voo.
3.21.3 Um dispositivo de contenção para os pacientes, inclusive cinto de ombro. No caso de assentos de contenção para crianças, estes devem atender aos requisitos de segurança e de resistência previstos no RBHA 135.
3.21.4 Sistema de iluminação suplementar para permitir adequada assistência ao paciente, podendo ser incorporado ao sistema de iluminação de emergência com bateria própria. Durante operações noturnas, entretanto deve haver meios de evitar que a iluminação invada a área da cabine de comando.
3.21.5 Sistema de intercomunicação que permita comunicação entre a tripulação e os profissionais de saúde. Tal sistema é particularmente importante se o nível de ruído na cabine for superior a 72 Db.

Quanto aos aspectos de homologação da empresa de transporte aéreo público de enfermos, diz a IAC que deverá ser elaborado um manual específico a ser analisado pela ANAC. Esse documento também atenderá as normas do CFM e do CRM e ficará nas aeronaves e em sua base de operação. A empresa deverá contar, com previsão em organograma, com um médico registrado no CRM que ocupe a função de mesmo nível de chefe de operações ou do chefe de manutenção. Além disso, a IAC trata de forma destacada dos requisitos de treinamento da tripulação e de um programa de treinamento específico o qual todos os tripulantes devem completar, conforme descrevem os requisitos básicos para treinamento no item 4.10.2:

4.10.2 Os requisitos básicos para treinamento dos tripulantes são os contidos nas subpartes E, F, G e H do RBHA 135, como aplicável e mais os seguintes:
4.10.2.1 Medidas a serem tomadas antes de cada voo, incluindo a segurança das áreas de pouso e decolagem, compatibilizando, na medida do possível, as necessidades do paciente com as do voo;

---
[8] Sobre o uso de plano de voo, ver Brasil. Comando da Aeronáutica. Instrução do Comando da Aeronáutica 100-11 (ICA 100-11). Aprovada pela Portaria DECEA nº 81/DGCEA, de 6 de julho de 2017. Ver também: Brasil. Comando da Aeronáutica. Manual do Comando da Aeronáutica 100-11 (MCA 100-11). Preenchimento dos Formulários de Plano de Voo. Aprovada pela Portaria DECEA nº 80/DGCEA, de 6 de julho de 2017.

4.10.2.2 Métodos de embarque e desembarque da tripulação, profissionais de saúde, pacientes e acompanhantes;

4.10.2.3 Desempenho, sob as condições de operação aprovadas, da aeronave a ser utilizada;

4.10.2.4 Procedimentos normais e de emergência na operação da aeronave, incluindo os referentes aos equipamentos adicionais instalados;

4.10.2.5 Pousos e decolagens em áreas restritas (em caso de helicópteros); e

4.10.2.6 Completo conhecimento do manual da empresa.

Não tão somente aos tripulantes da aeronave, mas também ao pessoal de solo é prescrito um treinamento distinto, pois, conforme a própria IAC nº 3.134-0799, "as operações de transporte de enfermos exigem rigorosa segurança em torno da aeronave durante embarques e desembarques, chegadas e partidas...".[9]

No âmbito nacional, quanto às normas das autoridades aeronáuticas que foram tratadas, o presente capítulo de forma sucinta já consignou as mais evidentes e importantes ao transporte e ao resgate aeromédico. Mostra-se evidente agora discorrer sobre as normas provenientes de autoridades da saúde sobre o tema. Assim, o primeiro instrumento normativo a ser explanado é a Portaria MA nº 2.048, de 5 de novembro de 2002, que aprova o Regulamento Técnico dos Sistemas Estaduais de Urgência e Emergência. Trata-se de uma norma bem completa sobre o atendimento de urgência e emergência como um todo, trazendo aspectos específicos e utilizando-se da terminologia *aeromédico* de forma contumaz.

De forma organizada e objetiva, o Regulamento Técnico dos Sistemas Estaduais de Urgência e Emergência consegue distinguir claramente as diferentes categorias profissionais que compõem o sistema, dispondo em duas partes bem definidas quanto aos profissionais oriundos da saúde, nos mesmos termos em que estão consignadas nas leis da medicina e da enfermagem, e aos profissionais não oriundos da saúde.

Em relação aos profissionais da saúde, o regulamento estabelece também a composição da Equipe da Saúde (Equipe de Profissionais Oriundos da Saúde – item 1.1), cujos destaques na intervenção aeromédica são o médico regulador, o médico intervencionista e o enfermeiro assistencial. Veja a seguir trecho do Regulamento Técnico dos Sistemas Estaduais de Urgência e Emergência (Portaria MS nº 2.048, de 5 de novembro de 2020).

Médicos reguladores: médicos que, com base nas informações colhidas dos usuários, quando estes acionam a central de regulação, são os responsáveis pelo gerenciamento, definição e operacionalização dos meios disponíveis e necessários para responder a tais solicitações, utilizando-se de protocolos técnicos e da faculdade de arbitrar sobre os equipamentos de saúde do sistema necessários ao adequado atendimento do paciente;

Médicos intervencionistas: médicos responsáveis pelo atendimento necessário para a reanimação e estabilização do paciente, no local do evento e durante o transporte;

Enfermeiros assistenciais: enfermeiros responsáveis pelo atendimento de enfermagem necessário para a reanimação e estabilização do paciente, no local do evento e durante o transporte; [...]

O médico regulador à frente da central de regulação deve, entre as suas responsabilidades e atribuições, de acordo com a letra "a" do item 3.2, regular o acionamento e o acompanhamento da unidade e da equipe de transporte nos casos em que se encontrem descentralizados em relação à estrutura física da central de regulação, como é o caso em epígrafe do transporte e do resgate aeromédico, garantindo maior agilidade na resposta.

O item 1.1, que trata da Equipe da Saúde, estabelece ainda que haverá o envolvimento profissional de outros profissionais que não oriundos da saúde, mas que possuam também distinta importância no atendimento às urgências.

Além desta equipe de saúde, em situações de atendimento às urgências relacionadas às causas externas ou de pacientes em locais de difícil acesso, deverá haver uma ação pactuada, complementar e integrada de outros profissionais não oriundos da saúde – bombeiros militares, policiais militares e rodoviários e outros, formalmente reconhecidos pelo gestor público para o desempenho das ações de segurança, socorro público e salvamento, tais como: sinalização do local, estabilização de veículos acidentados, reconhecimento e gerenciamento de riscos potenciais (incêndio, materiais energizados, produtos perigosos), obtenção de acesso ao paciente e suporte básico de vida.

O Regulamento cuida também, no rol de profissionais não oriundos da área da saúde, dos condutores de veículos de urgência, entre os quais se destacam na presente obra aqueles que conduzem veículos aéreos. Tal conceito manteve-se nos limites legais e, de uma forma cortês, submeteu o piloto à orientação do médico da aeronave, respeitando-se os ditames das regras de segurança de voo, conforme se vê no item 1.2.3.2:

1.2.3.2 Veículos aéreos: Profissional habilitado à operação de aeronaves, segundo as normas e regulamentos vigentes do Comando da Aeronáutica/Código Brasileiro de Aeronáutica/Departamento de Aviação Civil, para atuação em ações de atendimento pré-hospitalar móvel e transporte inter-hospitalar sob a orientação do médico da aeronave, respeitando as prerrogativas legais de segurança de voo, obedecendo aos padrões de capacitação e atuação previstos neste Regulamento.

Normatiza, como visto, a capacitação específica dos profissionais de transporte aeromédico, compreendendo a seara de formação aeromédica aos pilotos de aeronave de asa rotativa, ao profissional de segurança, ao auxiliar/técnico de enfermagem, aos médicos e aos enfermeiros. Define também os veículos de atendimento pré-hospitalar móvel, classificando a aeronave de transporte médico como ambulância do tipo E, inclusive, em seu item 3.5, definindo os materiais e equipamentos que devem constar a bordo de helicópteros e aviões.

TIPO E – Aeronave de transporte médico: aeronave de asa fixa ou rotativa utilizada para transporte inter-hospitalar de pacientes e aeronave de asa rotativa para ações de resgate, dotada de equipamentos médicos homologados pelo Departamento de Aviação Civil (DAC).

Cabe ressaltar que, ao tratar das aeronaves de asa fixa (aviões), o presente instrumento normativo considerou apenas o transporte inter-hospitalar aeromédico. Já para as aeronaves de asa rotativa (helicópteros), possibilitou o transporte e o resgate aeromédico, lembrando que, na maior parte das atividades estatais de Defesa Civil, estas são executadas por helicópteros da Polícia Militar e/ou do Corpo de Bombeiros Militar. Os helicópteros são compostos por pilotos militares, médicos e enfermeiros, militares ou civis, e, eventualmente, algum tripulante operacional com treinamento específico para salvamento, por exemplo, percebe-se no estado de São Paulo, mais precisamente na operação do Comando de Aviação da Polícia Militar "João Negrão", antes chamado de Grupamento de Radiopatrulha Aérea.

Assim, ao se tratar da tripulação a compor as aeronaves, além de se levar em consideração que é um suporte avançado, há uma distinção entre duas formas de atendimento: casos de atendimento pré-hospitalar móvel primário não traumático e secundário e casos de atendimento a urgências traumáticas em que sejam necessários procedimentos de salvamento.

---

[9] Ver Comando da Aeronáutica (Brasil). Instrução de Aviação Civil nº 3.134, de 9 de julho de 1999. Transporte aéreo público de enfermos.

A composição básica prevista no primeiro caso é de um piloto, um médico e um enfermeiro; já para o segundo caso, que envolva procedimento de salvamento, torna-se indispensável a presença de profissional capacitado para tal.

Por fim, o CFM, usando de suas prerrogativas atinentes ao poder de fiscalizar o exercício da profissão, por meio da Resolução CFM nº 1.671/03, que dispõe, entre outras providências, sobre a regulamentação do atendimento pré-hospitalar, tratou a matéria de forma muito semelhante e sem contradições ao que estipulou o Regulamento Técnico dos Sistemas Estaduais de Urgência e Emergência.

## CONSIDERAÇÕES SOBRE LEGISLAÇÃO DE TRANSPORTE E RESGATE AEROMÉDICO NO ESTADO DE SÃO PAULO

No estado de São Paulo, o serviço de transporte e resgate aeromédico teve início efetivamente em 20 de fevereiro de 1990, sendo precedido por uma resolução conjunta entre a Secretaria de Saúde e a Secretaria de Segurança Pública, originando o Projeto Resgate.[10,11]

Em 1994, por meio do Decreto nº 38.432, de 10 de março daquele ano, foi consolidado o Sistema de Resgate a Acidentados no estado de São Paulo, composto de forma integrada pela Secretaria de Saúde e pela Secretaria de Segurança Pública; esta, por sua vez, representada pelo Corpo de Bombeiros e pelo Grupamento de Radiopatrulha Aérea (atual Comando de Aviação PM "João Negrão"), ambos pertencentes à Polícia Militar do Estado de São Paulo.

O Decreto nº 58.931, de 4 de março de 2013, que define as atribuições do Sistema de Resgate a Acidentados no estado de São Paulo, especifica as emergências que lhe são próprias, dividindo as emergências próprias do sistema e as não próprias, conforme dispõem os arts. 1º e 2º:

Art. 1º Consideram-se emergências próprias de atendimento pelas equipes do Sistema de Resgate a Acidentados:
I – acidentes de trânsito com vítimas;
II – acidentes traumáticos pessoais e do trabalho;
III – acidentes com lesões corporais traumáticas;
IV – afogamentos;
V – tentativa de homicídio, lesão grave e tentativa de suicídio;
VI – acidentes envolvendo choque elétrico ou queimaduras.
Art. 2º Consideram-se emergências não próprias do Sistema de Resgate a Acidentados:
I – casos clínicos em geral;
II – partos de emergência;
III – intoxicações;
IV – casos psiquiátricos.
Parágrafo único. As emergências de que trata este artigo são de responsabilidade do serviço municipal e/ou regional móvel de atendimento às emergências médicas.

As emergências consideradas não próprias, desde que com peculiaridades especiais, poderão ser atendidas pelo Sistema de Resgate a Acidentados de modo excepcional, conforme dispõe o art. 3º do decreto supracitado. Outra importante colaboração ao tema foi estabelecer o Sistema de Comando de Operações em Emergência (SICOE) nos casos de desastre envolvendo múltiplas vítimas, o que ficou como incumbência do Corpo de Bombeiros (art. 6º).

Em 2015, outro importante decreto foi editado, o Decreto nº 61.444, de 20 de agosto de 2015, organizando o Grupo de Resgate e Atenção às Urgências e Emergências (GRAU)[12] e integrando-o oficialmente ao Sistema de Resgate a Acidentados no Estado de São Paulo.

Por fim, atendendo ao chamado normativo previsto no art. 3º do Decreto nº 38.432, de 10 de março de 1994, que consolidou o Sistema de Resgate a Acidentados, foi editada a Resolução Conjunta SS-SSP nº 1, de 12 de abril de 2017. Esta dispõe sobre a atuação conjunta das Secretarias Estaduais da Saúde e da Segurança Pública para operacionalização do Sistema de Resgate a Acidentados no Estado de São Paulo, conforme prevê o seu artigo 1º:

Art. 1º O Sistema de Resgate a Acidentados no Estado de São Paulo, destinado ao atendimento pré-hospitalar de emergências médicas às vítimas de acidentes e traumas e excepcionalmente de emergências não próprias, conforme a legislação vigente, em todo o território do Estado, será planejado e administrado de forma integrada pela Secretaria de Estado da Saúde, por meio do Grupo de Resgate e Atenção às Urgências e Emergências (GRAU), e pela Secretaria de Estado da Segurança Pública, por meio do Corpo de Bombeiros e do Grupamento de Radiopatrulha Aérea, ambos da Polícia Militar do Estado de São Paulo.
Parágrafo único. Cabe às unidades da Polícia Militar do Estado de São Paulo mencionadas no *caput* a operacionalização do Sistema.

A Resolução Conjunta SS-SSP nº 1 dispõe também sobre toda a operacionalização do sistema às unidades da Polícia Militar do Estado de São Paulo (Corpo de Bombeiros e Grupamento de Radiopatrulha Aérea),[13] órgão da Segurança Pública, previsto no artigo 144 da Constituição Federal de 1988, e, de acordo com o seu § 5º: "Às polícias militares cabem a polícia ostensiva e a preservação da ordem pública; aos corpos de bombeiros militares, além das atribuições definidas em lei, incumbe a execução de atividades de defesa civil". Importante lembrar que, no estado de São Paulo, o Corpo de Bombeiros Militar é integrante da Polícia Militar.

## BIBLIOGRAFIA

Agência Nacional de Aviação Civil (Brasil). Regulamento Brasileiro de Aviação Civil nº 90. Requisitos para operações especiais de aviação pública.

Agência Nacional de Aviação Civil (Brasil). Regulamento Brasileiro de Homologação Aeronáutica nº 91. Regras gerais de operação para aeronaves civis.

Agência Nacional de Aviação Civil (Brasil). Resolução nº 512, de 11 de abril de 2019. Aprova o RBAC nº 90, aprova emendas aos RBAC nº 61, 105, 133 e 175 e altera os RBHA nº 63 e 91 e a Resolução nº 106, de 30 de junho de 2009.

Agência Nacional de Aviação Civil (Brasil). Resolução nº 546, de 18 de março de 2020. Aprova o Regulamento Brasileiro da Aviação Civil – RBAC nº 91 e emendas aos RBACs nºs 01, 121 e 135.

Alexandrino M, Vicente P. Direito administrativo descomplicado. 25. ed. Rio de Janeiro: Forense; São Paulo: Método, 2017.

---

[10] Sobre a resolução conjunta entre a Secretaria de Saúde e a Secretaria de Segurança Pública, ver São Paulo. Resolução SS-SSP nº 42, de 22 de maio de 1989.

[11] Sobre o Projeto Resgate, ver Freixo JA. Resgate aeromédico noturno: estudo de viabilidade e proposta de requisitos operacionais. São Paulo. Dissertação [Mestrado Profissional em Ciências Policiais de Segurança e Ordem Pública]. Centro de Altos Estudos de Segurança. Polícia Militar do Estado de São Paulo; 2013.

---

[12] Apesar de oficialmente organizado somente no ano de 2015, o GRAU integrou o Sistema de Resgate a Acidentados no Estado de São Paulo desde o início do projeto e era composto por profissionais de Saúde da Secretaria de Estado da Saúde e utilizava a denominação de Serviço de Atendimento Médico de Urgência (SAMU).

[13] Conforme já dito, trata-se atualmente do Comando de Aviação da Polícia Militar "João Negrão" (CAv PM "João Negrão").

Andrade CJ de. O problema dos métodos da interpretação jurídica, p. 18-19 apud Bastos CR. Hermenêutica Interpretação Constitucional. 2. ed. São Paulo: Celso Bastos Editor: Instituto Brasileiro de Direito Constitucional; 1999.

Bastos CR. Hermenêutica Interpretação Constitucional. 2. ed. São Paulo: Celso Bastos Editor: Instituto Brasileiro de Direito Constitucional; 1999.

Brasil. Constituição da República Federativa do Brasil de 1988.

Brasil. Decreto nº 21.713, de 27 de agosto de 1946. Promulga a Convenção sobre Aviação Civil Internacional, concluída em Chicago a 7 de dezembro de 1944 e firmado pelo Brasil, em Washington, a 29 de maio de 1945.

Brasil. Decreto nº 94.406, de 8 de junho de 1987. Regulamenta a Lei nº 7.498, de 25 de junho de 1986, que dispõe sobre o exercício da enfermagem, e dá outras providências.

Brasil. Decreto-lei nº 667, de 2 de julho de 1969. Reorganiza as Polícias Militares e os Corpos de Bombeiros Militares dos Estados, dos Território e do Distrito Federal, e dá outras providências.

Brasil. Departamento de Controle do Espaço Aéreo. Circular de Informação Aeronáutica nº 27, de 11 de dezembro de 2014.

Brasil. Lei nº 11.182, de 27 de setembro de 2005. Cria a Agência Nacional de Aviação Civil (ANAC), e dá outras providências.

Brasil. Lei nº 12.842, de 10 de julho de 2013. Dispõe sobre o exercício da Medicina.

Brasil. Lei nº 7.498, de 25 de junho de 1986. Dispõe sobre a regulamentação do exercício da enfermagem, e dá outras providências.

Brasil. Lei nº 7.565, de 19 de dezembro de 1986. Dispõe sobre o Código Brasileiro de Aeronáutica.

Brasil. Ministério da Saúde. Portaria nº 2.048, de 5 de novembro de 2002.

Canotilho JJG, et al. Comentários à Constituição do Brasil. São Paulo: Saraiva/Almedina; 2013. p. 1939.

Comando da Aeronáutica (Brasil). Instrução de Aviação Civil nº 3.134, de 9 de julho de 1999. Transporte aéreo público de enfermos.

Conselho Federal de Medicina (Brasil). Resolução nº 1.671/2003. Dispõe sobre a regulamentação do atendimento pré-hospitalar e dá outras providências.

Conselho Federal de Medicina (Brasil). Resolução nº 1.596/2000 (Revogada pela Resolução CFM nº 1661/2003).

Conselho Federal de Medicina (Brasil). Resolução nº 1.661/2003. Ementa: Revogar as Resoluções CFM nº 277/66, 288/66, 885/78, 1.212/85, 1.216/85, 1.233/86, 1.241/87, 1.244/87 e 1.596/00, por estarem contidas na Resolução CFM nº 1.651/02, que adota o Manual de Procedimentos Administrativos.

Conselho Federal de Medicina (Brasil). Resolução nº 1.671/2003. Dispõe sobre a regulamentação do atendimento pré-hospitalar e dá outras providências. Diário Oficial da União, jul. 2003; Seção I. p. 75-8.

Di Pietro MSZ. Direito administrativo. 22. ed. São Paulo: Atlas; 2009.

Freixo JA. Resgate aeromédico noturno: estudo de viabilidade e proposta de requisitos operacionais. São Paulo. Dissertação [Mestrado Profissional em Ciências Policiais de Segurança e Ordem Pública]. Centro de Altos Estudos de Segurança. Polícia Militar do Estado de São Paulo; 2013.

Lenza P. Direito constitucional esquematizado. 21. ed. São Paulo: Saraiva; 2017.

Medauar O. Direito administrativo moderno. 13. ed. rev. e atual. São Paulo: Editora Revista dos Tribunais; 2009.

Reale M. Lições preliminares de direito. 27. ed. São Paulo: Saraiva; 2002.

São Paulo. Decreto nº 38.432, de 10 de março de 1994. Consolida o Sistema de Resgate a Acidentados no Estado de São Paulo e dá providências correlatas.

São Paulo. Decreto nº 58.931, de 4 de março de 2013. Define as atribuições do Sistema de Resgate a Acidentados no Estado de São Paulo, especificando as emergências que lhe são próprias e dá providências correlatas.

São Paulo. Decreto nº 61.444, de 20 de agosto de 2015. Organiza o Grupo de resgate e atenção às urgências e emergências (GRAU), da Coordenadoria de serviços de saúde, da Secretaria da Saúde, e dá providências correlatas.

São Paulo. Decreto nº 7.290, de 15 de dezembro de 1975. Aprova o Regulamento Geral da Polícia Militar do Estado de São Paulo.

São Paulo. Decreto-lei nº 217, de 8 de abril de 1970. Dispõe sobre a constituição da Polícia Militar do Estado de São Paulo, integrada por elementos da Força Pública do Estado e da Guarda Civil de São Paulo.

São Paulo. Lei Complementar nº 207, de 5 de janeiro de 1979. Lei Orgânica da Polícia do Estado de São Paulo.

São Paulo. Lei nº 616, de 17 de dezembro de 1974. Dispõe sobre a organização básica da Polícia Militar do Estado de São Paulo.

São Paulo. Lei nº 684, de 30 de setembro de 1975. Autoriza o Poder Executivo a celebrar convênios com Municípios sobre serviços de bombeiros.

São Paulo. Resolução Conjunta SS-SSP nº 1, de 12 de abril de 2017. Dispõe sobre a atuação conjunta das Secretarias Estaduais da Saúde e da Segurança Pública para operacionalização do Sistema de Resgate a Acidentados no Estado de São Paulo.

São Paulo. Resolução SS-SSP nº 42, de 22 de maio de 1989.

# 3

# Aspectos Éticos para Enfermagem no Atendimento Pré-Hospitalar Aeromédico

Luciano da Silva • Viviane Camargo Santos

## INTRODUÇÃO

O mundo vem sofrendo transformações de forma geral e, em grande velocidade, na saúde, política, economia e outras áreas. Temas discutidos no cotidiano de nossas vidas se transformam com grande rapidez. As alterações da realidade e dos conceitos ocorrem o tempo todo, por isso, mudam também as nossas formas de relacionamento e de enfrentamento com a sociedade.

Na assistência à saúde isso não é diferente. Conceitos considerados imutáveis, como a morte em massa da população em decorrência de grandes guerras, catástrofes ou epidemias, hoje se traduzem na corriqueira violência do dia a dia, na violência urbana e nas vidas perdidas no trânsito. Segundo estudo realizado no Brasil, entre 2000 e 2010, a violência no trânsito teve uma taxa de mortalidade que aumentou de 18 para 22,5 óbitos a cada 100 mil habitantes.

Considerando esse cenário, a assistência à saúde também precisou se ajustar às novas realidades e, consequentemente, extrapolar os ambientes convencionais de atendimento intra-hospitalares. Essa demanda crescente por atendimentos fora do ambiente hospitalar, frente a essa realidade atual apresentada, também fez com que as políticas públicas se preocupassem com a assistência que seria prestada nestas condições, legislando nesse sentido. Nesse contexto, o atendimento pré-hospitalar (APH), a despeito de sua construção histórica, vem evoluindo no bojo dessa perspectiva e cenários atuais. Segundo o Ministério da Saúde:

> [...] Considera-se como nível pré-hospitalar móvel na área de urgência, o atendimento que procura chegar precocemente à vítima, após ter ocorrido um agravo à sua saúde (de natureza clínica, cirúrgica, traumática, inclusive as psiquiátricas), que possa levar a sofrimento, sequelas ou mesmo à morte, sendo necessário, portanto, prestar-lhe atendimento e/ou transporte adequado a um serviço de saúde devidamente hierarquizado e integrado ao Sistema Único de Saúde. Podemos chamá-lo de atendimento pré-hospitalar móvel primário quando o pedido de socorro for oriundo de um cidadão ou de atendimento pré-hospitalar móvel secundário quando a solicitação partir de um serviço de saúde, no qual o paciente já tenha recebido o primeiro atendimento necessário à estabilização do quadro de urgência apresentado, mas necessite ser conduzido a outro serviço de maior complexidade para a continuidade do tratamento [...]

Dessa forma, por meio da Portaria nº 2.048/2002, foi estabelecido um marco regulatório nas ações de APH em todo o Brasil, organizando os atendimentos em APH terrestre, aquaviário e aéreo, e as modalidades em Suporte Básico e Avançado de Vida, além dos níveis de atuação e requisitos recomendáveis para o exercício profissional das equipes de saúde.

Essa ação, de significativa importância para o APH brasileiro, trouxe uma série de particularidades e desafios para os profissionais envolvidos nessa assistência. São diversas atribuições e responsabilidades estabelecidas frente às desafiadoras situações enfrentadas no cotidiano do APH. O profissional precisa estar atento e atualizado tanto nas técnicas de atendimento, como também nas normativas profissionais que regem sua profissão. Ressalta-se a especificidade da modalidade aeroespacial, que, além de todas as exigências para o atendimento ao paciente, exige que o profissional esteja preparado para as questões advindas do voo, em aeronaves tanto de asa rotativa como de asa fixa.

## OBJETIVO

O capítulo tem como objetivo discutir os aspectos éticos do exercício profissional da enfermagem no atendimento pré-hospitalar aeroespacial, bem como trazer as atualizações referentes às novas normativas que regem a matéria, em especial as Resoluções Cofen nºs 656/2020 e 660/2021, que atualizaram a Resolução nº 551/2017 e disciplinam a atividade aeroespacial no âmbito da equipe de enfermagem.

Esperamos que, ao final, os leitores possam exercitar o raciocínio acerca das circunstâncias éticas relacionadas ao exercício da enfermagem nessa modalidade de atendimento, possam ter clareza em relação às legislações que disciplinam o exercício e as condutas de enfermagem, bem como fortalecer e dar maior tranquilidade ao profissional no desenvolvimento de suas ações.

## O ATENDIMENTO PRÉ-HOSPITALAR NO MUNDO E NO BRASIL: EVOLUÇÃO HISTÓRICA

O APH nasceu da necessidade, em tempos de guerra, principalmente no período napoleônico, de se transportar os feridos dos campos de batalha até o local onde seriam assistidos. O transporte era realizado de forma precária, em carroças movidas a tração animal, até o local onde os feridos seriam atendidos.

Os primeiros registros de atendimentos em local de batalha ocorreram em 1792 e foram realizados pelo cirurgião e chefe militar Dominique Larrey. Outro grande marco aconteceu no século seguinte, com a criação da Cruz Vermelha Internacional e sua notória atuação nas guerras do século XX. Conceitua-se, desde então, a necessidade de atendimento no local do evento. Cabe ressaltar que duas expoentes da enfermagem mundial, Florence Nightingale (na Inglaterra) e Ana Néri (no Brasil), se notabilizaram pela assistência a feridos de guerra nos campos de batalha.

No Brasil, o conceito de APH também se inicia em tempos longínquos. Em 1899, o Corpo de Bombeiros colocava em funcionamento a primeira ambulância de tração animal, para realizar o atendimento e o transporte de pacientes em via pública.

Desde então, a modalidade vem se desenvolvendo, predominantemente com alicerce nos modelos francês e americano, sendo atualmente responsável pela maioria das entradas dos pacientes politraumatizados[1] em salas de estabilização e APH fixo.

Especificamente no Brasil, as dimensões continentais do país, o avanço nos transplantes de órgãos e tecidos, o trânsito cada dia mais caótico, a necessidade de encurtar cada vez mais as distâncias, entre outras questões, levaram à criação, em conjunto com o Sistema de APH vigente, da modalidade aérea na atenção às urgências, visando atender de forma mais adequada ao binômio tempo/resposta.

Essa modalidade, bastante peculiar, que consideramos uma evolução do atendimento em urgência e emergência no país, trouxe consequentemente um aumento do nível de exigência dos profissionais envolvidos.

Estar preparado para essa atuação, conhecer as legislações que versam sobre a matéria e as principais implicações éticas e legais são elementos primordiais para a segurança do paciente e o resguardo do profissional que preza pela sua profissão.

## ÉTICA E A ENFERMAGEM

Durante muito tempo, a prática da enfermagem foi associada à devoção religiosa, na qual os profissionais obrigatoriamente deviam ter disposição para servir e obedecer, principalmente, por ser uma prática predominantemente feminina e que carrega o peso dos papéis sociais previamente definidos em uma sociedade patriarcal. Dessa forma, a profissão trouxe consigo muitos princípios cristãos que, ainda hoje, podem ser vistos na prática da enfermagem. Assim, é possível observar, ainda que no comportamento de alguns profissionais, os princípios morais justificando a sua atuação como boa ou ruim, certa ou errada, desvinculando totalmente a prática profissional do contexto social, da divisão de classe existente em uma sociedade capitalista, além dos atos praticados como integrantes de um processo que apresenta inúmeras contradições nos fenômenos que se apresentam no cotidiano do exercício da Enfermagem.

Vásquez (2000, p. 84) traduz esses princípios ou valores morais como:

> [...] sistema de normas, princípios e valores, segundo o qual são regulamentadas as relações mútuas entre os indivíduos ou entre estes e a comunidade, de tal maneira que estas normas, dotadas de um caráter histórico e social, sejam acatadas livres e conscientemente, por uma convicção íntima, e não de uma maneira mecânica, externa ou impessoal [...]

Assim, a moral é um conjunto de regras de convívio social e por isso diversos fatores podem interferir em um julgamento moral, como: momento histórico, localização geográfica, grupo social, entre outros. Desta forma, uma situação imoral em determinada época pode deixar de ser com o passar do tempo.

O conceito de **moral** é comumente confundido com o de ética. A etimologia da palavra moral vem do latim *moralis*, que significa "costume", "hábitos". Já **ética** vem do grego *ethos*, que os filósofos traduzem como "caráter", "índole", "modo de ser". Pode-se dizer que ambas, em sua origem linguística, remetem à questão do comportamento.

Nesse contexto, os princípios éticos relacionados à atuação dos profissionais de enfermagem foram sendo incorporados de acordo com o cenário social e remodelados ao logo do tempo, com sentidos conferidos socialmente de acordo com a prática do exercício profissional.

Para Boff (2009), a ética é uma parte da Filosofia que considera princípios da vida, do universo e do próprio ser humano para instituir valores que vão orientar as pessoas e a sociedade.

A ética foi introduzida ao currículo do curso de enfermagem, por meio do Decreto nº 16.300/23, desde a criação da primeira escola de enfermagem no Brasil em 1923, obedecendo ao modelo proposto por Florence Nightingale.

Em 1949, o Decreto nº 27.426/49, que regulamentava o ensino da enfermagem nacional, tornou obrigatória a disciplina para os cursos, e, em 1958, foi aprovado o primeiro Código de Ética da Enfermagem, que surgiu influenciado pelo Conselho Internacional de Enfermeiros (CIE) e pelo Comitê Internacional Católico de Enfermeiras e Assistentes Médico-Sociais (CICIAMS), elaborado a partir de um projeto feito por enfermeiras religiosas.

Somente em 1972, o Conselho Federal de Educação, com a publicação da Resolução nº 4, foram incluídos os ensinos da deontologia e da legislação profissional juntamente à educação da ética profissional.

A enfermagem atual há algum tempo vem superando a enfermagem da caridade e da devoção, evidenciando um exercício profissional laico, voltado para saberes específicos, sistematicamente pensado e, principalmente, baseado em evidências científicas sem as quais não se pressupõe realizá-lo.

O profissional de enfermagem tem buscado, com a sua prática profissional planejada, atingir o cidadão na sua totalidade, no âmbito social, histórico e político. O objetivo é fornecer um cuidado integral, multiprofissional e integrado com os diversos setores e profissionais da saúde.

Evidencia-se um crescente processo de conscientização profissional nas últimas décadas, impulsionado inclusive pela organização política dos próprios profissionais, pelos sindicatos, pela Associação Brasileira de Enfermagem e também pela atuação do Conselho Federal e Regionais de Enfermagem, que se propuseram a se aproximar dos profissionais e discutir a complexidade da profissão.

O novo Código de Ética dos profissionais de enfermagem, publicado pela Resolução nº 564/2017, do Conselho Federal de Enfermagem (Cofen), mostra-se inovador, trazendo avanços para a profissão, à medida que aborda questões importantes da atualidade, por exemplo, a atuação dos profissionais frente as mídias sociais.

Por fim, o atual Código de Ética reflete a preocupação em seguir valores advindos de uma análise crítica da realidade e nortear uma profissão que possui papel fundamental de transformação social, principalmente no que se refere ao cuidado da saúde prestada à população.

## QUESTÕES ÉTICAS NA ATIVIDADE AEROESPACIAL PARA ENFERMEIROS

Diante do exposto, com base nas legislações atuais relacionadas ao APH, a enfermagem aeroespacial e dos preceitos éticos e legais que regem a enfermagem, o objetivo é apresentar situações práticas que envolvam a atuação profissional no dia a dia da enfermagem.

Assim, ao considerarmos as adversidades, as transformações cotidianas e a atuação de forma segura, eficiente e resolutiva – atendendo, com qualidade e segurança, às expectativas dos usuários e dos gestores dos serviços –, buscando cumprir todas as normativas vigentes, abordaremos os tópicos de modo mais abrangente a seguir.

---

[1] O termo "politraumatizado" foi substituído por "traumatizado multissistêmico". Nesta edição, os autores optaram por manter "politraumatizado" por ainda ser o mais conhecido e utilizado na prática.

## Formação e capacitação dos profissionais de enfermagem na assistência aeroespacial

Do ponto de vista da legalidade sobre o transporte aeromédico, o Ministério da Saúde publicou, em 5 de novembro de 2002, a Portaria nº 2.048, que determina a equipe profissional que compõe o sistema de APH e estabelece a necessidade de capacitação específica, com conteúdos mínimos curriculares a serem observados para cada profissional, por meio dos Núcleos de Educação em Urgências.

Segundo a Portaria nº 2.048:

[...] O transporte aéreo poderá ser indicado, em aeronaves de asa rotativa, quando a gravidade do quadro clínico do paciente exigir uma intervenção rápida e as condições de trânsito tornem o transporte terrestre muito demorado, ou em aeronaves de asa fixa, para percorrer grandes distâncias em um intervalo de tempo aceitável, diante das condições clínicas do paciente. A operação deste tipo de transporte deve seguir as normas e legislações específicas vigentes, oriundas do Comando da Aeronáutica através do Departamento de Aviação Civil [...]

A mesma legislação também esclarece que o transporte aeromédico deve ser considerado como modalidade de suporte avançado de vida, determinando que, para o desempenho de suas atribuições profissionais, o enfermeiro deve ter capacitações específicas. Entre estas, destacam-se: noções de aeronáutica, terminologia aeronáutica, procedimentos normais e de emergência em voo, evacuação de emergência, segurança no interior e em torno de aeronaves, embarque e desembarque de pacientes e noções básicas de fisiologia do voo (que engloba: atmosfera, fisiologia respiratória, estudo clínico da hipóxia, disbarismos, forças acelerativas em voo e seus efeitos sobre o organismo humano, aerocinetose, gases líquidos e vapores tóxicos em aviação, ruídos e vibrações, cuidados de saúde com paciente em voo e outros).

A Portaria Ministerial corrobora o entendimento da Lei nº 7.498/86, que dispõe sobre a regulamentação do exercício da Enfermagem, e dá outras providências, e do Decreto nº 94.406/87, que a regulamenta, determinando que compete ao enfermeiro o cuidado direto de enfermagem a pacientes graves e os cuidados de enfermagem de maior complexidade técnica e que exijam conhecimentos científicos adequados e capacidade de tomar decisões imediatas.

O Código de Ética dos profissionais de Enfermagem estabelece direitos e deveres que devem ser seguidos pelos profissionais no exercício da profissão, visando garantir uma assistência segura aos usuários de qualquer tipo serviço de saúde em que a assistência de enfermagem esteja envolvida.

Com a mesma preocupação, o Cofen publicou a Resolução nº 551, de 26 de maio de 2017, um marco para a modalidade, que normatizou a atuação do enfermeiro no atendimento pré-hospitalar móvel e inter-hospitalar em aeronaves de asa fixa e rotativa, disciplinando a atuação do enfermeiro nessa modalidade. Posteriormente, foram publicadas as Resoluções Cofen nºs 656/2020 e 660/2021, em vigor, atualizando principalmente os pré-requisitos para os enfermeiros atuarem nessa modalidade de assistência.

Assim, entre os requisitos estabelecidos para a atuação, segundo a Resolução Cofen nº 660/2021, o enfermeiro deverá atender a pelo menos um desses critérios:

Art. 3º Para o exercício das atividades previstas nesta resolução deverá o Enfermeiro atender a pelo menos um dos seguintes critérios:

I) ser egresso de programa de pós-graduação – *lato sensu* em Enfermagem Aeroespacial reconhecido pelo Ministério da Educação (MEC), com título registrado no Conselho Regional de sua jurisdição, ou

II) possuir título emitido por sociedade de especialista registrado no Conselho Regional de sua jurisdição.

§1º Os enfermeiros de voo em exercício, ou que tenham exercido atividade aeroespacial, comprovado através de documentos oficiais (escalas, declarações, contrato/carteira de trabalho ou outros) que não atendam aos incisos I ou II a data da presente resolução, poderão continuar a exercer as suas funções.

§2º os enfermeiros que venham a iniciar a atividade aeroespacial e que não atendam o disposto neste artigo na data da presente resolução, excepcionalmente, poderão exercer suas funções por até 36 (trinta e seis) meses, período no qual deverão cumprir as exigências nos incisos I e II do artigo 3 da Resolução.

Dessa maneira, a resolução recepciona de modo definitivo aqueles que à época da formação já exercim ou exerceram a atividade aeroespacial, além de estipular um prazo de 36 meses para que os novos profissionais possam se adequar à norma.

Vale ressaltar que, além das atividades atinentes ao APH, os profissionais que atuam na modalidade de suporte avançado de vida aéreo precisam lidar com as particularidades de tripular aeronaves, o que requer preparo para esse trabalho.

Nesse sentido, a Resolução do Cofen, em seu anexo, destaca o perfil do profissional enfermeiro para atuar na modalidade aeroespacial, devendo este ter disposição pessoal para a atividade, equilíbrio emocional e autocontrole, capacidade física e mental, disposição para cumprir ações orientadas, experiência profissional prévia em serviço de saúde voltado ao atendimento de urgências e emergências, iniciativa e facilidade de comunicação, condicionamento físico para trabalhar em unidades móveis e capacidade de trabalhar em equipe.

Estabelece ainda ao enfermeiro: obedecer à Lei do Exercício Profissional e o Código de Ética dos profissionais de enfermagem; participar de treinamento e aprimoramento pessoal em urgências; fazer o controle de qualidade do serviço nos aspectos inerentes à sua profissão; participar da padronização de materiais e equipamentos, necessários à assistência de enfermagem do paciente com segurança, de acordo com as recomendações para transporte e resgate aeromédico; participar da elaboração de protocolos institucionais e das diversas atividades previstas pré, durante e pós-voo.

Desse modo, o profissional de enfermagem, ao aceitar atuar na modalidade aeroespacial, avoca a responsabilidade de estar apto conforme os critérios preestabelecidos para esse exercício, devendo estar devidamente habilitado para tal atividade, como determinam as Resoluções Cofen nºs 551/2017, 656/2020 e 660/2021 e a Resolução nº 564/2017. Esta última aprova o novo Código de Ética dos profissionais de enfermagem, que prevê entre os deveres somente aceitar encargos ou atribuições quando se julgar técnica, científica e legalmente apto para o desempenho seguro para si e para outrem.

O profissional de enfermagem fica sujeito a infrações éticas quando não se atenta em seguir na íntegra as normas e resoluções vigentes.

## Atuação do profissional enfermeiro na ausência do profissional médico

Cotidianamente, os gestores e profissionais de enfermagem, nas diferentes regiões do país, enfrentam situações que não foram contempladas em nenhum tipo de normativa. Como já foi apontado anteriormente, a assistência na modalidade APH, terrestre ou aeromédica, está regulamentada pela Portaria do Ministério da Saúde nº 2.048/2002, que também disciplina os tipos de viatura para essa assistência de acordo com a gravidade do caso.

A Portaria prevê como equipe mínima, para viatura de Suporte Básico de Vida (SBV): 1 técnico ou auxiliar de Enfermagem e 1 condutor socorrista; e para o Suporte Avançado de Vida (SAV): 1 médico, 1 enfermeiro e 1 condutor socorrista, realizando atividades sob regulação médica, de acordo com seus respectivos níveis de formação e atuação, com base em protocolos assistenciais. Assim, na ausência de um desses profissionais, pode a modalidade funcionar? O profissional enfermeiro presente pode prestar assistência dentro de suas competências legais? Respondemos.

Considerando que o enfermeiro exerce suas atividades de forma autônoma, já que possui uma Lei Federal que respalda sua atuação, bem como um Código de Ética que direciona o exercício profissional, na modalidade APH terrestre, a resposta, tranquilamente, é sim. Vejamos: a Lei nº 7.498/86, que disciplina as atividades de enfermagem no Brasil, determina como privativo do enfermeiro, no âmbito da equipe de enfermagem, a assistência a pacientes graves, assim descrito:

Art. 11.
(...)
l) cuidados diretos de enfermagem a pacientes graves com risco de vida;
m) cuidados de enfermagem de maior complexidade técnica e que exijam conhecimentos de base científica e capacidade de tomar decisões imediatas;
(...)

Da mesma forma, o Código de Ética dos profissionais de enfermagem – Resolução nº 564/2017, assim disciplina:

CAPÍTULO I – DOS DIREITOS
Art. 1º Exercer a Enfermagem com liberdade, segurança técnica, científica e ambiental, autonomia, e ser tratado sem discriminação de qualquer natureza, segundo os princípios e pressupostos legais, éticos e dos direitos humanos.
[...]
Art. 4º Participar da prática multiprofissional, interdisciplinar e transdisciplinar com responsabilidade, autonomia e liberdade, observando os preceitos éticos e legais da profissão.
[...]
Art. 22. Recusar-se a executar atividades que não sejam de sua competência técnica, científica, ética e legal ou que não ofereçam segurança ao profissional, à pessoa, à família e à coletividade.
[...]
CAPÍTULO II – DOS DEVERES
[...]
Art. 24. Exercer a profissão com justiça, compromisso, equidade, resolutividade, dignidade, competência, responsabilidade, honestidade e lealdade.
[...]
Art. 46. Recusar-se a executar prescrição de Enfermagem e Médica na qual não constem assinatura e número de registro do profissional prescritor, exceto em situação de urgência e emergência.
§ 2º É vedado ao profissional de Enfermagem o cumprimento de prescrição à distância, exceto em casos de urgência e emergência e regulação, conforme Resolução vigente.
[...]
Art. 59. Somente aceitar encargos ou atribuições quando se julgar técnica, científica e legalmente apto para o desempenho seguro para si e para outrem.
[...]
CAPÍTULO III – DAS PROIBIÇÕES
Art. 61. Executar e/ou determinar atos contrários ao Código de Ética e à legislação que disciplina o exercício da Enfermagem.
Art. 62. Executar atividades que não sejam de sua competência técnica, científica, ética e legal ou que não ofereçam segurança ao profissional, à pessoa, à família e à coletividade.
[...]

Art. 75. Praticar ato cirúrgico, exceto nas situações de emergência ou naquelas expressamente autorizadas na legislação, desde que possua competência técnica científica necessária.
Art. 76. Negar assistência de enfermagem em situações de urgência, emergência, epidemia, desastre e catástrofe, desde que não ofereça risco a integridade física do profissional.
[...]
Art. 79. Prescrever medicamentos que não estejam estabelecidos em programas de saúde pública e/ou em rotina aprovada em instituição de saúde, exceto em situações de emergência.
[...]
Art. 81. Prestar serviços que, por sua natureza, competem a outro profissional, exceto em caso de emergência, ou que estiverem expressamente autorizados na legislação vigente.

Dessa forma, a Lei do Exercício Profissional e o Código de Ética dos profissionais de enfermagem direcionam ao enfermeiro a responsabilidade e a obrigatoriedade do atendimento a pacientes graves, com risco iminente de morte.

Se, no APH terrestre, na ausência do profissional médico, tivermos apenas Unidades de SBV disponíveis, a melhor assistência que poderemos oferecer ao paciente é a presença do profissional enfermeiro mesmo sem a presença do profissional médico. O enfermeiro, atuando sob regulação, poderá realizar procedimentos de maior complexidade técnica, como a abordagem de vias aéreas com dispositivos supraglóticos, administração de medicamentos, punção intraóssea, entre outros, o que resultará em uma assistência mais adequada ao solicitante.

Já na modalidade de atendimento aeromédico, temos outros elementos a considerar. Apesar de ser considerada como uma unidade SAV, o transporte na modalidade aérea, tanto de asa rotativa como de asa fixa, traz diversas alterações fisiológicas ao paciente. Este poderá necessitar de várias intervenções conhecidas e esperadas que fogem da esfera de competência e atuação somente do profissional enfermeiro. Consideram-se, também, aspectos relacionados à segurança do voo.

Apesar dos dispositivos anteriores elencarem uma série de situações em que o Enfermeiro pode atuar nas condições emergenciais, é necessário ponderar os riscos conhecidos nessa modalidade de atendimento, de acordo com o Código de Ética. Vejamos:

CAPÍTULO II – DOS DEVERES
Art. 25. Fundamentar suas relações no direito, na prudência, no respeito, na solidariedade e na diversidade de opinião e posição ideológica.
[...]
Art. 45. Prestar assistência de Enfermagem livre de danos decorrentes de imperícia, negligência ou imprudência.
[...]
Art. 51. Responsabilizar-se por falta cometida em suas atividades profissionais, independentemente de ter sido praticada individual ou em equipe, por imperícia, imprudência ou negligência, desde que tenha participação e/ou conhecimento prévio do fato.

Desse modo, sabendo-se previamente que possíveis alterações podem acometer o paciente durante o voo, que tais intercorrências não poderão ser controladas de forma segura com as atividades desenvolvidas e permitidas somente ao profissional enfermeiro e ainda que os aspectos da segurança de voo devem ser considerados, em tese seria imprudente ao enfermeiro tripular essa modalidade sem a presença do profissional médico. Por isso, na modalidade de atendimento aeromédico, seja de asa rotativa ou asa fixa, o transporte do paciente pelo profissional enfermeiro sem a presença do profissional médico NÃO é recomendado, mesmo com o estabelecimento de protocolos institucionais.

## Técnico de enfermagem compondo a equipe de APH aeromédico

A Lei nº 7.498/86 atribui ao técnico de enfermagem:

Art. 12. O Técnico de Enfermagem exerce atividade de nível médio, envolvendo orientação e acompanhamento do trabalho de enfermagem em grau auxiliar, e participação no planejamento da assistência de enfermagem, cabendo-lhe especialmente:
a) participar da programação da assistência de enfermagem;
b) executar ações assistenciais de enfermagem, exceto as privativas do Enfermeiro, observado o disposto no parágrafo único do art. 11 desta lei;
[...]
d) participar da equipe de saúde.

Da mesma maneira, o Código de Ética disciplina os cuidados a serem observados pelo profissional no exercício de suas atividades laborais, destacando-se:

CAPÍTULO II – DOS DEVERES
Art. 24. Exercer a profissão com justiça, compromisso, equidade, resolutividade, dignidade, competência, responsabilidade, honestidade e lealdade.
[...]
Art. 59. Somente aceitar encargos ou atribuições quando se julgar técnica, científica e legalmente apto para o desempenho seguro para si e para outrem.
CAPÍTULO III – DAS PROIBIÇÕES
Art. 62. Executar atividades que não sejam de sua competência técnica, científica, ética e legal ou que não ofereçam segurança ao profissional, à pessoa, à família e à coletividade.
[...]
Art. 80. Executar prescrições e procedimentos de qualquer natureza que comprometam a segurança da pessoa.
Art. 81. Prestar serviços que, por sua natureza, competem a outro profissional, exceto em caso de emergência, ou que estiverem expressamente autorizados na legislação vigente.
[...]
Art. 91. Delegar atividades privativas do(a) Enfermeiro(a) a outro membro da equipe de Enfermagem, exceto nos casos de emergência.

A Portaria nº 2.048/2002, ao estabelecer a modalidade aérea de atendimento, classifica a mesma como de SAV, determinando a equipe mínima obrigatória:

5. TRIPULAÇÃO
5.5 – Aeronaves: o atendimento feito por aeronaves deve ser sempre considerado como de suporte avançado de vida e:
– Para os casos de atendimento pré-hospitalar móvel primário não traumático e secundário, deve contar com o piloto, um médico, e um enfermeiro
– Para o atendimento a urgências traumáticas em que sejam necessários procedimentos de salvamento, é indispensável a presença de profissional capacitado para tal.

A Resolução Cofen nº 656/2020, em seu art. 2º, determina que é privativo, no âmbito da equipe de enfermagem, a atuação no serviço de enfermagem aeroespacial.

Portanto, em função da modalidade que é caracterizada as equipes, e as atribuições das equipes de enfermagem disciplinada em lei/código de ética e resolução específica no âmbito da equipe de enfermagem, NÃO é permitido ao técnico de enfermagem tripular essa modalidade de transporte sem a presença/supervisão direta do profissional enfermeiro, pois somente a este, no âmbito da equipe de enfermagem, compete privativamente a assistência a pacientes graves e que exijam tomada de decisão.

O técnico de enfermagem (TE) pode compor a equipe como mais um elemento em situações necessárias, mas nunca em substituição ao enfermeiro. Ficam sujeitos às penalidades éticas o profissional TE que atuar nessa modalidade sem a presença do enfermeiro, assim como o enfermeiro do serviço que delegar suas atividades privativas a outro profissional de enfermagem não enfermeiro.

## Exposição do paciente

Com o avanço das tecnologias e com os aplicativos de interações sociais cada vez mais dinâmicos, vemos frequentemente imagens sendo veiculadas, em tempo real, de atendimentos, bem como fotografias de cenas, circulando e expondo pacientes a situações, muitas vezes, vexatórias.

Sabemos que no dia a dia da profissão, durante as diversas intercorrências que atendemos, situações inusitadas da cena do incidente ou com pessoas de vida pública, como políticos e artistas, podem nos levar a querer realizar o registro fotográfico dos fatos e compartilhar nas redes sociais. Essas situações, mesmo que com o intuito propositivo ou educativo da experiência vivida, se não tiverem o devido consentimento formal dos pacientes, profissionais e pessoas envolvidas, podem trazer inúmeras complicações ao profissional, tanto no campo da ética como no campo cível e criminal.

Preocupado com essa crescente demanda, o Cofen editou a Resolução nº 554/2017:

[...] Estabelecer os critérios norteadores das práticas de uso e de comportamento dos profissionais de enfermagem nos meios de comunicação de massa, na mídia impressa, em peças publicitárias, de mobiliários urbanos e nas mídias sociais, com o fito de preservar a imagem do paciente como também para garantir a segurança do profissional de enfermagem no uso dessas ferramenta [...].
Em síntese, e em relação à matéria, tal Resolução aponta como infrações éticas passíveis de penalidades:
Art. 4º É vedado ao profissional de Enfermagem:
[...]
IV – Expor a figura do paciente como forma de divulgar técnica, método ou resultado de tratamento, salvo mediante autorização expressa;
[...]
VII – Divulgação de imagens sensacionalistas envolvendo profissionais, pacientes e instituições;
VIII – Difamar a imagem de profissionais da saúde, instituições e entidades de classe;
IX – Ofender, maltratar, ameaçar, violar direitos autorais, revelar segredos profissionais, prejudicar pessoas e/ou instituições;
X – Expor a imagem de pacientes em redes sociais e grupos sociais tais como o WhatsApp;
XI – Expor as imagens da face ou do corpo de pacientes, que não se destinem às finalidades acadêmicas;
XII – Expor imagens e/ou fotografias de pacientes vulneráveis ou legalmente incapazes de exercerem uma decisão autônoma, com relação ao uso de suas imagens (crianças, pacientes inconscientes, torporosos etc.);
XIII – Expor imagens que possam trazer qualquer consequência negativa aos pacientes ou destinadas a promover o profissional ou instituição de saúde;
XIV – Expor imagens comparativas, referentes às intervenções realizadas relativas ao "antes e depois" de procedimentos, como forma de assegurar a outrem a garantia de resultados, salvo mediante autorização expressa.

Da mesma forma, tal Resolução também atentou para o direito do profissional:

Art. 7º Ao profissional de enfermagem cabe recorrer aos órgãos competentes, quando expostos e/ou citados indevidamente em meios de comunicação em massa.

Dessa forma, os profissionais de enfermagem envolvidos na assistência aeromédica devem atentar-se ao cumprimento da legislação vigente, abstendo-se da exposição do paciente, para não incorrerem em infrações previstas no Código de Ética de Enfermagem.

## Recusa de atendimento

Um dos grandes desafios éticos da nossa profissão e na nossa modalidade de APH, seja na forma terrestre ou aeromédica, é a recusa de atendimento por parte do paciente.

Como profissionais de saúde, nosso entendimento é sempre de prestar a melhor assistência possível e, no APH, nos sentimos gratificados quando nossas ações resultam em um final positivo, impactante, na vida do paciente. Mas nem sempre acontece da forma que queremos ou imaginamos.

Imaginemos o seguinte: o suporte terrestre iniciando o atendimento, a grande distância onde ocorreu o incidente, os critérios de atendimento estabelecidos, o transporte aeromédico solicitado e, chegando ao cenário, o paciente recusa o atendimento. Tem medo de voar ou, por alguma condição emocional, recusa-se a ser transportado pela aeronave de resgate. E agora? Como procederemos?

No âmbito da equipe de enfermagem, as normativas nos direcionam ao atendimento da vontade manifestada pelo paciente, porém há exceções. Vejamos:

CAPÍTULO I – DOS DIREITOS
Art. 4º Participar da prática multiprofissional, interdisciplinar e transdisciplinar com responsabilidade, autonomia e liberdade, observando os preceitos éticos e legais da profissão.
CAPÍTULO II – DOS DEVERES
Art. 24. Exercer a profissão com justiça, compromisso, equidade, resolutividade, dignidade, competência, responsabilidade, honestidade e lealdade.
Art. 25. Fundamentar suas relações no direito, na prudência, no respeito, na solidariedade e na diversidade de opinião e posição ideológica.
[...]
Art. 39. Esclarecer à pessoa, família e coletividade, a respeito dos direitos, riscos, benefícios e intercorrências acerca da assistência de Enfermagem.
Art. 40. Orientar à pessoa e família sobre preparo, benefícios, riscos e consequências decorrentes de exames e de outros procedimentos, respeitando o direito de recusa da pessoa ou de seu representante legal.
[...]
Art. 42. Respeitar o direito do exercício da autonomia da pessoa ou de seu representante legal na tomada de decisão, livre e esclarecida, sobre sua saúde, segurança, tratamento, conforto, bem-estar, realizando ações necessárias, de acordo com os princípios éticos e legais.
[...]
Art. 50. Assegurar a prática profissional mediante consentimento prévio do paciente, representante ou responsável legal, ou decisão judicial.
Parágrafo único. Ficam resguardados os casos em que não haja capacidade de decisão por parte da pessoa, ou na ausência do representante ou responsável legal.
CAPÍTULO III – DAS PROIBIÇÕES
Art. 77. Executar procedimentos ou participar da assistência à saúde sem o consentimento formal da pessoa ou de seu representante ou responsável legal, exceto em iminente risco de morte.

Dessa forma, o Código de Ética de Enfermagem busca resguardar o direito do paciente de ser ou não atendido, inclusive de participar do processo decisório em relação à sua assistência, e, da mesma forma, resguarda o profissional nos casos em que o paciente não está em plena capacidade mental para tomar decisão, no caso de incapazes sem a presença de seus representantes legais e no risco iminente de morte.

No contexto do APH aeromédico, a decisão de aceitar a recusa de atendimento por parte do paciente deve ser trabalhada em equipe, que deve sempre explicar e colocar à disposição do paciente alternativas de atendimento quando couber ou for possível, para que o respeito à autonomia e também a preservação da vida sejam contemplados.

Mas, ao respondermos de forma objetiva, NÃO infringe postulados éticos e legais o profissional de enfermagem que respeitar a decisão consciente do paciente em recusar atendimento, observados aspectos éticos e da legislação apresentados.

## Do sigilo profissional

Vivemos em um país de dimensões continentais. Temos um grande número de profissionais de saúde espalhados, envolvidos na assistência pré-hospitalar aeromédica.

As normas que regram o exercício profissional são de âmbito nacional, porém nos deparamos com algumas não conformidades regionais que merecem atenção.

Uma delas é o sigilo profissional. A passagem de informações do paciente obedece às mesmas regras de sigilo e discrição de qualquer unidade de saúde, sendo feita por e para profissionais de saúde.

Em hipótese alguma, a situação do paciente pode ser passada a profissionais não envolvidos na assistência. É comum, na chegada da aeronave ao seu local de destino, no resgate ou na remoção, a curiosidade em saber quem é o paciente, o que ocorreu, qual seu estado de saúde e outras informações. Apontamos que tal situação é definida no Código de Ética como infração disciplinar, devendo os profissionais se atentarem a isso.

CAPÍTULO I – DOS DEVERES
Art. 38. Prestar informações escritas e/ou verbais, completas e fidedignas, necessárias a continuidade da assistência e segurança do paciente.
[...]
Art. 43. Respeitar o pudor, a privacidade e a intimidade da pessoa, em todo seu ciclo vital e nas situações de morte e pós-morte.
[...]
Art. 52. Manter sigilo sobre fato de que tenha conhecimento em razão da atividade profissional, exceto nos casos previstos na legislação ou por determinação judicial, ou com o consentimento escrito da pessoa envolvida ou de seu representante ou responsável legal.
§ 1º Permanece o dever mesmo quando o fato seja de conhecimento público e em caso de falecimento da pessoa envolvida.
§ 2º O fato sigiloso deverá ser revelado em situações de ameaça à vida e à dignidade, na defesa própria ou em atividade multiprofissional, quando necessário à prestação da assistência.
CAPÍTULO III – DAS PROIBIÇÕES
Art. 89. Disponibilizar o acesso a informações e documentos a terceiros que não estão diretamente envolvidos na prestação da assistência de saúde ao paciente, exceto quando autorizado pelo paciente, representante legal ou responsável legal, por determinação judicial.

O Código preserva o sigilo das informações referentes à assistência prestada ao paciente, devendo as mesmas serem passadas de forma discreta, clara e precisa aos profissionais de saúde responsáveis pela assistência do paciente no destino do mesmo, não sendo permitido o compartilhamento de informações a pessoas não relacionadas à assistência.

Os profissionais de enfermagem devem estar atentos a esses preceitos, ficando expostos às sanções éticas e disciplinares na não observância, conforme o Código de Ética profissional.

## Da impossibilidade de atendimento em razão das condições adversas

Relevamos uma questão que envolve os profissionais quando estes recebem um chamado, sabem da gravidade da ocorrência, das necessidades humanas básicas afetadas do paciente, do tempo de resposta, aspecto primordial para salvar uma vida humana, entretanto, as condições meteorológicas e de visibilidade impedem a saída da aeronave que transportará a equipe.

O receio de achar que podem sofrer sansões éticas e mesmo criminais pela não assistência necessária permeia o imaginário dos profissionais, entretanto, é dever destes avaliarem a situação e não se colocarem em risco desnecessário, conforme está previsto no Código de Ética de Enfermagem:

CAPÍTULO I – DOS DIREITOS
Art. 1º Exercer a Enfermagem com liberdade, segurança técnica, científica e ambiental, autonomia, e ser tratado sem discriminação de qualquer natureza, segundo os princípios e pressupostos legais, éticos e dos direitos humanos.
Art. 2º Exercer atividades em locais de trabalho livre de riscos e danos e violências física e psicológica à saúde do trabalhador, em respeito à dignidade humana e à proteção dos direitos dos profissionais de enfermagem.
[...]
CAPÍTULO III – DAS PROIBIÇÕES
Art. 76. Negar assistência de enfermagem em situações de urgência, emergência, epidemia, desastre e catástrofe, desde que não ofereça risco a integridade física do profissional.

Salvaguardar a vida dos profissionais envolvidos em qualquer modalidade de assistência, mas principalmente nas modalidades de APH aéreo, pelas condições adversas e exposições ambientais a que estão sujeitos os profissionais, é algo que precisa ser observado sempre.

Apontamos ainda que, na modalidade aeromédica, o voo está diretamente subordinado a protocolos de segurança aérea, disciplinados pelos órgãos de aviação civis e militares, com vistas à preservação da tripulação técnica, da saúde e dos pacientes atendidos. Portanto, salientamos que os profissionais de enfermagem não estão sujeitos a nenhuma forma de sansão ética quando, por força da impossibilidade de voar em função de uma variedade de circunstâncias que fogem de seu controle, não conseguirem prestar a assistência de enfermagem nas modalidades de APH aeromédica.

## CONSIDERAÇÕES FINAIS

Como vimos durante o capítulo, o profissional de enfermagem que desenvolve suas ações na modalidade aeroespacial está sujeito a uma série de imprevistos no seu dia a dia, que podem levá-lo a dúvidas de como proceder em determinadas situações.

Não podemos esquecer que, ao profissional enfermeiro, cabe a tomada de decisões imediatas.

Demonstramos, por meio de legislações específicas, algumas das situações e inquietações vivenciadas pelos profissionais de enfermagem na assistência aeroespacial e as possíveis infrações a que estariam sujeitos, dependendo da decisão/ação tomada.

Ao profissional de enfermagem e, principalmente, ao enfermeiro, cabe estar atento e atualizado quanto aos pré-requisitos e técnicas necessárias ao exercício da enfermagem aeroespacial e às normativas que disciplinam o exercício da profissão nessa modalidade, para que possa atuar com qualidade e segurança, tanto para o usuário do serviço como também para a sua própria segurança.

Sugere-se a leitura completa da legislação citada, Lei nº 7.498/86, Decreto nº 94.406/87, Resoluções Cofen nºs 564/2017, 656/2020, 660/2021 e 551/2017, além da Portaria MS nº 2.048/2002, para melhor entendimento da atuação nessa modalidade de atendimento.

## BIBLIOGRAFIA

Boff L. Ética e moral: a busca dos fundamentos. RJ (Petrópolis): Vozes; 2009.

Brasil. Decreto nº 94.406, de 8 de junho de 1987. Regulamenta a Lei nº 7.498 de 25 de junho de 1996, que dispõe sobre o exercício da Enfermagem, e dá outras providências. Diário Oficial da União. 9 jun. 1987.

Brasil. Lei nº 7.498, de 25 de junho de 1986. Dispõe sobre a regulamentação do exercício da enfermagem e dá outras providências. Diário Oficial da União. 26 jun. 1986.

Brasil. Ministério da Saúde. Portaria GM/MS nº 2.048, de 5 de novembro de 2002. Aprova o Regulamento Técnico dos Sistemas Estaduais de Urgência e Emergência. Diário Oficial da União. 12 nov. 2002.

Conselho Federal de Enfermagem (Brasil). Resolução Cofen nº 564, de 6 de novembro de 2017. Aprova o novo Código de Ética dos profissionais de enfermagem.

Conselho Federal de Enfermagem (Brasil). Resolução Cofen nº 551, de 26 de maio de 2017. Normatiza a atuação do enfermeiro no Atendimento Pré-Hospitalar Móvel e Inter-Hospitalar em Veículo Aéreo.

Conselho Federal de Enfermagem (Brasil). Resolução Cofen nº 656/2020, de 18 de dezembro de 2020. Normatiza a atuação do enfermeiro na assistência direta e no gerenciamento do Atendimento Pré-Hospitalar Móvel e Inter-hospitalar em veículo aéreo.

Conselho Federal de Enfermagem (Brasil). Resolução Cofen nº 660/2021, de 3 de março de 2021. Altera a Resolução Cofen 656, de 17 de dezembro de 2020, que normatiza a atuação do enfermeiro na assistência direta e no gerenciamento do Atendimento Pré-Hospitalar Móvel e Inter-hospitalar em veículo aéreo.

Neto OLM et al. Mortalidade por acidentes de transporte terrestre no Brasil na última década: tendência e aglomerados de risco. Ciência & Saúde Coletiva. 2012;17(9):2223-36.

Schweitzer G et al. Intervenções de emergência realizadas nas vítimas de trauma de um serviço aeromédico. Rev Brasileira de Enfermagem. 2017;70(1):54-60.

Vásquez AS. Ética. Rio de Janeiro: Civilização Brasileira; 2000. p. 84.

# 4

# Teoria de Voo

Nilton Cícero Alves

## INTRODUÇÃO

A aviação é um trabalho em equipe, e isso não é novidade para ninguém, mas dentro da aviação há certas atividades nas quais essa característica se potencializa, e a atividade aeromédica é, sem dúvida, uma delas. Em nosso meio, estamos o tempo todo interagindo, seja com nossa tripulação e com o pessoal da manutenção, ou com o pessoal do controle de tráfego aéreo e tantos outros que não voam, mas fazem voar.

Na operação aeromédica, além de tudo isso, temos a figura do profissional de saúde (médico, enfermeiro, socorrista etc.), fundamental para o sucesso da missão e que deve ter o conhecimento necessário para interagir com os pilotos. Infelizmente, na maioria dos casos, esse profissional altamente capacitado em sua área de atuação chega ao serviço aeromédico com um conhecimento do mundo aeronáutico que não vai além daquele recebido nas instruções de segurança passadas aos passageiros antes da decolagem das aeronaves de transporte regular ou adquirido nas reportagens sensacionalistas veiculadas após um acidente.

Nosso objetivo aqui é diminuir essa lacuna de conhecimento e aproximar os membros da tripulação, proporcionando um ambiente operacional mais eficiente e, sobretudo, mais seguro.

Serão tratados igualmente o ambiente de asa fixa e o de asas rotativas, e aqui já começamos nossa aculturação aeronáutica esclarecendo o significado desses dois termos:

- Asa fixa – Avião; e
- Asas rotativas – Helicóptero.

Antes de entrarmos na física básica que nos faz voar ou na composição de cada tipo de aeronave, vejamos um breve histórico de sua criação.

### Histórico

Algumas grandes invenções da humanidade são cercadas por controvertidas histórias acerca de seus criadores. É assim com o rádio (Marconi *versus* Landell de Moura), com o telefone (Graham Bell *versus* Antonio Meucci), com a fotografia (Hercules Florence *versus* Louis Daguerre e Joseph Niépce), e com o avião não é diferente (Santos Dumont *versus* Irmãos Wright).

No entanto, o objetivo aqui não é levantar polêmicas ou discussões a respeito de a quem cabe a primazia do primeiro voo, até porque o caminho foi longo.

Como ponto de partida, podemos tomar a mitologia grega e a lenda de Ícaro, filho de Dédalo. Preso no labirinto construído por ele próprio na ilha de Creta, a pedido do rei Minos, Dédalo viu no meio aéreo a única chance de escapar dali com seu filho Ícaro. Construiu, então, asas moldadas com cera do mel de abelhas e penas de pássaros de diferentes tamanhos. Antes do voo,

alertou seu filho para que não voasse tão alto a ponto de o sol derreter a cera e soltar as penas, nem tão baixo a ponto de o mar molhar as asas, tornando-as pesadas demais. Definiu, assim, o que hoje chamamos de "envelope de operação". Maravilhado com o voo, Ícaro esqueceu as "recomendações de segurança" de seu pai e voou cada vez mais alto até que o sol derreteu a cera que prendia as penas de sua asa e ele caiu no mar Egeu, protagonizando o primeiro acidente aéreo.

No fim do século XV, Leonardo da Vinci escreveu uma série de estudos sobre o voo, entre os quais encontram-se esboços de um aeroplano (ornitóptero)[1] e de uma "máquina voadora" movida por propulsão humana que se assemelha aos conceitos do helicóptero.

Seguindo a linha da evolução e nos aproximando do voo autopropulsado do mais pesado que o ar, temos os feitos de Otto Lilienthal, engenheiro alemão que, ainda no final do século XIX (entre 1891 e 1896), realizou mais de 2 mil voos, demonstrando a possibilidade de controlar um engenho mais pesado que o ar em voo planado.

Todavia, ainda faltava o voo por meios próprios, autopropulsado, e essa é a polêmica entre o feito dos irmãos Wright e o de Santos Dumont. Enquanto os primeiros realizaram seu voo em dezembro de 1903 impulsionados por uma catapulta e acompanhados por pouquíssimas testemunhas oculares (apenas cinco pessoas presenciaram o voo), Santos Dumont, em 23 de outubro de 1906, decolou seu 14 Bis, impulsionado por um motor de 50 HP, diante de centenas de expectadores e da Comissão Oficial do Aeroclube da França, entidade reconhecida internacionalmente. O evento aconteceu no Campo de Bagatelle, Paris, e foi um voo curto – 60 metros percorridos em 7 segundos a uma altura aproximada de 2 metros –, mas o suficiente para garantir a Santos Dumont o reconhecimento por seu feito.

A evolução do helicóptero também teve seus pioneiros e, entre eles, podemos destacar Paul Cornu, um fabricante de bicicletas francês, que, em novembro de 1907, pouco mais de um ano depois do histórico voo de Santos Dumont, decolou para aquele que é considerado o primeiro voo de um helicóptero. A máquina de Paul Cornu elevou-se no ar a uma altura de 30 cm por 20 segundos.

Outros pioneiros das asas rotativas, como Raoul Pescara, Juan de La Cierva, Louis Breguet, Henrich Focke e Igor Sikorsky, tiveram papel relevante no desenvolvimento do helicóptero, contribuindo cada um com uma solução tecnológica para a consolidação dessa máquina como a conhecemos hoje.

---

[1] Ornitóptero é uma aeronave que gera sua propulsão e sustentação por meio do movimento alternado de suas asas, assemelhando-se ao voo dos pássaros.

Finalizando esse breve histórico, uma curiosidade que mesmo pessoas ligadas à aviação de asas rotativas desconhecem.

É comum, quando se fala em indústria aeronáutica brasileira, lembrarmos logo da Empresa Brasileira de Aeronáutica (Embraer) e do Bandeirante (Emb110), mas o primeiro projeto desenvolvido pelo Instituto de Pesquisa e Desenvolvimento (IPD), ligado ao então recém-criado Centro Técnico de Aeronáutica (CTA, hoje DCTA – Departamento de Ciência e Tecnologia Aeroespacial), em São José dos Campos, ainda na década de 1950, foi o Convertiplano, uma aeronave de asas rotativas que pode ser descrita resumidamente como um *tilt rotor*[2] quadrirotor.

Esse projeto, de conceitos extremamente avançados para sua época, não foi tão longe. Por inúmeros problemas ligados principalmente ao fornecimento de componentes, em especial um motor com uma melhor relação peso/potência, o projeto não passou do banco de provas, tendo sido, lamentável e gradativamente, abandonado.

Outro projeto digno de nota é o BF-1 – Beija-flor, um helicóptero também projetado e construído pelo Instituto de Pesquisas e Desenvolvimento (IPD) que efetuou seu primeiro voo de ensaio em 3 de setembro de 1958. Um acidente ocorrido em 1966 durante um voo de ensaio destruiu o protótipo e pôs fim ao projeto.

## CONCEITOS BÁSICOS

Para que possamos entender a operação e o funcionamento dos principais sistemas de uma aeronave, é importante que tenhamos, antes, uma noção dos conceitos básicos de aerodinâmica envolvidos no voo.

Uma aeronave em voo, seja um avião ou um helicóptero, está sujeita, basicamente, a quatro forças: peso, sustentação, tração e arrasto (Figura 4.1).

---

[2] *Tilt rotor* é uma aeronave de decolagem vertical que, uma vez em voo, bascula seus rotores inclinando seus eixos para frente até ficarem na horizontal, de maneira que os rotores passem a atuar como as hélices de um avião.

O peso considerado é a combinação do peso da própria aeronave acrescido do peso de seus tripulantes, passageiros, carga e combustível. É uma força que dispensa maiores comentários, sendo aplicada no centro de gravidade da aeronave, na direção vertical e com sentido de cima para baixo.

Em oposição ao peso, temos a sustentação, força gerada pelo escoamento do ar em torno das asas. A sustentação tem direção perpendicular ao vento relativo e sentido de baixo para cima, sendo aplicada no centro de pressão da asa.

Essas duas forças, peso e sustentação, são aplicadas em pontos distintos, o que provoca uma tendência da aeronave de girar em torno de seu eixo transversal, baixando o nariz. Essa tendência deve ser contrariada para que se possa manter o controle da aeronave, e isso é feito por meio do estabilizador horizontal, uma espécie de asa invertida posicionada na cauda da aeronave, que produz sustentação para baixo.

A tração é a força produzida pelo motor e que atua perpendicularmente ao peso, fazendo com que a aeronave se desloque à frente. A intensidade dessa força é controlada pelo piloto de forma a estabelecer a condição de voo desejada.

Por fim, o arrasto. Essa força, que se opõe à tração, é consequência do deslocamento da aeronave, sendo composta pelo somatório de diversas parcelas. A principal delas, o arrasto parasita, pode ser exemplificada de forma bem intuitiva observando o que sentimos quando colocamos a mão para fora de um carro em movimento e sentimos a resistência do ar empurrando nossa mão para trás. É o arrasto atuando.

## O AVIÃO E SUAS PARTES

De maneira bem simplificada, o avião é dividido em cinco partes (Figura 4.2), sendo elas:

- Fuselagem – destinada a acomodar passageiros, carga e tripulação
- Asas – responsáveis pela geração da sustentação que fará com que a aeronave se eleve do solo

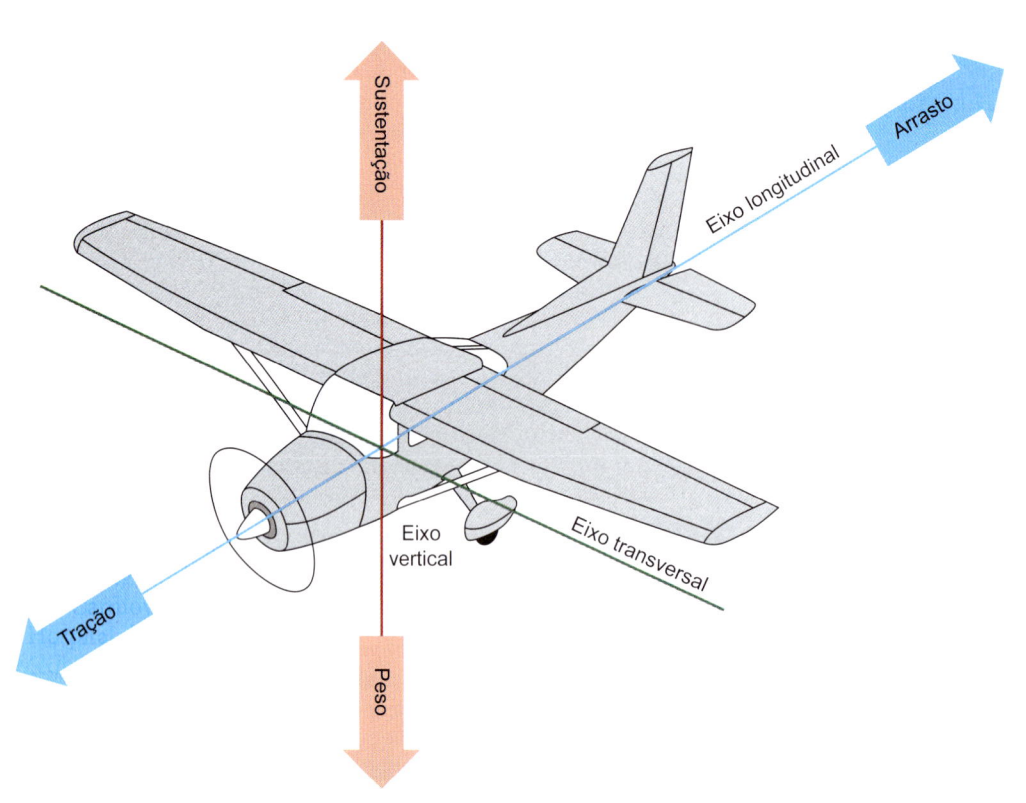

**Figura 4.1** Forças atuantes em uma aeronave em voo.

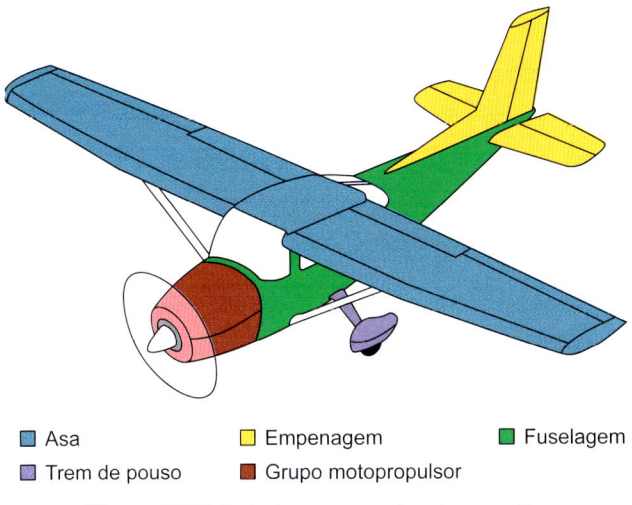

☐ Asa     ☐ Empenagem     ☐ Fuselagem
☐ Trem de pouso     ☐ Grupo motopropulsor

**Figura 4.2** Principais componentes de um avião.

- Empenagem – responsável pela geração de forças de controle e estabilização da aeronave
- Grupo motopropulsor – responsável por fornecer a tração necessária ao deslocamento da aeronave
- Trem de pouso – destinado a apoiar a aeronave e a permitir seu deslocamento quando no solo.

Naturalmente, outros sistemas são necessários ao voo, sendo a divisão anterior apenas didática e considerada suficiente para o escopo desta publicação. Um desses sistemas é o de Comandos de Voo, que será abordado mais à frente como forma de entendermos como são gerados e controlados os movimentos da aeronave em torno de seus eixos transversal, longitudinal e vertical, chamados movimento de arfagem, rolamento e guinada, respectivamente (Figura 4.3).

Assim, sistemas importantes como o sistema de combustível, hidráulico, elétrico, entre outros, não serão abordados.

## Fuselagem

A fuselagem, além de ser o local destinado a passageiros, carga e tripulação, também é responsável por prover pontos estruturais para fixação das outras grandes partes que compõem a aeronave (asas, grupo motopropulsor, trem de pouso e empenagem). É lá também que os projetistas acomodarão os comandos de voo e parte dos demais sistemas necessários à operação da aeronave e ao cumprimento da missão, por exemplo, os equipamentos de suporte à vida necessários em uma aeronave especificamente configurada para operação aeromédica.

## Asas

Elemento essencial a qualquer aeronave, as asas são aerofólios fixados de cada lado da fuselagem com a função de gerar a sustentação necessária ao voo. Além dessa função primária, na maioria das aeronaves, é no interior das asas que são instalados os tanques de combustível, bem como trem de pouso principal e dispositivos de controle como os ailerons, responsáveis pelo controle dos movimentos da aeronave em torno de seu eixo longitudinal (rolamento), e os *flaps,* que têm a função de aumentar a sustentação das asas durante as operações de decolagem e pouso.

Existem diversos tipos, tamanhos e formas de asas utilizadas pelos diferentes fabricantes para atendimento de variadas necessidades de acordo com as características de sua aeronave. É por essa necessidade de adequar o projeto da asa ao que se espera da aeronave que, por exemplo, os jatos de combate têm asas com pequena envergadura (distância de uma ponta de asa à outra), enquanto nos aviões de transporte a envergadura é bem maior.

Outras características marcantes das asas, além da envergadura, são o enflechamento e o diedro (Figura 4.4), ângulos medidos em diferentes planos. Assim, vejamos:

- Enflechamento – ângulo medido entre o eixo transversal da aeronave e o bordo de ataque da asa (parte dianteira). Pode ser positivo (o que é mais comum), neutro ou negativo
- Diedro – ângulo entre uma linha de referência partindo da raiz da asa até sua ponta e o plano horizontal. Assim como o enflechamento, o diedro também pode ser positivo, neutro ou negativo.

Os aviões podem ser classificados pela posição da asa em relação à fuselagem (aviões de asa baixa, média ou alta), pela quantidade de asas (monoplanos – a maioria – ou biplanos) ou, ainda, pela forma da asa (retangular, trapezoidal, elíptica, delta ou de geometria variável). São, enfim, diversas formas e combinações para se classificar uma aeronave.

## Empenagem

Esse conjunto inclui os componentes da cauda do avião e é subdividido em empenagem vertical e horizontal, sendo cada um desses subconjuntos composto por partes fixas e móveis. A empenagem horizontal é composta pelo estabilizador horizontal (parte fixa) e pelo profundor (parte móvel), já a vertical é composta pelo estabilizador vertical e pelo leme, parte fixa e móvel, respectivamente. O funcionamento e a finalidade de cada um desses componentes serão vistos mais à frente quando for apresentado o sistema de comandos de voo.

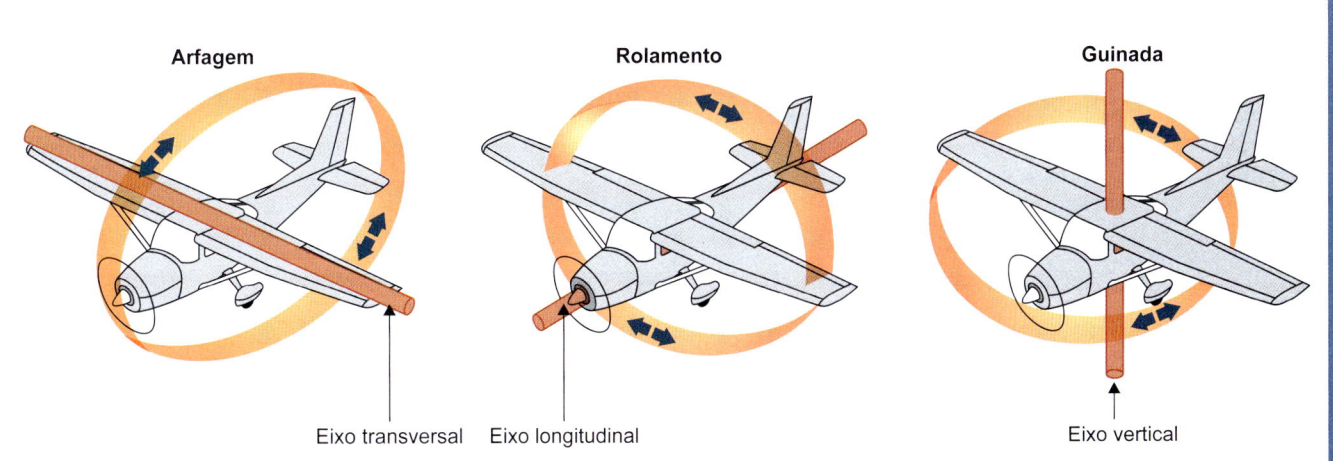

Arfagem       Rolamento       Guinada

Eixo transversal   Eixo longitudinal       Eixo vertical

**Figura 4.3** Eixos e movimentos associados. (Adaptada de FAA – Pilot's Handbook of Aeronautical Knowledge FAA-H-8083-25B, 2016.)

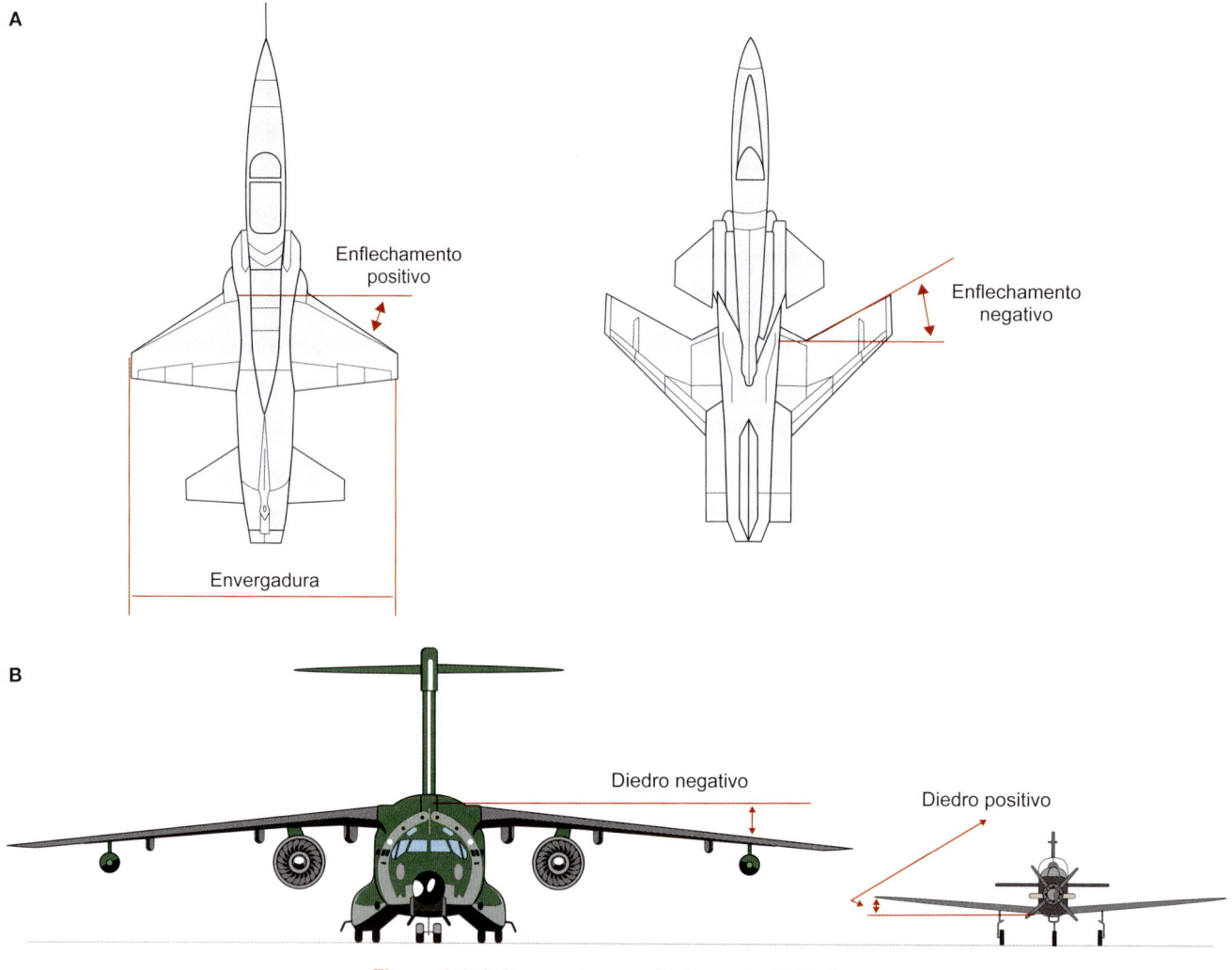

**Figura 4.4** **A.** Envergadura e enflechamento. **B.** Diedro.

Por ora, basta sabermos que o profundor tem a função de controlar o movimento da aeronave em torno do seu eixo transversal, elevando ou baixando o nariz da aeronave (movimento de arfagem). O leme, por sua vez, controla o movimento em torno do eixo vertical (guinada).

## Grupo motopropulsor

O grupo motopropulsor, comumente referenciado apenas como "motor", provê a força necessária (tração) para o deslocamento da aeronave. Os mais simples são compostos por um motor de combustão interna (semelhante aos motores automotivos) acoplado a uma hélice. Aeronaves a hélice também podem ter sua energia provida por um motor à reação, nesse caso chamado turboélice. Para atingir velocidade maiores, as aeronaves podem ser equipadas com outros dois tipos de motor à reação, os turbofans e os turbojatos.

Resumidamente, a Tabela 4.1 apresenta os tipos de grupo motopropulsor e suas aplicações.

De acordo com a quantidade de motores, as aeronaves são classificadas como mono ou multimotoras, sendo este o elemento fundamental para determinar o desempenho da aeronave.

## Trem de pouso

O trem de pouso é o responsável por prover à aeronave um meio de movimentar-se quando em operação no solo. O tipo mais comum é composto por rodas, mas também há aeronaves equipadas com flutuadores para operação na água. São os chamados hidroaviões ou, quando há a opção de operação tanto na água quanto em solo, aviões anfíbios.

Os trens de pouso com rodas mais comuns são compostos por três pernas, sendo duas principais e uma auxiliar que pode estar localizada na cauda ou no nariz da aeronave. Trens de pouso com a perna auxiliar na cauda são denominados trem de pouso convencional, já aqueles com a perna auxiliar no nariz (mais comuns) são denominados trem triciclo.

**Tabela 4.1** Tipos de grupo motopropulsor.

| Tipo | Composição | Aplicação | Exemplo |
|---|---|---|---|
| Convencional | Motor de combustão interna + hélice | Aviação de pequeno porte | Cirrus SR22 e PA34 (Sêneca) |
| Turboélice | Motor à reação + hélice | Aviação de médio porte | Embraer-120 e C130 |
| Turbofan | Motor à reação + fan | Aviação de grande porte | Embraer-190, Boeing 737 e Airbus A320 |
| Turbojato | Somente motor à reação | Aviação militar | F-5 e JAS 39 Gripen |

O controle direcional da aeronave no solo é obtido por meio do controle da roda do trem auxiliar. Entretanto, quando esta é de giro livre (comumente conhecida como roda boba, semelhante às rodas de carrinho de supermercado), tal controle é obtido por meio de frenagem diferencial nas rodas do trem principal, com o piloto freando apenas a roda do lado para o qual deseja curvar.

## SISTEMA DE COMANDOS DE VOO

Para exercer o controle da aeronave em voo, dispõe-se de dois comandos básicos, o manche e os pedais, que atuam movendo superfícies de controle posicionadas nas asas e na empenagem (Figura 4.5).

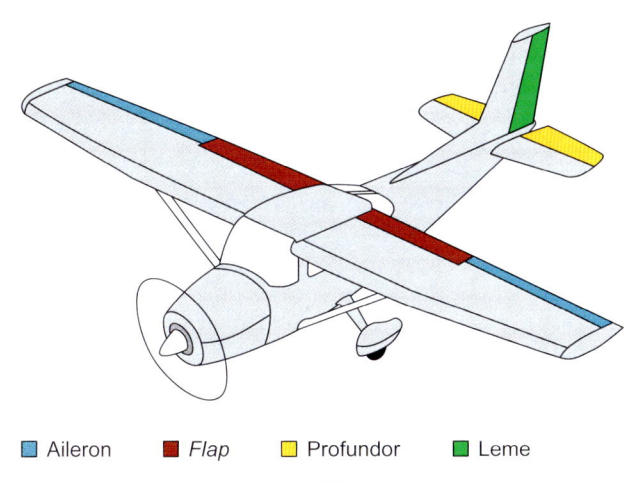

■ Aileron  ■ *Flap*  ■ Profundor  ■ Leme

**Figura 4.5** Superfícies de controle.

Ao ser movimentado no sentido longitudinal, o manche comanda a posição do profundor localizado na empenagem horizontal, que determinará a atitude em arfagem da aeronave, fazendo-a girar em torno de seu eixo transversal (nariz para cima ou para baixo). Por sua vez, o deslocamento lateral do manche comanda os ailerons, localizados na extremidade da asa, em seu bordo de fuga (parte de trás). O curioso é que a deflexão dos ailerons em cada asa ocorre em sentidos opostos. Assim, ao comandar o manche para a direita, por exemplo, o aileron dessa asa sobe, enquanto o da asa esquerda desce, tendo como resultado o rolamento da aeronave para a direita.

As asas comportam, ainda, outras superfícies móveis, porém não comandadas pelo manche, os *flaps*. Estes possuem comando específico e são baixados para ângulos predeterminados durante operações de pouso e decolagem.

Os pedais atuam no leme de direção e comandam o movimento de guinada, que é o movimento da aeronave em torno do eixo vertical (nariz para a direita ou para a esquerda). Em voo normal, o leme tem pouca atuação e serve apenas para manter a aeronave coordenada. Entretanto, sua atuação é fundamental em aeronaves bimotoras quando ocorre a falha de um dos motores.

Nessa situação, é a ele que cabe a responsabilidade por manter o controle direcional da aeronave compensando a condição de tração assimétrica presente em consequência da ausência de tração em um dos motores.

## O HELICÓPTERO E SUAS PARTES

De maneira análoga a uma aeronave de asa fixa, um helicóptero também necessita de sustentação, tração e controle, além de uma estrutura na qual os componentes responsáveis por cada uma dessas funções possam ser fixados. Essa estrutura será, ainda, responsável por acomodar a cabine e os pontos para fixação para a caixa de transmissão, o cone de cauda e o trem de pouso.

A grande diferença entre uma aeronave de asa fixa e uma de asas rotativas é o modo de obtenção das três funções básicas (sustentação, tração e controle). Enquanto na primeira há um componente dedicado a cada função, na segunda há o rotor principal que assume praticamente todas essas funções, sendo auxiliado pelo rotor de cauda na função controle, especialmente em baixas velocidades.

### Rotor principal

Todas as partes do helicóptero são igualmente importantes, porém, como disse George Orwell (no livro *A Revolução dos Bichos*): "Todos iguais, mas uns mais iguais que os outros!".

De fato, é inquestionável a importância do rotor principal (R/P). É ele o gerador de sustentação, por isso é tão importante para o helicóptero quanto a asa para o avião. Também vem do R/P a tração, obtida por meio da inclinação do vetor sustentação na direção do movimento desejado. Logo, representa para o helicóptero o que representa a hélice ou o jato para uma aeronave de asa fixa. Por fim, é o R/P quem comanda as variações de atitude em rolamento e arfagem do helicóptero, fazendo neste o papel dos ailerons e do profundor. Em resumo, é o rotor principal quem desempenha as funções de sustentação, tração e controle, sendo nessa última auxiliado pelo rotor de cauda (R/C), responsável pelo controle em guinada, à semelhança do leme. Mais à frente, veremos que o papel do R/C é um pouco mais complexo do que o leme para o avião.

Ao ser posto em movimento, o rotor sofre a ação do ar (arrasto) no sentido de retardar o movimento de giro das pás. Essa força de arrasto é suplantada pelo torque do motor.

O torque está associado ao movimento de rotação de um corpo quando submetido a uma força (no caso, a força do motor). Lembrando da terceira lei de Newton: toda ação corresponde a uma reação de igual intensidade e em sentido contrário.

Desse modo, o torque do motor que gera o movimento rotacional do eixo do rotor principal (mastro), forçando as pás do rotor contra o arrasto, sofrendo uma reação em sentido contrário, o que fará com que a caixa de transmissão e, por consequência, a estrutura da aeronave apresentem uma tendência de giro em sentido contrário ao giro do rotor.

Essa tendência de giro deve, então, ser contrariada de modo a permitir o controle do helicóptero. Para um problema único, encontramos diversas possibilidades de solução que, de certa forma, se resumem a duas:

- Dois rotores em diferentes configurações: tandem; lado a lado; coaxiais e engrenantes; e
- Um rotor e um dispositivo antitorque: rotor de cauda convencional; Fenestron e Notar® (no *tail rotor*).

Nos primórdios do desenvolvimento, a solução empregada pelos pioneiros do voo vertical compreendia a utilização de rotores contrarrotativos, ou seja, dois rotores girando em sentidos opostos, de modo que o torque de um anulava o do outro.

As primeiras máquinas tinham esses rotores posicionados em tandem (um à frente do outro) ou lado a lado. Mais tarde, surgiram os projetos com rotores coaxiais que, apesar de compartilharem o mesmo eixo, giram em sentidos opostos; e os engrenantes (ou sincronizados), que posicionam os rotores em eixos distintos e giram entrelaçados, como uma engrenagem.

Atualmente, alguns modelos ainda utilizam rotores contrarrotativos em suas diversas configurações a despeito da maior complexidade de projeto. A vantagem nesse tipo de configuração é que toda a potência útil disponível é direcionada para a geração de sustentação, ficando o controle direcional a cargo da variação de torque de um ou outro rotor.

## Rotor de cauda

Apesar dessa vantagem dos rotores contrarrotativos no tocante ao aproveitamento da potência útil, a configuração predominante nos dias atuais é a proposta por Igor Sikorsky, na qual o torque do rotor principal é anulado por meio de um rotor de cauda. Ainda que isso implique em destinar uma parcela de potência para a movimentação do rotor de cauda, que não estará sendo convertida em sustentação, a simplicidade e a redução de peso, quando comparadas com outros métodos de equilíbrio do torque, tornam essa configuração atrativa.

Uma variação dessa configuração é o fenestron (ou *fan-in-tail*), que utiliza uma série de palhetas girando dentro do estabilizador vertical, o que garante uma menor probabilidade de contato com obstáculos e pessoas, aumentando a margem de segurança nas operações próximas ao solo.

Ambas as soluções utilizam o princípio da física que diz que uma força aplicada a certa distância de um ponto gera, em relação àquele ponto, um momento igual a sua intensidade multiplicada pela distância até o ponto considerado (Figura 4.6).

Outra variação da configuração monorrotor é o NOTAR (*No Tail Rotor*, que significa "sem rotor de cauda"). Aqui, a força antitorque é obtida, basicamente, por meio da combinação do sopro do rotor principal em torno do cone de cauda com ar comprimido no interior do cone de cauda e que é soprado por rasgos no sentido longitudinal do cone, gerando o que se conhece por "asa soprada".

## Estrutura

Assim como o avião possui a fuselagem onde são localizados os pontos estruturais para fixação dos demais sistemas, o helicóptero possui uma estrutura principal com essas mesmas funções. Dessa forma, em um helicóptero convencional (configuração com um R/P e um R/C), a estrutura (Figura 4.7) compreende basicamente o seguinte:

- Cabine – onde estão localizados os comandos de voo, instrumentos de voo e do motor, local para tripulação, passageiros e carga

- Estrutura central – onde se localizam os principais conjuntos mecânicos (motor e transmissão)
- Cone de cauda – responsável por acomodar o rotor de cauda e os estabilizadores vertical e horizontal
- Trem de pouso – esqui ou rodas.

Tendo uma estrutura e um rotor para sustentá-la, precisamos agora de um motor para fornecer potência ao conjunto, bem como uma transmissão para fazer a ligação entre esse motor e o rotor.

## Motores

Nos primórdios da aviação de asas rotativas, procurava-se por motores pequenos, leves e potentes. Hoje, decorrido mais de um século de desenvolvimento após o voo de Paul Cornu, a busca ainda é a mesma.

Cada vez menos utilizados nas aeronaves de grande porte, os motores de combustão interna são os responsáveis pela popularização dos helicópteros em função de seu baixo custo. Ainda utilizados em pequenas aeronaves de instrução básica, esses motores têm como grande problema sua relação peso/potência desfavorável. Enquanto de um pequeno motor à reação de pouco mais que 100 kg pode-se retirar até 650 HP para movimentar os rotores (motor turboeixo – similar ao turboélice dos aviões), um motor convencional com aproximadamente o mesmo peso tem capacidade de fornecer algo em torno de 180 HP.

Nos helicópteros convencionais, um ou mais motores fornecem potência mecânica para acionamento do rotor principal e do rotor de cauda, além de outros equipamentos.

A rotação de saída dos motores, especialmente dos turboeixos, é extremamente elevada se comparada àquela empregada no rotor principal. Dessa forma, há a necessidade de uma caixa de transmissão, que, além de servir de ligação entre o motor e o rotor, desempenha a função de redutor de velocidade.

## Caixa de transmissão

A caixa de transmissão principal, portanto, tem a função de captar o movimento rotacional do eixo do motor, reduzi-lo a um nível de rotação apropriado e transmiti-lo ao rotor. Também é função da caixa de transmissão o acionamento do rotor de cauda e demais acessórios.

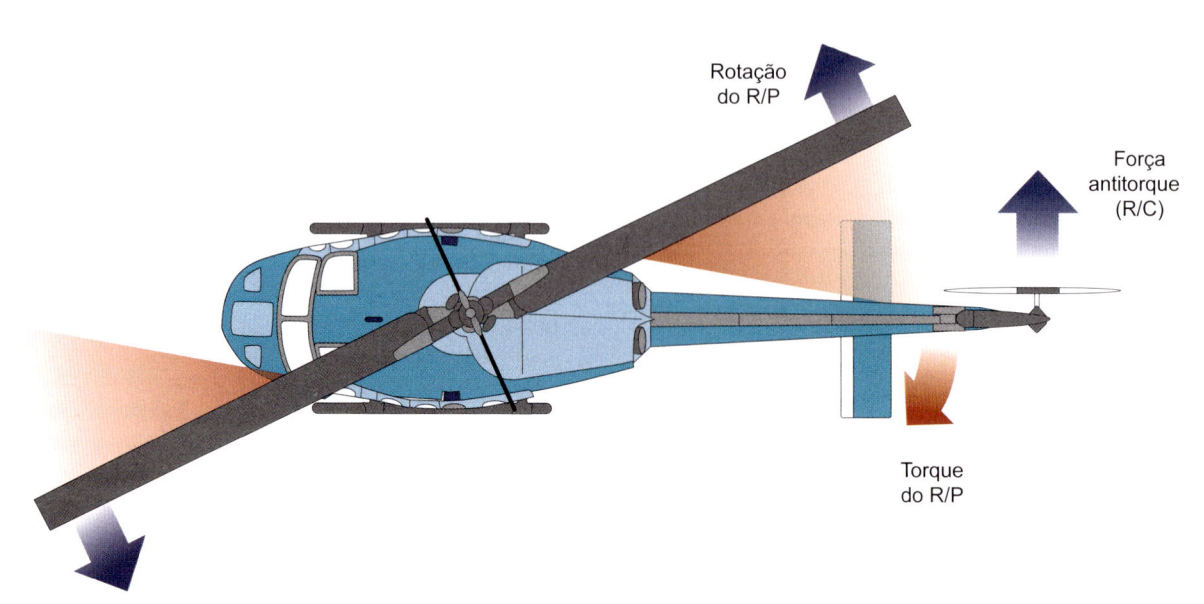

**Figura 4.6** Sistema antitorque.

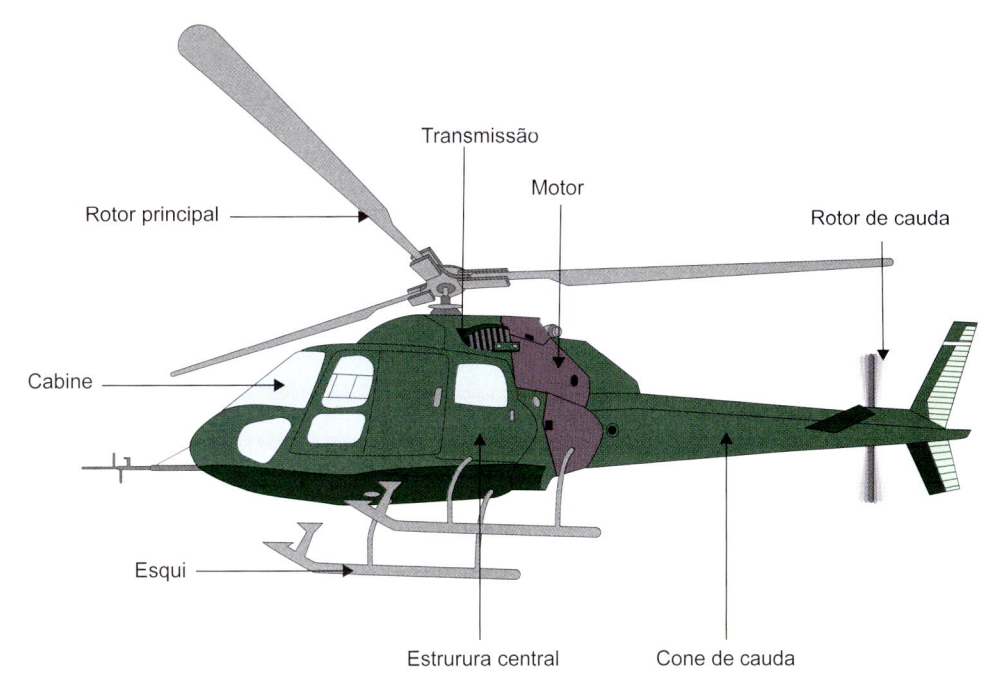

**Figura 4.7** Principais componentes de um helicóptero.

Cabe também à caixa de transmissão incorporar um dispositivo (roda livre) fundamental para a segurança do helicóptero. Ao contrário do que muitos imaginam, caso o motor pare, não significa que o rotor irá parar também.

A roda livre, introduzida por Raoul Pescara, tem funcionamento similar ao de uma catraca de bicicleta, que transmite o movimento dos pedais para a roda, mas também permite que a roda continue em movimento mesmo com os pedais parados. Da mesma forma, caso ocorra uma parada de motor, forças aerodinâmicas farão com que o rotor continue girando em uma condição conhecida como autorrotação, o que garante a manutenção do controle da aeronave e seu pouso seguro.

Um avião com falha total de potência tem a capacidade de planar e executar um pouso seguro. A capacidade de pouso em autorrotação, característica única e singular das aeronaves de asas rotativas, também as torna muito seguras frente a uma emergência de perda total de potência. O que diferencia o avião do helicóptero nessa situação é o alcance em voo planado.

Uma aeronave de asa fixa possui razão de planeio da ordem de 9 a 13:1, já um helicóptero dificilmente chega a 4:1, ou seja, após uma perda total de potência a 1.000 pés (300 m) de altura, um piloto de asa fixa poderá procurar um local para pouso em um raio de $\cong$ 2 milhas náuticas (NM), algo em torno de 3.600 m. O piloto de helicóptero, por sua vez, estará limitado a pouco mais de 0,5 NM (900 m).

Conhecidos os elementos básicos do avião e do helicóptero, vejamos como se dá a geração de forças (sustentação e tração) em cada um deles.

## AERODINÂMICA BÁSICA

Seja avião ou helicóptero, os conceitos básicos de aerodinâmica aplicados são os mesmos. As pás do rotor principal de um helicóptero são, essencialmente, suas asas. Daí serem chamados aeronaves de asas rotativas.

Assim como as asas de um avião, o formato da seção transversal de uma pá é um aerofólio capaz de gerar sustentação em função do fluxo de ar em torno dele.

O Teorema de Bernoulli enuncia o Princípio da Conservação da Energia de um fluido em movimento e ajuda a explicar a geração de sustentação em um aerofólio. Esse princípio afirma que a quantidade de energia de um sistema se mantém constante ao longo de uma mesma linha de corrente. Para facilitar a visualização, consideremos um Tubo de Venturi – tubo por onde escoa um fluido e cuja seção transversal sofre um estrangulamento (Figura 4.8).

A massa que entra por uma extremidade do tubo deve sair pela outra. Assim, o volume de ar que percorre certa distância ao longo do tubo em uma unidade de tempo é dado pela área do tubo multiplicada pela velocidade do fluxo. Portanto, uma redução na área provoca um aumento de velocidade na proporção direta dessa redução.

A pressão total do ar em movimento através do tubo é composta pela soma das pressões estática e dinâmica. Sabendo que o aumento da velocidade implica no aumento da pressão dinâmica, pode-se concluir que, nesse ponto de maior velocidade, a pressão estática diminui.

O comportamento do fluxo de ar em torno de um perfil aerodinâmico, seja a asa de um avião ou a pá de um rotor, segue o mesmo raciocínio, com o extradorso (parte superior) do perfil apresentando maior velocidade de escoamento devido às camadas de ar acima e mais distantes agirem como restritoras de área. O aumento da velocidade no extradorso provoca a redução da pressão estática, gerando um diferencial de pressão que irá se traduzir em força de sustentação (Figura 4.9).

O Teorema de Bernoulli, no entanto, não é suficiente para explicar todas as forças envolvidas na geração de sustentação. Uma parcela adicional advém da massa de ar atingindo a parte inferior do perfil (intradorso). Essa massa é defletida para baixo e, segundo a 3ª Lei de Newton (ação e reação), reage sobre o perfil empurrando-o para cima.

Na maioria das condições de voo, a pressão de impacto e a deflexão de ar pelo intradorso fornecem uma parcela relativamente pequena da sustentação total, com a parte mais significativa vindo da diminuição da pressão no extradorso.

A equação da sustentação nos mostra que ela é função de características da asa (área e coeficiente de sustentação do perfil)

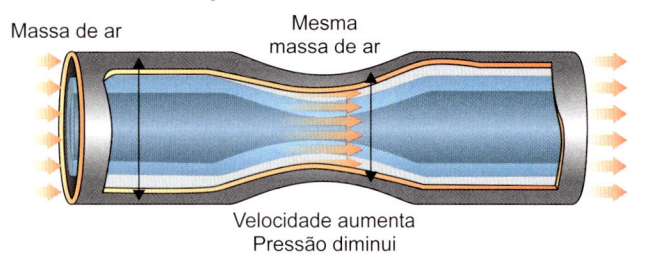

**Seção transversal do cilindro**

Massa de ar — Mesma massa de ar

Velocidade aumenta
Pressão diminui

**Figura 4.8** Tubo de Venturi. (Adaptada de FAA – Helicopter Flying Handbook FAA-H-8083-21A, 2012.)

e do escoamento (velocidade e densidade do ar). Importante deixar claro que a ideia aqui não é entrar em intrincadas equações, mas apenas prover uma forma de identificarmos as variáveis influentes,

$$L = \frac{1}{2}\rho V^2 S C_l$$

Em que:
$L$: *lift* (sustentação)
$\rho$: densidade do ar (lê-se: rô)
$V$: velocidade do escoamento
$S$: área da asa
$C_l$: coeficiente de sustentação (função da geometria do perfil e do ângulo de ataque, que é o aspecto com que o perfil "enxerga" o escoamento).

O que vemos, então, é que a sustentação varia proporcionalmente à densidade. Lembrando que a densidade cai com o aumento da altitude e/ou com o aumento da temperatura, ou seja, em locais mais elevados e/ou com temperatura ambiente maior, a sustentação gerada será menor. Esse é um parâmetro que o piloto não controla, mas que deve ser monitorado, pois dele depende o desempenho da aeronave.

Outro parâmetro que também não é controlado pelo piloto é a área da asa (ou da pá no caso do helicóptero).

Os parâmetros restantes, velocidade e coeficiente de sustentação, são controlados pelo piloto de formas diferentes no avião e no helicóptero. De forma bem simplificada, temos o seguinte: iniciando com o avião, o piloto controla a velocidade por meio da quantidade de potência aplicada, e, à medida que a velocidade aumenta, a sustentação também aumenta. O piloto, então, ajusta a atitude de forma a reduzir o ângulo de ataque, o que provoca uma redução no coeficiente de sustentação e na própria sustentação. Ao final, essa redução na sustentação compensa o aumento gerado pela variação de velocidade e mantém-se o voo nivelado.

No helicóptero, o piloto comanda a inclinação do vetor sustentação para a frente, por meio do comando cíclico – equivalente ao manche do avião –, gerando um aumento de tração que, em última instância, aumentará a velocidade. Entretanto, com

essa inclinação, a componente vertical da sustentação diminui, sendo compensada pelo aumento do passo e, consequentemente, do ângulo de ataque das pás. A variação de ângulo de ataque é obtida por meio da atuação no comando coletivo – alavanca posicionada à esquerda do piloto e utilizada para alterar o passo de todas as pás com a mesma amplitude. Essa ação aumenta a intensidade do vetor sustentação retornando sua componente vertical ao valor inicial e mantendo a aeronave em voo nivelado.

## Peso e balanceamento

O peso de decolagem certamente é um parâmetro importante no desempenho de qualquer tipo de aeronave, mas exerce um papel ainda mais relevante nas menores, nas quais uma mesma variação de massa é percentualmente mais significativa.

O balanceamento, por sua vez, é a distribuição desse peso na aeronave, determinando o centro de gravidade (CG) do conjunto.

O CG é o ponto de aplicação do peso total da aeronave. Suspensa por esse ponto, a aeronave não apresenta qualquer tendência de inclinar-se em uma ou outra direção. Naturalmente, a distribuição do peso dos tripulantes, passageiros, carga e combustível faz com que esse ponto se desloque em função do peso e da distância de cada item ao ponto de referência considerado, definindo a posição do CG da aeronave.

A força de sustentação gerada pelas asas, ou pelo rotor, tem um ponto específico de aplicação, e o CG deve estar posicionado o mais próximo possível desse ponto, sob pena de se ter comprometidas a estabilidade e a controlabilidade da aeronave caso o CG fique fora dos limites estabelecidos pelo fabricante. Cada aeronave tem um plano de referência em relação ao qual serão determinados: a posição do CG e o limite dentro do qual ele pode variar.

Dessa maneira, o posicionamento da carga e a distribuição de passageiros são importantes para garantir que o centro de gravidade da aeronave fique dentro dos limites estabelecidos pelo fabricante. É importante, então, que o piloto seja informado do peso e do local de acomodação dentro da aeronave dos equipamentos de suporte à vida com peso mais significativo.

## Cuidados operacionais

O ambiente aeronáutico requer cuidados por parte de todos os envolvidos em uma operação, e para os tripulantes aeromédicos isso não é diferente.

Inúmeros fatores podem colocar em risco uma operação desse tipo e o gerenciamento da maioria desses fatores é responsabilidade dos pilotos. No entanto, há uma máxima em segurança de voo que diz: "segurança é responsabilidade de todos". Com isso em mente, é interessante que todos os membros da tripulação estejam alertas para certos cuidados a serem tomados.

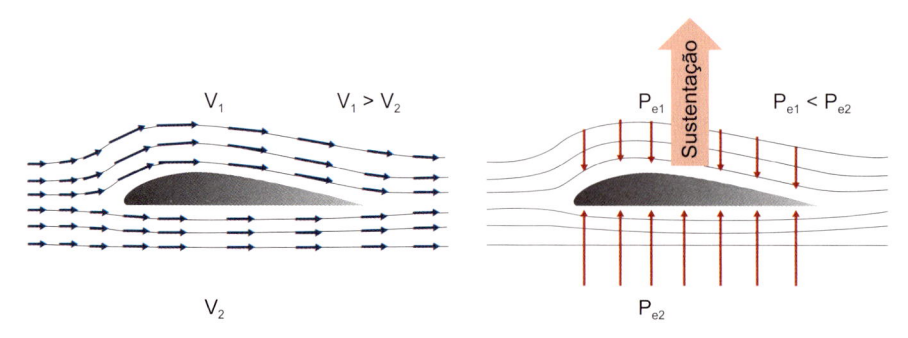

**Figura 4.9** Fluxo de ar em torno de um perfil.

O peso de cada equipamento deve ser informado ao piloto da maneira mais precisa possível e, especialmente em aeronaves menores, deve-se informar também a posição onde se pretende acomodar esses equipamentos.

Diferente do avião, no qual a operação é sempre a partir de uma pista, o helicóptero frequentemente é utilizado para resgates em locais não preparados, valendo ressaltar que missões desse tipo exigem cuidados especiais e uma boa coordenação entre os membros da tripulação. O rotor de cauda trabalha com uma velocidade de rotação elevada e, em consequência, sua visualização é difícil. Por esse motivo, é de extrema importância que, imediatamente após um pouso fora de aeródromo, os tripulantes desembarquem e estabeleçam um perímetro de segurança em torno da aeronave e, em particular, na região do rotor de cauda, evitando a aproximação de pessoas estranhas à operação.

Enquanto a aeronave estiver com o rotor em movimento, as aproximações devem ser feitas preferencialmente pelos setores látero-frontais e com a aquiescência do piloto (Figura 4.10). Recomenda-se atenção com itens leves que possam ser movimentados pelo sopro do rotor. Cuidado extra deve ser adotado quando o terreno for irregular, pois a altura do rotor ao solo pode ser reduzida por pequenas elevações no terreno, aumentando o risco a quem se aproxima da aeronave.

Esse problema da altura do rotor em relação ao solo é agravado em um pouso de emergência no qual um trem de pouso (ou esqui) colapsado pelo impacto deixa a aeronave ainda mais baixa. É por esse motivo que todos a bordo são orientados a permanecer no interior da aeronave até a parada total do rotor.

O embarque e o desembarque de pacientes devem ser feitos, preferencialmente, com os motores cortados e rotor parado. Porém, não raro, isso não é possível. Essas operações, então, devem ser realizadas sem pressa e com atenção redobrada. A informação de "livre decolagem" só deve ser dada ao piloto após se certificar de que tanto o paciente quanto todos os equipamentos utilizados estão devidamente acomodados e seguros na aeronave. Essa é a palavra-chave: segurança.

## Evacuação aeromédica na operação offshore

É fato que este tópico (Cuidados Operacionais) parece fugir um pouco do tema abordado neste capítulo, que tem por objetivo a teoria de voo. Entretanto, esse é um ponto de intersecção entre a teoria e a prática que deve ser observado com atenção. O conhecimento da teoria de voo é um passo importante para o desempenho prático de nossas atribuições em voo de evacuação aeromédica.

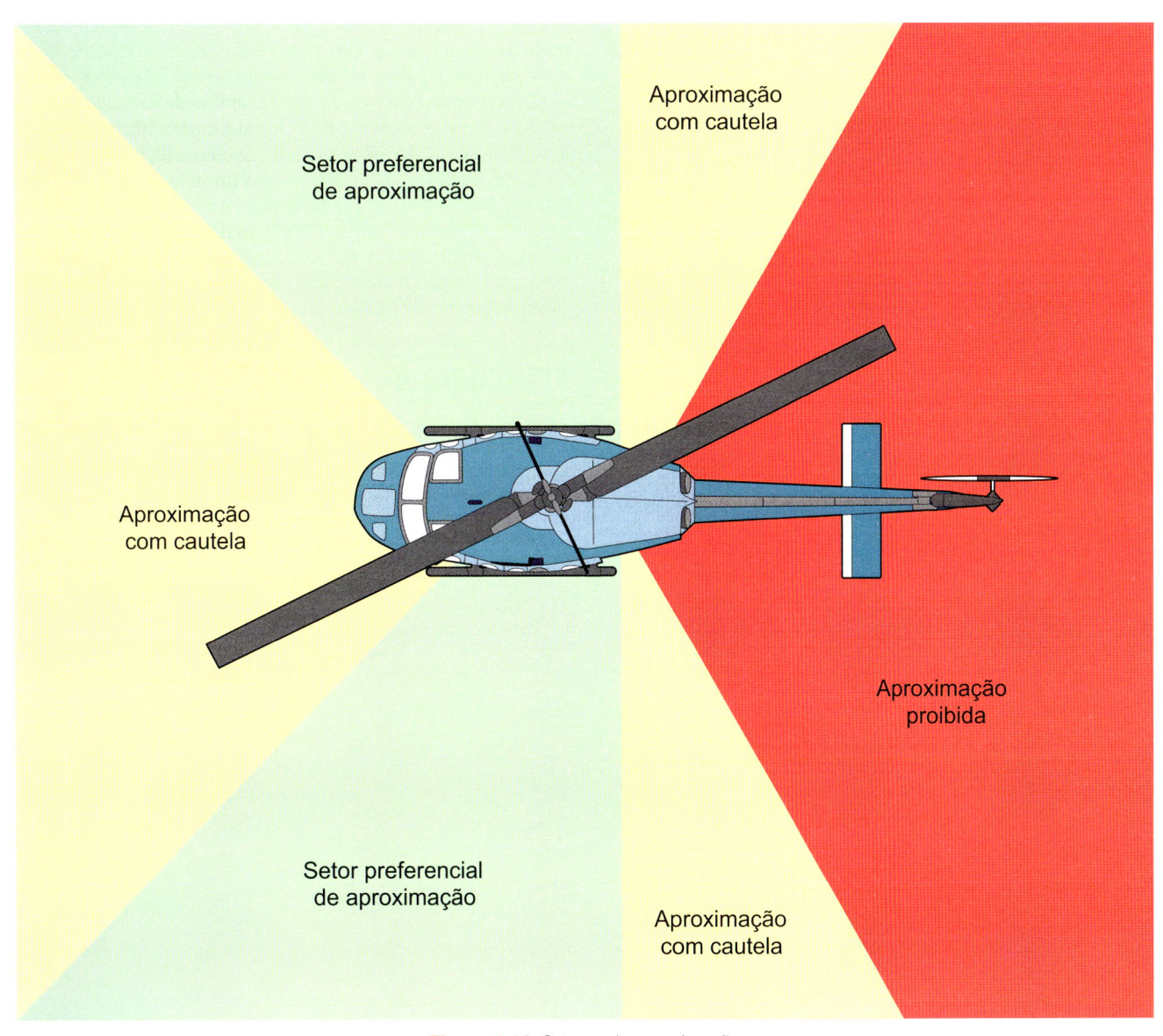

**Figura 4.10** Setores de aproximação.

A operação *offshore* rotineira talvez não esteja tão próximo da operação aeromédica. No entanto, um resgate em plataforma certamente demanda cuidados que em uma operação *onshore* seriam dispensáveis.

Os voos *offshore* de resgate aeromédico podem ser considerados uma extensão das atividades normais dos profissionais que atuam nessa área, e as empresas envolvidas ministram cursos específicos para seus tripulantes abordando todas as particularidades inerentes a uma operação de resgate aeromédico em plataforma.

Dessa forma, não se pretende aqui um aprofundamento no tema, mas tão somente alertar os profissionais da área da saúde para os cuidados que deverão ter caso venham a participar de uma operação dessa natureza.

O Report 590 da International Association of Oil & Gas Producers (IOGP) reconhece ser essa uma operação na qual os riscos se sobressaem em relação àqueles de uma operação rotineira, e cita alguns que nos servirão de base.

### Pressão sobre a tripulação

A pressão sobre a tripulação para completar a tarefa de salvar vidas pode vir da própria tripulação (pressão autoimposta) ou ser aplicada por agentes externos, como a equipe médica, que, mesmo de forma não intencional, pode induzir os pilotos a ações que, apesar de louváveis sob o ponto de vista da urgência médica, elevarão o risco a níveis inaceitáveis para a missão.

Com isso em mente, é importante que a equipe médica disponibilize para o comandante da aeronave todas as informações acerca do paciente e do grau de urgência necessário para a situação. No entanto, após esse *briefing* médico, recomenda-se não interferir nas decisões do comandante ou insistir para que a missão saia. Há que se lembrar que, enquanto a equipe médica tem o paciente sob sua responsabilidade e, via de regra, toma suas decisões sob a ótica médica, o comandante da aeronave tem sob sua responsabilidade a segurança de todos, paciente e tripulação, e deve pautar suas decisões com base nas necessidades médicas, mas também nas possibilidades operacionais.

É vital que a equipe médica não permita que sua preocupação com o paciente se traduza em pressão sobre a tripulação para tomar ações que possam comprometer a segurança do voo. Deve existir um equilíbrio entre as preocupações médicas e a segurança do voo.

O foco de todos deve ser sempre o cumprimento da missão!

No entanto, é preciso olhar essa frase com cuidado. Focar o cumprimento da missão não significa decolar às pressas ou numa condição marginal. Se fizermos isso, elevaremos o risco de ocorrência de um acidente e a missão não será cumprida. Focar na missão é, antes de tudo, garantir que a decolagem ocorra dentro de níveis de risco tão baixos quanto razoavelmente possível, maximizando as chances de sucesso da missão, ainda que isso implique atraso. Cumprir a missão com atraso é sempre melhor do que não cumprir.

### Preparação inadequada da aeronave

No âmbito da IOGP, diferentemente dos profissionais de saúde dedicados à operação *offshore*, os médicos e os enfermeiros atuando numa operação de evacuação aeromédica *ad hoc* são considerados passageiros, e não membros da tripulação. Apesar disso, espera-se sua contribuição no que se refere aos cuidados com o paciente e com o material médico a bordo. Ainda que não saibam, por exemplo, como imobilizar a maca com o paciente ou como acomodar de forma segura os equipamentos médicos, esses profissionais podem, e devem, colaborar de forma proativa com a tripulação, expondo os pontos que lhes causem preocupação e solicitando orientações para a colocação da cabine em condições seguras.

### Evacuação aeromédica noturna

Frente aos riscos que operações aeromédicas em plataforma representam, os operadores, seguindo orientações da IOGP, possuem um protocolo a ser seguido para acionamento desse tipo de missão, especialmente no período noturno.

Nesse protocolo deve estar substanciado que a decisão de acionamento de uma missão noturna é de uma equipe, e não de uma única pessoa. Um Formulário de Avaliação de Risco deve ser preenchido pelo gerente de operações e pelo comandante da aeronave antes de qualquer voo de evacuação aeromédica. E o comandante da aeronave, naturalmente, contará com o apoio do responsável médico para esse preenchimento.

Como parte dessa equipe, o responsável médico deve pautar seu parecer na possibilidade de suporte para estabilização do paciente na plataforma durante algumas horas, a fim de se evitar uma missão noturna. É recomendado que os critérios médicos para uma missão de evacuação aeromédica à noite não sejam inferiores à "perda de vida ou membro".

## BIBLIOGRAFIA

Alves NC. Apostila Teoria de Voo – Aerodinâmica do Helicóptero. EFAI – Escola de Aviação Civil Ltda; 2014.

International Association of Oil & Gas Producers. Report 590 Aircraft Management Guidelines Version 2. 2017.

U.S. Department of Transportation. Federal Aviation Administration. Flight Standards Service. Helicopter Flying Handbook FAA-H-8083-21A. 2012.

U.S. Department of Transportation. Federal Aviation Administration. Flight Standards Service. Pilot's Handbook of Aeronautical Knowledge FAA-H-8083-25B. 2016.

# 5 Planejamento de Voo sob os Aspectos Básicos da Meteorologia Aeronáutica e da Navegação Aérea

Alexandre José Gomes

## INTRODUÇÃO

Tratando-se de atividade aérea, qualquer que seja a missão, esta deve ser precedida de um acurado planejamento de navegação aérea e meteorologia.

O planejamento de voo, em todos os seus aspectos, está intimamente ligado à segurança operacional, e não se permite, nem mesmo sob o pretexto do clamor público, desconsiderar esta importante fase, sob pena de comprometer o resultado esperado da missão e a própria integridade física da tripulação e possíveis passageiros.

Do mesmo modo, não deve ser realizado o voo sob condições climáticas adversas que possam trazer risco à operação.

Infelizmente, existem diversos registros de acidentes aeronáuticos, muitas vezes com perdas de vidas, como resultado de um deficiente planejamento de voo, em razão da pressão autoimposta pela tripulação para realizar o voo mesmo em condições meteorológicas desfavoráveis, como no período noturno e em condições degradadas de teto e visibilidade, para aeronaves não homologadas para voo por instrumentos, ou, ainda, condições de tempo grave como trovoadas e chuvas intensas.

Para tanto, as habilitações dos pilotos devem ser sempre consideradas, bem como as respectivas homologações e tipos das aeronaves, em razão das condições e distâncias de voo, estruturas dos aeródromos envolvidos etc. Enfim, todas as variáveis devem ser cuidadosamente analisadas.

Voos noturnos em rota noturna, ou mesmo diurna, sob condições de teto e visibilidade restritas devem sempre ser realizados por tripulação habilitada e aeronave certificada para voo por instrumentos.

A apresentação do plano de voo, na forma simplificada (notificação de voo) ou completa, para cada deslocamento envolvido na missão, é obrigatória, exceto quando o voo for visual e envolva aeródromos não controlados (não providos de serviços aeronáuticos e controle). Também, tratando-se de voos locais em missões emergenciais, como é o caso do resgate aeromédico, a apresentação anterior pode ficar dispensada às unidades aéreas que tenham acordo operacional com os órgãos de controle aéreo local, como é o caso do Comando de Aviação da Polícia Militar (CAvPM) do Estado de São Paulo.

Não é intenção deste capítulo trazer conhecimentos para confeccionar plano de voo ou decodificar mensagens meteorológicas, nem mesmo de como realizar um planejamento da missão. Por meio de uma linguagem simples, que possa ser compreendida também por profissionais da área de Saúde que fazem parte das operações, o objetivo é realizar uma reflexão acerca dos riscos envolvidos na atividade de transporte aeromédico e fazer uma abordagem do planejamento de voo sob os aspectos essenciais da navegação aérea e da meteorologia aeronáutica. O texto retrata as operações de transporte aeromédico sob o ponto de vista dos pilotos de aeronaves.

## TRANSPORTE AEROMÉDICO

Quando se fala em transporte aeromédico, duas situações devem ser distinguidas: as missões emergenciais, para as quais existem equipes de plantão, como é o caso do resgate aeromédico, e as missões não emergenciais, como é o caso das remoções aeromédicas, nas quais são removidos os enfermos que já se encontram sob cuidados médicos, de uma unidade hospitalar para outra, esta geralmente de estrutura mais adequada ao caso clínico do paciente. Tem-se ainda, nos casos de remoções aeromédicas, diferentes graus de urgência.

As duas situações anteriores são realizadas sob condições diferenciadas, com graus de urgência variados e, dessa forma, devem ser consideradas sob o aspecto do planejamento de voo.

Ainda no que diz respeito ao planejamento de voo, pode-se também considerar o transporte de órgãos humanos para transplante como um caso análogo ao transporte aeromédico, pois é realizado rotineiramente pelas Unidades Aéreas Públicas (UAP) em apoio às Secretarias Estaduais de Saúde.

## RESGATE AEROMÉDICO

Entre todas as missões realizadas pelas UAP, sob o ponto de vista da segurança operacional em aviação, esta é a mais arriscada e, consequentemente, a que lidera as estatísticas de acidentes aeronáuticos nesse setor em todo o mundo.

O caráter emergencial desse tipo de missão, somado à escassez de tempo para o planejamento de voo, ao pouso em área restrita e não preparada, bem como à pressão psicológica para realizar o socorro, são alguns dos fatores que envolvem esse tipo de operação. Portanto, medidas intensas de mitigação de risco devem estar sempre sendo adotadas a fim de evitar acidentes e preservar vidas.

As tripulações, envolvendo também nesse caso médicos e enfermeiros de voo, devem ser qualificadas e exaustivamente treinadas. Os padrões de operação devem ser muito bem definidos. Os erros devem ser prontamente analisados e corrigidos; e as violações, duramente combatidas e penalizadas. O *briefing* de toda a tripulação deve ser uma prática obrigatória no início de cada serviço, pois o desfavorável fator surpresa estará sempre presente em todas as operações dessa natureza.

Consciente da imprevisibilidade do momento em que poderá ser acionada para uma nova missão, a tripulação, principalmente na figura do comandante da aeronave, deve sempre estar atenta, especialmente aos fatores meteorológicos, considerando que os voos são geralmente locais. Deve fazer parte da rotina dos pilotos, logo no início de cada serviço, uma minuciosa análise das condições de tempo e previsões de mudanças durante todo o período, a fim de que estejam conscientes das condições climáticas e de que forma tais condições poderão influenciar no desempenho das missões e na segurança de voo.

Para isso, existe o Departamento de Controle do Espaço Aéreo (DECEA), órgão do Comando da Aeronáutica que é responsável pelo gerenciamento do Serviço de Meteorologia Aeronáutica no Brasil e que, por meio do *website*: www.redemet. aer.mil.br, oferece acesso a todas as informações meteorológicas oficiais de previsão, observação e alerta, e também acesso às imagens de satélite e radares meteorológicos.

O *site* REDEMET, como é conhecido, é o principal meio de veiculação das informações operacionais em Meteorologia Aeronáutica e tem a função de integrar os produtos meteorológicos, possibilitando o acesso a essas informações de forma rápida, eficiente e segura.

No que diz respeito à navegação aérea, considerando que os voos são essencialmente locais, esta é normalmente realizada por referências visuais ou a partir de um rumo magnético[1] e coordenadas geográficas para facilitar a localização, podendo-se ainda, de forma complementar, fazer a visualização da localidade por imagens de satélite, disponibilizadas em alguns *websites* e aplicativos para *smartphones* e *tablets*.

São normalmente voos curtos e que não demandam grande planejamento, entretanto devem ser revestidos de atenção, colhendo-se o máximo de informações e referências do local, para não perder preciosos minutos, que podem fazer toda a diferença para a vítima a ser socorrida.

Locais pouco conhecidos podem oferecer dificuldade de localização, principalmente em áreas rurais, sendo que, nestes casos, é melhor passar alguns minutos a mais em solo e colher boas referências do que correr o risco de não localizar o local ou demorar demasiadamente para localizá-lo.

Pelas características deste tipo de missão, são sempre realizadas por aeronaves de asas rotativas, geralmente de categoria leve, que propiciam pouso em áreas restritas sem excessivo deslocamento de ar.

## REMOÇÃO AEROMÉDICA

As missões de remoção aeromédicas são revestidas de características distintas daquelas que envolvem o resgate aeromédico. A começar pelo fator emergencial, normalmente tais missões não são envolvidas pelo mesmo grau de urgência que envolve as ocorrências de resgate, de forma que comumente haverá mais tempo disponível para a realização do planejamento de voo.

Envolvem distâncias variadas e que também podem ser realizadas por helicópteros de maior porte ou por aviões. Neste caso, os fatores de risco podem ser mitigados ao se realizar um planejamento de voo adequado a distâncias, regras de voo (visuais ou por instrumentos), condições climáticas e estruturas de aeródromos.

No que diz respeito ao planejamento de voo, é muito importante que o piloto tenha as informações completas, como por exemplo:

- Tipo de missão: remoção aeromédica, transporte de órgãos humanos para transplante etc.
- Data e horário de apresentação, saída e retorno

- Locais ou aeródromos de partida e destino
- Quantidade de passageiros e equipamentos necessários a bordo; e demais informações julgadas necessárias pelo piloto ao planejamento de voo.

De posse de todas as informações necessárias, o aviador passará para a fase de planejamento da missão, que poderá ter um ou mais voos.

Deve-se ter em mente que, não sendo possível, por questões meteorológicas, pousar no aeródromo de destino, pode ser que o aeródromo de alternativa não seja um destino adequado do ponto de vista clínico do paciente. Portanto, em caso de previsão de condições meteorológicas desfavoráveis, o piloto deve levar essa informação ao médico responsável pelo paciente, a fim de que este avalie a conveniência de se realizar ou não naquela oportunidade, ou alterar a data da missão para uma data na qual haja maior possibilidade de se chegar ao destino desejado. O trabalho em equipe é fundamental para o sucesso da missão.

Do ponto de vista aeronáutico, o planejamento de voo é o fator de sucesso da missão e da própria segurança de toda a operação. Um voo bem planejado abrange navegação aérea, meteorologia, estrutura e operacionalidade dos aeródromos envolvidos.

Atentar-se para as condições de tempo no momento de voar é fator vital, sendo que, em caso de condições meteorológicas de voo por instrumento, ou seja, sem condições mínimas de visibilidade para que o voo seja realizado de acordo com as Regras para Voo Visual (VFR), este só deverá ser realizado por piloto com habilitação para voar segundo as Regras de Voo por Instrumentos (IFR) e aeronave também homologada para tal condição. Nesse caso, por mais necessário e urgente que seja o transporte, não haverá justificativa para a violação às regras estabelecidas e o risco envolvido.

No tocante à análise das condições meteorológicas previstas no momento do voo, o piloto deverá realizar as consultas na mesma fonte indicada no item anterior, o *site* REDEMET, do DECEA. A análise deve ser realizada considerando as condições climáticas dos aeródromos de partida, destino e alternativa, bem como da rota a ser seguida. Levar também em consideração os fenômenos sazonais da região onde será realizado o voo, como trovoadas durante o verão e restrição à visibilidade no inverno, para as regiões sul, sudeste e parte do centro-oeste, por exemplo.

Outros *sites* não oficiais, bem como aplicativos para *smartphones* e *tablets*, podem ser acessados como complemento por disponibilizarem informações variadas e em diversos formatos, entretanto, a fonte de consulta principal deve ser sempre a oficial do DECEA.

Tratando-se da navegação aérea, o DECEA também disponibiliza as informações aeronáuticas no *website* https://aisweb. decea.mil.br/.

Conhecido por AISWEB, este *site* oferece acesso às informações sobre aeródromos, espaço aéreo, NOTAM (Aviso aos Aeronavegantes), cartas de navegação visual e em rota, publicações aeronáuticas como ROTAER (Manual Auxiliar de Rotas Aéreas), AIC (Circular de Informação Aeronáutica), AIP-BRASIL (Publicação de Informação Aeronáutica – Oficial do Brasil), Suplementos AIP, Publicações DECEA, entre outras informações.

Assim como no caso das informações meteorológicas, as informações aeronáuticas também são disponibilizadas por diversos *sites* e aplicativos, podendo ser utilizadas como complemento, sendo que algumas delas até possuem plataformas para facilitar a realização de navegação aérea e planos de voo. Entretanto, deve-se sempre adotar a cautela de conferir se as cartas de navegação e demais informações aeronáuticas encontram-se atualizadas.

[1] Rumo de uma aeronave em relação ao norte magnético, que varia de 1° a 360°.

## TRANSPORTE DE ÓRGÃOS HUMANOS

Operacionalmente, esse tipo de missão pode se assemelhar tanto com o resgate quanto com a remoção aeromédica, mas normalmente é uma missão que oferece tempo suficiente para que seja realizado de forma relativamente tranquila um planejamento de voo adequado.

O fator que distingue esse tipo de transporte é que os órgãos vitais possuem o chamado tempo de isquemia, o que, em breves palavras, representa o tempo máximo em que um órgão vital, após ter a circulação sanguínea interrompida durante o procedimento de retirada do corpo do doador, deve ser reimplantado no receptor. Órgãos como pulmão e coração possuem tempo de isquemia de apenas 4 horas.

As missões de transporte de órgãos vitais devem ser muito bem coordenadas para que o processo de transplante não seja prejudicado. Nesse caso, é muito importante que o órgão seja transportado o mais rápido possível, e um perfeito planejamento de voo pode fazer diferença. Condições meteorológicas adversas podem, inclusive, contraindicar o transporte aéreo ou provocar adiamento do voo. O certo é que, uma vez o órgão a bordo, só existe um destino: o hospital onde será realizado o transplante. Por isso, caso não possa ser realizado por meio aéreo, será feito por transporte rodoviário, podendo ainda ocorrer uma parte via terrestre, e a outra parte, aérea.

Em grandes centros urbanos, como a cidade de São Paulo, o trânsito pode ser fator complicador para o transporte terrestre. Não raras vezes um helicóptero precisa ser acionado para resgatar uma equipe de doação com órgão para transplante em meio a um congestionamento e, algumas vezes, até a própria pessoa receptora precisa ser resgatada para que chegue a tempo no hospital a ser realizado o transplante. Neste caso, a operação de transporte de órgãos assume as características de um resgate aeromédico, em termos de urgência.

Assemelhando-se a um resgate ou a uma remoção aeromédica, tratando-se de planejamento de voo, deve-se proceder conforme comentado anteriormente nos respectivos casos. Vale lembrar ainda que, no caso de emergência, o atendimento será realizado por alguma equipe de plantão e aeronave pronta para o acionamento.

## NAVEGAÇÃO AÉREA

Navegação aérea pode ser entendida como a maneira de se conduzir uma aeronave de um lugar para outro no globo terrestre em segurança e com destino determinado.

Pode ser visual ou exercida com base em orientações de instrumentos e dispositivos que auxiliam o voo das aeronaves, em conformidade com rotas e procedimentos preestabelecidos. Uma das funções do DECEA é prover esses meios, sem os quais seria impossível ordenar o fluxo de tráfego aéreo na dimensão atual, especialmente nas chegadas e saídas em aeroportos de grande movimentação de aeronaves. Segundo informações do DECEA, "sistemas e dispositivos que dão suporte à navegação aérea estão distribuídos ao longo de toda a extensão do território nacional e atualmente vêm se somando aos modernos recursos que propiciam à navegação orientada por sistemas de bordo e satélites, como, por exemplo, a Navegação Baseada em *Performance*".

### Tipos de navegação aérea

De maneira sucinta serão abordados alguns tipos de navegação segundo os auxílios, técnicas e equipamentos utilizados:

- Navegação visual – também chamada navegação por contato, é realizada sem o auxílio de instrumentos ou auxílios à navegação, apenas com base nas referências existentes no solo, sendo que, ao traçar sua rota na carta, o aeronavegante registra pontos de referência a serem sobrevoados, como rios, lagos, pontes, ferrovias, rodovias, redes de transmissão de energia etc.
- Navegação estimada – é aquela que faz o uso de bússola, relógio e velocímetro. Estabelecendo direção e medindo a distância, estima o tempo em relação à velocidade da aeronave
- Navegação rádio – também conhecida por radionavegação, orienta-se por meio de instrumentos a bordo da aeronave que captam ondas emitidas por estações de rádio em terra com posições conhecidas, por exemplo, Radiofarol Não Direcional (NDB), *Broadcasting* (frequências de rádios comerciais) e (Radiofarol Onidirecional de VHF (VOR)
- Navegação inercial – este tipo de navegação não depende de sinais externos, sendo um tipo de navegação eletrônica na qual o sistema se utiliza de giroscópios, acelerômetros, plataforma de inércia e um computador que mede acelerações espaciais conhecidas e determina a posição em relação ao ponto de início em latitude e longitude
- Navegação por satélite – funciona com base em sinais de satélites, sendo o Sistema de Posicionamento Global por Satélites (GPS – *Global Positioning System*) o mais conhecido e utilizado mundialmente, constituído por uma rede de 24 satélites.

Os sistemas de navegação por satélite são os que mais evoluem atualmente, e podem-se citar outros como o Sistema Global de Navegação por Satélite (GNSS – *Global Navigation Satellite System*), visto como sendo uma evolução natural do GPS.

Existem ainda: o sistema russo *Global'naya Navigatsionnay Sputnikovaya* (GLONASS), ou Sistema de Navegação Global por Satélite, e o sistema europeu GALILEO, que se encontra ainda em instalação.

## METEOROLOGIA

A atmosfera terrestre é um sistema fluido e absolutamente dinâmico, onde ocorrem milhares de fenômenos meteorológicos a todo momento. Entrada de frentes frias, trovoadas de verão, brisas marítimas, entre outros fenômenos, podem provocar mudanças bruscas nas condições meteorológicas e influir diretamente na segurança das operações aéreas.

A maioria desses fenômenos é previsível e levada ao conhecimento das pessoas por meio de rádio, televisão, jornais, revistas, páginas da *internet*, geralmente para alertar a respeito de chuva, mudança de temperatura, ventania etc.

No caso da meteorologia aeronáutica, as informações são veiculadas por canais específicos e direcionadas aos aeronavegantes.

### Meteorologia aeronáutica

O objetivo da meteorologia aeronáutica é propiciar segurança, eficiência e economia para a navegação aérea. No Brasil, esse serviço é prestado pelo DECEA, que possui uma rede de centros meteorológicos, responsáveis por elaborar informações meteorológicas e uma rede de Estações Meteorológicas que tem a incumbência de coletar, processar e registrar os dados meteorológicos em superfície e altitude.

O *site* REDEMET, citado anteriormente, é o canal oficial do DECEA, que oferece acesso a todas as informações meteorológicas, as quais descrevem de forma codificada as condições de tempo dos aeródromos e de todo o espaço aéreo brasileiro. Tais mensagens necessitam de conhecimento específico para sua decodificação, que é obtido pelos pilotos nos cursos de aviação.

## Condições meteorológicas adversas ao voo

Diversos são os fenômenos meteorológicos que oferecem riscos à navegação aérea, devendo ser conhecidos, cuidadosamente analisados e considerados no momento do planejamento do voo. Serão apresentadas a seguir algumas dessas condições de risco.

### Turbulência

É uma irregularidade no movimento do fluxo do ar que exerce um significativo efeito sobre a aeronave em voo, provocando solavancos e, em casos mais intensos, pode comprometer a segurança da atividade aérea. É provocada por diversos fatores, como vento forte soprando contra obstáculos naturais e artificiais, aquecimento do solo nos dias quentes, frentes frias etc.

Quando está associada ao aquecimento da superfície, produzindo correntes de ar quente em ascensão, é mais comum e intensa no verão. É a chamada turbulência convectiva.

Sendo provocada pelo ar que sopra perpendicularmente a um obstáculo, é chamada turbulência mecânica. Quando ocorre na cidade, esse tipo de turbulência pode ameaçar a segurança de pousos e decolagens de helicópteros em helipontos no topo de edifícios, podendo desestabilizar a aproximação para pouso, causar perda súbita de sustentação na decolagem ou ainda levar à perda de controle da aeronave sobre o heliponto.

A turbulência pode também estar associada a uma frente fria, sendo, nesse caso, chamada frontal, e é um tipo de turbulência dinâmica provocada pela ascensão do ar quente ao ter contato com o ar mais frio, que será mais intensa quanto mais úmido for esse ar quente que se eleva na atmosfera e mais rápida for a movimentação da frente fria.

Muitas vezes, a turbulência é denunciada pela presença de nuvens cumuliformes,[2] devendo-se dar especial atenção às Cumulonimbus[3] (Cb). Estas podem causar turbulência grave e que trará alto risco à segurança do voo.

Um tipo de turbulência que oferece grande risco, principalmente às operações de pouso e decolagem, é a chamada tesoura de vento, ou windshear. Esta é caracterizada por uma grande variação de direção e intensidade do vento em curto tempo e espaço, o que pode levar as aeronaves, principalmente aviões, à perda de sustentação tanto no pouso quanto na decolagem. É geralmente associada à Cb, mas pode ser provocada por outros fatores como frentes frias, brisa marítima, ondas orográficas e inversão de temperatura.

### Formação de gelo

O gelo que se forma nas aeronaves é um fenômeno que traz riscos consideráveis à atividade aérea. O gelo pode se formar tanto interna como externamente à aeronave, afetando diversas partes da mesma.

Existem basicamente três condições para que o gelo possa se formar sobre uma aeronave:

- Presença de gotículas d'água (chuva ou nuvem)
- Temperatura do ar igual ou inferior a 0°C
- Temperatura da aeronave igual ou inferior a 0°C.

O gelo que se forma nas superfícies externas do avião produz efeitos como o aumento de peso, a resistência ao avanço e a alteração dos perfis de sustentação, podendo comprometer a estabilidade do voo. Ocorrendo nas hélices, afetará o rendimento e pode causar vibrações.

Se ocorrer formação de gelo no tubo de pitot, os instrumentos que têm seu funcionamento dependente da pressão dinâmica e estática, como altímetro e velocímetro, deixarão de funcionar, colocando o voo em sério risco.

No Brasil, onde o clima é predominantemente tropical, esse fenômeno pode afetar as aeronaves que voam em níveis mais elevados, onde as temperaturas são negativas, como é o caso dos aviões.

### Trovoadas

Trovoada pode ser definida como um conjunto de fenômenos associados à nuvem Cb e que se manifesta principalmente por relâmpagos e trovões, representando um dos maiores riscos para a atividade aérea, pois é responsável também por fatores como rajadas de vento, turbulência grave, granizo, chuva intensa e, no interior da nuvem, formação de gelo intenso.

O ciclo de vida de uma trovoada passa por três estágios: Cumulus ou formação; maturidade ou madureza; e dissipação. O estágio mais perigoso é o segundo, maturidade, que é indicado pelo início da precipitação. É nesse estágio que os fenômenos são mais intensos e perigosos.

As principais condições de tempo associadas às trovoadas e que merecem toda a atenção e cuidado são:

- Turbulência – produzida por intensas correntes ascendentes e descendentes de ar, sendo um pouco menos intensa abaixo da base e nos primeiros 2 mil m dentro da nuvem, podendo se propagar até cerca de 1.500 m acima do topo da nuvem, em pleno céu claro
- Granizo – formado pelo congelamento de gotas d'água, representa um dos maiores riscos para o voo pelo seu potencial de provocar danos na aeronave, sendo que a maior parte aparece na etapa de maturidade da nuvem, podendo inclusive ser lançado para fora da nuvem até uma distância de cerca de 10 a 20 milhas náuticas (NM) e, por vezes, pode ser identificado visualmente pela coloração esverdeada que dá à nuvem
- Formação de gelo – exige cuidados, mas, nesse caso, diante da forte turbulência e da presença de granizo, bem como dos eficientes sistemas antigelo existentes nas atuais aeronaves, não se apresenta como o maior risco
- Relâmpagos – ocorrem devido ao acúmulo de cargas elétricas dentro da nuvem, sendo que as descargas elétricas oriundas da trovoada podem chegar a atingir a aeronave, contudo terão a tendência de fluir ao longo das partes metálicas externas, de forma que não atingirão o seu interior. Esses relâmpagos terão a característica de caírem na vertical da parte dianteira (vanguarda) da nuvem, onde a base é mais próxima do chão, e na horizontal, na parte de trás (retaguarda) da nuvem
- Rajadas de vento – ventos variáveis e com rajadas podem ser sentidos antes mesmo da chegada da nuvem e ocorrem em função de porções de ar que são empurradas para baixo pela chuva intensa.

Como visto, são muitos os fenômenos meteorológicos que podem afetar a segurança do voo e muitas as variáveis que devem ser consideradas quando da realização das missões aeromédicas, que, no que diz respeito ao planejamento de voo, possuem características próprias de acordo com cada situação abordada neste capítulo, de maior ou menor grau de urgência.

A mensagem que o autor pretende deixar é que em hipótese alguma o piloto pode negligenciar no planejamento do voo, muito menos deixar de levar em conta as condições meteorológicas, especialmente em períodos noturnos ou quando da possibilidade de ocorrência de fenômenos mais intensos.

---

[2] Nuvens cumuliformes são nuvens que se caracterizam pelo maior desenvolvimento vertical em relação ao horizontal, causado por corrente de ar ascendente.

[3] Cumulonimbus são nuvens cumuliformes de desenvolvimento vertical muito grande e que apresentam fenômenos intensos, como raios, trovões, pancadas de chuva, granizo, rajadas de vento e turbulência grave.

O bom piloto é aquele que conhece as normas aeronáuticas e a sua aeronave, faz um bom planejamento de voo, analisa as condições meteorológicas e, principalmente, respeita as limitações da aeronave e suas próprias limitações.

## BIBLIOGRAFIA

Banci D. Meteorologia para Aviação – teoria e testes. Editora Independente, 2015.

Brasil. Ministério da Defesa. Comando da Aeronáutica. Departamento de Controle do Espaço Aéreo. Meios de Navegação Aérea. Rio de Janeiro: DECEA, 2018.

DECEA. Circular de Informação Aeronáutica nº 27/14. Operações aéreas de segurança pública e/ou de defesa civil. Rio de Janeiro: DECEA, 2014. Disponível em: http://www.aviacaofederal.com.br/2014/12/aic-n-27.14de-11-de-dezembro-de-2014.html. Acesso em: 2 set. 2018.

DECEA. Regras do Ar – ICA 100-12. Rio de Janeiro: DECEA, 2016.

Sonnemaker JB. Meteorologia. PP – PC – IFR – PLA. São Paulo: Editora Asa; 2012.

# 6

# Segurança de Voo em Operações Aeromédicas

José Alexander de Albuquerque Freixo

## INTRODUÇÃO

O emprego de aeronaves para o rápido e adequado transporte de pacientes vem crescendo nos últimos anos no Brasil. Além da possibilidade de remover pacientes em um menor tempo possível para hospitais com melhores recursos e/ou distantes, as aeronaves, em especial as de asas rotativas, permitem a chegada de equipes especializadas aos mais diversos locais, superando congestionamentos e inundações e possibilitando o salvamento e o resgate de vítimas com a utilização de várias técnicas que foram desenvolvidas e aprimoradas ao longo dos anos.

Cumpre observar que, mesmo com toda a confiabilidade e as normatizações presentes na aviação, o risco de acidentes e incidentes aeronáuticos existe, em particular nas operações aeromédicas. Características como urgência, imprevisibilidade, voo a baixa altura, pousos e decolagens em áreas não preparadas, pressão autoimposta para o cumprimento da missão, participação de pessoas estranhas à operação, entre outras, as diferem das demais operações da aviação geral, executiva ou de transporte regular de passageiros. Por essa razão, é fundamental que os operadores aeromédicos estabeleçam programas, procedimentos e treinamentos específicos, com o objetivo de mitigar os riscos.

## OCORRÊNCIAS AERONÁUTICAS

Ocorrência aeronáutica é qualquer evento envolvendo aeronave que poderá ser classificado como acidente aeronáutico, incidente aeronáutico grave ou incidente aeronáutico, permitindo ao Sistema de Investigação e Prevenção de Acidentes Aeronáuticos (SIPAER), cujo órgão central é o Centro de Investigação e Prevenção de Acidentes Aeronáuticos (CENIPA), a adoção dos procedimentos pertinentes.

A Norma do Sistema do Comando da Aeronáutica (NSCA) 3-13, que versa sobre os Protocolos de Investigação de Ocorrências da Aviação Civil conduzidas pelo Estado Brasileiro, define acidente aeronáutico como:

Toda ocorrência aeronáutica relacionada à operação de uma aeronave tripulada, havida entre o momento em que uma pessoa nela embarca com a intenção de realizar um voo até o momento em que todas as pessoas tenham dela desembarcado ou; no caso de uma aeronave não tripulada, toda ocorrência havida entre o momento que a aeronave está pronta para se movimentar, com a intenção de voo, até a sua parada total pelo término do voo, e seu sistema de propulsão tenha sido desligado e, durante os quais, pelo menos uma das situações abaixo ocorra:

a) uma pessoa sofra lesão grave ou venha a falecer como resultado de:
– estar na aeronave

– ter contato direto com qualquer parte da aeronave, incluindo aquelas que dela tenham se desprendido ou
– ser submetida à exposição direta do sopro de hélice, de rotor ou de escapamento de jato, ou às suas consequências.
NOTA 1 – Exceção será feita quando as lesões, ou óbito, resultarem de causas naturais, forem autoinfligidas ou infligidas por terceiros, ou forem causadas a pessoas que embarcaram clandestinamente e se acomodaram em área que não as destinadas aos passageiros e tripulantes.
NOTA 2 – As lesões decorrentes de um Acidente Aeronáutico que resultem óbito em até 30 dias após a data da ocorrência são consideradas lesões fatais.

b) a aeronave tenha falha estrutural ou dano que:
– afete a resistência estrutural, o seu desempenho ou as suas características de voo; ou
– normalmente exija a realização de grande reparo ou a substituição do componente afetado.
NOTA 3 – Exceção será feita para falha ou danos quando limitados a um único motor (incluindo carenagens ou acessórios), para danos limitados às hélices, às pontas de asa, às antenas, aos probes, aletas, aos pneus, aos freios, às rodas, às carenagens do trem, aos painéis, às portas do trem de pouso, aos para-brisas, aos amassamentos leves e pequenas perfurações no revestimento da aeronave, ou danos menores às pás do rotor principal e de cauda, ao trem de pouso, e aqueles danos resultantes de colisão com granizo ou ave (incluindo perfurações no radome).
NOTA 4 – O Adendo E do Anexo 13 à Convenção sobre Aviação Civil Internacional apresenta uma lista de danos que podem ser considerados exemplos de acidentes aeronáuticos. Uma tradução livre desta lista encontra-se no Anexo B desta Norma.

c) a aeronave seja considerada desaparecida ou esteja em local inacessível.
NOTA 5 – Uma aeronave será considerada desaparecida quando as buscas oficiais forem suspensas e os destroços não forem encontrados.

A NSCA 3-13 define incidente aeronáutico como:

Uma ocorrência aeronáutica, não classificada como um acidente, associada à operação de uma aeronave, que afete ou possa afetar a segurança da operação.
NOTA – Os tipos de incidentes que são de interesse principal à ICAO para estudos de prevenção de acidentes estão listados no Adendo C do Anexo 13 à Convenção sobre Aviação Civil Internacional. Uma tradução livre desta lista encontra-se no Anexo B desta Norma.

O incidente grave é definido pelo CENIPA como:

Incidente aeronáutico envolvendo circunstâncias que indiquem que houve elevado risco de acidente relacionado à operação de uma aeronave que, no caso de aeronave tripulada, ocorre entre o momento em que uma pessoa nela embarca, com a intenção de realizar um voo, até o momento em que todas as pessoas tenham dela desembarcado; ou, no caso de uma aeronave não tripulada, ocorre entre o momento em que a aeronave está pronta para se movimentar, com a intenção de voo, até a sua parada total pelo término do voo, e seu sistema de propulsão tenha sido desligado.

NOTA 1 – A diferença entre o incidente grave e o acidente está apenas nas consequências.

NOTA 2 – O Adendo C do Anexo 13 à Convenção sobre Aviação Civil Internacional apresenta uma lista de situações que podem ser consideradas exemplos de incidentes aeronáuticos graves. Uma tradução livre desta lista encontra-se no Anexo A desta Norma.

Todos os acidentes aeronáuticos devem ser investigados no âmbito do SIPAER, cuja única finalidade é a prevenção de novas ocorrências. As demais ocorrências aeronáuticas podem ser investigadas de acordo com a pertinência e critérios estabelecidos pelo CENIPA.

## CONCEITOS DE SEGURANÇA OPERACIONAL

A Organização da Aviação Civil Internacional (2018) define segurança operacional como o estado no qual o risco de lesões às pessoas e de danos às propriedades é reduzido e mantido em, ou abaixo de, um nível aceitável, mediante um contínuo processo de identificação de perigos e gerenciamento de riscos.

Stolzer AJ et al. afirmam que a verdadeira expressão *segurança operacional* implica medição, avaliação e retroalimentação constante do sistema; é como um verbo e deve significar ação.

Cumpre lembrar que os termos *segurança operacional* e *segurança de voo* são sinônimos, o primeiro utilizado principalmente na aviação civil, e o segundo, na aviação militar.

Nesse sentido, considera-se como segura a organização aérea que possui defesas e barreiras que permitam o gerenciamento adequado dos riscos a que está habitualmente exposta. Essas defesas englobam a manutenção das aeronaves, a capacitação e o treinamento de todo pessoal envolvido na operação e o estabelecimento de procedimentos padronizados. De forma resumida, pode-se afirmar que a segurança de voo, por meio de ações na área de prevenção de acidentes, visa a tornar o sistema mais resistente a falhas e erros.

## FERRAMENTAS PARA A PREVENÇÃO DE ACIDENTES AERONÁUTICOS

Com a implantação do Sistema de Gerenciamento da Segurança Operacional (SGSO) pelo Estado brasileiro, as principais ferramentas e programas para a gestão da segurança operacional devem constar em um Manual de Gerenciamento da Segurança Operacional (MGSO).

O MGSO deve ser elaborado pela organização aérea e aprovado pela Agência Nacional de Aviação Civil (ANAC). O manual tem por finalidade estabelecer normas e procedimentos para o planejamento, a coordenação e a execução das atividades voltadas ao gerenciamento da segurança operacional, de forma aliada a uma política de Gestão da Qualidade. Além de ser uma orientação básica da atividade de segurança de voo aos integrantes da organização aérea, ele identifica o estabelecimento de ações e responsabilidades definidas e dirigidas para a segurança das atividades ligadas às operações aéreas.

As principais ferramentas para a prevenção são:

- Relatório de Prevenção (Rel Prev) ou Relato de Aviação Civil (RAC) – é um sistema de reporte voluntário no âmbito do SIPAER, confidencial e não punitivo no que diz respeito a erros não premeditados ou inadvertidos, exceto em casos que envolvam violação operacional intencional ou atos ilícitos. Permite que qualquer pessoa relate situações de perigo real ou potencial, observadas ou que delas teve conhecimento, facilitando a identificação reativa e proativa dos perigos à segurança operacional. O Rel Prev pode ser preenchido anonimamente ou com a identificação do autor; em ambos os casos, será dada ampla divulgação das medidas mitigadoras e corretivas implantadas pela organização aérea em decorrência do mesmo. Cada organização aérea pode ter seu formulário personalizado ou utilizar o formulário padrão adotado pelo SIPAER

- Auditoria de Segurança Operacional (ADSO) – é uma ferramenta proativa com o objetivo de avaliar como a organização aérea está desenvolvendo suas atividades voltadas à segurança operacional e de identificar condições latentes que possam afetar a segurança. Deve ser realizada por pessoal certificado e com a autoridade do executivo responsável pela organização, pois dela poderão ser emitidas ações corretivas. As ADSO podem ser periódicas (realizadas regularmente e previstas no MGSO), ou especiais (realizadas excepcionalmente em virtude de alguma ocorrência aeronáutica).

## OPERAÇÕES AEROMÉDICAS COM HELICÓPTEROS

A versatilidade do helicóptero permite o cumprimento de várias missões, com a utilização de diversas técnicas de acordo com os equipamentos que possua instalados. Atualmente, existem modelos de helicópteros de diversos fabricantes, com características e especificações técnicas as mais variadas possíveis. Cabe ao operador aeromédico a escolha da aeronave que melhor atenda às suas demandas e características operacionais, como autonomia, peso, carga útil, número de vítimas e tripulantes requeridos para a operação, capacidade para a instalação de equipamentos médicos e de salvamento, ambiente da operação (capacidade operacional de helipontos, áreas de pouso ocasional, áreas restritas etc.), entre outras.

Uma das principais operações desenvolvidas com o emprego de aeronaves de asas rotativas é o resgate aeromédico, permitindo a chegada rápida das equipes de urgência médica ao local de um acidente, onde a vítima de um trauma necessita de atendimento especializado. Além da assistência no local, a aeronave proporciona a condução ágil e segura até um centro hospitalar preparado para o recebimento de vítimas de acordo com a gravidade.

Uma missão aeromédica envolve uma série de variáveis que o comandante da aeronave deve gerenciar, como: quantidade de combustível, potência disponível para o voo, condições meteorológicas, separação e coordenação com outras aeronaves no espaço aéreo, entre outras. Mas os pontos mais críticos da operação, sem dúvida, são o pouso em área restrita e a segurança da aeronave no solo.

## REGRAS GERAIS DE SEGURANÇA

A operação com helicópteros requer a observação e o cumprimento das seguintes regras de segurança na área de operações:

- Somente aproxime-se ou afaste-se do helicóptero com o corpo levemente curvado à frente, na área em que o piloto possa vê-lo
  - Muitas vezes a aeronave pousa em terrenos irregulares, onde pode haver aclives ou declives, aumentando o risco da pessoa que se aproxima ou se afasta de ser atingida por

uma pá do rotor principal. É importante, também, que a pessoa que se aproxima ou se afasta do helicóptero esteja no campo de visão do piloto, para que ele não inicie uma decolagem ou manobra que possa prejudicar esta pessoa, ou até mesmo lesioná-la

- Jamais aproxime-se da cauda do helicóptero, principalmente da área do rotor traseiro
  - O rotor de cauda é a parte mais perigosa do helicóptero, pois está localizado a baixa altura na maioria dos modelos de aeronaves e, quando em movimento, torna-se praticamente invisível devido à altíssima rotação. Já ocorreram acidentes em que pessoas tentaram passar por baixo do cone de cauda, ou mesmo dar a volta por trás da aeronave, e acabaram sendo atingidas pelo rotor traseiro
- Não usar qualquer tipo de cobertura, boné ou chapéu dentro da área de operações em um raio de 20 m do helicóptero
  - Devido ao vento produzido pelos rotores do helicóptero, a cobertura pode ser arrancada da cabeça do usuário e este pode ir em direção à aeronave para pegá-la de volta de forma desatenta
- Ao se aproximar do helicóptero portando algum objeto, segure-o na altura da cintura, jamais na vertical ou sobre os ombros
  - Qualquer objeto que for erguido poderá ser atingido pelas pás do rotor principal. Em ocorrências de resgate, é comum que outros socorristas busquem a maca portátil da aeronave. Por esta razão, sempre alguém da tripulação deve estar atento. Outra situação comum é a utilização de suportes verticais para soro; estes devem ser mantidos abaixo da altura dos ombros dos envolvidos na operação
- As viaturas terrestres devem manter uma distância segura da aeronave
  - As unidades de resgate terrestres devem manter-se fora da projeção vertical do disco do rotor. Já ocorreram situações em que a ambulância colidiu com uma das pás do rotor principal, ocasionando danos ao helicóptero
- Não deixar materiais soltos na área de pouso e não tentar apanhar qualquer objeto deslocado pela ação do vento dos rotores
  - Lençóis, ataduras, papéis e outros objetos leves ou frágeis podem ser deslocados com a turbulência provocada pelos rotores
- Não fumar próximo à aeronave
- Em caso de emergência com a aeronave, aguardar a parada total dos rotores para se aproximar
  - Em caso de acidente ou incidente com o helicóptero no pouso ou decolagem, a aproximação para o auxílio e socorro dos tripulantes só deve ocorrer após a parada total dos rotores, evitando lesões também às equipes no solo
- Qualquer dúvida, consultar algum membro da tripulação.

Em voo, as equipes médicas embarcadas devem observar as seguintes regras de segurança:

- Ao embarcar na aeronave, afivele o cinto de segurança, devendo utilizá-lo em todas as fases do voo
  - O cinto de segurança é item obrigatório a bordo, em casos excepcionais, com a aeronave em voo com portas abertas, o médico e o enfermeiro também deverão usar outro acessório de amarração que permita maior mobilidade na cabine durante procedimentos de pouso e decolagem em áreas restritas
- Checar o funcionamento do sistema interno de fonia
  - A comunicação interna entre os membros da tripulação é fundamental e item obrigatório, especialmente para a coordenação e a orientação em pousos e decolagens em áreas restritas

- Não fumar no interior da aeronave
- Não jogar objetos para fora da aeronave
  - Nenhum objeto deverá ser lançado para fora da aeronave, pois, além do risco de atingir pessoas no solo, o rotor de cauda também poderá ser atingido. A tripulação deve estar atenta também para não deixar cair nenhum objeto inadvertidamente, como tesouras ou telefones celulares. Esses objetos deverão ser acondicionados em bolsas ou bolsos do traje utilizado pelo tripulante
- Evitar a projeção do corpo para fora da aeronave quando em voo com portas abertas
  - A exposição de membros aumenta o risco de lesões ocasionadas por linhas de pipa, pássaros, balões ou drones
- Manter-se atento em todas as fases do voo, não tocar em nenhum controle, alavanca ou banco do piloto quando estiver embarcado
  - A tripulação deve se atentar para não interferir ou atrapalhar o comandante da aeronave, especialmente em fases críticas do voo, como pouso e decolagem
- Em emergência, curvar-se de encontro aos joelhos, abraçando as pernas, mantendo os pés firmemente plantados no piso do helicóptero
  - Essa posição visa proteger ao máximo a integridade física do tripulante. Atentar para abandonar a aeronave somente após a parada total do rotor
- Desembarcar somente com a autorização do comandante da aeronave
  - O desembarque deve ser realizado somente após a autorização do piloto, para isso o tripulante deverá manter o cinto afivelado e os fones de ouvidos/capacete devidamente colocados. Logo após o pouso, o piloto poderá realizar uma nova decolagem, caso o terreno seja irregular e inadequado para a aeronave
- Após desembarcar, assumir a posição de segurança e isolamento da aeronave
  - A equipe deverá se postar ao redor do helicóptero, fora da projeção do disco do rotor principal, evitando a aproximação de pessoas, veículos e animais. A segurança somente poderá ser desmobilizada com a parada total do rotor, e o próprio piloto deverá desembarcar e assumir a segurança. Em casos excepcionais, quando a aeronave necessite permanecer acionada, o isolamento e segurança deverá ser feito por equipe de apoio no solo
- Após desembarcar, próximo ao helicóptero, em caso de cegueira ocasionada por poeira, pare, sente e aguarde o auxílio
  - Jamais tente caminhar sem que tenha total visão da aeronave e do solo.

## OPERAÇÃO COM HELICÓPTEROS EM ÁREA RESTRITA

Entende-se como área restrita para pousos e decolagens toda área não catalogada pela autoridade aeronáutica e que apresenta dificuldades de acesso para pouso devido à existência de obstáculos nas imediações ou que possui características que dificultem a operação normal da aeronave. Por essa razão, necessita de uma criteriosa avaliação para sua utilização com segurança.

A possibilidade de pousar em áreas com essas características é fundamental para o cumprimento de missões aeromédicas, em especial as de resgate. As remoções inter-hospitalares possibilitam ao comandante da aeronave o adequado planejamento do voo, com a prévia avaliação das áreas de pouso, geralmente aeródromos ou helipontos regulares, bem como o monitoramento e a observação das condições meteorológicas predominantes na rota e no destino. Já em missões de resgate, a tripulação não sabe onde realizará o pouso. Essa análise é feita a partir da localização da ocorrência, em que, de uma maneira dinâmica e com o auxílio de todos os tripulantes a bordo, o comandante da aeronave realiza o gerenciamento de risco, optando pelo local mais seguro, dentro de parâmetros preestabelecidos em um procedimento operacional padrão. O pouso nessas condições só deve ser realizado com a orientação de tripulantes treinados para essa finalidade, pois a visão do piloto é muito limitada, e, somente com o trabalho da tripulação como uma equipe, é possível efetuar um pouso com segurança. Com as portas traseiras abertas, o médico e o enfermeiro têm visão das extremidades do rotor principal e da cauda da aeronave.

Algumas organizações aéreas, principalmente as policiais ou de bombeiros, optam também pelo embarque de um operador aerotático para auxiliar o piloto no pouso e decolagem em área restrita e para a segurança da aeronave no solo. Este modelo possui a vantagem de diminuir a carga de trabalho da equipe médica, permitindo o foco no atendimento à vítima, porém a grande desvantagem é de agregar peso ao helicóptero e de diminuir o espaço interno, que, em muitos casos, já é extremamente reduzido. Outras também utilizam um segundo piloto para diminuir a carga de trabalho do comandante da aeronave, especialmente na navegação e coordenação com ambulâncias no solo, mas enfrentam as mesmas dificuldades quanto ao aumento do peso embarcado, sendo que, em alguns casos, se torna inviável em função da configuração interna da cabine para o transporte de vítimas. Isso porque, em determinadas aeronaves, o assento do segundo piloto e os duplos comandos são removidos.

## CRITÉRIOS PARA SELEÇÃO DA ÁREA DE POUSO

A primeira alternativa para pouso e decolagem em uma operação aeromédica deve ser a utilização de um aeródromo ou heliponto regular. Na ausência desses locais, a área deve possuir dimensões e características compatíveis com a aeronave operada e atender no mínimo aos seguintes requisitos:

- Rampa de aproximação livre de obstáculos, como edificações, fios, antenas, postes, árvores
- Inexistência de obstáculos a baixa altura, como muros, alambrados, cercas, traves, arbustos, estacas ou outros objetos fixados ao solo que possam interferir no pouso em manobras da aeronave a baixa altura ou atingir o rotor de cauda
- Áreas planas, compactadas, de piso compatível com o peso da aeronave operada, evitando locais que possam produzir suspensão de poeira ou areia, podendo gerar a ocorrência de *Brownout*[1]
- Área livre de materiais que possam ser deslocados pela ação do vento do rotor
- Local que possibilite o acesso aos veículos de apoio e deslocamento do paciente até a aeronave.

---

[1] *Brownout* é uma restrição de visibilidade em voo devido à poeira ou areia suspensa no ar em grande proporção. Em um *brownout*, o piloto não pode ver objetos próximos, que sejam capazes de lhe fornecerem as referências visuais externas, necessárias para o manterem orientado e, portanto, para controlar a aeronave. Isso pode causar desorientação espacial e perda da consciência situacional, levando a um acidente. Esse fenômeno causa acidentes durante as operações de pouso e decolagem de helicópteros em terreno árido. Nuvens de poeira intensas e ofuscantes, levantadas pelo *downwash* do rotor do helicóptero durante o voo próximo ao solo, causam riscos significativos à segurança de voo dos helicópteros, colisões com obstáculos no solo e capotamento dinâmico, devido, por exemplo, à possibilidade de um terreno inclinado e ou irregular.

É fundamental que as equipes de solo isolem a área, evitando a entrada de pessoas não autorizadas, veículos e animais. Caso as condições mínimas de segurança não existam, outro local nas proximidades deve ser procurado e realizada nova análise. Caso não haja um local seguro, a missão pode ser abortada.

Recomenda-se que as operações de pouso e decolagem após o pôr do sol (período noturno) sejam realizadas apenas em áreas homologadas ou registradas pela autoridade aeronáutica. As operações fora dessas áreas devem ser consideradas como exceção e realizadas apenas em áreas previamente reconhecidas e avaliadas.

## SEGURANÇA DA AERONAVE NO SOLO

Outra condição crítica na operação é a segurança da aeronave no solo. Assim que o helicóptero pousa, a equipe médica deve desembarcar imediatamente e fazer o isolamento do helicóptero até a parada total dos rotores, evitando, assim, a aproximação de pessoas, animais e veículos. É fundamental contar com o apoio de equipes no solo para o isolamento adequado do local.

Manter a aeronave com os rotores em funcionamento durante o atendimento da vítima deve ser evitado e considerado uma situação de exceção. Caso seja indispensável, equipes de apoio no solo devem ser encarregadas do isolamento do helicóptero.

A aproximação de pessoas, e até mesmo de ambulâncias e veículos de apoio na segurança, somente deve ocorrer com a autorização de algum membro da tripulação, e deve observar as regras de segurança, especialmente quanto à proximidade da aeronave, prevenindo o choque dos veículos com partes da aeronave.

## EQUIPE DE VOO

Cumpre lembrar que médicos e enfermeiros embarcados em operações aeromédicas passam a fazer parte da equipe de voo, atuando na função de operador de suporte médico, em que deve estar capacitado para a orientação e o auxílio ao comandante da aeronave em todas as fases do voo. Devem também estar familiarizados com a aeronave que operam, conhecendo as regras de segurança em caso de emergência, localização de extintores de incêndio, abertura e fechamento de portas e bagageiros, correta utilização dos cintos de segurança e acessórios de amarração, uso de fones ou capacetes para comunicação interna e localização de equipamentos.

A realização de um *briefing* ou "apronto" conduzido pelo comandante da aeronave deve preceder toda e qualquer missão aeromédica. Mesmo com tripulações experientes ou passageiros frequentes, o *briefing* deve ser obrigatório.

De maneira clara, breve e objetiva, devem ser transmitidas informações a respeito da missão a ser realizada com os seguintes objetivos:

- Identificação das funções que cada indivíduo irá desempenhar na operação
- Descrição de um procedimento de emergência da aeronave em que se está voando
- Descrição das missões que estão planejadas para serem cumpridas naquele dia
- Relato de um acidente e/ou condição de insegurança que possa afetar a operação
- Descrição de um procedimento operacional
- Divulgação da situação da aeronave em relação à operacionalidade e/ou manutenção
- Descrição das condições meteorológicas atuais e futuras para a região específica

- Verificação das condições fisiológicas e psicológicas das pessoas envolvidas na missão, e
- Abertura da palavra para que todos possam participar e contribuir com alguma informação relevante à operação.

Após o cumprimento da missão, recomenda-se a realização de um "*debriefing*" ou crítica, possibilitando que todos os tripulantes se manifestem sobre pontos que podem ser melhorados em outras operações, encerrando o "ciclo de vida" da equipe (Figura 6.1). O comandante de aeronave é o responsável pelo incentivo e condução desta prática.

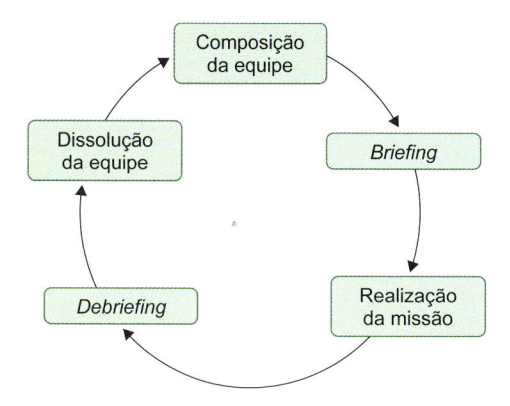

**Figura 6.1** Ciclo de vida da equipe aeromédica.

## FRASEOLOGIA OPERACIONAL PADRÃO

Cada organização aérea deve estabelecer uma fraseologia operacional padrão, visando à comunicação clara e objetiva entre os tripulantes a bordo, e permitindo o mútuo entendimento, especialmente em fases críticas do voo, como pousos e decolagens. A utilização da fraseologia operacional padrão é fundamental para uma comunicação precisa, não permitindo interpretações ou entendimentos equivocados, principalmente nas fases mais críticas da operação.

Exemplo de comunicação, utilizando-se fraseologia operacional padrão durante manobras próximas ao solo:

**Comandante da aeronave**: cauda à direita
**Médico**: direita livre giro
**Comandante da aeronave**: cauda à esquerda
**Enfermeiro**: esquerda livre giro
**Comandante da aeronave**: helicóptero para trás
**Enfermeiro**: esquerda e cauda livres
**Médico**: direita e cauda livres

## OBSTÁCULOS EM VOO

Os helicópteros voam, na maioria do tempo, a baixas alturas, deixando-os mais expostos ao risco de colisão com obstáculos.

A todo instante, a tripulação deve estar atenta à existência de obstáculos para informar ao comandante da aeronave. Essa informação deve ser feita utilizando-se da fraseologia operacional padrão, visando à eficácia da comunicação.

Os principais obstáculos encontrados por helicópteros são:

- Antenas
- Balões
- Cabos de alta tensão
- Pássaros
- Pipas
- Drones.

Para indicação correta da presença de outras aeronaves, pássaros e obstáculos em geral, no setor pretendido, a fraseologia operacional padrão mais utilizada preconiza o emprego do sistema horário como referência. Esse sistema consiste em imaginar a proa do helicóptero voltada para o "número 12" de um relógio (Figura 6.2), o obstáculo avistado será sempre apontado pela posição do ponteiro das horas. A altura em relação ao helicóptero será relatada pelas expressões: *Abaixo, Nível e Acima* se estiver mais baixa, na mesma altura ou mais alta, respectivamente (Figura 6.3).

Exemplo de comunicação, utilizando-se fraseologia operacional padrão durante o voo:

**Médico**: pássaro a uma hora, acima
**Comandante da aeronave**: ciente, visual

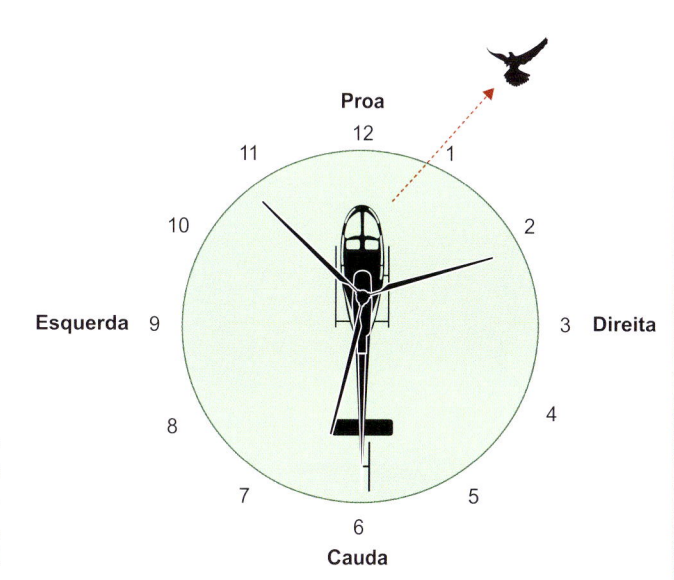

**Figura 6.2** Representação do sistema horário para reporte de obstáculos.

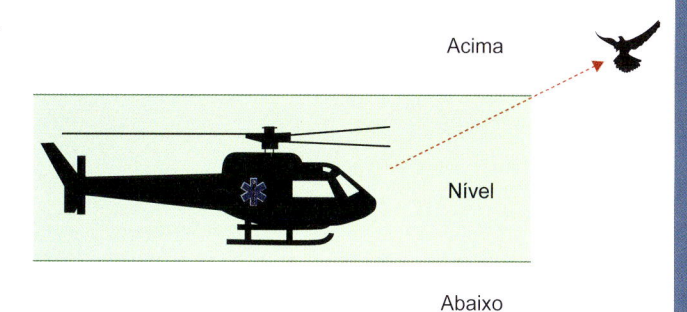

**Figura 6.3** Níveis dos obstáculos a relatar.

## BIBLIOGRAFIA

Associação Brasileira de Pilotos de Helicóptero. Safety n. 115: ABRAPHE, 2021.

Brasil. Ministério da Defesa. Comando da Aeronáutica. Centro de Investigação e Prevenção de Acidentes Aeronáuticos. Norma do Sistema do Comando da Aeronáutica 3-13. Protocolos de investigação de ocorrências aeronáuticas da aviação civil conduzidas pelo Estado brasileiro. Brasília: CENIPA, 2017.

Organização da Aviação Civil Internacional. Safety Management Manual. 4. ed. Montreal: OACI; 2018.

Stolzer AJ, Halford CD, Goglia JJ. Tradução da Equipe DCA-BR. Sistemas de Gerenciamento da Segurança Operacional na Aviação. São José dos Campos: DCA-BR – Organização Brasileira para o Desenvolvimento da Certificação Aeronáutica; 2011.

# 7

# *Corporate Resource Management*

Rodrigo Mantovani Nunes

## INTRODUÇÃO

Era 28 de dezembro de 1978, já passava das 18 horas e 15 minutos, quando um DC-8 da Companhia Aérea United Airlines, que vinha do Aeroporto Internacional John F. Kennedy, em Nova York, para o Aeroporto Internacional de Portland, em Óregon, com 181 passageiros e 10 tripulantes, fez um pouso forçado nos subúrbios de Portland, após ter ficado sem combustível, matando 10 pessoas e ferindo gravemente outras 23.

Tudo no voo 173 da United acontecia como planejado pelo comandante McBroom, com mais de 27.600 horas de voo, e pelos não menos experientes "Rod" Beebe, seu copiloto, e Forrest Mendenhall, seu engenheiro de voo, até que, já próximos ao "destino final", sentiram uma vibração anormal e uma pequena guinada do avião para a direita no momento que o trem de pouso era baixado. Tudo isso ainda foi completado pela ausência de uma lâmpada que deveria acender indicando que o trem de pouso estaria pronto para suportar o peso do avião no momento do toque com o solo.

A situação fez com que solicitassem autorização ao controle aéreo para realizar procedimentos de espera, buscando assim tentar diagnosticar e corrigir o problema. Então, durante a hora seguinte, examinaram todas as soluções possíveis.

As investigações concluíram que a tripulação (piloto, copiloto e engenheiro de voo) sabia que a quantidade de combustível estava decaindo, porém o estilo de liderança desenvolvido por McBroom, a falta de assertividade do restante da tripulação e a quase ausência do trabalho em equipe foram algumas das variáveis que mais estiveram presentes nesse acidente.

O acidente, investigado pela National Transportation Safety Bord (NTSB),[1] que concluiu que a lâmpada de indicação do trem de pouso estava apenas queimada e a aeronave apresentava plena capacidade de efetuar um pouso seguro, gerou em 13 de junho de 1979 a recomendação de segurança que definiu as bases do que passou a ser conhecido como *Cockpit Resource Management* (CRM), ou Gerenciamento de Recursos da Cabine. Inclusive, *cockpit* talvez tenha sido a palavra mais significativa nos primórdios da aviação para definir a cabine de pilotagem, já que etimologicamente ela significa "rinha de galo" (*cock* = galo e *pit* = cavidade).

Esse e outros acidentes somente puderam ser perfeitamente esclarecidos após a implantação, na década de 1960, nas aeronaves de grande porte do *Cockpit Voice Recorder* (CVR) e do *Flight Data Recorder* (FDR), também conhecidos como "caixa-preta",

permitindo que uma boa parte dos acidentes pudessem ser auditados pelas gravações recuperadas dos últimos instantes do voo, apontando que a cabine de comando era, muitas vezes, um espaço para demonstrações de poder, domínio, subjugação e arrogância.

Entre o início da Segunda Guerra Mundial e a década de 1970, a aviação passou pelo que se convencionou chamar de "era técnica", em que preocupações de segurança se relacionavam principalmente a fatores técnicos, apesar das informações trazidas pelas "caixas-pretas". Época em que a busca pela segurança nas operações aéreas se concentrava na melhoria do equipamento e do treinamento técnico da tripulação.

O período compreendido entre o final dos anos 1970 e a metade dos anos 1990 recebeu o nome de "a idade de ouro" dos fatores humanos na aviação, em referência ao enorme investimento da indústria para atingir o controle máximo do erro humano, já que ele já era apontado como responsável em cerca de 70 a 80% dos acidentes.

Somente no início dos anos 1990, a aviação reconheceu que os indivíduos trabalhavam dentro de contextos operacionais definidos, e esses contextos poderiam influenciar sobremaneira o desempenho humano, criando eventos e resultados diferentes do pretendido.

Isso marcou o início da "era da organização", em que a segurança começou a ser compreendida a partir de uma perspectiva sistêmica, abrangendo fatores organizacionais e pessoais, incorporando a esse binômio a noção de acidente organizacional da aviação.

E foi nesse contexto que o CRM se desenvolveu e se modificou, mudando a forma de encarar o acidente e as ferramentas para evitá-lo ou mitigar seus danos.

O que começou com o objetivo de harmonizar e melhorar a convivência, tornar a equipe eficiente e segura e oferecer ferramentas necessárias para melhorar o processo decisório e a tomada de decisão de todos que dividiam o *cockpit*, ou cabine de pilotagem, foi expandido para toda a tripulação, ou "*crew*", pois, de forma incontestável, não somente a tripulação técnica, mas a tripulação comercial, ou os comissários de voo, também desempenhava papel fundamental na condução segura do voo.

A língua inglesa ainda se permitiu adaptar a outra evolução no treinamento, com o passar do tempo e das pesquisas acerca da responsabilidade do fator humano nos acidentes aéreos, substituindo o *crew*, ou tripulação, por *corporate*, ou corporação/companhia, passando a integrar toda a empresa, incluindo-se a direção da empresa e funcionários não ligados ao voo.

Em 1990, durante a fase de ouro do fator humano, a International Civil Aviation Organization (ICAO) estabeleceu, mediante a Circular 216-AN-131 e após seu relançamento como Cap 719 (Reino Unido), já em 15 de fevereiro de 2002,

---

[1] National Transportation Safety Board (NTSB) é uma agência federal independente encarregada pelo Congresso Americano de investigar todos os acidentes de aviação civil nos EUA e acidentes significativos em outras vias de transporte, como ferrovia, rodovia, marinha e oleoduto.

os conceitos fundamentais sobre o fator humano, reafirmando que, até aquele momento, um grande progresso havia sido feito, mas que melhorias adicionais ainda eram necessárias e poderiam ser conseguidas, considerando que há muito se sabia que cerca de 3 em 4 acidentes resultavam de baixo desempenho humano.

Diversos conceitos foram descritos na Circular 216-AN-131, buscando ampliar o entendimento da dinâmica humana em contextos ultrasseguros como os da aviação.

O modelo SHELL, desenvolvido pela primeira vez por Edwards em 1972 e ilustrado com um modelo de diagrama por Hawkins em 1975, apresenta-nos até hoje um caminho seguro a trilhar para a compreensão do fator humano e as suas mais diversas relações.

SHELL, derivado das letras iniciais de seus componentes (*software*, *hardware*, *environment*, *liveware*), complementando a tríade há muito estabelecida "ambiente-homem-máquina", busca entender a relação do *liveware* (humano) com outro *liveware*, do *liveware* com o *hardware* (máquina), do *liveware* com o *software* (procedimentos, manuais, *checklist*) e do *liveware* com o *environment* (ambiente).

Além do modelo SHELL, a evolução do CRM ao longo de seus 40 anos de aplicação e estudos incorporou teorias que modificaram profundamente a compreensão dos acidentes e de suas causas, tendo na figura do professor, antropólogo e psicólogo britânico James Reason um de seus maiores representantes.

Não há como se falar em treinamento de CRM, hoje já em sua 6ª geração, sem utilizar as teorias do professor Reason sobre a compreensão do erro humano.

Alguém, em algum momento, quer seja em tarefas simples ou mesmo complexas, irá falhar. Não importa qual é o seu grau de treinamento, a função que exerce, a empresa em que trabalha, a dedicação e o comprometimento com que desenvolve a sua tarefa, alguém cometerá um erro, que terá consequências, catastróficas ou não, de acordo com as barreiras impostas pelo sistema, eventualmente perfuradas por condições inseguras latentes presentes em qualquer processo.

Conhecida como a Teoria do Queijo Suíço, aprimorada pelo próprio professor Reason e diversos outros estudiosos, ela reconhece que "herrar é da natureza umana", e cabe ao indivíduo e à própria organização buscar identificar e compreender as condições e os atos inseguros que podem conduzir ao acidente, criando assim barreiras para evitá-los.

A Teoria do Queijo Suíço, que possui uma representação gráfica muito ilustrativa, demonstra que todos os sistemas de proteção possuem falhas latentes ou pequenos furos que não puderam ser identificados ou que têm difícil resolução, e acabam por se alinhar com os furos das falhas ativas, levando ao acidente.

O modelo de compreensão definido pelo "queijo suíço" passou a distribuir a responsabilidade do acidente entre diversos atores da organização, envolvendo todos dentro da cadeia hierárquica, alterando permanentemente a pergunta a ser feita em uma catástrofe: **De quem para por quê?**

O treinamento de CRM é um produto de sua história, e como os acidentes continuam a acontecer, ele ainda está em franca modificação, buscando investir na parte mais frágil e falível do sistema: o ser humano.

## CRM NA AVIAÇÃO DE DEFESA CIVIL E SEGURANÇA PÚBLICA

As operações de defesa civil e de segurança pública possuem condições muito diferentes dos outros segmentos da aviação, por isso encerram condições inseguras latentes que devem ser mapeadas de forma personalizada e com soluções também customizadas, entre elas se enquadra o CRM.

A primeira grande diferença nesse segmento é o próprio conceito da operação, que, no caso da Aviação de Defesa Civil e Segurança Pública, é intitulada como **missão**.

A missão pode ser definida como um encargo, uma *incumbência*, um propósito; é uma função específica que se confere a alguém para fazer algo; é um compromisso, um dever, uma obrigação a executar; é ter sob sua responsabilidade muito mais que a condução segura de uma aeronave com seus passageiros, mas o dever de proteção à vida e ao patrimônio da população; é levar o socorro e a esperança aonde outros meios não conseguiram chegar; é sobre essa pressão implícita, muitas vezes autoimposta, a que a tripulação desse tipo de operação está sujeita. A própria missão já carrega consigo a obrigatoriedade de se ter sucesso.

Para que essa missão possa ser cumprida, o máximo da *performance* da aeronave é utilizado. Sua manobrabilidade e versatilidade exigem a manutenção, por longos períodos, de grande atenção concentrada nas nuances do voo em si e nas particularidades da operação, e atenção difusa, estando atento a todos os sinais que possam comprometer a segurança de todos os envolvidos.

Soma-se a essa dinâmica a imprevisibilidade, que é a condição insegura latente mais difícil de controle, já que nem todos os seus aspectos conseguem ser conhecidos ou mesmo imaginados.

Boa parte é imponderável nesse tipo de operação. A equipe, ao ser acionada para uma emergência, detém pouca informação do que encontrará ao chegar no local do apoio. As condições da operação serão conhecidas somente no momento em que as decisões terão que ser tomadas.

O tipo de local em que operarão as condições climáticas desconhecidas, o apoio terrestre no local da atuação com formações completamente diferentes da tripulação, a condição do socorrido, a curiosidade da população e das equipes de reportagem, além de uma infinidade de outras variáveis, estarão presentes criando um ambiente de risco a ser gerenciado pela equipe.

Somando-se a tudo isso, temos ainda a importância da sinergia da equipe. Para que boa parte dessas variáveis inseguras sejam controladas, é imprescindível não menos que um excelente trabalho em equipe.

Sinergia, do grego *synergein*, formado de *syn*, "junto, ao mesmo tempo", e *érgon*, "trabalho", é a palavra de ordem nas operações. Todos juntos trabalhando em prol do sucesso da missão.

As equipes, quando embarcadas em configuração de suporte avançado de vida, são formadas por dois oficiais, nas funções de piloto e copiloto, um praça na função de enfermeiro e um médico civil, pertencente ao Grupo de Resgate e Atendimento a Urgências da Secretaria de Saúde, que mesmo muito eclética deve trabalhar de forma harmônica.

E, por fim, somando-se aos fatores citados anteriormente, que apresentam a singularidade desse tipo de operação, temos o longo tempo de relacionamento entre os integrantes das equipes, quer seja na contagem dos dias, quer seja na contagem dos anos, já que a rotatividade no grupo é pequena. Essa é a principal força e ao mesmo tempo a principal fraqueza do sentimento de grupo e do trabalho em equipe necessário para a prestação do serviço com excelência. Essa situação oferece a oportunidade de estreitamento de laços profundos de amizade ou de antagonismo e oposição.

O CRM foi desenvolvido por grandes corporações aéreas e para grandes corporações aéreas que têm como uma de suas características um grande grupo de aeronavegantes e uma grande rotatividade nas escalas de voo.

Nessas corporações, a tripulação técnica (pilotos) e a tripulação comercial (comissários) passam algumas horas juntos na cabine, dedicados a uma tarefa técnica única, eventualmente se encontrando em seus hotéis para o pernoite, e voltando a se encontrar, algum tempo depois, caso as escalas de voo favoreçam. É possível até que a aquela tripulação completa nunca mais se encontre, reunindo a formação original.

Ao se apresentar como integrante de uma tripulação, um funcionário dessa grande empresa se despe, em parte, de sua personalidade e passa a agir ou se comportar como lhe tem sido ensinado por meio de cursos e palestras de CRM desde seu ingresso na escola de formação, mantendo comportamentos requeridos para um bom gerenciamento de equipe enquanto durar o voo, podendo voltar a ser "o mesmo" tão logo deixe seu posto de trabalho. Enquanto durar o turno de serviço, ele se relacionará e se comportará com os demais membros de acordo com as políticas adotadas pela empresa.

Nas organizações de Defesa Civil e Segurança Pública, a equipe de voo está submetida a uma ampla variedade de interações, frequentemente por muitos anos e em turnos que ultrapassam 40 horas semanais. Durante o tempo em que não estão voando – que, aliás, corresponde a mais da metade de suas horas de trabalho –, eles aguardam o acionamento de emergências executando diversas tarefas administrativas essenciais para a realização dos voos. É exatamente nesses "encontros administrativos" que os relacionamentos tendem a se deteriorar, afetando diretamente o comportamento embarcado.

Como poderíamos nos sentir, enquanto embarcados, participantes de uma equipe, com propósitos sinérgicos, acolhidos e compreendidos em nossas sugestões e temores se, momentos antes, em um instante de tensão durante a definição de um assunto administrativo qualquer, o chefe, que por coincidência é o comandante da aeronave, tivesse mostrado o seu lado sombrio, pouco indulgente e intolerante?

Esse é o grande desafio do CRM aplicado na Aviação de Defesa Civil e Segurança Pública – transportar parte daquilo que é treinado para ser aplicado em voo nas relações cotidianas de trabalho, evitando assim que os comportamentos inadequados em um ambiente produzam consequências no outro.

Durante treinamento de CRM, algumas condições que não fazem parte dos objetivos do curso devem ser esclarecidas:

- **Diminuir a autoridade do comandante**, até mesmo porque essa prerrogativa está prevista no Código Brasileiro de Aeronáutica, em seu art. 166, sendo então indelegável
- **Substituir o conhecimento técnico**, que continua sendo fundamental para a condução segura da aeronave
- **Implantar a democracia na cabine**, pois, apesar de ser a cabine um espaço acolhedor para receber as sugestões de todos, a decisão e suas consequências sempre serão de responsabilidade do comandante
- **Mudar a personalidade das pessoas**; e transformar a personalidade das pessoas é uma tarefa desafiadora, pois, após certa idade, ela tende a se estabilizar, permitindo apenas pequenas alterações. Portanto, o foco do treinamento deve ser a modificação do comportamento.

Nesse contexto, em especial o último tratado, o CRM oferece recursos e ferramentas para que o comandante e sua equipe possam realizar a condução segura da aeronave, fazendo com que estes desenvolvam comportamentos compatíveis com os conceitos de gerenciamento de cabine.

Diferentemente do comportamento em voo, em que as pessoas estão realmente atentas à forma como conduzem suas relações, por entenderem importante para a segurança e por estarem sensíveis à menor variação no humor da tripulação, na rotina do trato diário acabam tendo dificuldades na aplicação dos conceitos passados e exaustivamente treinados.

Os comportamentos que tendem a diferir da personalidade do tripulante somente conseguem ser mantidos por longo tempo e em condições de estresse com treinamento.

Quando as pessoas são expostas rotineiramente a certa condição de estresse e quebras de rotina no seu ambiente de trabalho, os comportamentos esperados podem ser afetados por sentimentos e emoções, produzindo mudanças no clima organizacional e no rendimento da equipe.

Para que o tripulante melhore o seu desempenho em ambos os contextos (administrativos e operacionais) e se enquadre na cultura da organização, é importante que ele reconheça quais dos seus comportamentos e hábitos são recorrentes, quais têm que ser melhorados e quais devem ser aprendidos.

É claro que esse processo seria muito mais simples com a ajuda constante de um assessor, um especialista ou um *coaching*, mas a dinâmica de qualquer instituição impede esse acompanhamento mais amiúde, ficando a cargo do próprio profissional se aproximar das respostas.

A base para o processo de mudança do profissional inicia-se no autoconhecimento, que é a base do curso de CRM na Polícia Militar do Estado de São Paulo, e ele busca gerar efeitos tanto no voo quanto nas relações administrativas.

O tripulante deve ser despertado para perceber a si, sendo a autogestão e o autoconhecimento a melhor ferramenta de melhoria. O treinamento oferece uma visão do caminho do autoconhecimento e busca despertar no aluno o interesse em trilhá-lo.

Para que esse despertar ocorra, é imprescindível que o tripulante ou aluno vivencie ativamente os conceitos. Para isso, é fundamental utilizar diversas ferramentas durante o CRM, o que implica a necessidade de limitar o número de participantes por curso. Essa abordagem permite que os conceitos sejam compreendidos, discutidos e internalizados de maneira quase individualizada.

Observamos claramente o início de uma transformação no aluno durante o treinamento, especialmente quando ele é exposto a um questionário com o mesmo conteúdo que uma pessoa de sua confiança também respondeu sobre ele.

Parece óbvio, mas os anos à frente de processos de seleção, formação e treinamento de tripulantes vêm confirmando que, em grande parte, nos comportamos como observadores passivos, eventualmente supervalorizando nossos potenciais e menosprezando nossas limitações, e somente entendemos esse erro quando confrontados com nós mesmos.

O autoconhecimento conduzirá à autocrítica, permitindo assim que o tripulante possa reconhecer as qualidades e os pontos a serem melhorados, os erros e os acertos de suas ações, a forma positiva ou negativa como se posiciona diante de novas situações, aumentando o cabedal que o possibilitaria desenvolver o autocontrole, conseguindo assim reações equilibradas e refletidas que o levariam à melhora de suas relações interpessoais.

Além da autoconsciência como a base para a melhora contínua do profissional, tratada como alicerce no treinamento de CRM da aviação de defesa civil e segurança pública, colunas dessa grande estrutura de mudança comportamental também devem ser trabalhadas.

O estilo de liderança, um dos aspectos analisados pelos investigadores do acidente que ocorreu em 28 de dezembro de 1978 com o DC-8 sob o comando do capitão McBroom em Portland, ocupa uma posição de destaque no treinamento. Um comandante com uma abordagem autoritária pode gerar na sua equipe sentimentos de resignação e apatia, uma condição frequentemente referida como a "síndrome do copiloto". Essa dinâmica pode levar uma equipe competente, mas liderada por alguém despreparado, a não alcançar seus objetivos. Além disso, a preocupação quanto ao fortalecimento do espírito de equipe e da sinergia é crucial para o funcionamento eficaz do grupo.

Para promover discussões sobre liderança em equipe, bem como sobre os estilos de liderança e suas aplicações, é fundamental fornecer um suporte teórico e prático que aborde outros pressupostos que possam enriquecer o relacionamento interpessoal. As teorias adaptadas do médico psicanalista Carl Jung são especialmente relevantes, pois se concentram nos diferentes tipos humanos. Essas teorias permitem que o aluno identifique o tipo predominante entre os membros de sua equipe e compreenda como cada tipo tende a se relacionar. Isso facilita a implementação da chamada "Técnica da Sintonia", que busca promover uma comunicação entre as pessoas com o mínimo de barreiras.

A andragogia, ou a ciência de ensinar adultos a aprender, tendo como seu maior divulgador o educador Malcolm Knowles, estabeleceu alguns princípios fundamentais para a educação de adultos, sendo a interatividade entre orientadores e alunos, por meio de jogos e *cases*,[2] uma das ferramentas essenciais para a qualidade da aprendizagem.

Baseando-se nos princípios da andragogia, é fundamental que todo o conteúdo abordado no CRM seja sempre acompanhado de exemplos práticos, oriundos tanto das experiências dos facilitadores quanto das vivências dos alunos, ou ainda de situações reais vividas por terceiros. Dessa forma, é construída uma conexão significativa entre a teoria e a aplicação prática no contexto real.

Além disso, são propostas atividades práticas para os alunos, permitindo que treinem conceitos como a comunicação embarcada, que se distingue de outras formas de comunicação ao utilizar construções de frases e vocabulários específicos. Também se abordam temas como a consciência situacional e o processo decisório, que fornecem aos profissionais ferramentas para antecipar eventos futuros, possibilitando assim uma tomada de decisão adequada e eficaz.

Buscando ampliar a autoconsciência, um especialista em estresse e fadiga de voo define e caracteriza as condições inseguras para as operações aéreas resultantes da exposição a esses distúrbios. Ele apresenta os sinais físicos e psicológicos característicos, além dos fatores e das condições que podem contribuir para o seu surgimento.

É fundamental que a organização realize uma análise contínua do conteúdo e da dinâmica dos encontros de treinamento, sempre avaliando sua eficácia. Isso pode ser feito por meio da análise das ferramentas de segurança operacional disponíveis, como Relatórios de Prevenção e Auditorias de Segurança Operacional (ADSO), com o objetivo de antecipar as mudanças naturais que ocorrem no ambiente de trabalho.

## CRM NA AVIAÇÃO *OFFSHORE*

Próximos a completar 100 anos do primeiro poço produtivo de petróleo explorado pelo Brasil, por meio dos esforços desenvolvidos pelo extinto Conselho Nacional do Petróleo (CNP), no estado da Bahia, quando viu jorrar o ouro negro na cidade de Lobato, em 1939, muito mudou.

O Brasil passou a prospectar em outros ambientes, construindo e operando sua primeira plataforma de petróleo para a exploração no leito oceânico. Batizada como P-I, foi construída

como uma plataforma móvel de perfuração e tinha capacidade para operar em águas de até 60 m de profundidade. Em 1969, posicionada na plataforma continental brasileira, no mar de Sergipe, deu origem ao campo de Guaricema.

E esse foi o primeiro passo para que o Brasil se tornasse hoje referência em exploração em águas profundas e ultraprofundas e passasse a ser o 8º maior explorador de petróleo do mundo e o 1º na América Latina.

A produção de óleo e gás no Brasil vem de 6.551 poços, sendo 521 marítimos e 6.030 terrestres. Apesar de mais numerosos, os terrestres respondem por uma pequena parcela do total extraído, cabendo aos campos marítimos 97,6% do petróleo e 86,8% do gás natural produzidos. Hoje são mais de 100 plataformas de produção instaladas no país.

Dessa grande parcela da produção marítima, a camada pré-sal responde por mais de três quartos da produção total de petróleo e gás natural do país e é explorada por meio de poços localizados a distâncias que variam entre 80 e 320 km do litoral, gerando grande demanda diuturna na movimentação de pessoas e produtos.

Pressões econômicas e políticas para aumento da produção de petróleo e gás sobre a Petrobras, empresa estatal controladora da produção no país, somando-se a descobertas de novos poços nas regiões Norte e Nordeste do Brasil, sugerem um incremento na movimentação de pessoas no ambiente *offshore*, tornando ainda mais necessário o desenvolvimento de ferramentas de segurança e controle para aumentar a confiabilidade do voo, em especial com relação ao fator humano.

Estatísticas de acidentes na operação *offshore* com helicópteros, entre os anos de 2013 e 2023, demonstram o quanto esse segmento da aviação é seguro, mas que ainda possui espaço para melhora (Figura 7.1).

Considerando apenas os acidentes fatais, as três principais causas mais encontradas foram a perda do controle em voo (35%), em voo controlado contra o terreno ou água (CFIT) (22%) e falha de componentes exceto motor (17%).

O voo *offshore* é um segmento da aviação que, em que pese ter como objetivo o simples transporte de passageiros e cargas, tem em suas peculiaridades as suas fraquezas, que devem ser compensadas por tecnologia embarcada e intensa padronização e treinamento de sua força de trabalho.

No Brasil, por força de legislação, esse é um voo conduzido sempre por dois pilotos (comandante e copiloto/1º oficial), podendo ainda ser tripulado por um comissário de voo nos voos de passageiros, um mestre de cargas nos voos de transporte de cargas ou por médico e enfermeiro nos voos de remoção aeromédica.

Essa pequena equipe, apoiada por um excelente corpo técnico de manutenção, faz uso de aeronaves com até 22 m de comprimento, usadas sempre em sua máxima *performance*, para que possam conduzir o máximo de passageiros e cargas em voos de até 1 hora e 30 minutos em linha reta oceano adentro.

E é nesse ambiente, longe da costa ou de qualquer centro de apoio para abastecimento ou manutenção, sem conexão telefônica ou de dados, com comunicação por rádio limitada com órgãos de controle aeronáutico, oferecendo condições para mudanças climáticas rápidas e sem apoio de redes meteorológicas de solo, distante de um possível socorro caso um pouso na água seja necessário, entre outras condições de severidade, que se dá a operação *offshore*.

Parte dessas condições de insegurança pode ser atenuada com soluções de engenharia, como a instalação de telefones via satélite, rádios UHF de longa distância, botes com equipamentos de sobrevivência no mar e flutuadores para a aeronave, flutuadores individuais e sistemas de localização de emergência via satélite, além de outras, mas que ainda carecem de apoio, principalmente quanto às condições ligadas ao fator humano.

[2]Relatos marcantes de trabalho ou de vida com o objetivo de contar histórias de sucesso ou não.

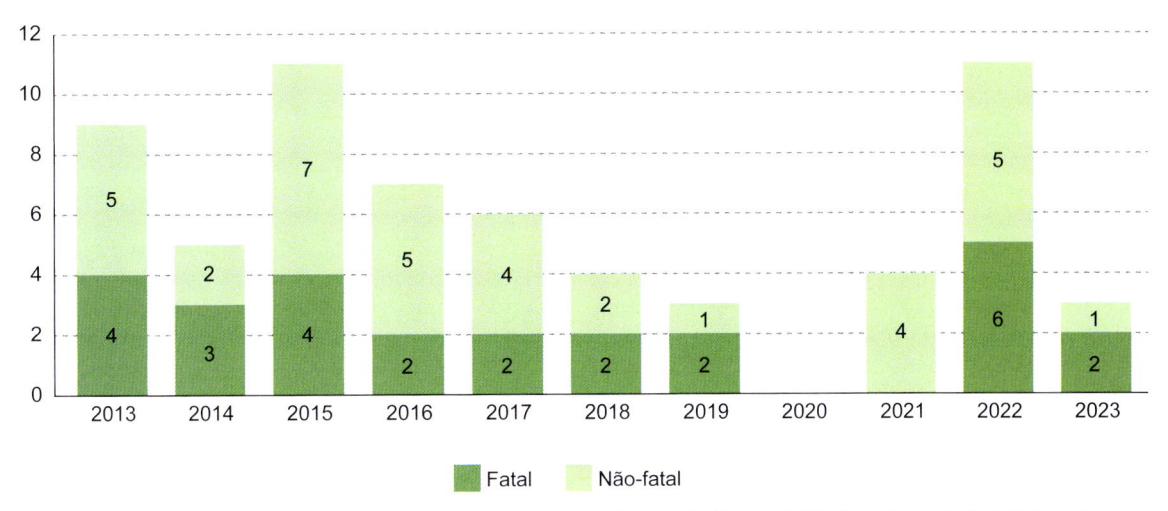

**Figura 7.1** Acidentes ocorridos com aeronaves em voo *offshore* de 2013 a 2023. (Adaptada de Helioffshore.)

Regidas pelo Regulamento Brasileiro de Aviação Civil (RBAC 135), que estabelece as regras para operações de transporte aéreo público não regular, as empresas que prestam o serviço de transporte *offshore* possuem uma série de obrigações, entre elas, a aprovação junto à Agência Nacional de Aviação Civil (ANAC) de um Programa de Treinamento em Gerenciamento de Recursos de Equipes.

Para o desenvolvimento e a aprovação de um programa de treinamento de CRM, é necessário que a empresa observe a Instrução Suplementar (IS) 00-010, aprovada em junho de 2020. Essa norma traz inovações em relação à Instrução de Aviação Civil (IAC) 060-1002A, de 2005, e estabelece critérios e procedimentos para a implementação e a manutenção do Programa de Treinamento em Gerenciamento de Recursos de Equipes.

Assim como na Aviação de Defesa Civil e Segurança Pública, a operação *offshore* com helicópteros possui muitas particularidades que não podem ser cobertas por inovações tecnológicas e precisam ser exploradas no treinamento de fator humano, e é dentro desse contexto que o CRM é inserido.

Seguindo o estabelecido pela IS, durante 2 dias (16 horas de curso), são tratados assuntos relacionados à evolução do CRM e aos modelos de fatores humanos, às normas e às diretrizes relacionadas ao fator humano na aviação, processos de comunicação, formação e manutenção de equipe, liderança, consciência situacional, processo de tomada de decisão, os desafios da automação na cabine, gerenciamento do estresse e da fadiga de voo e uso de álcool e outras drogas e seus efeitos para o desempenho. Estudos esses complementados por diversos exercícios de análise de acidentes anteriormente investigados ligados à operação *offshore*, que oferecem oportunidade única ao corpo discente em não somente aplicar os conceitos estudados em casos reais, mas como identificar que a cadeia de erros e violações, muitas vezes pouco percebidas, ligadas ao fator humano, poderá conduzir a operação a um ponto de não retorno e consequentemente à catástrofe.

Em conjunto com o CRM, as empresas de taxi aéreo que realizam atividades *offshore* devem oferecer treinamentos anuais em simuladores de voo aos seus colaboradores.

Os simuladores de voo atingiram atualmente tamanho nível tecnológico que é possível emular as respostas das aeronaves em voo idênticas às percebidas nas aeronaves reais, possibilitando um espaço de aprendizagem sem precedentes.

As possibilidades do uso dos atuais simuladores de voo vão além da simples simulação de panes e padronização de manobras, já que permitem também o treinamento e a avaliação da capacidade dos pilotos quanto às suas habilidades não técnicas, ligadas ao fator humano.

Esse treinamento em simulador, conhecido como *Line Oriented Flight Training* (LOFT), ou Treinamento Orientado para Operações em Rota, engloba uma simulação completa de situações que são representativas das operações de linha, com ênfase especial em situações que envolvem comunicações, gerenciamento, processo decisório, consciência situacional e liderança.

Dentro do processo de ensino-aprendizagem proposto pela andragogia, esse treinamento é o coroamento final dos conceitos aprendidos ou relembrados nos cursos iniciais e de reciclagem anual de CRM, oferecendo a oportunidade de treiná-los em situações práticas, ligadas ao cotidiano da tripulação, além de permitir uma análise da própria empresa quanto à sua força de trabalho e ao seu atual adestramento.

Outras ferramentas importantíssimas à segurança e aliadas de primeira ordem do CRM são o *Manual Geral de Operações* (MGO) e os *Standard Operating Procedures* (SOP), ou Procedimentos Operacionais Padronizados, que buscam descrever e esmiuçar todas as ações ou operações realizadas pela tripulação, definindo: O quê? Quem? Como? Quando? Onde? Tal procedimento facilita assim a fluidez na comunicação na cabine, permitindo um ambiente profissional e sem espaço para soluções personalistas ou particulares.

Os procedimentos definidos pelos SOP e pelo MGO são treinados à exaustão nos simuladores de voo, aumentando assim a aderência da tripulação ao preconizado e minimizando os riscos de falta de harmonia ou sintonia na cabine.

Outra ferramenta de auxílio ao CRM que também inibe as práticas de ações não definidas pela empresa e praticamente trabalha em paralelo aos SOP e ao MGO é o *Flight Data Monitoring* (FDM), ou Monitoramento de Dados do Voo.

O FDM é um sistema de coleta e gravação de dados de voo (dados gerados por diversos sensores e sistemas embarcados na aeronave) que, de forma preditiva, indica erros ou desvios realizados pela tripulação nos padrões de voo adotados pela organização, mediante gatilhos previamente criados no sistema.

Os dados baixados do FDM da aeronave após cada voo alimentará um programa de Acompanhamento e Análise de Dados de Voo (PAADV), que se trata de um programa não punitivo de coleta e análise de dados de voo, a fim de desenvolver informações preditivas e objetivas para a melhoria da segurança operacional, por exemplo, melhoria de procedimentos-padrão nas operações.

Qualquer indicação de que um parâmetro previamente definido pelo operador durante o voo tenha sido desviado além das margens de segurança gerará um protocolo de análise para que um piloto (*gatekeeper*), escolhido pela experiência e pelo conhecimento dos padrões e dos procedimentos, avalie o tipo de desvio e, em conjunto com os pilotos que participaram do desvio, identifique os motivos que levaram ao erro e avalie formas de evitar a repetição de tal condição.

Em torno de 57% dos acidentes no *offshore* (perda do controle em voo – 35% – e em voo controlado contra o terreno ou água [CFIT] – 22%) têm como pano de fundo elementos da comunicação, do processo decisório, do relacionamento interpessoal, da consciência situacional e da liderança, assuntos esses exaustivamente tratados no CRM, que, somado às ferramentas escritas, entre outras mais, permitem que a cabine apresente a fluidez necessária para reduzir a presença de falhas ativas e das condições latentes que podem levar ao acidente.

## CONSIDERAÇÕES FINAIS

O CRM, idealizado a partir dos estudos iniciais da National Aeronautics and Space Administration (NASA), sempre teve como objetivo oferecer ferramentas que criassem um ambiente propício para a autoanálise do comportamento. Isso permite que as decisões sejam tomadas com base em um maior número de informações possíveis, promovendo a sinergia no trabalho em equipe.

A Aviação de Defesa Civil e Segurança Pública precisa ir além, pois conta em sua equipe com profissionais de áreas de formação das mais diversas e que deveriam, a princípio, ser apenas transportados até o local de atuação, mas que, na prática, desempenham um papel fundamental na operação, como os médicos do Grupo de Resgate e Atenção às Urgências e Emergências (GRAU).

Esses profissionais enfrentam diversos riscos, como pousos em áreas não preparadas, envolvimento em conflitos armados, questões emocionais relacionadas ao apoio, a pressão do tempo, que exige decisões rápidas, cobranças externas, incluindo pela imprensa, e a constante expectativa por desempenhos em alto nível, entre outros fatores.

É crucial garantir a proteção do fator humano em um ambiente com tantos atores, cujas ações podem impactar negativamente o sucesso da "missão".

Para mitigar a insegurança desses componentes nas Organizações Aéreas de Defesa Civil e Segurança Pública, são necessárias análises de clima organizacional, supervisão e treinamento constantes dos procedimentos adotados, priorizando o processo em relação ao resultado, além de processos seletivos que considerem o perfil profissiográfico específico para a atividade e a análise de fatores humanos nos relatórios de prevenção. O CRM deve ser parte integrante desse contexto.

Em cenário parecido, a aviação *offshore*, diante dos diversos perigos que a operação contém, deve privilegiar o CRM, acompanhado das demais ferramentas de gerenciamento e segurança, como uma das formas mais promissoras para se diminuir os acidentes ou minimizar seus danos.

O movimento mundial de descarbonização das matrizes energéticas, que está em curso, pode acabar reduzindo em médio e longo prazo a movimentação de bens e pessoas ligadas à extração de petróleo no leito oceânico; contudo, o estudo e a adoção de novas fontes não poluentes geram novos desafios para a operação *offshore*. Atualmente, diversos projetos analisam a viabilidade quanto à criação de parques de captação de energia eólica (elétrica) *offshore*, já que apresentam a vantagem quanto à força e à constância dos ventos em relação às usinas em solo, levando a inferir que o futuro das operações de aeronaves em condições *offshore* pode ser ampliado diante do panorama atual.

Como ferramenta de gestão do fator humano, o CRM vem transcendendo as fronteiras da aviação. Em 2013, a Associação de Medicina Intensiva Brasileira (AMIB), por meio da sua Comissão de Gestão e Qualidade, lançou, em parceria com a Gol Linhas Aéreas, o CRM Brasil para UTI, confirmando a sua versatilidade e aplicabilidade nas mais diversas atividades.

Deve, contudo, ficar claro que o treinamento de CRM está baseado na premissa de que as habilidades não técnicas (*soft skills*) não substituem o elevado domínio e técnica da tripulação e tecnologia embarcadas na aeronave. As técnicas de gerenciamento de recursos de equipe deverão estar sempre presentes, mas nunca compensarão a falta de um equipamento seguro e a falta de uma equipe proficiente.

A IS nº 00-010, de 5 de junho de 2020, que normatiza o treinamento de CRM, tem em suas considerações dois aspectos importantes que devem ser observados pelos gestores das organizações e pelos submetidos ao treinamento:

- O treinamento deve proporcionar o reconhecimento das características individuais de cada um dos membros, já que quanto maior a consciência de cada um sobre seu repertório comportamental, tanto em situações normais quanto nas contingências, maior será a compreensão dos pontos frágeis que necessitam de mudanças para melhorar o resultado do trabalho da equipe
- O treinamento deve alertar que as atitudes durante circunstâncias normais e rotineiras têm consequências no comportamento da equipe em momentos de elevada carga de trabalho ou de estresse. Um bom ambiente de trabalho em solo refletirá diretamente no comportamento dos tripulantes em voo.

Caniella foi oportuna ao pontuar os grandes desafios do fator humano na aviação.

- Como selecionar pessoal com atitudes que respeitem a segurança sem, contudo, comprometer a operacionalidade
- Como gerar interesse do trabalhador pela segurança
- Como recriar e fortalecer a cultura de segurança de uma organização
- Como integrar a segurança como valor pessoal do trabalhador.

É na preocupação com o ser humano, muito mais que com o equipamento, que devemos depositar nossa energia, e a reposta mais adequada é o CRM. Desenvolvido para atender às especificidades dessa atividade única, o treinamento não apenas capacita os tripulantes a agir de maneira responsiva, mas também busca modificar seus comportamentos, levando-os a adotar atitudes preventivas e seguras, fortalecendo a cultura de segurança oferecida pela organização em seus ambientes de trabalho e familiares por meio dos conceitos do CRM.

## BIBLIOGRAFIA

Agência Brasil. Produção de petróleo e gás no país cresce 2,8% em junho, aponta ANP. 2024. Disponível em: https://agenciabrasil. ebc.com.br/economia/noticia/2024-08/producao-de-petroleo-e-gas-no-pais-cresce-28-em-junho-aponta-anp#:~:text=Ranking%20 global,dia)%20são%20os%20três%20principais. Acesso em: 19 out. 2024.

Agência Nacional de Aviação Civil (ANAC). Procedimentos para Implementação de um Programa de Acompanhamento de Dados de Voo. Instrução Suplementar nº 119-008. 2022.

Agência Nacional de Aviação Civil (ANAC). Treinamento de Gerenciamento de Recursos de Equipe (*Corporate Resource Management* – CRM). Instrução suplementar IS nº 00-010. 2020.

Caniella MG. Desafios e perspectivas do trabalho do psicólogo no ambiente aeronáutico. In: Pereira MC, editor. Voando com CRM: da filosofia técnica à filosofia interativa humana. Recife: Comunigraf; 2004.

Helioffshore. Western OEM accidents by year (fatal and non-fatal). 2024. Disponível em: https://www.helioffshore-industry-report.org/accident-numbers. Acesso em: 12 ago. 2024.

International Civil Aviation Organization. Safety Management Manual. 2. ed. Canadá/Montreal; 2009.

Petrobras. Exploração e produção para garantir a energia necessária à sociedade. 2024. Disponível em: https://petrobras.com.br/quem-somos/exploracao-e-producao. Acesso em: 6 out. 2024.

Petrobras. Energia eólica offshore no Brasil. Conheça nossos projetos. Disponível em: https://nossaenergia.petrobras.com.br/w/transicao-energetica/energia-eolica-offshore/acordo-equinor#:~:text=O%20que%20é%20a%20energia,GW%20de%20capacidade%20instalada%20mundialmente. Acesso em: 26 out. 2024.

Ribeiro SLO. A atividade aérea sob a perspectiva psicológica. In: Pereira MC, Ribeiro SLO, editors. Os Voos da Psicologia no Brasil: Estudos e Práticas na Aviação. Rio de Janeiro: NUICAF. DAC; 2001.

Reason J. El error humano. Madrid: Editorial Modus Laborandi; 2009. Originally published in 1990.

Reason J. La gestión de los grandes riesgos. Principios humanos y organizativos de la seguridad. Madrid: Editorial Modus Laborandi; 2010. Originally published in 1997.

# 8 Formação e Qualificação das Equipes de Voo

Bruno de Moura Vergara • Carla Pena Dias • Flavio Lopes Ferreira •
Michelle Taverna • Norberto Machado • Vânia Paula de Carvalho

## INTRODUÇÃO

Com a rápida evolução tecnológica ocorrida nos últimos 20 anos, fez-se necessária na área médica a implementação de serviços de transportes dinâmicos – ágeis e bem equipados – não só no âmbito terrestre, mas também o uso de recursos aéreos (como helicópteros, turbo-hélices e jatos), independentemente das distâncias a serem percorridas, garantindo o recurso complementar para o tratamento de pacientes graves que não poderiam ser atendidos em centros de referências sem a utilização deste recurso.

O trabalho no transporte aéreo se diferencia dos demais serviços de saúde no que se refere à dinamicidade, à rapidez e ao planejamento rigoroso, levando em consideração o local em que o paciente se encontra, além da relação risco/benefício do transporte. Para que possamos ter condições de trabalhar em prol de todos que venham a utilizar este meio de transporte, é essencial que haja muitas reflexões, conscientizações e possibilidades de efetuar mudanças.

Por intermédio da educação continuada e de cursos específicos, na área da aviação *versus* saúde, o profissional desenvolve conhecimento, habilidades e atitudes para atuar em um ambiente de trabalho repleto de particularidades. O senso crítico se torna um grande aliado nas tomadas de decisão em situações de urgência e emergências em um ambiente confinado e com diversas influências do tipo de transporte escolhido sobre o organismo humano.

O aprimoramento do serviço por meio de auditorias e certificações se tornam peças fundamentais para a qualidade e segurança da equipe de voo e paciente transportado. Os riscos são inerentes à atividade aérea; portanto, para mitigar as circunstâncias de risco e intercorrências que possam surgir, são necessárias capacitações periódicas para a equipe multidisciplinar. A vivência da equipe multiprofissional frente às situações da prática pode contribuir para uma assistência segura e livre de riscos.

## HISTÓRIA E CONCEITOS EM EDUCAÇÃO EM SAÚDE

A formação e a qualificação dos profissionais é um processo histórico que vem sofrendo modificações constantes. Ao longo dos séculos XX e XXI, ocorreram variações na formação dos profissionais de saúde que visam superar o modelo de prática hospitalocêntrica e fragmentada, com déficits em englobar as necessidades sociais de saúde e distanciamento da realidade social e epidemiológica da população.

Para Gomes et al., as principais dificuldades associadas à formação dos profissionais incluem: a dissociação teoria-prática, o descompasso dos ciclos básico-clínicos, o antagonismo entre a clínica e a saúde coletiva, especialistas *versus* generalistas, a falta de capacitação para atuar na maioria dos problemas das pessoas, desumanização, entre outros.

A educação é entendida não somente como um processo institucional e instrucional, mas também como uma ferramenta na formação, seja na particularidade da relação pedagógica pessoal, seja no âmbito da relação social coletiva, sem deixar que se percam as referências éticas e políticas.

O empirismo na assistência em saúde tem sido cada vez menos aceito em detrimento dos avanços científicos. Idealizado pelo médico americano Abraham Flexner, na década de 1910, o denominado Relatório Flexner englobava a segmentação do ensino em ciclos básico e profissional, o ensino embasado em disciplinas ou especialidades e ambientado em sua maior parte dentro de hospitais, com uma visão fragmentada e reduzida aos aspectos biológicos de saúde. E este concretizava o paradigma da medicina científica e norteia até o presente, em muitos lugares, o ensino e as práticas profissionais na área da saúde.

Esse modelo chegou ao Brasil por volta de 1940, reformulando os cursos de graduação em saúde, além de reestruturar os cursos já existentes. Nesse modelo, a atenção à saúde é centrada na assistência curativa, hospitalar e superespecializada.

Com o passar dos anos, crescentes investimentos em tecnologia e consumo descomedido das possibilidades de diagnóstico/tratamento, em contraste com a escassez de recursos para o custeio, foram pontos marcantes à queda desse modelo, principalmente em países pobres ou em desenvolvimento. Ainda assim, esse modelo predomina até os dias de hoje no ensino e nas práticas em saúde.

No Brasil, após 1950, o modelo hospitalocêntrico era predominante, com o conhecimento fragmentado e rudimentar. Nessa época, ainda não existiam cursos voltados para a área da medicina e enfermagem aeroespacial e havia participação voluntária de pessoas na área da saúde. Já em 1960, a "moda" era a educação em serviço, que se baseava em práticas educacionais planejadas com a intenção de auxiliar o trabalhador a agir de modo eficaz e, assim, alcançar diretamente os objetivos da instituição. Foi o primeiro conceito como forma de ajustamento dos profissionais às necessidades de saúde nos serviços.

O conceito de "educação continuada" surgiu anos mais tarde, por volta de 1980, sendo definido como um conjunto de práticas educativas continuadas subsequentes à formação inicial, que permitem ao trabalhador manter, aumentar ou melhorar sua competência para que esta seja compatível com o desenvolvimento de suas responsabilidades. Isso caracteriza, assim, a competência por atributo individual, destinada ao desenvolvimento de potencialidades, para uma mudança de atitudes e comportamentos nas áreas cognitiva, afetiva e psicomotora do ser humano, na perspectiva de transformação de sua prática.

No Brasil, o conceito de Educação Permanente em Saúde é fruto da reflexão da metodologia de formação e desenvolvimento dos profissionais de Saúde e do desdobramento dos movimentos de mudança na atenção à saúde, objetivando a melhoria da qualidade dos serviços e sua adequação às reais necessidades de saúde da população.

A Constituição Federal de 1988, por meio da Lei nº 8.080, de 19 de setembro de 1990, inclui como competência do Sistema Único de Saúde (SUS) ordenação da formação na área da saúde.

Em 2004, a partir da instituição da Portaria Ministerial nº 198, de 13 de fevereiro de 2004, o termo "educação em saúde" passa a ser conceituado da seguinte maneira:

Produção, reelaboração, aplicação e testagem de conhecimentos e tecnologias, que ocorre através de um processo multidimensional de confronto de perspectivas e prioridades, efetivado na relação dialógica e participativa entre os diferentes saberes dos sujeitos sociais, negociado entre as partes envolvidas no ensino e aprendizagem, promovendo a cooperação, a solidariedade, a troca e a superação da realidade existente, para a construção da realidade almejada, possível ou utópica. Os espaços de interação desta educação incluem a vida cotidiana, a educação formal e informal, o preparo para o trabalho, a organização e controle social, a cultura e o lazer. Este conceito é amplo, mas não estático, pois se coloca como base de incorporação para inovação e transformação.

O Ministério da Saúde propõe a Educação Permanente em Saúde como estratégia de transformação das práticas de formação, atenção, gestão, formulação de políticas, participação popular e controle social no setor da saúde.

As primeiras recomendações do Ministério da Saúde para os Recursos Humanos do resgate/transporte aeromédico, contidas na Portaria nº 2.048, de 5 de novembro de 2002, são:

[...] participar dos programas de treinamento e educação continuada, conforme os termos deste Regulamento.
1.3 – Capacitação Específica dos Profissionais de Transporte Aeromédico
– Os profissionais devem ter noções de aeronáutica de fisiologia de voo. Estas noções de aeronáutica e noções básicas de fisiologia de voo devem seguir as determinações da Diretoria de Saúde da Aeronáutica, e da Divisão de Medicina Aeroespacial, abrangendo:
– Noções de aeronáutica
– Terminologia aeronáutica
– Procedimentos normais e de emergência em voo
– Evacuação de emergência
– Segurança no interior e em torno de aeronaves
– Embarque e desembarque de pacientes
– Noções básicas de fisiologia de voo
– Atmosfera
– Fisiologia respiratória
– Estudo clínico da hipóxia
– Disbarismos
– Forças acelerativas em voo e seus efeitos sobre o organismo humano
– Aerocinetose
– Ritmo circadiano
– Gases, líquidos e vapores tóxicos em aviação
– Ruídos e vibrações
– Cuidados de saúde com paciente em voo. A capacitação necessária aos profissionais que atuam no transporte aeromédico será a mesma estabelecida no presente Regulamento para os profissionais do pré-hospitalar móvel, conforme grade do Capítulo VII, devendo, no entanto, ter a seguinte capacitação adicional:

1.3.1 – Piloto de Aeronave de Asa Rotativa:
– Módulo comum: total 8 horas
– Atendimento pré-hospitalar
– Sistema de saúde local
– Rotinas operacionais.
[...]

1.3.2 – Médicos e Enfermeiros:
– Rotinas operacionais de transporte aeromédico:
– Noções de aeronáutica: 10 horas
– Noções básicas de fisiologia de voo: 20 horas.

Recentemente, vêm sendo percebidos movimentos de sociedades e associações brasileiras, que envolvem diferentes profissionais atuantes no resgate aéreo e/ou transporte aeromédico. O objetivo é progredir no que diz respeito à formação desses profissionais, homogeneizando os conhecimentos técnicos/científicos e garantindo a qualidade no atendimento.

Em 12 de junho de 2017, o Conselho Federal de Enfermagem, por meio da Resolução nº 551/2017, resolve:

[...]
Art. 2º No âmbito da equipe de enfermagem é privativo do Enfermeiro a atuação no atendimento Pré-Hospitalar Móvel e Inter-Hospitalar em Aeronaves de asa fixa e rotativa.
Art. 3º Para o exercício de atividades previstas nesta resolução deverá o Enfermeiro atender a pelo menos um dos seguintes critérios, validado pelo Conselho Regional de Enfermagem de sua jurisdição:
I – ser egresso de programa de pós-graduação *lato sensu* reconhecido pelo Ministério da Educação (MEC) ou residência multidisciplinar relacionados a esta área;
II – possuir título emitido por sociedade de especialista e registrado no Conselho Regional de sua jurisdição; e
III – estar exercendo a atividade antes da publicação da presente Resolução.
[...]

## PRÉ-REQUISITOS E FORMAÇÃO

De longe, muitos profissionais se encantam pelas características do serviço aeromédico, por ser uma modalidade de trabalho. Porém, tornam-se necessários conhecimentos peculiares provenientes da terapia intensiva, pré-hospitalar e urgência e emergência. O esforço físico e a fadiga são inerentes nessa atividade, visto o foco de prestar assistência em um ambiente completamente diferente do tradicional, com variações preponderantes do ambiente aeroespacial.

- **Esforço físico**: existem dois tipos de esforços a que se submetem esses profissionais:
  - Por ocasião ao voo, que envolve mudanças constantes de altitude/pressões, acelerações, variações de temperatura, vibrações e ruídos, fatores ergonômicos, sendo os principais a causar degaste físico e mental no aeronavegante
  - Em um voo, devido ao espaço restrito, não contamos com muitas pessoas, portanto todos precisam participar ativamente no preparo da aeronave, no embarque e no desembarque do paciente e seus pertences, além da desmontagem/organização da aeronave para próximo voo
- **Conhecimento de medicina intensiva "tradicional"**: diferente da área hospitalar, em que os profissionais podem se focar em uma categoria de desempenho, no transporte aéreo não se tem essa possibilidade. A diversidade de ocorrências é inerente, podendo passar por neonatologia, cardiologia, neurologia, oncologia, obstetrícia, traumatologia, queimadura, entre outros. Embora as empresas tentem aproveitar a área de maior domínio de cada profissional para transporte específico, nem sempre se consegue que isso seja rotineiro.

Em um hospital, por exemplo, quando chega um caso clínico que não seja do seu domínio pleno (uma gestante que se interna em uma unidade de terapia intensiva (UTI), os profissionais podem solicitar o apoio de clínica específica ou buscar informações na internet para estabilização do paciente. No transporte aeromédico, não há possibilidade da utilização desses recursos, por isso a formação e experiências prévias são cruciais

- **Desprendimento de uma rotina "amarrada"**: na área da saúde, é muito comum que os profissionais tenham mais de um emprego, e algumas áreas de atuação permitem até certa rotina com dias e horários fixos de trabalho; no aéreo, isso definitivamente não se faz presente, e alguns acabam desistindo por não conseguir se organizar, em razão de exigências profissionais e/ou pessoais. Um voo nunca tem hora para terminar, e não raro uma missão se emenda com outra, algumas vezes acabando em pernoite em outra cidade, devido à regulamentação dos pilotos que podem voar até 11h (jornada de trabalho)
- **Disciplina de aviação**: um dos pré-requisitos fundamentais que deve ser solicitado é a disciplina de aviação. O desrespeito a este item implica desde o fracasso da missão à segurança de voo como um todo. Disciplina de aviação envolve: comprometimento com horário para início, engajamento e envolvimento durante o voo, comunicação clara, respeito às determinações e regras aeronáuticas, respeito e entrelace com demais componentes da equipe, disponibilidade para educação continuada, estudos constantes e desprendimento de horário para término.

Para aturarem nos serviços aéreos nos EUA, os profissionais devem ter uma média de 5 anos de experiência de atendimento no maior sistema de emergência, o 911 EMS. As certificações e especialidades incluem: cursos básicos e avançados de suporte de vida pediátrico, suporte de vida de trauma básico e pré-hospitalar. Enfermeiros registrados devem ser credenciados no exame de licenciamento estadual e ter experiência em um ou em uma combinação das seguintes áreas: cuidados intensivos, atendimento de emergência e atendimento pré-hospitalar. Recomenda-se também que esses profissionais tenham certificações especiais em várias áreas, incluindo: medicina de voo, medicamento de emergência, cuidados intensivos móveis, cuidados intensivos e suporte de vida avançado pediátrico e neonatal. Há ainda a recomendação para que tenham completado uma variedade de cursos reconhecidos de assistência ao trauma.

No Brasil, boa parte dos serviços aéreos solicita que os profissionais possuam pelo menos 3 anos de formação, experiência/residência/especialização/pós-graduação nas áreas de resgate, pré-hospitalar, urgência e emergência, terapia intensiva, cardiologia, neurologia, clínica cirúrgica, neonatologia, transporte aeromédico ou medicina aeroespacial, além de cursos de curta duração como: suporte avançado de vida, suporte avançado em cardiologia, suporte de vida ao trauma, suporte avançado de vida em pediatria e neonatologia, suporte avançado de vida em obstetrícia, resgate aéreo, transporte aeromédico, transporte neonatal e pediátrico, entre outros. Por fim, recomenda-se o domínio de outros idiomas para as empresas que fazem o transporte internacional.

## QUALIFICAÇÃO

A qualificação pode ser entendida como a efetivação de estratégias e ações para o aproveitamento do potencial dos profissionais, no sentido de enfrentar as mudanças e os desafios gerados no desempenho diariamente nos diferentes locais de trabalho.

Anualmente, são desenvolvidas capacitações em cursos de curta duração, eventos, bem como parcerias em pós-graduações para disseminar o conhecimento e qualificar os profissionais de saúde para o trabalho no regate aéreo e transporte aeromédico. Contudo, não há registros de estudos no Brasil que correlacionem a efetividade das estratégias de formação e qualificação dos profissionais com a qualidade dos serviços.

Com isso, o perfil de formação, qualificação e de maior experiência dos profissionais em áreas críticas possui associação direta com o maior tempo de trabalho na mesma equipe. Também correlacionado à diversidade na demanda dos pacientes aerotransportados, exige-se que o profissional tenha grande domínio das situações para estabilização na integralidade das instabilidades que este tipo de trabalho pode apresentar.

O transporte é dependente do relacionamento colaborativo entre todos os membros da equipe, além de equipe e médicos de hospitais de origem e destino dos pacientes. Nos EUA, os serviços aéreos atendem às normas estaduais, que podem variar. No entanto, os programas de transporte de cuidados mais críticos seguem os padrões nacionais. Alguns estados, como Maryland, exigem que qualquer serviço médico aéreo operante seja certificado pela Comissão de Acreditação de Serviços de Transporte Médico (CAMTS).

A CAMTS tem como objetivo a garantia de melhoria de qualidade para uma assistência segura e de qualidade, considerados pilares do sistema geral de saúde dos EUA.

A medicina e a enfermagem intensiva são áreas dinâmicas e em constante mudança, exigindo que os profissionais sejam aprendizes por toda a vida. Desse modo, nos EUA, os cuidados a pacientes críticos, incluindo o transporte, fazem com que os profissionais participem de frequentes aulas de educação profissional continuada e que atendam aos requisitos para manter a certificação estadual ou nacional e/ou licenciamento necessários para o emprego.

A maioria dos serviços de transporte de cuidados intensivos possui uma variedade de dias de treinamento em educação e competência a cada ano. Os tópicos incluem revisão de procedimentos avançados incomuns, validação de habilidades e competências, estudos de casos e informação. O transporte aéreo envolve muitas situações de risco e torna o ambiente complexo e desafiador. Estudos apontam que é necessário caracterizar a demanda dos pacientes para efetiva organização e planejamento do serviço público ou privado.

Alguns autores salientam que os processos de qualificação do pessoal da saúde no Brasil deveriam ser estruturados a partir da problematização do seu processo de trabalho. Seu objetivo deve ser a transformação das práticas profissionais e da própria organização do trabalho, tomando, como referência, as necessidades de saúde das pessoas e das populações.

## CAPACITAÇÃO PROFISSIONAL E APRENDIZAGEM

É necessário e indispensável que as várias instâncias articulem caminhos para a formação de novos profissionais, possibilitem o desenvolvimento/atualização do pessoal que já está no resgate aéreo e transporte aeromédico e legitimem propostas direcionadas a um desempenho profissional qualificado e em quantidade suficiente em todos os pontos do país.

A proposta pedagógica recomendada deve ser orientada por metodologias ativas de ensino/aprendizagem, contemplando aspectos concretos e práticos, focalizada em atividades do contexto e do trabalho, problematizando situações cotidianas, estabelecendo diálogos entre o processo de trabalho e as estratégias pedagógicas, considerando a dinâmica das rotinas e as diferentes intencionalidades de cada sujeito de aprendizagem.

A teoria andragógica parte de princípios que analisam as diferenças entre adultos e crianças e de pressupostos que caracterizam a andragogia e a pedagogia, respectivamente. Os princípios que caracterizam essas diferenças são: autoconceito, experiência e perspectiva de tempo.

Para concretizar esta possibilidade, Knowles indica atividades como o desempenho de um papel, processos de incidentes críticos, exercícios de simulação, observação direta de indivíduos e grupos, escalas de autoavaliação, entre outras.

Por essa razão, Silva cita que, no modelo andragógico, a educação de adultos baseia-se nos princípios de que estes:

- Precisam saber por que necessitam aprender algo
- Têm a responsabilidade por suas próprias decisões e por sua vida
- Entram na atividade educacional com maior volume e variedade de experiências do que as crianças
- Têm prontidão para aprender as coisas que precisam saber para enfrentar melhor as situações da vida real
- São centrados na vida em sua orientação à aprendizagem
- Respondem melhor aos motivadores internos do que aos externos.

Os objetivos e propósitos para a aprendizagem são descritos como resultados de desenvolvimento. Estes servem para dar forma e moldar a experiência de aprendizagem e podem se encaixar em três categorias gerais:

- **Diferença institucional:** temas diferentes podem exigir estratégias de aprendizagem diferentes. Nem todos os assuntos podem ser ensinados ou aprendidos da mesma forma
- **Diferença social**: diferentes situações podem ditar diferentes estratégias de ensino/aprendizagem. Fatores sociais, culturais e situacionais específicos podem modificar a aprendizagem
- **Diferença individual**: as diversas diferenças entre os indivíduos afetam o processo de aprendizagem, por isso não há motivo para esperar que todos os adultos se comportem da mesma forma. Compreender que os indivíduos variam em abordagens, estratégias e preferências durante suas atividades de aprendizagem ajuda a moldar e adaptar a abordagem andragógica para adequá-la à singularidade dos aprendizes. De certa forma, simplesmente estar sensível a essas diferenças deve melhorar de forma significativa a aprendizagem.

Os adultos estão sempre propensos a aprender algo que contribua para suas atividades profissionais ou para resolver problemas reais. O mesmo é verdade quando novas habilidades, valores e atitudes estiverem conectados com situações da vida real. Os métodos de discussão de grupo, aprendizagem baseada em problemas ou em casos reais são de eficiente utilização. Na saúde, a conexão entre prática e teoria é fundamental para executar o conteúdo apreendido.

## SIMULAÇÃO REALÍSTICA

Atualmente, ao ingressar na atividade aérea, o profissional de saúde passa por treinamentos teóricos específicos e, antes de atuar sozinho, pode participar do chamado "voo de sombra", praticado por alguns serviços aéreos. Nele, o iniciante irá junto a uma missão de transporte com a equipe, na condição de observador, para obter o máximo de aprendizado possível, retirando dúvidas, a fim de minimizar as inseguranças diante de uma atividade tão cheia de detalhes e tão diferente da formação hospitalocêntrica.

Porém, nem sempre isso é viável, devido à limitação de espaço em muitas aeronaves. Nesse sentido, as novas tecnologias são vistas como verdadeiras pérolas para tornar palpável o paradoxo de vivenciar a experiência prévia sem tê-la feito em missões reais.

Na aviação, a simulação realística é uma ferramenta já bastante utilizada mundialmente para aprimoramento dos pilotos, e o uso desta tem se tornado eficaz na formação dos estudantes em cursos de graduação e pós-graduação na área da saúde. Existem diferentes possibilidades, como uso de manequins, aeronaves como simuladores e uso da realidade virtual, por exemplo. As normatizações na aviação são seguidas metodicamente e nenhuma etapa pode ser excluída, pois a falha no check de itens podem ocasionar um acidente irreversível.

A simulação trata-se da recriação de situações da vida real. Permite aos estudantes o desempenho prático ou a aquisição de habilidades em um ambiente seguro. E, quando se fala em aviação, podemos agregar a redução de custo quando equiparada à hora de voo em aeronaves reais.

Indiscutivelmente, alguns simuladores de alta fidelidade proporcionam benefícios para o desenvolvimento dos estudantes. Métodos de simulação virtual podem agregar conhecimento e ser usados em conjunto com os recursos de alta fidelidade, vislumbrando ampliar as diferentes situações profissionais e vivências em cenários cujo acesso seria limitado e/ou só possível em uma condição real já com o paciente.

Para Batista et al., todo investimento em treinamento e qualificação de pessoal, quando bem planejado e desenvolvido, é capaz de produzir mudanças positivas no desempenho das pessoas, por isso essas tecnologias que ainda não são acessíveis a todos, devido ao seu valor, devem ser cada vez mais encaradas não como gastos e, sim, como investimento no desenvolvimento profissional para prevenir iatrogenias, e ampliar a *performance* de forma segura.

## CONTINUIDADE DO APRENDIZADO

Na integração trabalho-ensino, a metodologia utilizada deve delinear atividades de aprendizagem baseadas em situações do próprio serviço. Essas atividades devem instigar a reflexão e a busca de informações que serão revertidas em novas maneiras de agir. Para Silva, estratégias e materiais a serem utilizados devem variar, mas sempre no mesmo sentido (Figura 8.1).

Essa metodologia pode ser uma importante aliada durante os atendimentos operacionais, pois proporciona a possibilidade de interação, retirada de dúvidas e serve como fonte de dados para novas discussões e aperfeiçoamento da prática existente entre as equipes de operações aéreas e as equipes terrestres, por exemplo.

Consenso entre diferentes autores, a atividade diária propicia uma excelente oportunidade prática para o estreitamento

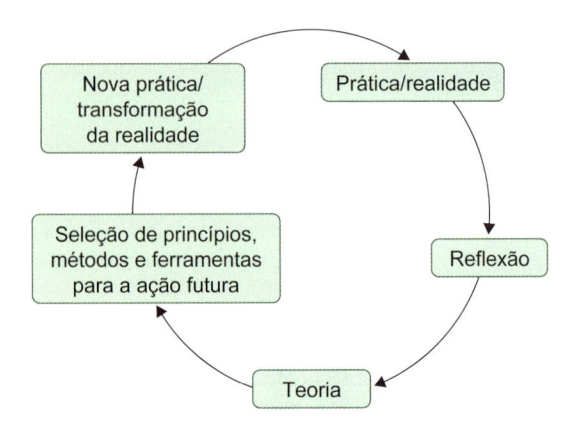

**Figura 8.1** Continuidade do aprendizado. (Adaptada de Silva.)

profissional e a aplicação da educação permanente em saúde. A proposta da educação permanente em saúde visa justamente transformar a prática profissional e o trabalho em si, ao capacitar o profissional da área no seu próprio contexto de trabalho, com base na problematização.

É preciso reconhecer que qualidade se faz com processo contínuo de desenvolvimento do ser humano, e isso se dá pelo caráter educativo no ambiente de trabalho.

Hoje, é nítido que são obtidos bons resultados a partir de aplicação de processo de formação político-pedagógico, considerando as necessidades individuais de atualização a partir dos problemas da própria organização de trabalho.

Cada organização deve levantar suas expectativas de qualidade de atendimento ao seu público específico e investir em programas de treinamento técnico/científico contínuos dos seus profissionais. Não há mais espaço, em pleno século XXI, para o empirismo.

Vale ressaltar que as experiências negativas de um atendimento refletem, de modo geral, na insatisfação com a organização, e não unicamente com o profissional que a gerou.

## CONSIDERAÇÕES FINAIS

Na atualidade, reconhecimento e satisfação profissionais, remuneração adequada, adoção de planos de carreira, garantia de direitos trabalhistas e previdenciários, melhoria da infraestrutura do local de trabalho, possibilidade de qualificação, viabilização da formação e da educação permanente das equipes e estímulo à produção intelectual são cruciais quando se fala de serviço aéreo.

No entanto, avaliar a qualidade desses serviços é fundamental, pois a rápida ampliação deles no intuito de atender às necessidades do mercado de modo crescente e descontrolado pode ser desastroso. O atendimento inadequado por profissionais sem conhecimento e domínio técnico-científico pode levar a desfechos desfavoráveis.

Quando falamos de aprendizagem de adultos nos serviços de saúde, em que as equipes de trabalho são muitas e distribuídas por regiões diversas e geograficamente distantes, não podemos deixar de nos referir à necessidade de trabalharmos com todas as ferramentas e tecnologias disponíveis.

Com base nas observações de que os adultos aprendem melhor na interação; aprendem a partir de sua experiência de vida, de seus sentidos e das reflexões obtidas ao enfrentar problemas; aprendem melhor quando são estimulados a questionar normas ou princípios que respaldam o trabalho que realizam; quando recebem retroalimentação de seu trabalho ou das ações tomadas na solução dos problemas, uma das estratégias para a equipe de educadores é organizar atividades partindo da percepção de que o profissional entenda do assunto e de sua própria prática.

A simulação realística é uma ferramenta a ser pensada, em razão da segurança oferecida juntamente à eficácia no desenvolvimento e no aprimoramento de habilidades dos profissionais que atuam nesta área.

A segurança de voo, o custo comparado à operação aérea, a possibilidade de errar sem causar dano ao paciente e a privacidade são apenas alguns dos benefícios que podem ser obtidos com essa tecnologia.

## BIBLIOGRAFIA

American College of Emergency Physicans, advancing emergency care. Series editor: Andrew N, Pollak MD, FAAOS. Critical Care Transport. Ontário: Jones and Bartlett Publishers; 2011.

Barreto DG, Silva KGN, Moreira SSCR, et al. Simulação realística como estratégia de ensino para o curso de graduação em enfermagem: revisão integrativa. Rev Baiana Enferm. 2014;28(2):208-14. Disponível em: https://periodicos.ufba.br/index.php/enfermagem/article/view/8476. Acesso em: 1º set. 2018.

Batista KBC, Gonçalves OSJ. Formação dos profissionais de saúde para o SUS: significado e cuidado. Saúde Soc. 2011;20(4): 884-99. Disponível em: https://www.scielo.br/j/sausoc/a/9QMx Ssmq McqQPjXP9fbthCn/. Acesso em: 3 set. 2018.

Brasil. Ministério da Saúde. Ministério da Educação. Portaria Interministerial nº 421, de 3 de março de 2010. Institui o Programa de Educação pelo Trabalho para a Saúde (PET Saúde) e dá outras providências. Diário Oficial da União 5 mar 2010. Disponível em: https://ufal.br/estudante/graduacao/programas/pet_saude/o_que_e_o_pet_saude. Acesso em: 1º set. 2018.

Brasil. Ministério da Saúde. Portaria Ministerial nº 198 de fevereiro de 2004. Institui a Política Nacional de Educação Permanente em Saúde como estratégia do Sistema Único de Saúde para a formação e o desenvolvimento de trabalhadores para o setor e dá outras providências. Diário Oficial da União, 2004; n. 32, Seção I. Disponível em: https://www.nescon.medicina.ufmg.br/biblioteca/imagem/1832.pdf. Acesso em: 1º set. 2018.

Brasil. Ministério da Saúde. Portaria nº 2.048, de 5 de novembro de 2002. Institui os princípios e diretrizes dos Sistemas de Urgência e Emergência. Diário Oficial da União. 2002. Disponível em: http://bvsms.saude.gov.br/bvs/saudelegis/gm/2002/prt2048_05_11_2002.html. Acesso em: 3 set. 2018.

Ceccim RB, Ferla AA. Educação e saúde: ensino e cidadania como travessia de fronteiras. Trabalho, educação e saúde. 2008. Disponível em: http://www.revista.epsjv.fiocruz.br/upload/revistas/r219.pdf. Acesso em: 1º set. 2018.

Costa PP. Dos projetos à política pública: reconstruindo a história da educação permanente em saúde. Rio de Janeiro. Mestrado [Dissertação] – Fiocruz; 2006. Disponível em: http://www.bvssp.icict.fiocruz.br/lildbi/docsonline/get. php?id= 1880. Acesso em: 5 ago. 2018.

Dias CP. O cotidiano de trabalho dos profissionais de saúde no transporte aéreo de pacientes [dissertação]. Belo Horizonte: Universidade Federal de Minas Gerais; 2010. 90 p.

Dias CP. Segurança do paciente no cotidiano de trabalho da equipe multiprofissional do transporte aeromédico inter-hospitalar [tese]. Belo Horizonte: Universidade Federal de Minas Gerais; 2021. 134 p.

Gomes AP, Costa JRB, Junqueira TS, et al. Atenção primária à saúde e formação ética: entre episteme e práxis. Rev Bras Ed Médic. 2012. Disponível em: http://www.scielo.br/scielo.php? script=sci_arttext&pid=S0100_022012000600014&lng=en&tlng=pt.10.1590/S0100_5022012 000600014. Acesso em: 1º set. 2018.

Knowles MS. Self-directed learning: A guide forlearners and teachers. Englewood Cliffs: Prentice Hall/Cambridge; 1975.

Oliveira MPR. Formação e qualificação dos profissionais de saúde [manuscrito]: fatores associados à qualidade dos serviços de atenção primária à saúde. Dissertação – Universidade Federal de Goiás: Programa de Pós-Graduação em Ensino na Saúde; 2016. 174 p.

Rosita S, Magda RY, Ana Lúcia GA, et al. Andragogia na educação em enfermagem. Cogitare Enferm. 1998;3(2):74-80. Disponível em: https://revistas.ufpr.br/cogitare/article/viewFile/44332/26817. Acesso em: 1º set. 2018.

Silva EAR. Andragogia aplicada à educação continuada na área de saúde; 2011. 48 p.

# 9 Fisiologia de Voo

Ricardo Gakiya Kanashiro

## INTRODUÇÃO

Nos primórdios da humanidade, voar como os pássaros era um desejo que povoava o imaginário de nossos ancestrais. Significava a realização do sonho de ficar mais próximo do inalcançável, a pretensão de chegar mais perto da divindade. Diversas lendas, mitos e figuras de homens voadores, homens alados ou homens-pássaros surgiram em diferentes culturas, corroborando a tese de antropólogos que defendem que essas representações estariam relacionadas ao desejo do homem de voar.

Uma das histórias mais antigas conta que o imperador chinês Shun, por volta do terceiro milênio antes da era cristã, estava aprisionado no alto de um celeiro em chamas e escapou saltando agarrado a dois grandes chapéus em formato de guarda-chuva, que funcionaram como paraquedas, fazendo com que chegasse ao solo em segurança.

Para a cultura ocidental, a lenda mais conhecida é o episódio de Dédalo e seu filho Ícaro, na antiga Grécia. Eles estavam aprisionados na ilha de Creta e fugiram voando com asas construídas com penas de pássaros e fixadas aos ombros com cera. Ícaro, mesmo advertido por Dédalo, ficou deslumbrado com o voo e foi muito alto, próximo ao Sol. Expôs suas asas ao calor intenso, derretendo a fixação e caindo no mar. Seu pai, voando em uma altitude segura, pousou sem problemas na Sicília.

Às diversas lendas e mitos, juntam-se fatos verídicos. Sabe-se que os chineses inventaram a pipa, há mais de dois mil anos, inclusive usando-a como sinalizador para operações militares e com capacidade para sustentar um homem, que podia atuar como observador aéreo.

Um reconhecido precursor da aviação foi Leonardo da Vinci (1452-1519). Esse gênio da Renascença projetou verdadeiras máquinas de voar. Modelos que, em muitos aspectos, têm semelhanças com as aeronaves contemporâneas.

Entre os pioneiros da história da aviação, destaca-se o brasileiro Bartolomeu Lourenço de Gusmão. Nascido em Santos, São Paulo, em 1685, estudou em Portugal, na Universidade de Coimbra e, em 1709, construiu o primeiro engenho mais leve que o ar, um balão de ar quente que flutuou perante a corte do Rei D. João V. Ficou conhecido como o "Padre Voador".

O espaço aéreo permaneceu inacessível até o final do século XVIII, quando surgiram os primeiros balões tripulados.

A criatividade humana e o desejo de voar fizeram com que vários projetos flutuantes, modelos de planadores e dirigíveis surgissem ao longo do século XIX.

E, finalmente, em 1906, no Campo de Bagatelle, em Paris, Alberto Santos Dumont, com sua invenção, o 14 Bis, após uma corrida no solo de aproximadamente 200 m, deslocou-se a uma altura entre 2 e 3 m, voando por cerca de 60 m de distância, em 7 segundos. Registrou-se, assim, o primeiro voo com um aparelho mais pesado que o ar, utilizando-se tão somente dos recursos a bordo.

Em relação à influência da altitude sobre o corpo humano, o padre jesuíta espanhol José de Acosta, em 1590, em seus estudos na Cordilheira dos Andes no Peru, foi o primeiro a suspeitar que os sintomas do chamado "Mal das Montanhas" eram decorrentes do ar rarefeito que se respirava naquelas elevações.

Entretanto, somente no final do século XVIII pesquisadores europeus comprovaram, por meio de medições da pressão barométrica e dos níveis de oxigênio, que as suspeitas do padre Acosta estavam corretas, embora o mecanismo fisiológico permanecesse desconhecido.

Em 1878, o pesquisador francês Paul Bert, que viria a ser reconhecido como o "pai da medicina de aviação", publicou sua principal obra, *La Pression Barométrique*, na qual estabeleceu o marco inicial dos estudos na área de fisiologia aeroespacial.

Utilizando uma câmara construída por ele mesmo, Bert realizou numerosos experimentos simulando variações de pressão atmosférica. Com isso, demonstrou os efeitos da diminuição da pressão parcial de oxigênio sobre o organismo. Essa descoberta encorajou os aeronautas da época a carregarem suplementos de oxigênio em seus voos de balão com a finalidade de alcançar maiores altitudes.

A partir da invenção do avião, a indústria aeronáutica evoluiu rapidamente, adquirindo capacidade de construção de máquinas cada vez mais potentes, mais velozes e, portanto, capazes de desempenhos que desafiam a integridade do piloto.

O advento da aviação determinou o surgimento de uma nova área do conhecimento para estudar os impactos no organismo humano. Surgiu, então, a medicina aeroespacial.

Este capítulo abordará as principais características do ambiente onde se desenvolve o transporte aeromédico e os impactos no organismo de pacientes e tripulantes.

## Atmosfera terrestre

Nosso planeta é envolvido por uma camada de gases cuja composição, em termos percentuais, é constante até a altitude de cerca de 300 mil pés (91,44 km). Consiste, basicamente, em uma mistura de nitrogênio, oxigênio e argônio, com traços de dióxido de carbono. O vapor de água está presente em quantidades variáveis, porém, por convenção, a composição da atmosfera é estudada com base no ar seco, como demonstrado na Tabela 9.1.

A pressão atmosférica total no nível do mar corresponde a 760 mmHg ou 1 atmosfera (atm), e o percentual de cada gás que compõe a mistura determina sua pressão parcial.

**Tabela 9.1** Composição da atmosfera no nível do mar.

| Gás | Concentração (ar seco) (%) | Pressão parcial (mmHg) |
|---|---|---|
| Nitrogênio | 78,08 | 593,44 |
| Oxigênio | 20,95 | 159,20 |
| Argônio | 0,93 | 7,10 |
| Dióxido de carbono | 0,03 | 0,24 |
| Outros gases | 0,003 | 0,02 |
| **TOTAL (t)** | **100** | **760** |

A atmosfera pode ser dividida em camadas, a partir da superfície terrestre: troposfera, estratosfera, mesosfera, termosfera e exosfera. Essas camadas não são exatamente concêntricas nem regulares em seus limites. Suas dimensões variam principalmente em função da latitude do planeta. Entre suas principais funções, destaca-se a proteção contra as radiações cósmica e ultravioleta.

Praticamente toda a atividade aeronáutica está restrita à primeira camada, a troposfera, que vai da superfície terrestre até cerca de 8 a 14,5 km (26 mil a 48 mil pés). A troposfera é onde o ar é mais denso. Contém aproximadamente 80% de toda a massa de gases atmosféricos e é onde ocorre a maioria dos fenômenos meteorológicos. Outra característica desta camada é a diminuição da temperatura de acordo com a elevação da altitude, cerca de –2°C a cada mil pés.

Para compreender de que forma as propriedades físicas da atmosfera interferem na fisiologia humana, é preciso conhecer algumas características das substâncias gasosas, enunciadas como Leis dos Gases.

## Leis dos Gases

A lei de Dalton estabelece que a pressão total ($P_t$) de uma mistura de gases é igual à soma das pressões parciais de cada gás que compõe a mistura ($P_1 + P_2 + P_3... + P_n$). Assim, voltando à Tabela 9.1, observa-se que a pressão atmosférica no nível do mar (760 mmHg) corresponde ao somatório das pressões de todos os gases.

$$P_t = P_1 + P_2 + P_3 ... + P_n$$

Com a elevação da altitude, a pressão atmosférica vai diminuindo e, também, as pressões parciais dos gases componentes. A Tabela 9.2 demonstra esse decréscimo e destaca as pressões parciais do nitrogênio, do oxigênio e de todos os outros gases

juntos, considerando valores percentuais aproximados de 78, 21 e 1, respectivamente. Pela lei de Dalton, as somas das pressões parciais desses gases determinam as pressões atmosféricas nas respectivas altitudes.

Interessante notar que, na altitude de 18 mil pés (5.486 m), a pressão atmosférica corresponde à metade da que é encontrada no nível do mar. Consequentemente, ocorre exatamente a mesma redução nas pressões parciais.

Do ponto de vista fisiológico, a lei de Dalton explica a deficiência de oxigênio no organismo na exposição à altitude. É o quadro de hipóxia, que será estudado mais adiante.

A lei de Boyle-Mariotte, ou somente lei de Boyle, estabelece que o volume de um gás é inversamente proporcional à sua pressão. Com a diminuição da pressão atmosférica conforme o aumento da altitude, ocorre acréscimo nos volumes dos gases de modo proporcional.

Matematicamente, $P_1$ e $V_1$ sendo pressão e volume iniciais, e $P_2$ e $V_2$, pressão e volume finais, temos:

$$P_1 \times V_1 = P_2 \times V_2 \qquad\qquad P_1/P_2 = V_2/V_1$$

Para calcular o volume final a uma dada altitude:

$$V_2 = (P_1/P_2) \times V_1$$

Assim, se um gás ocupa o volume de 1 ℓ no nível do mar (760 mmHg), a 18 mil pés, onde a pressão atmosférica corresponde à metade (380 mmHg), esse volume será de 2 ℓ, ou seja, o dobro.

$$V_2 = (760/380) \times 1 \qquad \rightarrow \qquad V_2 = 2$$

A implicação fisiológica decorre da presença de cavidades orgânicas com conteúdo gasoso. Como os gases no corpo não são secos, considera-se a presença de vapor d'água ($P_{H_2O}$), que corresponde a 47 mmHg. Esse valor permanece constante e deve ser subtraído da pressão ambiental. Essa condição proporciona um aumento ainda maior do volume.

No exemplo anterior, se fosse 1 ℓ de gás em uma cavidade orgânica, a 18 mil pés, esse volume seria aproximadamente de 2,14 ℓ.

$$V_2 = (760 – 47/380 – 47) \times 1 \qquad \rightarrow \qquad V_2 = 2,14$$

É o fenômeno da aerodilatação, que será complementado mais adiante.

**Tabela 9.2** Variação da pressão atmosférica com a altitude e lei de Dalton.

| Altitude | | Pressão atmosférica (mmHg) | Pressão parcial (mmHg) | | |
|---|---|---|---|---|---|
| Pés | Metros | Total | Nitrogênio (78%) | Oxigênio (21%) | Outros gases (1%) |
| 0 | 0 | 760 | 593 | 160 | 7 |
| 1.000 | 305 | 733 | 572 | 154 | 7 |
| 2.000 | 610 | 706 | 551 | 148 | 7 |
| 5.000 | 1.525 | 632 | 493 | 133 | 6 |
| 8.000 | 2.438 | 565 | 441 | 119 | 5 |
| 10.000 | 3.048 | 523 | 408 | 110 | 5 |
| 12.000 | 3.658 | 483 | 377 | 101 | 5 |
| 18.000 | 5.486 | 380 | 296 | 80 | 4 |
| 25.000 | 7.620 | 282 | 220 | 59 | 3 |
| 35.000 | 10.668 | 179 | 140 | 38 | 1 |
| 50.000 | 15.240 | 87 | 68 | 18 | 1 |

A lei de Henry trata da solubilidade de gases. Seu enunciado diz que a massa de um gás dissolvido em um líquido, com o qual não se combina quimicamente, é diretamente proporcional à pressão parcial do gás em contato com a superfície desse líquido. Assim, se a pressão parcial de um gás sobre um líquido diminui, então sua quantidade dissolvida também diminuirá na mesma proporção.

Um exemplo simples pode ser observado quando uma garrafa de refrigerante gasoso é aberta. Nesse momento, com a retirada da tampa, há uma súbita redução na pressão de gás carbônico sobre o líquido e, então, ocorre saída da quantidade em excesso desse gás na forma de bolhas, até que haja novo equilíbrio no sistema.

No organismo, a lei de Henry explica a doença da descompressão, decorrente da formação de bolhas de nitrogênio quando há exposição a níveis elevados de altitude. O nitrogênio dissolvido, em contato com pressões parciais muito baixas, buscando o equilíbrio das quantidades, sai na forma de bolhas, instalando o quadro clínico que será visto mais adiante.

## Hipóxia de altitude

Hipóxia é a deficiência de oxigênio nos tecidos orgânicos. Pode ser dividida em quatro tipos:

- Hipóxia histotóxica: decorre da incapacidade do tecido em utilizar oxigênio para os processos oxidativos. Envenenamento por cianeto é um exemplo, no qual a ação da citocromo oxidase nas mitocôndrias está completamente bloqueada
- Hipóxia anêmica: caracterizada pela diminuição da capacidade de transporte de oxigênio pelo sangue. Pode ocorrer pela redução da quantidade de hemoglobina, como nos quadros de anemia. Outro exemplo é a intoxicação pelo monóxido de carbono, que se combina fortemente com a hemoglobina, não a deixando disponível para o transporte de oxigênio
- Hipóxia estagnante: decorrente do fluxo sanguíneo inadequado para os tecidos. Pode ser sistêmica, como nos quadros de choque, ou local, como nas obstruções arteriais
- Hipóxia hipóxica: caracterizada pela deficiência de oxigenação alveolar. As causas podem ser, entre outras, ventilação pulmonar inadequada, como em doenças neuromusculares, obstruções de vias aéreas, atelectasias pulmonares e enfisema. Um subgrupo deste tipo constitui uma importante causa de hipóxia na aviação, que decorre da inspiração de ar com baixa pressão parcial de oxigênio ($P_{O_2}$). É chamada hipóxia de altitude ou hipóxia hipobárica.

Devido ao impacto que a altitude tem sobre o organismo, a atmosfera pode ser dividida também do ponto de vista fisiológico, conforme demonstra a Tabela 9.3.

Para a aviação, as alterações fisiológicas que interessam são aquelas decorrentes da exposição intermitente à altitude a cada etapa de voo, caracterizando quadros de hipóxia aguda.

A resposta do organismo à hipóxia crônica, como nos casos de longa permanência em regiões de elevadas altitudes, é caracterizada pela aclimatação e ocorre por meio de aumento do número de hemácias, aumento da capacidade ventilatória, de difusão pulmonar e da vascularização periférica aumentada e incremento nas respostas celulares de utilização do oxigênio.

Na *zona fisiológica*, apesar da diminuição gradual da pressão parcial de oxigênio no ar inspirado, o que leva a uma saturação de hemoglobina no sangue arterial ($Sa_{O_2}$) de cerca de 89% ao atingir o limite de 10 mil pés, os sistemas cardiovascular e respiratório de uma pessoa hígida mantêm-se dentro de parâmetros aceitáveis, sem maiores repercussões clínicas. Porém, uma permanência de algumas horas pode ser suficiente para afetar funções cerebrais complexas.

As manifestações mais importantes da hipóxia aguda aparecem na *zona deficiente*, com sonolência, fadiga, lassidão, cefaleia, náuseas, parestesias, cianose, incoordenação motora, diminuição da capacidade intelectual, diminuição da visão periférica, dificuldade de julgamento, memória deficiente, confusão mental, euforia, convulsões, inconsciência e morte. Obviamente, essas manifestações dependem da altitude e do tempo de exposição, além da suscetibilidade individual.

Acima de 50 mil pés, a $P_{O_2}$ é muito baixa. Fisiologicamente, é como estar no espaço, por isso a denominação *zona equivalente espacial*.

Cada indivíduo responde de maneira própria à hipóxia, e as manifestações tendem a se repetir a cada exposição à altitude. Por isso, para a prevenção de acidentes aeronáuticos, realiza-se o teste de hipóxia, no qual o piloto respira ar com baixos níveis de $P_{O_2}$ e fica atento às suas manifestações. Se, durante um voo, ele perceber qualquer sintoma ou sinal que se assemelhe ao que vivenciou no teste, deve suspeitar de hipóxia e adotar as medidas adequadas antes que haja incapacidade para atuar.

Os testes de hipóxia podem ser realizados em câmaras hipobáricas ou em ambientes normobáricos com alterações nas frações inspiratórias de oxigênio ($FiO_2$).

Acima de 10 mil pés, deve-se usar oxigênio suplementar. Por isso, essa altitude é o limite recomendado para aeronaves não pressurizadas.

A pressurização é um sistema de proteção contra os efeitos da altitude e é realizada pela injeção de ar pelos motores da aeronave, após processo de resfriamento. O nível de pressão é ajustado controlando-se a taxa de escape do ar comprimido da cabine, por meio de uma válvula de alívio operada barometricamente. Cerca de 50% desse ar é reintroduzido, após filtragem, para o interior na aeronave.

Entretanto, por motivos técnicos e estruturais, a pressurização da cabine não mantém o equivalente à pressão atmosférica encontrada no nível do mar. A aeronave é projetada para oferecer as melhores condições fisiológicas possíveis dentro do que a indústria aeronáutica pode proporcionar atualmente.

Após a decolagem, à medida que a aeronave sobe, em uma razão de 1 mil a 3 mil pés por minuto em baixas altitudes, a pressão em seu interior vai aumentando, de modo a manter, na aviação comercial, níveis pressóricos equivalentes a altitudes entre 5 mil a 8 mil pés no máximo (altitude de cabine), dependendo do tipo de aeronave, em uma razão média de 500 pés por minuto.

Graças à pressurização, aviões comerciais podem voar a 35 mil pés, em que a $P_{O_2}$ corresponde a somente 38 mmHg, mas com ambiente interno de 119 mmHg de $P_{O_2}$ (8 mil pés de altitude de cabine). Para o pouso, a cabine desce a uma razão média não superior a 300 pés por minuto.

Para a atividade de transporte aeromédico, esse conhecimento é fundamental. Mesmo com aeronave pressurizada, existe uma altitude de cabine que expõe o paciente a um ambiente com $P_{O_2}$ menor do que a encontrada a nível do mar. Dependendo das patologias associadas, essa exposição pode desestabilizar o quadro clínico.

Para dimensionar o impacto da hipóxia de altitude sobre o desempenho do piloto, estabeleceu-se o tempo útil de

| **Tabela 9.3** Divisão fisiológica da atmosfera. | |
|---|---|
| **Zonas** | **Limites** |
| Zona fisiológica | 0 a 10.000 pés (3.048 m) |
| Zona deficiente | 10.000 a 50.000 pés (15.240 m) |
| Zona equivalente espacial | Acima de 50.000 pés |

consciência (TUC, do inglês *time of useful consciousness*) – ou tempo de desempenho efetivo –, com o objetivo de estimar o período em que o piloto é capaz de continuar realizando tarefas ou responder apropriadamente a comandos simples após a interrupção do fornecimento de oxigênio (Tabela 9.4).

**Tabela 9.4** Tempo útil de consciência (TUC).

| Altitude (pés) | TUC |
|---|---|
| 18.000 | 20 a 30 min |
| 25.000 | 3 a 5 min |
| 30.000 | 1 a 2 min |
| 35.000 | 30 s a 1 min |

Se uma aeronave voando a 35 mil pés de altitude sofrer uma despressurização, devido a algum dano na fuselagem por exemplo, o piloto terá, no máximo, 1 minuto para realizar todos os procedimentos de emergência, sendo que a primeira ação deverá ser a colocação de sua máscara de oxigênio e com fornecimento de 100%.

O tratamento para os diversos quadros de hipóxia deverá, obviamente, ser direcionado para o tipo e os fatores etiológicos envolvidos.

Para a hipóxia de altitude, o fornecimento de oxigênio não só representa a base da terapêutica, como também constitui a mais importante medida profilática a ser adotada.

Para a manutenção de $P_{O_2}$ alveolar equivalente ao encontrado quando a respiração se dá ao nível do mar, oxigênio suplementar deve ser fornecido em concentrações cada vez maiores, conforme a altitude (Tabela 9.5). Acima de 34 mil pés, somente com sistemas de respiração com pressão positiva.

**Tabela 9.5** Fração inspiratória de oxigênio (FiO$_2$) para equivalência à P$_{O_2}$ alveolar no nível do mar.

| Altitude (pés) | FiO$_2$ (%) |
|---|---|
| 0 | 21 |
| 10.000 | 30 |
| 15.000 | 40 |
| 25.000 | 60 |
| 30.000 | 80 |
| 34.000 | 100 |

A avaliação de pacientes para o transporte aéreo deverá considerar a condição clínica e os possíveis impactos decorrentes da altitude de cabine, indicando, quando necessário, oxigênio suplementar.

Em pacientes com ventilação mecânica, os parâmetros devem ser constantemente verificados, pois as necessidades podem sofrer alterações durante o voo.

## AERODILATAÇÃO

Como já visto, os efeitos mecânicos da expansão e da contração de gases nas cavidades orgânicas, em que a temperatura é relativamente constante, devem-se à lei de Boyle-Mariotte, que estabelece que o volume de um gás é inversamente proporcional a sua pressão.

Durante a ascensão, com a diminuição da pressão atmosférica, cria-se uma pressão diferencial entre os gases das cavidades corporais e o ambiente externo, ocorrendo expansão gasosa. À medida que os gases vão sendo eliminados, essa pressão diferencial vai diminuindo, mas o volume dos gases só se estabiliza

quando não houver mais variação da altitude. Quando não há a adequada equalização, os problemas podem ocorrer. Os locais acometidos podem ser: tubo digestivo, orelha média, seios paranasais e dentes.

Aerogastria e aerocolia são as denominações quando a aerodilatação ocorre no tubo digestivo, em que há quantidades variáveis de gás, entre 500 e 1.500 mℓ. No intestino grosso, a cada dia, passam, em média, 7 a 10 ℓ de gases. A eliminação diária pelo ânus é de cerca de 600 mℓ.

A maior parte dos gases no tubo gastrintestinal é proveniente da deglutição, mas também decorre dos processos digestivos, da ação bacteriana e da difusão de gases do sangue.

Normalmente, a expansão do volume no tubo digestivo em função da altitude é autolimitada, pois ocorre eliminação espontânea dos gases por meio de eructações e flatos.

Entretanto, diante de situações anormais decorrentes de uma maior formação de gases (aumento de deglutição de ar, maior ingestão de alimentos formadores de gases, alterações de processos digestivos, distúrbios inflamatórios de vias digestivas, ingestão de bebidas gasosas imediatamente antes do voo) ou da limitação ou impossibilidade de eliminação de gases (processos oclusivos do tubo digestivo de qualquer origem), a distensão das vísceras gastrintestinais provoca dor abdominal, que pode ser intensa, além de manifestações neurovegetativas como palidez, sudorese, hipotensão arterial e síncope.

Como medidas preventivas, recomenda-se evitar chicletes ou balas de goma para reduzir a deglutição de ar; além de evitar a ingesta de alimentos altamente formadores de gás (feijão, repolho, cebola, couve-flor, milho e certos alimentos irritativos, como o vinagre) e bebidas gasosas antes de um voo.

Para alívio dos sintomas, deve-se procurar eliminar gases, realizar massagens abdominais e, se possível, caminhar na aeronave.

Na atividade de transporte aeromédico, a presença de conteúdo gasoso devido a traumas ou em pós-operatórios diversos (pneumotórax, pneumoencéfalo, suturas recentes do tubo digestivo, procedimentos laparoscópicos com injeção de ar, cirurgias intraoculares etc.) deve ser considerada, pois todo gás estará sujeito à expansão do volume em pleno voo e as consequências para o paciente podem ser graves.

Materiais e equipamentos médicos também devem ser motivo de preocupação. Os balonetes (*cuffs*) de sondas endotraqueais e sondas vesicais, dispositivos de drenagem em circuito em "selo d'água", imobilizadores infláveis, manguitos de esfigmomanômetros, entre outros, são exemplos de itens a serem verificados. No caso dos balonetes, em vez de ar, podem ser utilizadas soluções salinas ou água destilada.

Barotite ou barotrauma da orelha média ocorre quando não há a adequada ventilação pela tuba auditiva nas variações de volume do conteúdo gasoso decorrentes das modificações de altitude. Pode ser definida como uma inflamação traumática da orelha média produzida por uma pressão diferencial, tanto positiva quanto negativa, entre o ar da cavidade timpânica e o ambiente atmosférico.

Na apresentação típica, ocorre dor aguda durante a descida, quando há contração do volume gasoso da orelha média devido ao aumento da pressão barométrica no ambiente e, em consequência, há necessidade de entrada de ar pela tuba auditiva para equalização das pressões.

Na impossibilidade dessa equalização, dependendo da magnitude e do nível de variação da pressão, há extravasamento de líquido intersticial proveniente da mucosa da orelha média, podendo variar de um aspecto claro até francamente hemorrágico. Pode haver, inclusive, perfuração da membrana timpânica.

Processos inflamatórios nas vias aéreas superiores dificultam a ventilação da tuba auditiva e são fatores predisponentes.

Barosinusite é uma inflamação de um ou mais seios paranasais, produzida por uma pressão diferencial, geralmente negativa, entre o ar da cavidade sinusal e o do ambiente atmosférico. Os seios mais acometidos são os frontais. O quadro caracteriza-se por dor súbita na região afetada, tipicamente durante a descida, podendo ser intensa. A maioria dos casos está relacionada a condições predisponentes que dificultam a perfeita ventilação dos seios paranasais, como alterações anatômicas e estados inflamatórios de vias aéreas superiores.

Como prevenção para esses acometimentos da orelha média e dos seios paranasais, deve-se evitar o voo quando houver processos inflamatórios das vias aéreas superiores. Na descida, quando a pressão barométrica aumenta, está indicada a realização da manobra de Valsalva, que consiste em uma leve expiração com a boca e as narinas fechadas. Esse procedimento aumenta a pressão nas vias superiores, aumentando a possibilidade de entrada de ar nas cavidades paranasais e orelhas médias com o objetivo de equalizar as pressões.

A manobra de Toynbee, recomendada para verificação da permeabilidade das tubas auditivas, pode ser realizada durante a subida, quando a diminuição da pressão ambiente faz com que seja necessária a saída de ar das cavidades. Consiste em realizar movimentos de deglutição com as narinas fechadas.

Na atividade de transporte aeromédico, é preciso ficar atento a essas manifestações no paciente, principalmente se estiver inconsciente.

Aerodontalgia, ou barodontalgia, refere-se a um quadro de dor de origem dentária em decorrência da diferença de pressão entre o interior do dente ou na raiz apical e o ambiente atmosférico. Pode se desenvolver em conjunto com sinusites, em elementos dentários com inflamação da polpa após tratamento restaurador, com cáries recentes ou recorrentes, cistos ou abscessos dentários ou periodônticos.

A barodontalgia, por ser uma condição intimamente associada a patologias preexistentes, raramente atinge dentes com polpas saudáveis ou com tratamentos endodônticos bem-sucedidos.

## DOENÇA DA DESCOMPRESSÃO

Como visto anteriormente, a lei de Henry explica a doença da descompressão, também conhecida como doença descompressiva (DD), cujo mecanismo fisiopatológico é decorrente da supersaturação de nitrogênio tecidual em relação à pressão ambiente.

Em condições normais, o organismo humano no nível do mar contém cerca de 1 $\ell$ de nitrogênio dissolvido nos fluidos e tecidos. Particularmente, possui grande afinidade pelo tecido adiposo.

O nitrogênio dissolvido, em contato com pressões parciais muito baixas no ambiente, buscando o equilíbrio das quantidades, sai na forma de bolhas, instalando o quadro clínico.

A DD pode ser classificada em: DD hiperbárica ou do mergulhador; e DD de altitude. O mecanismo fisiopatológico é o mesmo. Porém, como as variações de pressão no meio líquido são muito mais elevadas, da ordem de 1 atm (760 mmHg) a cada 10 m de profundidade, a incidência entre os mergulhadores é mais alta.

Entre as apresentações clínicas, a forma mais comum é a articular, com dor em grandes articulações, de intensidade moderada a grave, que podem ocorrer durante a altitude, na descida ou após o pouso. Uma característica importante dessa manifestação é que a compressão local tende a aliviar a dor.

A forma pulmonar manifesta-se como embolia gasosa por múltiplas bolhas, com quadro de insuficiência respiratória potencialmente grave.

Manifestações no sistema circulatório, devido ao envolvimento dos endotélios vasculares e ao comprometimento da regulação vasomotora, podem se apresentar como quadro de choque.

O acometimento do sistema nervoso central é diferente nos tipos de DD. Para o mergulhador, a forma medular é predominante, enquanto na DD de altitude, mais comumente ocorre a forma cerebral, com sintomas como cefaleia, distúrbios visuais e alterações de comportamento.

A forma cutânea também pode estar presente, com pruridos e manifestações escarlatiniformes transitórias.

Para a aviação, a DD ocorre somente em altitudes elevadas, acima de 18 mil pés, cerca de 5.490 m. Por isso, é infrequente na aviação comercial, na qual a altitude de cabine não ultrapassa 8 mil pés.

Entretanto, uma condição específica expõe o organismo a elevado risco de DD, mesmo na aviação comercial. Trata-se do voo após mergulho autônomo, onde é utilizado ar comprimido em profundidade.

Nesses casos, o mergulhador, pelo fato de ter respirado ar comprimido em altas pressões, ao retornar à superfície possui grande quantidade de nitrogênio em seu organismo.

As tabelas utilizadas no mergulho autônomo constituem valioso método de prevenção da DD ao estabelecer tempos de parada em determinadas profundidades, durante a subida, para que o mergulhador elimine nitrogênio e retorne em segurança à superfície. Mas essa eliminação pode não ser suficiente para evitar a DD de altitude.

De fato, a preocupação com o voo após o mergulho autônomo faz com que haja recomendações específicas, estabelecendo-se intervalos mínimos entre as duas atividades.

Para a *Divers Alert Network* (DAN), entidade norte-americana que estuda o assunto, o mergulhador, após mergulho autônomo sem uso de tabela de descompressão, deve esperar, pelo menos, 12 horas para voar. Caso tenha sido necessário o uso de tabela, esperar, ao menos, 18 horas.

Esses intervalos têm por objetivo a eliminação, a cada expiração, do nitrogênio do organismo e, assim, diminuir a diferença entre a $P_{N_2}$ tecidual e a do ar ambiente em altitude.

Um método utilizado para acelerar a eliminação do nitrogênio consiste na inspiração de oxigênio a 100% antes do voo. É a chamada desnitrogenação. A cada expiração, elimina-se nitrogênio, sem que haja reinspiração desse gás, de modo que o balanço vai se mantendo negativo.

Respirar oxigênio a 100% por 30 minutos, faz com que cerca de um terço do nitrogênio tecidual seja eliminado.

Além do papel na prevenção, o oxigênio puro deve ser utilizado como primeira medida terapêutica em casos de DD. Se houver persistência dos sintomas, está indicada a oxigenoterapia hiperbárica, que consiste no uso de oxigênio a 100% em câmara hiperbárica.

Para o transporte aeromédico, principalmente na atividade *offshore*, nas plataformas em alto-mar, no resgate de mergulhadores, os riscos devem ser considerados.

Preferencialmente, o voo está contraindicado pelo aumento do volume das bolhas de nitrogênio devido à altitude. Entretanto, se o voo for a opção, que seja o mais baixo possível, com uso de oxigênio a 100% durante todo o transporte.

## ACELERAÇÕES

Durante o voo, acelerações devido à mudança de velocidade e/ou da direção podem produzir efeitos fisiológicos consideráveis nos ocupantes da aeronave, dependendo, principalmente, da magnitude, da rapidez com que se instala, da duração e da direção em relação ao organismo.

Na aviação comercial, normalmente, as variações de velocidade e direção não são bruscas, fazendo com que as acelerações não sejam de grande magnitude nem muito rápidas.

As acelerações de duração curta, geralmente poucos segundos, estão associadas a situações como turbulências ou pousos forçados emergenciais, por exemplo.

A preocupação nessas acelerações e desacelerações rápidas recai sobre a forma como incide no organismo do paciente. No caso de estar em maca, deitado com a cabeça em direção à frente da aeronave, nas desacelerações, como ocorre nos pousos, haverá aumento da pressão intracraniana (PIC), pela movimentação de volume sanguíneo em direção ao cérebro, devido à inércia. Em pacientes com traumatismo cranioencefálico, por exemplo, o efeito pode ser danoso.

Por outro lado, o paciente em decúbito dorsal com a cabeça em direção à traseira da aeronave sofrerá esse mesmo aumento da PIC durante a decolagem e a subida. São os efeitos das acelerações incidindo sobre o eixo longitudinal do organismo (cabeça-pés).

A melhor tolerância do organismo aos efeitos das acelerações, em relação à direção em que incidem, ocorre no eixo transverso (peito-costas). Por isso, nos pacientes deitados que podem sofrer agravos por conta das acelerações, o decúbito elevado nos momentos críticos de decolagens e pousos deve ser considerado.

Deve haver atenção ao posicionamento dos cintos de segurança dos pacientes e tripulantes e verificação sistemática da fixação dos equipamentos aeromédicos.

## DESORIENTAÇÃO ESPACIAL

É o estado decorrente da incapacidade de se orientar no ambiente em relação ao horizonte terrestre devido a uma interpretação ou percepção equivocada da situação real.

Nosso organismo possui um sistema integrado de orientação e equilíbrio composto, primordialmente, pelo sentido da visão e pelos sistemas vestibular e proprioceptivo. A visão é o componente mais importante para esse sistema, pois, com informações visuais, reconhece rapidamente o posicionamento em relação ao espaço. Contudo, existem também as ilusões visuais.

O sistema vestibular é composto pelo labirinto, com os canais semicirculares e os órgãos otolíticos, nas orelhas internas. Há três canais semicirculares em cada labirinto, cada um em um eixo espacial. Desse modo, considerando as duas orelhas, possuímos um par de canais em cada eixo espacial, sensíveis às

acelerações angulares e radiais. No interior deles, há um líquido, a endolinfa, e, em suas bases, nas regiões das ampolas, há células sensíveis às movimentações da endolinfa.

Os órgãos otolíticos, sáculo e utrículo, estão localizados na região do vestíbulo e são sensíveis às acelerações lineares e aos posicionamentos da cabeça.

Complementando o sistema de orientação e equilíbrio, os sensores táteis espalhados pelo corpo compõem o sistema proprioceptivo.

Nosso organismo foi "projetado" para suportar movimentos que se limitam às possibilidades do próprio corpo. Quando somos submetidos a acelerações acima de nossas limitações fisiológicas (p. ex., a bordo de aeronaves) nosso sistema de orientação pode não funcionar adequadamente. Os canais semicirculares e os órgãos otolíticos, sensíveis às acelerações angulares e lineares, respectivamente, podem enviar informações conflituosas com o que é percebido pela visão, ocorrendo as ilusões e a desorientação espacial.

Obviamente, representam condições críticas para a segurança de voo. Por isso, a recomendação é instruir e treinar os tripulantes, sensibilizando-os para o problema e, acima de tudo, para que acreditem nas informações dos instrumentos de voo e não nas suas percepções.

Para o transporte aeromédico, as movimentações da aeronave trazem, ainda, outra preocupação: aerocinetose ou enjoo aéreo. Trata-se de uma resposta inapropriada a estímulos decorrentes de movimentos anormais. Uma hipótese para a etiopatogenia das cinetoses de modo geral, chamada de teoria do conflito sensorial, considera que o quadro surge como consequência de interações inadequadas de movimentos dentro do sistema vestibular ou entre este e o sistema visual. O quadro clínico é caracterizado, principalmente, por náuseas, palidez, sudorese fria, salivação excessiva, taquipneia e vômitos. Por isso, pacientes transportados necessitam de vigilância constante, tendo como maior preocupação evitar broncoaspirações.

## BIBLIOGRAFIA

Armstrong HG. Principles and practice of aviation medicine. 3 ed. Baltimore: Williams & Wilkins; 1952.
Davis JR et al. (Ed.) Fundamentals of aerospace medicine. 4 ed. Philadelphia: Lippincott Williams & Wilkins; 2008.
Gradwell DP, Rainford DJ (Ed). Ernsting's aviation and space medicine. 5 ed. London: Taylor & Francis; 2016.
ICAO. International Civil Aviation Organization. Doc 8984. Manual of civil aviation medicine. 3 ed. Montreal: ICAO; 2012.

# 10 Transporte Aeromédico em Doenças da Descompressão e seu Atendimento Inicial

Eduardo Nogueira Garrigós Vinhaes

## INTRODUÇÃO

Desde a segunda metade do século XX, o desenvolvimento da tecnologia de suporte de vida em ambientes adversos, como equipamentos de respiração subaquática e trajes pressurizados, associado a um melhor conhecimento da resposta fisiológica humana nessas situações, tem permitido que um número crescente de pessoas se exponha a ambientes onde a variação da pressão atmosférica pode ser muito importante.

Atualmente, vários indivíduos são submetidos diariamente a esse tipo de alteração ambiental, como mergulhadores, aeronautas, submarinistas, trabalhadores submetidos a um ambiente hiperbárico (construção civil, câmaras hiperbáricas) e astronautas. Dessas populações, particularmente a dos mergulhadores recreativos deve ser lembrada devido ao fato de ser a de maior número (estimada entre 400 mil e 500 mil indivíduos certificados no Brasil e entre 2 milhões e 3 milhões nos EUA).

Apesar do grande desenvolvimento atual quanto à segurança de pessoas nesses ambientes, em algumas situações, particularmente quando a diminuição da pressão atmosférica (descompressão) ocorre de maneira inadequada, pode haver o aparecimento de doenças específicas, conhecidas como males da descompressão, as quais podem se tornar desafios para a realização do transporte aeromédico de pacientes acometidos destas enfermidades.

## MALES DA DESCOMPRESSÃO

Basicamente, os males da descompressão (MD) são as doenças causadas pela descompressão inadequada, levando ao aparecimento de bolhas de gás dentro do corpo, e podem ser classificadas como doença descompressiva (DD) e embolia arterial gasosa (EAG), esta última geralmente associada à síndrome de hiperdistensão pulmonar (SHP).

### Doença descompressiva

Durante a exposição a um ambiente com pressão atmosférica aumentada (hiperbarismo), o gás inerte da mistura respiratória utilizada, na maioria das vezes o nitrogênio ($N_2$) do ar respirado, passa a ser dissolvido e acumulado em todos os tecidos do corpo. Na descompressão, essa carga adicional de gás inerte deve ser eliminada de maneira controlada por meio de procedimentos específicos de descompressão (tabelas e algoritmos de descompressão). O excesso desse gás inerte, caso não seja adequadamente eliminado durante a descompressão, passa da sua fase dissolvida nos tecidos diretamente para a sua fase gasosa livre, levando ao aparecimento de bolhas gasosas que podem formar-se praticamente em todos os tecidos do corpo, intra ou extravasculares. O quadro clínico decorrente dessa situação é conhecido como doença descompressiva (DD).

Os sinais e sintomas da doença descompressiva são muito diversos tanto na sua apresentação clínica quanto na sua evolução. O sintoma inicial mais frequentemente relatado é a dor osteoarticular em ombros, cotovelos, quadril e joelhos (50 a 60% dos casos em mergulhadores). Entretanto, sinais e sintomas de acometimento do sistema nervoso central (SNC), particularmente ao nível da medula espinal, podem se desenvolver, como parestesias ou alterações da sensibilidade na pele. Outros achados menos frequentes incluem (em ordem de prevalência) fraqueza muscular, fadiga intensa, mal-estar, cefaleia, alterações cutâneas (*rash* cutâneo, *cutis marmorata*), náuseas, alterações visuais, confusão mental, alterações do nível de consciência, retenção urinária, alterações de coordenação, alterações cardiorrespiratórias, edemas periféricos, vertigens, alterações auditivas e zumbidos. O aparecimento do quadro clínico pode surgir a partir do final da descompressão e, na grande maioria dos casos, ocorre dentro das primeiras 12 horas de evolução, porém em alguns pacientes este período pode se prolongar por até 48 horas.

Devido à elevada frequência de sinais e sintomas sugerindo o envolvimento neurológico, apresentamos a seguir uma sugestão de roteiro de exame neurológico direcionado a casos suspeitos de DD (Tabela 10.1) que pode ser realizado no próprio local de atendimento inicial.

O diagnóstico da DD é realizado basicamente a partir da história e do exame físico, incluindo a parte neurológica do paciente. A DD é frequentemente classificada como tipo 1 (mais localizada, p. ex., apenas dor em membro) e tipo 2 (sistêmica,

**Tabela 10.1** Exame neurológico para avaliação de casos suspeitos de doença descompressiva.

**1. Função mental**
- Consciência
- Fala e linguagem
- Orientação espacial e temporal
- Julgamento
- Memória recente
- Raciocínio abstrato
- Cálculos

**2. Nervos cranianos**
- Controle de olhos
- Controle facial
- Audição
- Sensação facial

**3. Função motora**
- Ombros (deltoides)
- Bíceps
- Tríceps
- Extensão de dedos
- Força de preensão
- Quadríceps
- Panturrilhas
- Pés

**4. Função sensorial**
- Toque suave
- Toque agudo

**5. Equilíbrio e coordenação**
- Caminhar
- Dedo-nariz-dedo

p. ex., distúrbios neurológicos objetivos). Essa classificação, apesar de ser antiga e muito questionada, pode ajudar a direcionar os cuidados iniciais e de transporte nestes casos.

## Síndrome de hiperdistensão pulmonar

A síndrome de hiperdistensão pulmonar (SHP) caracteriza-se por uma expansão excessiva do parênquima pulmonar durante a descompreensão, devido ao aumento do volume gasoso retido. Essa retenção de gás pode ser decorrente de fatores pulmonares localizados ou por uma obstrução na via aéreas: de grande calibre (traqueia e vias aéreas: superiores). Ocorre com maior frequência em mergulhadores usando equipamento de respiração subaquática e que realizaram uma subida muito rápida ou descontrolada até a superfície e que não exalaram corretamente o ar de dentro dos pulmões.

Dependendo da localização da lesão pulmonar e da quantidade de gás extravasado, as manifestações clínicas associadas à SHP são o enfisema de mediastino e/ou enfisema de tecido subcutâneo, o pneumotórax e a embolia arterial gasosa (EAG). Os sinais e sintomas da SHP estão representados na Tabela 10.2.

Um cuidado particular deve ser tomado nos casos em que se relata uma alteração importante do nível de consciência apresentada pelo paciente logo após a sua descompressão (dentro de 10 minutos após a chegada à superfície). Esse dado, mesmo não acompanhado de outros sinais e sintomas citados anteriormente, é sugestivo de uma provável embolia arterial gasosa (EAG) no sistema nervoso central e pode indicar uma recompressão terapêutica de emergência.

---

**Tabela 10.2** Sinais e sintomas da síndrome de hiperdistensão pulmonar.

- Dor retroesternal à inspiração profunda
- Rouquidão ou alteração da voz
- Tosse com ou sem expectoração sanguinolenta
- Crepitação em subcutâneo (pescoço e tórax superior)
- Diminuição do murmúrio ventilatório geralmente unilateral
- Hipertimpanismo na percussão torácica
- Ausculta de crepitações associadas aos batimentos cardíacos (sinal de Hartmman)
- Dispneia, cianose
- Taquicardia e hipotensão

---

## ATENDIMENTO PRÉ-HOSPITALAR

Nos casos de MD, habitualmente, o tratamento definitivo recomendado é a recompressão terapêutica realizada em câmaras hiperbáricas adequadamente preparadas para essas situações. Entretanto, frequentemente esses serviços estão longe dos locais de mergulho, sendo necessário o transporte do paciente até o tratamento recompressivo. Mesmo em locais onde há um sistema estabelecido para o atendimento de mergulhadores acidentados, o tempo gasto desde o início do quadro clínico até a câmara hiperbárica é altamente variável. Nos EUA, por exemplo, o tempo médio para receber o tratamento recompressivo nesses casos é de 20 horas, porém, em alguns pacientes, o atraso no atendimento definitivo pode ser de até 120 horas.

A atenção inicial às prioridades do suporte de vida é basicamente a mesma tanto para casos de DD com de SHP. Os cuidados iniciais e de preparação para o transporte aéreo desses pacientes estão colocados a seguir:

- Vias aéreas: verificar obstruções, dentaduras, corpos estranhos, vômitos ou traumatismos. Palpar a região cervical, observando a presença de enfisema de subcutâneo, que pode ser devido ao trauma pulmonar (SHP)

- Respiração: verificar a presença de estridor, retração dos músculos ventilatórios acessórios, sibilos ou diminuição localizada de sons respiratórios. Atenção para a ocorrência de pneumotórax, especialmente em vítimas de SHP

- Cardiocirculatório: verificar a qualidade do pulso apalpando quanto a irregularidades. Verificar a perfusão periférica e a pressão arterial. Avaliar o ECG. Manter monitoramento cardiorrespiratória

- Estado neurológico: verificar as pupilas quanto à assimetria e à reatividade. Fazer um exame neurológico, avaliando função mental, nervos cranianos, força muscular, reflexos tendinosos profundos, equilíbrio, coordenação e orientação. A escala Glasgow pode ser utilizada

- Hidratação: mesmo durante imersões normais, considera-se a ocorrência de desidratação nestes pacientes devido ao ambiente, ao exercício, à perda de água pela respiração e imersão e à incapacidade para reposição de fluidos durante o mergulho. Pacientes mergulhadores com DD que apresentam aumento do hematócrito, possivelmente relacionado com a desidratação, têm uma pior resposta ao tratamento recompressivo. Assim, é importante garantir o fornecimento adequado de fluidos para o paciente, procurando manter um débito urinário próximo de 1 m$\ell$/kg de peso corporal/hora. Em indivíduos com um nível preservado de consciência, a administração de líquidos orais não carbonatados, não cafeinados, não alcoólicos e idealmente isotônicos (água é aceitável) pode ser considerada. Entretanto, a obtenção de um acesso venoso calibroso e a administração de fluidos IV (Lactato de Ringer ou solução salina a 0,9%) são recomendáveis

- Oxigênio: um cuidado extremamente importante está na administração contínua de oxigênio ($O_2$) na maior concentração (FiÔ$_2$) possível, preferencialmente a 100%. Pacientes com DD que receberam oxigênio em concentrações elevadas na superfície como tratamento inicial apresentam uma melhor resposta ao tratamento recompressivo. Os principais benefícios do uso de alta concentração de $O_2$ nestes casos estão no fato de que há um aumento da pressão parcial arterial de $O_2$, facilitando a eliminação de gás inerte responsável pelo aparecimento das bolhas gasosas dentro do corpo, além do combate à hipóxia tecidual resultante da obstrução vascular por bolhas de gás, o que permite, assim, uma melhor recuperação das áreas de afetadas

- A concentração de $O_2$ a ser oferecida deve ser a mais próxima possível de 100%. Pode-se optar por utilizar máscaras com reservatório e válvulas unidirecionais com alto fluxo (12 a 15 $\ell$ de $O_2$/min) ou, então, por dispositivos com válvulas de demanda fabricados para uso com $O_2$. Máscaras simples de inalação ou cateteres devem ser evitados devido à baixa eficiência para oferecer uma elevada concentração de $O_2$ e pelo grande desperdício desse gás nessas situações. O $O_2$ deve ser fornecido continuamente mesmo que uma melhora total ou significativa do quadro ocorra (o que, na verdade, significa que o $O_2$ está sendo efetivo)

- Entretanto, é importante observar que mesmo que ocorra uma resolução completa dos sintomas e sinais de DD de descompressão durante o uso de $O_2$ na superfície, uma avaliação realizada por um médico com treinamento em medicina hiperbárica e um possível tratamento recompressivo continuam indicados

- Posicionamento do paciente: atualmente são consideradas como as melhores opções a posição de recuperação (decúbito lateral esquerdo) ou a posição supina, caso o paciente apresente um nível de consciência preservado. A posição de Trendelemburg deve ser evitada

- Controle térmico: manter o paciente devidamente aquecido com coberturas adequadas e controle da temperatura ambiente (da cabine da aeronave, por exemplo) não são apenas medidas de conforto, mas podem fazer a diferença entre uma melhor evolução ou não do paciente. Pacientes em hipotermia mesmo que leve apresentam vasoconstrição periférica, o que pode dificultar a eliminação do gás inerte pelos tecidos periféricos

- Medicações: apesar de que anti-inflamatórios não hormonais possam ser utilizados, deve-se evitar o uso de medicamentos para o controle da dor. Esse efeito pode alterar a avaliação do quadro clínico, dificultando a seleção da melhor opção de tratamento definitivo (tabela de recompressão) para o caso.

## TRANSPORTE AÉREO

Devido ao fato de os MD serem causados por problemas de descompressão, uma exposição adicional desse paciente a um ambiente de pressão atmosférica diminuída, como altitude, pode levar a uma exacerbação do quadro clínico, particularmente em relação aos sinais e sintomas neurológicos, o que, portanto, pode ser um desafio para a realização de um transporte aeromédico nesses casos. Pode ocorrer, por exemplo, o desenvolvimento de retenção urinária, levando a equipe de transporte a realizar procedimentos (p. ex., cateterismo da bexiga) durante o transporte. Assim, a avaliação médica frequente, incluindo um exame neurológico, é muito importante ao longo de todo o transporte.

Deve-se dar especial atenção à altitude de voo ao qual esse paciente será exposto. Normalmente, recomenda-se que esses casos sejam transportados em aeronaves pressurizadas, de preferência com valores de pressão ambiente próximos do nível do mar. Isso significa que a aeronave poderá ter de ser conduzida em altitudes relativamente mais baixas do que as utilizadas em voos comerciais convencionais. Tal procedimento pode ser extremamente importante, especialmente nos casos mais graves, nos quais existe importante déficit neurológico. No caso de um transporte em aeronave não pressurizada, como, por exemplo, por helicóptero, recomenda-se que a elevação máxima do paciente seja inferior a 150 m acima do ponto onde este encontrava-se antes do voo. Entretanto, casos de DD do tipo 1 considerados leves e comprovadamente sem o desenvolvimento de sinais ou sintomas neurológicos após 24 horas desde o início do quadro clínico provavelmente não desenvolverão outras complicações, podendo ser transportados até em voos comerciais para o tratamento recompressivo.

Algumas informações, em especial, são muito importantes para o médico que receberá e realizará o tratamento recompressivo. Assim, todos os dados possíveis sobre os perfis das imersões (profundidade máxima atingida, tempo em que permaneceu no fundo etc.) que o mergulhador realizou no dia do acidente, presença de intercorrências que possam ter ocorrido durante a exposição hiperbárica, tipo de mistura respiratória utilizada, fatores complicadores no mergulho (frio, exercício físico importante, mergulhos repetitivos, correntes oceânicas etc.) e as tabelas e/ou computadores de mergulho utilizados no cálculo da descompressão, entre outros, devem ser transportados juntamente com o paciente. O tempo decorrido desde o final do mergulho até o início do quadro clínico e um exame neurológico detalhado realizado no momento do primeiro atendimento também são muito importantes. Com esses dados, o médico responsável pelo tratamento recompressivo poderá decidir com mais segurança e precisão sobre a melhor opção de tratamento para cada caso.

Devemos lembrar, também, que o mergulho é uma atividade realizada em grupo, o que significa que o mergulhador, provavelmente, não estava só durante a imersão que causou o aparecimento do MD. Isso significa que há uma chance de que seu parceiro de mergulho também possa apresentar quaisquer sintomas ou sinais de menor intensidade, mas que podem tornar-se mais intensos durante o atendimento da vítima já conhecida. Recomenda-se que a equipe de atendimento médico confirme que existe apenas uma única vítima antes de sair para a realização do atendimento, evitando assim surpresas desagradáveis que possam ocorrer na chegada ao local para a realização do transporte do primeiro paciente.

## LINHA DE EMERGÊNCIAS DE MERGULHO DA DIVERS ALERT NETWORK

A Divers Alert Network (DAN) (www.*diversalertnetwork*.org) é uma associação internacional sem fins lucrativos, cujo objetivo é fornecer informações nos casos de acidentes de mergulho. Desde o início de suas atividades, a DAN mantém uma linha telefônica permanente (24 horas por dia, 7 dias da semana), de caráter humanitário, para o atendimento de mergulhadores acidentados. No Brasil, o acionamento gratuito dessa linha (0800-684 9111) pode fornecer orientações em português sobre os cuidados iniciais a serem tomados e quais os serviços hiperbáricos podem ser contatados para tratamento definitivo. Entretanto, é importante frisar que o direcionamento de casos de MD para tratamento hiperbárico somente deve ser realizado após contato prévio com o serviço hiperbárico de destino, para se garantir a disponibilidade local para avaliação médica especializada e um eventual atendimento recompressivo definitivo.

## BIBLIOGRAFIA

Boussuges A, Blanc P, Molenat F, Bergmann E, Sainty JM. Haemoconcentration in neurological decompression illness. Int J Sports Med. 1996;17(5):351-5.

Buzzacott P (editor). DAN Annual Diving Report 2016 Edition – A report on 2014 data on diving fatalities, injuries, and incidents. Durham, NC: Divers Alert Network; 2016. p. 129.

Estrada J, Meurer D, Kevin De Boer K, Huesgen K. Severe decompression illness: case report, prehospital recognition, and regional transport considerations. Case reports in Emergency Medicine. Volume 2017, Article ID 7203085, 4 p. Disponível em: https://doi.org/10.1155/2017/7203085.

Freiberger JJ, Denoble PJ, Pieper CF, Uguccioni DM, Pollock NW, Vann RD. The relative risk of decompression sickness during and after travel following diving. Aviation and Space Environmental Medicine. 2002;73:980-4.

Longphre JM, Denoble PJ, Moon RE, Vann RD, Freiberger JJ. First aid normobaric oxygen for the treatment of recreational diving injuries. Undersea Hyperb Med. 2007;34(1):43-9.

MacDonald RD, O'Donnell C, Allan GM, et al. Interfacility transport of patients with decompression illness: literature review and consensus statement. Prehosp Emerg Care. 2006;10(4):482-7.

Mitchell SJ, Bennett MH, Bryson P, et al. Consensus guideline: Pre-hospital management of decompression illness: expert review of key principles and controversies. UHM. 2018;45(3):273-86.

Mitchell SJ, Doolette DJ, Wachholz CJ, Vann, RD (eds.). Management of mild or marginal decompression illness in remotes locations workshop proceedings. Durhan, NC: Divers Alert Network; 2005.

Moon RE. Report of the decompression illness adjunctive therapy committee of the UHMS. Proceedings of the fifty-third workshop of the UHMS. UHMS Inc.; 2003.

Pollock NW, Buteau D. Updates in decompression illness. Emerg Med Clin North Am. 2017;35(2):301-19.

Sheffield PJ, Vann RD. Flying after recreational diving. edited proceedings. Divers Alert Network. May. Durham, NC; 2004.

Vann RD, Gert WA, Denoble PJ, Pieper CF, Thalmann ED. Experimental trials to asses the risk of decompression sickness in flying after diving. Undersea Hyperb Med. 2004;31(4):431-44.

Wachcholz CJ, Uggoccioni DM, Dear GL, Vann RD, Bennett PB. Guidelines needed for management of mild DCI in remote locations. Undersea and Hyperbaric Medicine. 1999;26(suppl):A 25.

CAPÍTULO

# 11 Estresse de Voo e Fadiga

Rui Pombal • Sofia Vidigal e Almada • Pedro Pinho Caetano

## INTRODUÇÃO

Do ponto de vista fisiológico, podemos definir estresse como o somatório das reações biológicas a quaisquer estímulos adversos, externos ou internos, físicos, mentais ou emocionais, que tendem a perturbar o equilíbrio homeostático do organismo e o processamento de informação. Mais especificamente no contexto aeronáutico, falamos de estresse quando uma situação externa ambiental (física ou social) ou interna é ameaçadora, ou percepcionada como tal, exigindo que o indivíduo se ajuste e reaja para além das suas capacidades e recursos habituais. O estresse pode ser positivo ao motivar ações corretivas necessárias em tempo útil. Vamos, entretanto, abordá-lo aqui apenas na sua vertente negativa, ou seja, ansiogênica, perturbadora da performance e potencialmente também da saúde física e mental.

A fadiga é definida pela Organização da Aviação Civil Internacional (OACI) como um estado fisiológico de reduzida capacidade de desempenho mental ou físico que pode prejudicar o estado de vigília do tripulante e a sua capacidade para, de forma segura, operar uma aeronave ou desempenhar funções de segurança.

Para facilitar a discussão, e em linha com diversos autores, entendemos aqui a fadiga como um fator de estresse ou estressor; na realidade, um estressor de grande relevância em aviação.

O estresse e a fadiga são dois dos 12 fatores (*dirty dozen*) frequentemente envolvidos, em combinações e intensidade variáveis, como precursores de acidentes ou incidentes aeronáuticos.

A profissão de piloto é percepcionada como uma das mais estressantes, logo a seguir bombeiros e pessoal militar. Entretanto, uma situação que é geradora de estresse para um indivíduo pode não ser para outro, dependendo de múltiplos fatores, como personalidade, circunstâncias de vida, recursos organizacionais e pessoais etc. Compreender os fatores que podem conduzir ao estresse e à fadiga e como lidar com eles mitigando os seus efeitos negativos, pode melhorar a performance e o bem-estar dos tripulantes.

## TIPOS DE ESTRESSE EM AVIAÇÃO

Podemos definir *estresse agudo* como o que resulta de lidar com uma emergência ou ter de trabalhar sob um pico de pressão temporal excessiva. Já o *estresse crônico* resulta do efeito cumulativo da recorrência de estresse agudo e/ou de estressores de longa duração, como problemas relacionais e familiares, laborais, de interação com colegas etc.

Em aeronáutica, os tipos de estresse, ou melhor, os estressores ou fatores de estresse, podem ser descritos de várias formas, sendo que existe todo um *continuum* praticamente sem categorias estanques. Optamos aqui por distinguir:

- Fatores extrínsecos: ambiente físico; psicossociais relacionados com o contexto operacional; psicossociais relacionados com o contexto da vida privada
- Fatores intrínsecos: fisiológicos; cognitivos.

### Fatores extrínsecos do ambiente físico

Incluem-se aqui os fatores clássicos (abordados em outros capítulos) cuja magnitude e cujo impacto dependem do tipo de aeronave e de voo: hipóxia; variações da pressão atmosférica; forças G (nomeadamente nos voos de alta performance e na turbulência); variações térmicas e de umidade (sobretudo secura na aeronave e variações bruscas de temperatura e umidade no ([des]embarque); ruído e vibração (principalmente em aeronaves de asa rotativa e de pequena envergadura, ou de alta performance).

Incluem-se também: condições meteorológicas e outras condições de voo adversas; constrangimentos de espaço (p. ex., confinamento no *cockpit* com limitação de conforto e mobilidade; condicionalismos na manipulação de equipamentos como tróleis na cabine, com risco de acidentes).

### Fatores extrínsecos psicossociais relacionados com o contexto operacional

Na operação de voo propriamente dita: possibilidade de ocorrência de eventos críticos, como emergências médicas a bordo, falhas de sistemas, ameaças terroristas, necessidade de divergência de voo ou de aterrissagem de emergência, outros incidentes e acidentes; planejamento de voos instável e gerador de fadiga (p. ex., irregularidade e imprevisibilidade de horários, períodos de serviço prolongados, muitas vezes noturnos e/ou através de vários fusos horários); aumento da automação do *cockpit* (com maior monotonia e possível diminuição de motivação); rotação constante de equipes com dificuldade no estabelecimento de relações interpessoais no local de trabalho; aumento das medidas de segurança (*security*) fora e dentro do avião; necessidade de atualização permanente e de submissão a testes periódicos (p. ex., simulador, exames médicos) para manter a licença e *rating*.

Outros: mudanças na indústria aeronáutica, com maior competitividade do mercado e pressão de eficiência operacional; percepção de deterioração relativa do prestígio social e dos benefícios materiais associados às profissões de voo; instabilidade e conflitos laborais.

### Fatores extrínsecos psicossociais relacionados com o contexto da vida privada

Veja-se: limitação da participação na vida familiar (especialmente no caso de famílias com filhos pequenos e quando de ocasiões como casamentos, férias escolares, doença de familiar, falecimentos etc.); conflitos familiares (que "vêm para o avião"); isolamento social (relacionado com as ausências frequentes e/ou prolongadas); problemas financeiros.

### Fatores intrínsecos fisiológicos

Privação de sono; fadiga física; doença ou incapacidade física; visão ou audição com correção deficiente; sedentarismo e dieta desequilibrada; hipoglicemia; hidratação deficiente; excesso de cafeína; consumo excessivo de álcool; tabagismo; uso de medicamentos de prescrição ou de venda livre com efeitos sedativos ou outros efeitos perturbadores da *performance*.

### Fatores intrínsecos cognitivos

Relacionam-se intimamente com os fatores psicossociais (p. ex., fadiga mental; carga de trabalho elevada; sobrecarga ou déficit de informação; monotonia; percepção de falta de controle; percepção de falta de apoio social, laboral ou técnico; percepção de deficiente equilíbrio trabalho/vida pessoal).

## FADIGA: UM CASO ESPECIAL DE ESTRESSOR AERONÁUTICO

Fadiga e estresse tendem a retroalimentar-se em um círculo vicioso. Múltiplos fatores podem condicionar ou agravar um estado de fadiga em aviação, os quais destacaremos a seguir.

### Patologias

Destacam-se as patologias específicas como a apneia obstrutiva do sono. No entanto, muitas outras patologias, pela quebra do estado geral e/ou dessaturação de oxigênio que condicionam, desde um simples resfriado a uma patologia pulmonar crônica, estão na origem de estados de fadiga importantes.

### Medicamentos

Medicamentos tão comuns como os anti-histamínicos podem determinar sedação, para já não falar de benzodiazepínicos e afins utilizados para regularizar o sono. Outras vezes, o mecanismo de fadiga não é tão direto, como o caso de uma terapêutica anti-hipertensiva excessiva ou outra que tenha como efeito colateral um aumento do tônus vagal.

### Álcool, tabaco e outros consumos

Os efeitos residuais do álcool podem contribuir para a fadiga. O tabaco condiciona dessaturação de oxigênio de imediato e, a longo prazo, patologias limitadoras do bom estado geral.

### Sono prévio à operação de voo

Está demonstrado que a obtenção de sono antes do voo melhora a vigília e diminui a sonolência durante operações de longo curso. Mais especificamente, a quantidade e a qualidade do sono prévio são determinantes *major* do estado de alerta no *top of descent*, fase de voo crítica e de elevada carga de trabalho e estresse. Sono que inclua um período crítico do ritmo circadiano (ver mais à frente) será o mais recuperador.

### Qualidade do sono

Esse é um fator que contribui muito para a fadiga. O sono normal do adulto tem cinco fases, cada uma com uma duração aproximada de 90 minutos. Pensa-se que as fases 3 e 4 (sono profundo de onda lenta) são essenciais para a recuperação física, e a fase 5 (*Rapid Eye Movement* [REM]), para a recuperação mental. Quando há alguma patologia ou quando o sono é diurno ou o ambiente não é o mais apropriado em termos de conforto, temperatura ou ruído, a qualidade do sono será afetada, o que resulta em fadiga.

### Disrupção do ritmo circadiano

Os ritmos circadianos correspondem a processos fisiológicos intrínsecos que têm flutuações rítmicas ao longo das 24 horas. São regulados internamente e sincronizados por estímulos externos (sincronizadores ou *Zeitgeber*), como o fotoperíodo, os contatos sociais, as refeições. Dentro destes ritmos, um dos mais estudados é o ritmo sono-vigília, e, embora haja fatores individuais que o influenciam (motivação, privação prévia de sono, capacidade), há horas do dia em que naturalmente estamos mais despertos e outras em que é mais difícil para o sistema nervoso central (SNC) permanecer em estado de alerta. O principal período crítico do ritmo circadiano situa-se entre cerca de 2 horas e 6 horas da manhã (*janela do nadir circadiano*), havendo outra quebra (*dip*) característica algures entre 12 horas e 30 minutos e 17 horas (sobretudo entre cerca de 14 horas e 15 horas). Nesses períodos, o risco de haver incidentes/acidentes devidos a sono/fadiga é maior, dado que há hipovigilância.

A forma mais óbvia de perturbação do ritmo circadiano é o *jet lag* (abordado em outro capítulo), também chamado dessincronose e decorrente do atravessamento de quatro ou mais fusos horários em voos de longo curso transmeridianos (aliás, frequentemente noturnos nos voos de linha aérea).

Entretanto, o relógio biológico pode também ser afetado pelas irregularidades de horário das operações de voo de curta duração que condicionam uma dessincronose tanto ou mais fatigante. Um estudo recente (de Reis et al.) mostrou maior sonolência diurna em pilotos de voos de curto e médio curso atribuível à combinação de despertares cedo frequentes com períodos totais de trabalho prolongados. Em um estudo de reporte voluntário de fadiga por pilotos de uma companhia aérea, as perturbações do planejamento de voo vinham à cabeça (24%) entre os motivos de reporte.

### Dívida de sono

Um ponto comum a todos os fatores de fadiga anteriormente mencionados é a acumulação da chamada *dívida de sono*. Esta resulta da diferença entre o número total de horas de sono que o indivíduo obteve nos últimos dias e a quantidade de sono que teria obtido se tivesse dormido sempre o número de horas que o seu organismo habitualmente necessita (quantidade individual, mas que geralmente varia entre 6 e 9 horas em cada período de 24 horas). À medida que se acumula a dívida de sono, cresce a fadiga e, portanto, a probabilidade de sonolência e de *microadormecimentos* em períodos de vigília.

### Despertar e intervalo de tempo desde o despertar

O despertar pode também interferir na performance. A chamada *inércia do acordar* designa o período desde que a pessoa acorda até conseguir estar completamente desperta. Durante este período, que pode chegar a 20 a 30 minutos, o tempo de reação, a desorientação e a falta de autocrítica podem levar a incidentes. Este aspeto deve ser considerado quando se divide o período de descanso por vários indivíduos – deve idealmente haver um período de sobreposição entre o profissional que vai descansar e o que retornou do seu descanso e que pode ainda não estar no seu nível normal de desempenho.

De um outro ponto de vista, se considerarmos o intervalo de tempo decorrido desde o despertar, quanto mais longo o período desde a última oportunidade de sono repousante, maior a probabilidade de fadiga significativa. Há alguns estudos interessantes sobre este assunto (p. ex., Fletcher et al.) em que se compararam as respostas a tarefas de comparação, enumeração ou raciocínio, em grupos de voluntários sujeitos a uma alcoolemia de 1 g/d$\ell$ *versus* sujeitos à privação de sono superior a 18 horas. O número de erros era semelhante nas duas situações, o que aponta para como a fadiga e o sono podem ser causa de incidentes/acidentes.

## Tempo de tarefa

Quanto maior é o período realizando a mesma tarefa, maior serão a monotonia e a probabilidade de redução do estado de alerta. Por exemplo, em uma operação de voo noturna que tenha iniciado às 18 horas, após 10 horas e meia de voo contínuo, o estado de alerta do piloto é comparável ao que seria condicionado pelo efeito de uma alcoolemia de 0,42 g/d$\ell$.

## Carga de trabalho

Podem ser fatores determinantes de fadiga tanto a monotonia dos voos de longo curso (ver anteriormente) quanto o estresse condicionado pela elevada carga de trabalho associada frequentemente às operações de curta distância e médio curso.

## Variabilidade individual

Perante as mesmas circunstâncias, diferentes indivíduos experienciam um estado de fadiga diferente, em momentos ou com intensidades diversas. A variabilidade individual do próprio ritmo circadiano de base condiciona desde logo diferenças de reação (p. ex., a clássica distinção entre o padrão mocho, noturno, que prefere os despertares tardios e a atividade vespertina, e o padrão cotovia, diurno, que prefere levantar cedo e tolera menos bem os dias de trabalho tardios). A variabilidade de estilos de vida é outro fator impactante. Uma das limitações dos modelos atuais de avaliação e predição de fadiga em aviação é precisamente apontarem para fisiologia e comportamentos médios, não refletindo a grande variabilidade humana.

## Fatores psicossociais e de estilo de vida

O segundo motivo mais frequente de reporte de fadiga no estudo de Fletcher et al. já referido foram "questões domésticas" (23%), sendo que metade destas tinham a ver com as deslocações casa-trabalho. Com efeito, os estresses da vida diária do tripulante na sua globalidade e complexidade (ver anteriormente) compõem os chamados riscos de fadiga inerentes à vida na sua globalidade (*whole-of-life*), podendo condicionar períodos de sono de duração e/ou qualidade deficitária e, assim, contribuir decisivamente para o nível de fadiga.

## IMPACTO DO ESTRESSE E FADIGA NO PILOTO

As reações de estresse agudo são mediadas pelo sistema nervoso simpático e constituem a chamada *fight* ou *flight response*, com elevação da pressão arterial e da frequência cardíaca. Refletem uma resposta adaptativa de neutralização ou afastamento do estressor. Há alterações dos processos mentais e do humor.

As manifestações mais óbvias e precoces dos efeitos do estresse persistente ou recorrente incluem variações do humor, com sensação de fadiga, irritabilidade fácil e até agressividade. Como alteração nos processos mentais aparecem erros de julgamento, (re)ação lenta, déficits de memória e concentração, desorientação temporoespacial etc., que podem ser uma bandeira vermelha de alerta para níveis críticos de estresse, podendo ainda impactar na comunicação no interior do *cockpit*, com e na cabine, e até com o controle de tráfego aéreo.

As perturbações do sono ou do comportamento alimentar, o consumo aumentado de medicamentos, álcool ou tabaco, o uso de substâncias ilícitas, doença, absentismo e eventual ansiedade e depressão podem constituir os efeitos a mais longo prazo da exposição persistente a estressores.

Como já vimos, a fadiga, entretanto, tanto funciona como um estressor *major*, como é em si mesma uma consequência da exposição a estresse, quer agudo, quer crônico.

Estresse e fadiga têm um potencial impacto negativo sobre a performance aeronáutica, em especial em tarefas que exigem *timings*, sequências de resposta, atenção repartida e coordenação motora, podendo culminar em más decisões, erros e omissões. Alguns exemplos:

- Distração fácil, dificuldade de concentração
- Lapsos de memória:
  - Pensamento, visão, audição *em túnel* – fixação da visão, audição ou pensamento em um detalhe, em detrimento de outras tarefas críticas, ignorando o quadro global, alarmes ou outros *inputs* relevantes
- Tendência para seguir *atalhos* em vez dos procedimentos padrão
- Retoma de procedimentos já desatualizados
- Desmotivação e alentecimento de (re)ação, adiamento de decisões ou, inversamente, hiperatividade, desorganização e ações apressadas, pouco ponderadas
- Tendência para passar responsabilidade para outros
- Aversão ao planejamento prévio e de alternativas para o caso de imprevistos
- Exposição desnecessária a riscos
- Baixa motivação para questionar instruções incorretas
- Irritabilidade ou mesmo agressividade na comunicação
- Comunicação com utilização de terminologia não padrão (ou mesmo revertendo à sua língua nativa em casos em que deveria ser usado inglês aeronáutico).

Todas estas possíveis manifestações são agravadas e tornam-se potencialmente mais consequentes pela **falta de autocrítica e de consciência** das mesmas por parte do profissional, o que tipicamente acontece em contexto de fadiga significativa.

Com a persistência do estado de estresse ou fadiga crônica, um mecanismo complexo de círculo vicioso aumenta o risco de *burnout* (exaustão emocional, despersonalização e redução da realização e eficácia profissionais) e eventual desenvolvimento de um transtorno de ansiedade ou mesmo depressivo, acabando por tornar necessária uma abordagem clínica/psicoterapêutica específica.

## ALGUMAS PARTICULARIDADES DE ESTRESSE E FADIGA EM OUTRO PESSOAL AERONÁUTICO

### Tripulantes de cabine

Podemos destacar, entre outros, três tipos de estressores específicos do perfil funcional dos comissários de bordo:

- Exposição e contato direto constantes com passageiros e uma miríade de situações e imprevistos que daí podem resultar, sendo os passageiros agressivos ou desordeiros (*unruly passengers*) um caso particular em que a integridade física do próprio tripulante pode estar em risco
- Prestação de primeiros socorros a bordo em caso de ocorrências de saúde dos passageiros
- Responsabilidade de garantia dos procedimentos de segurança da cabine, quer de rotina, quer em possíveis eventos críticos.

## Controladores de tráfego aéreo

É fácil compreender os altos níveis de estresse aos quais se encontram expostos os controladores de tráfego aéreo se atentarmos nas suas tarefas de elevada intensidade cognitiva com o objetivo de controlar e evitar conflitos no espaço aéreo de forma eficiente, expedita e segura, simultaneamente levando em conta eventuais emergências e imponderáveis meteorológicos e operacionais. O ambiente em que trabalham e a necessidade de visualizar monitores durante longos períodos pode originar também fadiga visual com visão desfocada, lacrimejo ou sintomas de secura ocular.

O fato de trabalharem por turnos prejudica o ciclo de sono-vigília analogamente aos pilotos e tem impacto na sua vida pessoal e familiar, levando a terem que gerir horários e expectativas.

## Manutenção e operação de rampa

O cumprimento de *timings* operacionais cada vez mais apertados, o trabalho em condições físicas agrestes ou confinadas, a responsabilidade e implicações de segurança decorrentes da aplicação e a precisão das habilidades técnicas individuais são exemplos de fatores que explicam o estresse associado a estes tipos de funções aeronáuticas em terra.

## ALGUMAS PARTICULARIDADES DE ESTRESSE E FADIGA NAS OPERAÇÕES DE RESGATE

A variabilidade e a imprevisibilidade do contexto em que decorre a missão de resgate, por vezes em ambientes geográfica e meteorologicamente extremos, de difícil e/ou perigosa acessibilidade, bem como as exigências de perícia técnica, de disponibilização eficaz de equipamento adequado, de contato com cenários físicos e humanos potencialmente devastadores, e de tempo (quer em termos de irregularidade de horários, quer de limitações temporais para realização da missão), tornam esse tipo de operações de elevado risco de fadiga e estresse agudo e, por vezes, de evolução para situações de estresse pós-traumático.

A prestação de cuidados a vítimas evacuadas por via aérea tem os seus desafios próprios, estando elas sujeitas aos mesmos estresses ambientais do voo, especialmente aos fatores clássicos anteriormente referidos. No caso particular do transporte de passageiros doentes ou incapacitados em voos de linha aérea, as Sociedades Portuguesa e Brasileira de Medicina Aeroespacial (SMAPor e SBMA) emitiram Orientações Conjuntas (OMAC.01.01) que estão disponíveis nos *sites* respectivos e que poderão ser úteis tanto para os profissionais que decidem da evacuação como para os que a realizam.

Lidar com familiares e acompanhantes, mas também com a população em geral no local do salvamento, são estressores adicionais de não pouca relevância. A eventual cobertura midiática, atualmente amplificada pelo imediatismo das redes sociais, pode ser um fator de estresse adicional com o qual as equipes podem não estar preparadas para lidar.

Em qualquer caso, são fatores protetores nesse contexto: o treinamento regular, um bom planejamento prévio e uma boa comunicação, colaboração, reconhecimento e suporte por parte de colegas e chefias. Isso é particularmente importante em equipes que necessitam lidar com situações de risco frequente para a integridade física e mesmo para a vida própria, de seus colegas e terceiros.

## PARTICULARIDADES DE ESTRESSE E FADIGA NAS OPERAÇÕES MILITARES

Pela sua natureza, muitas vezes as operações militares são realizadas em períodos noturnos, *time-sensitive*, em condições metereológicas ou ambientais adversas, ou em localizações geográficas muito diferentes e com uso de vestuário e equipamentos que exigem esforço físico e perícia. Estas situações aumentam o estresse e potenciam a fadiga. Por exemplo, missões de vigilância aérea, de transporte ou resgate (especialmente quando envolvem recuperadores-salvadores que, com elevada perigosidade, descem através de um guincho até ao mar, falésias ou navios), exercícios conjuntos com outras forças aéreas, ou missões de combate ar-ar ou ar-solo incluem já um risco acrescido que o militar aprende no seu treino a enfrentar (desenvolvendo estratégias de *coping*).

Toda a organização militar tenta minimizar as situações que podem levar a incidentes ou acidentes. Desde a seleção do pessoal para as diversas especialidades militares (por meio de várias provas físicas, psicotécnicas e médicas) ao tirocínio e ao treinamento específico para cada sistema, aeronave ou equipamento, há uma malha apertada que é necessário ultrapassar.

Por outro lado, há regulamentos militares, no que toca a períodos de descanso, que vão ao ponto de distinguir, por exemplo, o número de horas de repouso após missões diurnas ou noturnas e, dentro dessas, se foram realizadas com ou sem *night vision goggles*, já que esses dispositivos de visão noturna aumentam o esforço muscular e obrigam a maior repouso. Há também regulamentos sobre exercícios físicos específicos para as várias tripulações de voo que preparam melhor o militar a suportar as forças G ou vibração. Existem adicionalmente regras quanto a limitações/proibições relacionadas com o consumo de álcool e medicação.

A todo pessoal navegante é incutida desde muito cedo na carreira a importância de trabalhar em equipe e de recorrer ao médico aeronáutico sempre que houver dúvidas relacionadas com a sua saúde ou diminuição da capacidade para executar determinada tarefa. São realizados cursos e refrescamentos obrigatórios, entre os quais o curso de *crew resource management* (CRM), em que aspetos ligados à liderança, comunicação, fadiga e gestão de conflitos são abordados no sentido de que se aprenda a identificar no próprio e nos outros elementos da equipe sinais e sintomas que possam levar à diminuição da *performance* e a incidentes. O objetivo principal é a sustentabilidade das missões, o que só se consegue com pessoal preparado e alerta.

## FADIGA E ESTRESSE: CONTRAMEDIDAS DE PREVENÇÃO E MITIGAÇÃO

O estresse e a fadiga são experiências inelutáveis, fatos da vida inerentes à generalidade das atividades humanas. Dada sua intensidade e prevalência e seu impacto potencial na segurança das operações de voo e na saúde e bem-estar dos tripulantes, é essencial procurar reduzir a sua probabilidade de ocorrência e mitigar o mais rápido possível os seus efeitos deletérios.

## Prevenção e mitigação da fadiga

Distinguimos aqui as medidas *macro*, no nível regulamentar e de gestão das operações, das contramedidas a implementar no nível do indivíduo.

### Medidas regulamentares, organizacionais e operacionais

Ainda que a sua definição atual tenha insuficiências, como não levar em conta a variabilidade individual, os regulamentos de limitação de tempos de voo (*Flight Time Limitations* [FTL]) são um instrumento organizacional essencial de prevenção da fadiga. Também nesse nível, a existência de um robusto Sistema de Gestão do Risco de Fadiga (*Fatigue Risk Management System* [FRMS]) é fundamental. Em conjunto, a Federação Internacional de Associações de Pilotos de Linha Aérea (IFALPA), a Associação Internacional de Transporte de Linha Aérea (IATA) e a Organização da Aviação Civil Internacional (ICAO) publicaram em 2015 um guia de implementação muito útil (disponível em: *https://www.iata.org/en/publications/fatigue-management-guide/* /).

Outro aspecto-chave é a informação e o treinamento dos tripulantes nesta temática, além da promoção de um ambiente organizacional favorável à entreajuda entre pares e chefias, bem como a facilitação de acesso, sempre que necessário, a estruturas de apoio como Grupos de Suporte de Pares (PSP, do *inglês Peer Support Groups*) e a profissionais de saúde especializados (como serviços de medicina aeronáutica e saúde ocupacional da companhia).

Também a pesquisa científica poderá levar ao desenvolvimento de detectores de fadiga, sensores (actigrafia) ou marcadores biológicos que possam detectar e quantificar a fadiga em cada indivíduo antes ou durante o turno ou a missão. Há algumas pesquisas de marcadores biológicos no sangue que poderão estar aumentados em caso de fadiga (colina, carnitina, ceramidas). Embora se trate de outro contexto (Nagy-Szakalet et al. e Kunasegaran et al.), valerá a pena acompanhar estas linhas de investigação científica.

### Medidas individuais de proteção da qualidade da quantidade de sono

Destacam-se as seguintes:

- Manter um peso saudável (a obesidade é o principal fator de risco para apneia obstrutiva do sono) e atividade física regular (incorporada naturalmente no estilo de vida, e não extenuante)
- Evitar as dívidas de sono antes das operações de voo
- Usar as melhores oportunidades de sono. O sono mais recuperador é aquele que é obtido nas horas do nadir circadiano do relógio biológico individual (ver anteriormente). Uma "sesta-âncora" naqueles intervalos de horários tem o maior potencial de abatimento de dívida de sono. Em geral, uma sesta de 10 a 20 minutos, mesmo em outros horários, já tem efeito mitigador. Por outro lado, em caso de voos longos em que é permitida uma sesta operacional durante o voo (*inflight rest break*), esta não deve ultrapassar os 45 minutos, para evitar a inércia do acordar. Períodos para sono em compartimento próprio destinado aos tripulantes (*crew rest/bunk*) podem criar oportunidades de sono efetivo com duração de 3 a 5 horas de cada vez. Um estudo recente (de Zaslona et al.) reporta que, de acordo com as experiências dos pilotos, essas estratégias de mitigação são eficazes se vêm sendo adequadamente utilizadas pelos tripulantes

- Um ambiente favorecedor do sono requer intensidade de luz e ruído e temperatura propícias (esta última geralmente entre 19 e 21°C)
- Manter rituais ou rotinas de ir para a cama constantes e iguais aos "de casa" constitui um poderoso sinal subconsciente para o cérebro entrar em "modo de sono"
- Evitar o uso de luzes próximas intensas imediatamente antes de deitar e na cama, como celulares e outros dispositivos portáteis (caso tenham que ser utilizados, muitos desses dispositivos possuem um modo de luz no espectro do amarelo que tem menor probabilidade de perturbar a indução do sono do que o espectro de luz azul). Em outra perspectiva, a utilização de aplicativos de *software* de ajuda à gestão do sono-vigília poderá vir a se tornar comum, embora requeira ainda validação científica
- Para evitar despertar por fome, comer algo leve cerca de 1 a 2 horas antes do período de sono principal poderá ser benéfico (embora não em quantidades que correspondam a mais de 20% da ingesta diária de energia)
- Evitar álcool antes de deitar. Embora possa facilitar inicialmente a indução do sono, corrompe o ciclo de sono normal
- No caso do tripulante que fuma, deixar de fazê-lo. Fumar antes de deitar perturba as fases do sono, pois a nicotina condiciona um sono mais superficial nas primeiras duas horas (por meio do seu efeito estimulante), seguindo-se um efeito de privação
- Usar cafeína judiciosamente. A cafeína existe não só no café, mas também em bebidas de cola, no chá, no cacau e algumas bebidas energéticas. O seu pico de ação ocorre entre 15 e 120 minutos após a ingestão, com uma semivida média de 5 horas, mas com grande variabilidade interindividual por via farmacocinética (polimorfismos da CYP1A2 hepática, que metaboliza 95% da cafeína ingerida, e da N-acetiltransferase 2), farmacodinâmica (polimorfismos dos receptores cerebrais de adenosina de que a cafeína é antagonista) e ambiental (p. ex., tabaco diminui semivida da cafeína).

Para quem a tolere bem, a cafeína é uma excelente contramedida para manter a vigília, sobretudo se combinada com exposição à luz (a partir de 100-200 lux) e com interação social. Em estudo recente, Wingelaar-Jagt et al apontam que, quando foi necessário ingerir cafeína à meia-noite para proteger a performance noturna, não se observava perda de eficácia mesmo com um consumo de café habitual durante as horas diurnas precedentes. A cafeína deve ser, entretanto, evitada nas 4 a 6 horas anteriores ao período de sono, pois pode perturbá-lo (diminuindo a duração das fases 3 e 4 e tornando-o mais superficial). Em geral, é recomendável limitar as bebidas com cafeína a 1 a 3 vezes/dia (ou total diário inferior a 400 mg), tanto para evitar os efeitos do seu consumo excessivo e da sua privação, como para potenciar o seu efeito promotor da vigília em caso de necessidade

- Limitar o uso de medicamentos indutores do sono apenas a circunstâncias muito específicas e devidamente enquadradas. Por vezes, um transtorno do sono prolongado pode necessitar de uma breve utilização de um hipnótico benzodiazepínico para regularização do ritmo sono-vigília – tal deverá ser feito sob acompanhamento do médico aeronáutico, fora das janelas operacionais, apontando para as menores doses e semividas possíveis (p. ex., zolpidem, temazepam) e dentro do permitido pelos regulamentos locais. A melatonina está geralmente contraindicada, devido aos seus efeitos sedativos de duração relativamente prolongada e imprevisível. Nas missões militares críticas, em alguns países, são por vezes utilizados, com o devido enquadramento, fármacos estimulantes (p. ex., modafinila) e sedativos (p. ex., melatonina) que estão proscritos na aviação civil.

## Prevenção e mitigação do estresse

A forma como um tripulante lida com o estresse (*coping*) vai depender de vários aspectos como natureza, intensidade, duração e previsibilidade dos estressores, estado de saúde física e mental no momento, personalidade, experiências passadas, preparação técnica, autoestima e autoconfiança, bem como a expectativa de apoio que pode ter, tanto de colegas e da organização para a qual trabalha como do seu meio familiar e social. Em suma, sua capacidade para lidar com o estresse depende em última análise da sua resiliência, tanto física, como mental e emocional.

No campo da resiliência física são pontos-chave para a saúde do piloto:

- Manter-se fisicamente ativo e com uma dieta equilibrada, controlando o peso e diminuindo assim o risco cardiovascular, ao mesmo tempo que promove sua saúde e vigor musculoesqueléticos
- Ter um padrão de baixo risco de consumo de álcool, mantendo-se afastado do uso de tabaco e consumos ilícitos
- Obter sono reparador suficiente
- Proteger a sua saúde visual e auditiva
- Conhecer e reduzir os riscos relacionados com viagens (p. ex., malária, acidentes etc.)
- Manter um acompanhamento médico não só do ponto de vista de certificação regulamentar, mas também ocupacional e assistencial.

Em termos de resiliência mental e emocional, é importante que o tripulante desenvolva:

- Relações de confiança que constituam uma verdadeira rede de suporte emocional em nível familiar/privado e laboral (colegas, chefias, profissionais de saúde)
- Boas capacidades de comunicação
- Autoestima e capacidade para gerir sentimentos e emoções fortes
- Capacidade para conceber e implementar planos de vida e para resolver problemas.

A ICAO recomenda ainda cinco formas práticas para o piloto otimizar saúde e bem-estar mentais:

- Cuidar das relações interpessoais e reservar tempo para estas
- Alimentar elos sociais. Usar formas criativas, como videochamadas, para manter um contato constante com familiares e amigos. Reservar tempo para interação com os filhos, se for o caso. Procurar grupos de apoio de pessoas na mesma fase do ciclo de vida. Combater o isolamento social, abrindo-se a conhecer pessoas novas na comunidade e no trabalho, considerando participar de atividades de voluntariado etc.
- Promover *mindfulness*, uma atenção consciente, concentrando-se no "presente" e treinando-se a evitar pensamentos intrusivos não relacionados com a tarefa do momento e a ter uma relação mais objetiva e produtiva com os pensamentos presentes (p. ex., "vou aproveitar os exames médicos para saber a melhor forma de lidar com um problema que me preocupa" em vez de "talvez não passe nos exames médicos"; "estou ansioso porque os testes de simulador são naturalmente estressantes" em vez de "não vou passar no teste do simulador")
- Manter-se ativo, de forma consistente e regular. Poderá ser um esporte que lhe seja agradável, mas poderá ser apenas encaixando exercício físico na sua vida diária através de passeios enérgicos etc. (totalizando pelo menos 150 minutos por semana de exercício de intensidade moderada ou 75 minutos semanais de exercício intenso)

- Estar sempre aprendendo: quer no trabalho, quer fora dele. No trabalho, o treinamento regular, incluindo *crew resource management* (CRM), e os desafios de novos procedimentos operacionais ou de novos projetos podem ser fonte de constante estimulação emocional e cognitiva. Mas é igualmente importante o piloto manter interesses fora da esfera laboral (p. ex., *hobbies*) que lhe alarguem os horizontes, ao mesmo tempo em que lhe trazem um aporte intelectual, emocional e social positivo.

Um bom equilíbrio entre trabalho/vida pessoal e uma boa rede de suporte são as pedras de toque da resiliência mental e emocional do tripulante. Assim, é fundamental uma teia de relações imediatas de confiança nos níveis do trabalho (colegas, chefias, equipe de saúde) e da vida privada (familiares, amigos).

O suporte técnico especializado, seja pelo médico e equipe de saúde de medicina aeronáutica e/ou do trabalho, seja pelo médico assistente ou, ainda, por um profissional de saúde mental, constituem outro nível de apoio, ao qual o tripulante deve poder recorrer com facilidade e no qual deve poder confiar.

Felizmente, a larga maioria das situações de estresse e fadiga não necessita ser escalada para ajuda técnica especializada, e o acesso expedido em primeira linha a um grupo de suporte de pares (PSP), aliás recentemente mandatado pela Agência de Segurança Aérea Europeia (EASA) e ativamente promovido pela European Pilot Peer Support Initiative (*http://eppsi.eu/*), será provavelmente uma das medidas de maior impacto na melhoria da gestão do estresse em aviação e na prevenção dos seus efeitos negativos a um PSP.

## BIBLIOGRAFIA

Albuquerque C, Fonseca M. Psychosocial stressors associated with being a pilot. In: Bor R, Eriksen C, Oakes M, Scragg P, editors. Pilot mental health assessment and support: a practitioner's guide. Oxon: Routledge; 2017. p. 286-308.

Fletcher A, Lamond N, Van den Heuvel C et al. Prediction of performance during sleep deprivation and alcohol intoxication using a quantitative model of work-related fatigue. Sleep Research Online. 2003;5(2):67-75.

Houston S, Dawson K, Butler S. Fatigue reporting among aircrew: incidence rate and primary causes. Aviat Space Environ Med. 2012; 83(8):800-4.

International Civil Aviation Organization. How to keep mentally well. In: Fitness to fly – a medical guide for pilots. Montreal: ICAO; 2018. p. 42-57.

Kunasegaran K, Ismail A, Ramasamy S et al. Understanding mental fatigue and its detection: a comparative analysis of assessments and tools. PeerJ. 2023;23(11):e15744.

Nagy-Szakal D, Barupal D, Lee B et al. Insights into myalgic encephalomyelitis/chronic fatigue syndrome phenotypes through comprehensive metabolomics. Sci Rep. 2018;3;8(1):10056.

Reis C, Mestre C, Canhão H et al. Sleep and fatigue differences in the two most common types of commercial flight operations. Aerosp Med Hum Perform. 2016;87(9):811-5.

Sallinen M, Akerstedt T, Härmä M et al. Recurrent on-duty sleepiness and alertness management strategies in long-haul airline pilots. Aerosp Med Hum Perform. 2018; 89(7):601-8.

Simons R. Assessment for fatigue among pilots. In: Bor R, Eriksen C, Oakes M, Scragg P, editors. Pilot mental health assessment and support: a practitioner's guide. Oxon: Routledge; 2017. p. 172-202.

Sommer I. Adaptation to chronic and traumatic stress in air rescue workers. Göttingen: Cuvillier Verlag; 2005. 79 p.

Zaslona JL, O'Keeffe KM, Signal TL et al. Shared responsibility for managing fatigue: hearing the pilots. PLoS ONE. 2018;13(5): e0195530.

# 12 Protocolo de Triagem e Preparo Pré-Voo de Transporte Aeromédico

Júnia Shizue Sueoka

## INTRODUÇÃO

Esse protocolo de triagem e preparo pré-voo foi desenvolvido pela autora em experiência adquirida durante o tempo em que atuou como coordenadora de voo/médica de transporte aeromédico em uma grande empresa de transporte aeromédico nacional e que ainda atua como médica aeronavegante em aeronave de asa fixa ou rotativa.

Essa é apenas uma sugestão de como se realiza o processo de triagem/preparo, para que as equipes sem experiência em voo possam evitar de ter, de algum modo, uma complicação ou uma dificuldade por não ter tanto conhecimento na atividade aeromédica, ou mesmo para aqueles que já voam e que podem melhorar sua atuação na atividade.

O transporte aeromédico é uma operação em que o paciente já foi atendido por uma equipe médica em alguma unidade de saúde (atendimento primário e secundário) e necessita ser transportado para um local onde será possível efetuar o tratamento definitivo com maiores recursos. É realizado, geralmente, de um local de menor suporte para outro de igual ou maior complexidade, salvo em situação na qual o paciente esteja em tratamento paliativo e vai para um hospital que tenha condições de mantê-lo com qualidade até o fim de sua vida e que fique mais próximo da família.

## PROTOCOLO DE TRIAGEM DO PACIENTE

1. Identificação do paciente.
2. Confirmar a unidade de saúde de origem onde o paciente está.
3. Nome do médico responsável e/ou médico assistente.
4. Confirmar a unidade de saúde de destino e reserva da vaga.
5. Solicitar à equipe de pilotos para que verifique a viabilidade de voo para a cidade de origem e o tempo de voo até lá.
6. Providenciar a logística na origem e no destino.
7. Dados sobre o quadro clínico com o médico assistente que está cuidando do paciente (preferível) ou com o médico responsável (que nem sempre está ao lado do paciente). Quem faz essa triagem é o coordenador médico de voo da empresa contratada para o voo, que define a liberação do voo ou não.

## IDENTIFICAÇÃO DO PACIENTE

Toda solicitação de transporte aeromédico deve ser recebida pela coordenação administrativa de voo, que recolherá todos os dados de identificação do paciente, como nome completo, sexo, idade, preferencialmente algum documento com foto que o identifique (RG ou CNH). Isso garante que o paciente que esteja sendo avaliado pela equipe de transporte aeromédico é o paciente certo a ser transportado.

Ao chegar no hospital, sempre é bom perguntar ao atendente da recepção se o paciente que estamos indo buscar está na unidade de saúde, em qual setor ele se encontra e se identificar como equipe do transporte aeromédico que ele irá levá-lo para o hospital de destino combinado e checado previamente.

No setor, identificamo-nos como equipe que chegou para realizar o transporte aeromédico e verificamos se a equipe local está ciente disso. Só depois da autorização da equipe médica local é que nos preparamos e abordaremos o paciente.

Ao chegar no leito, identifique-se como membro da equipe que fará o transporte e pergunte para o paciente se ele está ciente de que será removido (se estiver em condições de responder), o nome completo e a data de nascimento. Além de confirmar os dados de identificação, isso nos permite ter precocemente uma ideia do estado do nível de consciência dele.

Mas por que isso é tão importante? Porque existem homônimos que podem estar na mesma unidade de saúde, e o paciente pode ser confundido na hora de ser transportado. Esse é um procedimento de segurança, e deve ser feita uma conferência rigorosa, necessária para um transporte de qualidade.

A identificação dele deve estar compatível com as informações prévias fornecidas pela coordenação administrativa do voo, e qualquer alteração, tanto na identificação como nas características que o paciente supostamente tinha durante a solicitação do transporte, tem que estar coincidente, para que se tenha certeza de transportar o paciente certo pela equipe aeromédica.

## CONFIRMAÇÃO DO HOSPITAL DE ORIGEM

Ter certeza de onde o paciente está nem sempre é fácil, porque, na ansiedade do solicitante em dar a informação, ele pode se confundir e passar o nome errado da instituição. Então é importante que saibamos o nome da unidade de saúde, com endereço completo (rua/avenida/travessa), número, bairro, cidade e o estado, em qual andar, setor, unidade, leito e o telefone para contato.

Dessa forma, teremos certeza de que o paciente e os familiares estarão aguardando a equipe aeromédica na unidade de saúde que chegará, pois tudo isso já foi checado com a coordenação administrativa de voo antes do acionamento da equipe e sua saída da base operacional.

## NOME DO MÉDICO E TELEFONE PARA CONTATO

Saber quem é o médico responsável pelo paciente e seu telefone de contato é importante, até para confirmar se ele tem ciência do transporte aeromédico e se está de acordo com isso, porque, às vezes, a família decide sobre o transporte, mas não informa ao médico que o está acompanhando. Enquanto ele não estiver de acordo, não é recomendado realizar o transporte, inclusive porque ele terá que fazer o documento de solicitação do transporte e o encaminhamento com todos os dados clínicos do paciente.

Geralmente é um médico que já acompanha o paciente e que o conhece previamente, que pode ou não ser especialista na área do caso, mas que acompanha a evolução do quadro e dá a conduta, junto com o médico que está cuidando diretamente do paciente (médico intensivista e/ou cirurgião etc.). Nem sempre o médico responsável está no local onde o paciente se encontra.

## CONFIRMAÇÃO DO AERÓDROMO

A coordenação administrativa de voo faz contato com o piloto para saber se existe aeródromo na cidade do hospital de origem, o tempo de voo, se há condições de receber a aeronave que será utilizada para o transporte, o tipo de operação da pista, se tem funcionamento restrito devido ao horário ou ao funcionamento 24 horas para melhor planejamento, se existe alguma notificação de interdição do aeródromo no horário estimado de chegada e se há condições meteorológicas para o voo. O piloto responsável fará essa pesquisa enquanto a equipe médica faz o contato com o médico responsável e/ou assistente para a definição de se é possível fazer ou não o transporte do paciente.

Em casos em que haja a necessidade de pouso da aeronave fora do horário de operação, deve ser consultado o órgão responsável local para verificar possibilidade do pouso ou se realmente deverá ir para outro local mais distante do hospital de origem. Nesse caso, a coordenação médica de voo deverá ser consultada para verificar se é possível aguardar o aeródromo estar em horário de funcionamento ou se pode ir para outra cidade, mesmo que distante, porque o paciente pode não ter condições de ser transportado por via terrestre por longo tempo para depois ser aerotransportado.

## CONFIRMAÇÃO DO HOSPITAL DE DESTINO E A RESERVA DA VAGA

Importante salientar que, para que se inicie o processo de transferência, devemos nos certificar se existe reserva de vaga na unidade de saúde de destino, sendo que essa confirmação deverá ser checada diretamente com a central de vagas, anotando no formulário do transporte o nome, a função e o número para contato do responsável que cedeu e/ou confirmou a vaga, a unidade e o leito onde ficará o paciente. Existem hospitais que dispõem de várias vagas de UTI em andares diferentes, e devemos saber em qual o paciente realmente ficará. Sem essa vaga confirmada, não é recomendável a saída da equipe de voo, salvo em situações em que ela esteja sendo direcionada para o auxílio no atendimento do paciente. Se isso acontecer, a coordenação de voo deverá providenciar a vaga no destino durante o processo de ida da equipe para a origem, mas o transporte do paciente não se inicia para o destino antes dessa confirmação.

## LOGÍSTICA

Uma vez definido para qual aeródromo será levado o paciente, devemos ter as ambulâncias que irão pegar a equipe aeromédica no aeroporto e levá-la até o hospital de origem, bem como todo o material que será utilizado no transporte, inclusive a maca da aeronave que levará do aeroporto à cidade de destino. É necessário ter os horários estimados de chegada, para que eles estejam com pelo menos 30 minutos de antecedência aguardando a equipe pousar, principalmente no destino, pois eventualmente

o voo pode adiantar, e o paciente não pode ficar aguardando a ambulância chegar em casos mais graves. Nessas situações, há a necessidade de chegar logo ao destino, pois os suprimentos de oxigênio e energia são limitados dentro da aeronave e podem comprometer o quadro clínico do paciente em caso de falta.

A coordenação de voo deverá providenciar as ambulâncias, sempre consultando se os recursos de que as ambulâncias dispõem atendem às necessidades do caso a ser transportado, para que, em caso de necessidade e não tiver, ser providenciado antes da chegada da equipe. Essas ambulâncias podem ser do tipo UTI D (preferível) ou mesmo simples, tipo B, pois os materiais levados pela equipe de voo transformarão a ambulância simples em uma unidade UTI, caso seja necessário. O único requisito a ser certificado é se a quantidade de oxigênio disponível na ambulância é suficiente para realizar o translado da unidade de saúde até o aeroporto com mais 30% de reserva, em casos de possíveis emergências ou quando for necessário realizar mudança de trajeto ou de local. Recomenda-se que o cilindro de oxigênio da ambulância esteja totalmente cheio.

Também é preciso certificar-se do funcionamento elétrico das tomadas, para que possamos alimentar os equipamentos que necessitam de tal recurso, como monitor multiparamétrico, ventilador mecânico, bombas de infusão e o console da ECMO.

É importante que seja fornecida a marca, o modelo, as placas e a documentação da ambulância e dos profissionais que identifiquem sua equipe, para que seja solicitada aos órgãos responsáveis pela segurança do aeroporto a devida autorização da entrada desta até o local onde a aeronave irá pousar, para que seja providenciada a escolta até o local e a verificação da documentação necessária para o seu acesso. Isso se deve ao fato de que todos os aeroportos são considerados uma área de segurança pública e seu acesso é completamente restrito.

Essa ambulância deve estar equipada com UTI e com todos os recursos necessários para a realização do transporte com segurança. Deve estar com o cilindro de oxigênio cheio, em sua capacidade máxima, para que consigamos oxigenar ou ventilar adequadamente o paciente, e os equipamentos prontos para uso, uma vez que, por algum motivo, seja necessária sua utilização.

## QUADRO CLÍNICO DO PACIENTE

Geralmente, é realizado um relatório médico de encaminhamento feito pelo médico da origem, que deve conter detalhadamente toda a evolução do paciente, resultado de exames e necessidades, solicitando o transporte dele para o hospital de destino. Porém, nem sempre esse relatório contém todas as informações que são importantes para a realização de um transporte aeromédico de qualidade. Por isso é importante o contato com o médico responsável e/ou assistente (o que está acompanhando de perto a evolução do quadro) pelo coordenador médico de voo, pré-voo, para tirar todas as dúvidas pertinentes ao quadro, que pode ser influenciado pelo voo em si, pois existem alterações fisiológicas que ocorrem devido à grande altitude e ao ambiente hipobárico ao qual o paciente será submetido, que pode interferir no quadro crítico em que o paciente se encontra. Existem patologias que são contraindicadas para o transporte aéreo.

Durante esse período de espera para a autorização do voo pela torre de controle, a equipe (médico, enfermeiro e fisioterapeuta) deverá realizar a conferência do material (*checklist*) a ser utilizado no caso, em conjunto, de acordo com o quadro clínico do paciente. É interessante levar todo o material necessário para o caso, para situações que eventualmente possam vir a acontecer por conta de complicações decorrentes da própria patologia.

Assim, a equipe não é pega de surpresa em situação crítica e não coloca o paciente em risco por estar despreparada. Por exemplo: uma vítima politraumatizada[1] que esteja com um quadro de trauma torácico e com fratura de vários arcos costais sucessivos, que esteja "ventilando bem" na UTI e com saturação de oxigênio de 97% com máscara de $O_2$, 15 $\ell$/min, poderá apresentar evolução para um quadro grave em voo, pois, pela cinemática do trauma, esse paciente poderá ter contusão pulmonar e um pneumotórax simples/laminar que não foi identificado pelo raio-X de admissão, ou ainda que o médico assistente optou por aguardar que o próprio organismo reabsorvesse-o, e que, devido à Lei de Boyle-Mariotte, poderá desenvolver um pneumotórax hipertensivo em voo de asa fixa quando estiver na altitude de cruzeiro.

Portanto, mesmo simples, o pneumotórax deverá ser drenado antes do voo.

Nem sempre o colega do hospital de origem vai entender essa indicação e pode se recusar a fazer o procedimento por entender que não há indicação (em solo). Cabe a nós elucidarmos a possível formação/aumento, e que, durante o voo, a realização de tal procedimento não é adequada (cabine pequena etc.), por isso sendo indicado fazê-lo ainda em solo. Pode ser que o médico que fará a transferência tenha que realizar o procedimento após autorização do colega da origem, pois só podemos atuar em outro local de atendimento com essa autorização (quando não fazemos parte do corpo clínico do referido nosocômio). Se o colega não autorizar, não realizamos o transporte, uma vez que não podemos colocar em risco a vida do paciente.

Uma vez que o coordenador médico de voo que fará a triagem consiga contato com o médico da origem, ele deverá perguntar o que levou à internação do paciente, o setor da unidade de saúde em que ele está, quadro clínico atual, resultado de exames laboratoriais e de imagem, equipamentos em uso, medicações administradas e em uso, se está em uso de aminas vasoativas (quais e suas dosagens), bem como o resultado da terapêutica utilizada, se foi submetido à cirurgia, se foi necessário transfusão sanguínea (quando foi administrado, quantas unidades e em quanto tempo), dados vitais e estado hemodinâmico evolutivo e atual, para que possam definir juntos se o paciente tem condições de transporte ou não. Importante também saber se está em uso de algum equipamento ou material especial, por exemplo, marca-passo transvenoso, hemodiálise, ECMO, drenagem torácica etc.

É nesse contato que o coordenador médico de voo verificará se o quadro é compatível ou não para o transporte aeromédico, em comum acordo com o médico responsável e/ou assistente e familiares, para ser realizado com segurança.

Se não conseguirmos contato com o médico da origem, podemos utilizar o apoio da enfermagem da origem, porém pode haver dificuldade na obtenção dessas importantes informações, já que geralmente a diretoria dos nosocômios não autoriza nenhum funcionário a passar informações do paciente por telefone, pela própria segurança dele. Eventualmente, utilizamos algumas informações que a própria família nos dá ou podemos ligar para esse acompanhante/familiar pelo celular e pedir a ele que nos coloque em contato com o colega da instituição, para que este tenha certeza de que somos profissionais da saúde e responsáveis pelo transporte aeromédico. Dessa forma, poderemos nos comunicar para saber qual é a melhor estratégia a ser utilizada e para que possamos providenciar todo equipamento e medicações necessárias para um transporte de qualidade.

Se mesmo assim não conseguirmos o contato com o médico assistente, podemos solicitar o apoio da assistente social ou da diretoria da unidade de saúde, o que certamente nos ajudará a obter a melhor informação possível sobre o estado clínico do paciente.

Sem a devida informação, pouco saberemos sobre o caso e, nessa situação, caso seja optado por realizarmos o transporte, devemos estar preparados para nos depararmos com qualquer situação crítica, e temos que levar todo o material e os equipamentos relacionados com a patologia informada do paciente que será transportado por via aérea e mais alguns para eventuais complicações que possam ocorrer. Mesmo preparados, ainda corremos o risco de não conseguir realizar o transporte se o paciente não estiver em condições hemodinâmicas adequadas para a sua realização com segurança. Por vezes, ajudamos a equipe local a compensar o paciente antes do voo com nossos próprios materiais e equipamentos, pois, em algumas situações, a unidade de saúde em que o paciente se encontra não tem recursos suficientes para isso.

Não devemos confundir alteração hemodinâmica com gravidade do caso. Se estiver recebendo aminas vasoativas e mantendo os dados vitais dentro dos parâmetros desejáveis, o paciente poderá ser transportado, pois, apesar de ser um caso grave, está estável. O que não é recomendado é a transferência do paciente instável hemodinamicamente, sendo que, nesse caso, o médico de voo pode sugerir algumas condutas para o colega da origem ou ajudá-lo a compensar o paciente, e só depois da estabilização poderá ser realizado o transporte. Tudo depende do modo de trabalho da equipe de voo e da segurança da equipe aeromédica ao lidar com a situação.

## CONFIRMAÇÃO DO VOO E INÍCIO DO PROCESSO

### Confirmação do voo

A partir do momento que for definido pela coordenação médica de voo que o paciente pode ser aerotransportado, damos início ao processo de acionamento para o voo.

Toda triagem deve ser anotada em formulário específico, a ficha de triagem para transporte de pacientes críticos (Tabela 12.1), no qual contenha todos os dados pertinentes, tirando todas as dúvidas referentes ao caso, para que possamos definir o que será necessário para esse paciente ser aerotransportado e montar uma estratégia para sua realização, inclusive verificando com o piloto qual será a melhor aeronave a ser utilizada e suas características para o transporte. Ele se certificará de qual aeroporto será o mais viável para a aeronave escolhida e que esteja mais próximo do local onde o paciente se encontra.

O coordenador médico do voo dá o aval para a realização do transporte para a coordenação administrativa, que confirmará a vaga no hospital de origem pela central de vagas, anotando o nome de quem confirmou ou não a vaga, o cargo e o telefone para contato. Caso a vaga não seja confirmada, o transporte não poderá ser realizado. Uma vez confirmada a vaga, o responsável pela cessão deverá informar para qual leito o paciente será destinado, e a coordenação administrativa providenciará o fechamento das questões burocráticas administrativas relacionadas ao voo, solicitará a comissária de bordo, providenciará a logística na origem e no destino e, finalmente, fará o acionamento da equipe de apoio de solo e da equipe de pilotos.

A equipe médica será acionada pelo coordenador médico do voo, que passará o caso para o médico, o enfermeiro e o fisioterapeuta que estiverem escalados para o voo.

---

[1] O termo "politraumatizado" foi substituído por "traumatizado multissistêmico". Nesta edição, os autores optaram por manter "politraumatizado" por ainda ser o mais conhecido e utilizado na prática.

**Tabela 12.1** Ficha de triagem para transporte de pacientes críticos.

Nome do paciente: _____

Data de nascimento: ___ / ___ / ___          Idade: _____ anos          Altura: _____ m          Peso: _____ kg

Nome da mãe: _____

Hospital de origem: _____

Telefone: (___) _____

Endereço completo: _____          Número: _____

Bairro: _____          Cidade: _____          Estado: _____          CEP: _____-_____

Unidade em que o paciente se encontra: _____ Andar: _____          Leito: _____

Telefone para contato: (___) _____

Entrada no hospital: ___ /___ /___          Entrada na UTI: ___ /___ /___

Hospital de destino: _____

Telefone: (___) _____

Endereço completo: _____          Número: _____

Bairro: _____          Cidade: _____          Estado: _____          CEP: _____-_____

Unidade em que o paciente se encontra: _____ Andar: _____          Leito: _____

Telefone para contato: (___) _____

Leito: _____

Quem da central de vagas confirmou a reserva:

Nome: _____          Função: _____

Telefone: (___) _____

Hipótese(s) diagnóstica(s): _____

Procedimento realizado: _____

Data: ___ / ___ / ___

IOT: Sim / Não          Catéter nasal: ____ $\ell$/min          Máscara $O_2$: _____

Data: ___ / ___ / ___

Ventilação mecânica: _____ / _____ / ____          Modo ventilatório: _____

VNI: Sim / Não

VC: _____ m$\ell$          FR: _____          I/E: _____          Pinsp: _____          PEEP: _____          $FiO_2$: _____

pH: _____          $pO_2$: _____          $pCO_2$: _____          $HCO_3^-$: _____          BE: _____          $SatO_2$: _____

Dreno de tórax: Sim / Não          Débito em 24h _____m$\ell$          Borbulhando: _____          Oscilando: _____

Exame de imagem: _____

Sedação: _____          Dose: _____ m$\ell$/min          Local: _____

Analgesia: _____          Dose: _____ m$\ell$/min          Local: _____

Bloqueador neuromuscular: _____          Dose: _____ m$\ell$/min          Local: _____

Acesso central: Sim / Não          Local: _____          Acesso periférico: Sim / Não          Local: _____

DVA 1: _____          Dose: _____ m$\ell$/min

DVA 2: _____          Dose: _____ m$\ell$/min

DVA 3: _____          Dose: _____ m$\ell$/min

SNG: Sim / Não          Débito em 24h _____ m$\ell$          SVD: Sim / Não          Débito em 24h _____ m$\ell$

Ostomias: _____          Localização: _____

Trauma(s): _____

Antibiótico 1: _____          Dose: _____          Horário: _____

Antibiótico 2: _____          Dose: _____          Horário: _____

Antibiótico 3: _____          Dose: _____          Horário: _____

| ___/___/___ | Pressão arterial | FC | FR | $SatO_2$ | $FiO_2$ % | DVA – Dose |
|---|---|---|---|---|---|---|
| ___:___: ___h | X | _____ | _____ | _____ | _____ | _____ |
| ___:___: ___h | X | _____ | _____ | _____ | _____ | _____ |
| ___:___: ___h | X | _____ | _____ | _____ | _____ | _____ |
| ___:___: ___h | X | _____ | _____ | _____ | _____ | _____ |
| ___:___: ___h | X | _____ | _____ | _____ | _____ | _____ |
| ___:___: ___h | X | _____ | _____ | _____ | _____ | _____ |

(continua)

**Tabela 12.1** Ficha de triagem para transporte de pacientes críticos. *(Continuação)*

Hb: _____ Ht: _____ Na⁺: _____ K⁺: _____ Uréia: _____

Creatinina: _____ Glicemia: _____ PCR: _____ Ca⁺⁺: _____ Mg⁺: _____

Exames de imagem: Sim / Não    Qual: _____

Resultado(s): _____

_____

_____

Evolução: _____

_____

_____

_____

_____

_____

_____

Observações: _____

_____

_____

_____

_____

## PLANO DE VOO

### Autorização para voo

Uma vez definido se o paciente tem condições de transporte, devemos fazer contato com o piloto e confirmar se o transporte poderá ser realizado. Se estiver tudo certo do ponto de vista aeronáutico, o piloto iniciará o processo de realização do plano de voo para obtenção da devida autorização pelos órgãos de controle aeronáutico, e só depois disso o voo será realizado. Esse processo leva, pelo menos, 45 minutos para sua aprovação. Ele deverá nos informar se há aeroporto na localidade ou qual o mais próximo que atenda às necessidades da aeronave que está se dirigindo para a cidade, para que organizemos a logística para a complementação do transporte na origem e no destino. Pode ser que o voo não seja autorizado no momento da solicitação, devido à operação do aeródromo solicitado, pois se o chamado acontecer no fim do dia e o aeródromo de origem só tiver operação diurna, ou seja, do nascer ao pôr do sol, esse transporte deverá ser realizado somente no dia seguinte. Ou, então, poderá buscar outro aeródromo mais próximo, que tenha atividade noturna (24 horas) e que possa atender à solicitação, mesmo que mais distante, desde que não comprometa o quadro clínico do paciente pela demora que possa vir a ocorrer. Vale lembrar que, em algumas situações, o transporte por via terrestre é até mais rápido do que por via aérea.

O voo só poderá ser realizado após aprovação do plano de voo pelas autoridades aeronáuticas.

## PREPARO PRÉ-VOO DA EQUIPE E *CHECKLIST*

Tão logo seja verificado o caso do paciente e suas necessidades, a equipe de transporte aeromédico deverá ser informada dele para que todos tenham conhecimento do que vão encontrar e se preparem, levando todos os equipamentos, materiais e medicamentos a serem utilizados no transporte e a quantidade necessária, acrescida de mais uma dose ou unidade de reserva necessária para sua estabilização, tornando assim um voo seguro.

Uma vez que a equipe esteja no hangar, deverá ser feito o *checklist* pré-voo por todos. Essa conferência, preferencialmente, deve ser realizada pela equipe **em conjunto** e sempre com comunicação em alça fechada, para que não tenhamos erros ou esquecimentos, ao mesmo tempo que é realizado o *check* no formulário padrão da empresa em que estiver trabalhando.

Checar monitor multiparamétrico, suas baterias, cabos de força, adaptadores de tomadas (principalmente para voos internacionais), ventilador mecânico e seus acessórios, mesmo que o paciente não esteja intubado, pois pode ser que durante nossa ida ao local em que o paciente esteja, aconteça alguma intercorrência na qual seja necessária a abordagem definitiva da via aérea, e se não levamos o ventilador mecânico, podemos ter problemas para concluir nossa missão.

Levar dois circuitos do ventilador mecânico é uma boa estratégia, pois um deles pode estar com algum problema e não poderá ser utilizado. Lembrem-se de que "quem tem dois, tem um; quem tem um, não tem nenhum". Então, para materiais ou equipamentos imprescindíveis para o transporte, é importante que se tenha um reserva à disposição.

Checar a quantidade de oxigênio necessário para o transporte e dimensioná-lo de maneira que leve tudo o que ele poderá consumir e pelo menos 30% a mais como reserva, em casos da necessidade de ir para alternativas nas quais não haja suprimentos disponíveis.

Bombas de infusão em número suficiente para o transporte seguro do paciente, sem aumentar muito o número (sugerimos 4 bombas), pois tudo isso conta na hora de se ter o cuidado de não levar muito mais sem necessidade. Quanto mais equipamentos e/ou bolsas de materiais levarmos, maior é a possibilidade de esquecer qualquer um deles no hospital de origem ou na ambulância. Por isso sugerimos sempre contar o número total dos materiais e dos equipamentos que foram retirados da aeronave antes de ir para o hospital de origem. Outra maneira de controlar é tirar fotos de todos os equipamentos e bolsas que estão sendo levados para o hospital e conferir tudo antes de sair dele para ir para a ambulância e depois recontar ao embarcá-los na aeronave, pois algo pode ter sido esquecido.

Não esquecer de levar os cabos de força e adaptadores de tomada para todos os equipamentos e ir carregando todos na viagem de ida, para que todos os equipamentos estejam com as baterias totalmente carregadas ao chegar na cidade do hospital de origem.

Assim como os equipamentos devem estar todos carregados, a equipe de voo também deve recarregar "suas baterias", porque tem que estar descansada para a volta. Não sabemos quando será a próxima oportunidade de descanso.

Levar os equipamentos importantes para o acompanhamento durante o voo, por exemplo, o I-STAT®, que é um laboratório portátil, e poderão ser realizados exames importantes como gasometria arterial durante o transporte para melhor acompanhamento da evolução do quadro e da terapêutica a ser utilizada em casos de descompensação.

Levar maca a vácuo ou lona de transferência para facilitar o transporte do paciente e travesseiros, lençóis e cobertores para sua proteção.

## MATERIAIS E MEDICAMENTOS PARA EVENTUAIS FALTAS

E se no local de origem não tiver o material necessário para a drenagem de tórax? Muitas vezes vamos buscar o paciente em unidades de saúde que não têm o material suficiente, e quando há necessidade de nova drenagem, devemos estar preparados para tal, levando o nosso material reserva.

Novamente, devemos levar todos os materiais compatíveis com a patologia do paciente a ser transportado e mais todo o material necessário para eventuais complicações que possam advir durante o trajeto, para não sermos pegos de surpresa. O material da equipe de voo é usado preferencialmente em situações de emergência. Caso haja necessidade, utilizaremos o material/medicamento da unidade de saúde da origem.

Se o paciente estiver intubado, devemos nos preocupar em levar dois circuitos do ventilador mecânico, pois caso haja problema com um deles, teremos o outro para substituir. O ventilador mecânico deverá estar em perfeitas condições de uso e deve ser suficiente para manter os mesmos parâmetros utilizados no ventilador mecânico da origem, para que o paciente se mantenha devidamente oxigenado, evitando, dessa forma, um quadro de hipóxia. É recomendável que se pergunte ao colega na origem quais são os parâmetros ventilatórios que estão sendo utilizados e o resultado da gasometria nessas condições, mesmo antes de seguirmos para o hospital de origem. Só assim teremos a certeza de que o paciente estará bem assistido durante o transporte, pois levaremos um equipamento equivalente, ou melhor, ao que está sendo utilizado na origem.

Em geral, levamos um *kit* composto de todos os materiais/equipamentos necessários para o atendimento de pacientes críticos, mas quando existir alguma situação na qual sejam necessários equipamentos específicos, estes deverão ser devidamente checados para se certificar do seu funcionamento e levados pela equipe de voo, principalmente na condição da bateria do equipamento e seus acessórios.

Além dos materiais/equipamentos necessários para a realização do transporte com segurança, devemos nos preocupar com o bom funcionamento dos equipamentos, e no caso do ventilador mecânico, é importante certificar-se de que a quantidade de oxigênio no cilindro do *kit* aeromédico seja a máxima possível. Vale ainda ressaltar que, eventualmente, de acordo com a necessidade, deve-se também levar o oxigênio portátil reserva, para casos de emergências e para o traslado do hospital de origem até a aeronave, caso aconteça de acabar o oxigênio da ambulância de transporte.

Entre os medicamentos habituais que deverão ser levados em determinadas situações, estão alguns mais específicos, como: a prostaglandina, em situações de transporte de recém-nascido (RN) com cardiopatia congênita; as aminas vasoativas, para os pacientes críticos; os psicotrópicos, para manter sedação; analgesia, para pacientes intubados etc. Em geral, caso seja necessário preparar um novo frasco com essas medicações, dê preferência às medicações do hospital, uma vez que as nossas devem ser utilizadas somente em eventuais situações de emergência, por exemplo, nos casos de mudança de rota, em que pode haver aumento no tempo de voo.

Além dessas medicações, o *kit* deve conter as medicações rotineiras de emergência, para eventuais situações de broncospasmo, reações alérgicas, analgésicos não psicotrópicos, psicotrópicos, anti-inflamatórios hormonais e não hormonais, glicose hipertônica, água destilada para diluição de medicamentos liofilizados e medicamentos para parada cardiorespiratória (PCR).

## TRANSFERÊNCIA

Uma vez que todas as fases da triagem tenham sido realizadas, iniciaremos o processo de transferência. Sugerimos que a equipe vá descansando e que todos os equipamentos estejam ligados à fonte de energia para chegarmos com todos os aparelhos em condições de uso pleno. Vale lembrar que nem sempre o local de origem tem a mesma tomada que se adapte a nossos aparelhos.

A equipe deverá estar preparada para a missão, levando documento físico profissional, pois em alguns aeródromos só é autorizada a entrada dentro do aeroporto com esse documento, e se for fora do Brasil, é importante também levar o passaporte, mesmo que seja na América Latina, onde em alguns países se aceita a carteira de identidade. Importante levar uma muda de roupa e produtos de higiene pessoal para eventuais necessidades de pernoite na origem.

É recomendado levar dinheiro em espécie para eventuais gastos em locais onde não se aceitam cartões de crédito ou dólares para voos internacionais.

Ao chegar ao aeroporto da cidade onde o paciente está, a equipe de voo deve ser conduzida ao hospital de origem (podendo ser em um carro comum), pois levaremos todos nossos equipamentos portáteis para o hospital para preparar o paciente para o transporte ou uma ambulância, pois levaremos nossa maca da aeronave. Não é recomendado receber o paciente no aeroporto por não sabermos a sua condição clínica, e, às vezes, fazem-se necessários a compensação clínica e o preparo adequado para a realização do transporte de forma segura, contando com as possíveis alterações decorrentes da altitude na fisiologia de voo.

Uma vez que a equipe de voo chegue à unidade de saúde de origem, vamos examinar o paciente como se fôssemos a primeira equipe a atendê-lo, seguindo o protocolo de atendimento ao paciente crítico (ver Capítulo 13, *Protocolo de Transporte Aeromédico de Pacientes Críticos*).

Manter o padrão de atendimento na sequência do protocolo, é permitido que façamos eventuais correções no estado clínico, o que é desejável para o transporte.

Não se esqueçam de que, se o paciente estiver intubado, devemos colocar nosso ventilador de transporte na rede de gases do hospital com os mesmos parâmetros do ventilador da origem, desde que o paciente esteja confortável e devidamente oxigenado, para ser feito um transporte de qualidade. Enquanto fazemos a avaliação global do estado clínico do paciente, conectado ao nosso ventilador de voo, vamos identificar eventuais necessidades de ajustes nos parâmetros para manter a oxigenação adequada para o transporte. Caso nosso equipamento não supra a necessidade do paciente, o transporte está contraindicado, sendo necessária uma reprogramação com outro mais adequado ou que o estado clínico do paciente melhore para que seja suficiente para ventilá-lo.

Conferir todos os equipamentos e medicações, bem como sondas e cateteres, para que não tenhamos surpresas durante o transporte. Isso porque, caso seja necessária a realização de procedimentos dentro da cabine da aeronave, vale lembrar que ela é pequena e não adequada para essa realização, e pode comprometer o estado clínico do paciente, levando a uma emergência em voo e à demora do pouso, dependendo da região em que a aeronave se encontre.

Devido às alterações que ocorrem dentro da cabine, como desidratação em voos mais longos, é importante que haja a hidratação do paciente e o seu controle hemodinâmico. Por isso devemos checar a sonda vesical de demora e seu débito urinário, para identificar eventuais necessidades de sua hidratação. A equipe precisa se hidratar durante o transporte também.

Antes de sair do hospital de origem, é prudente que a equipe faça contato com a coordenação de voo, informando qual o tempo previsto de chegada no aeroporto da cidade de destino, para que seja providenciado o envio de ambulância ou helicóptero no horário estimado de chegada do avião. Esses recursos já devem estar prontos quando o avião pousar com o paciente, que, muitas vezes, está em estado crítico e pode necessitar chegar o mais rápido possível ao hospital de destino para procedimento cirúrgico ou especializado.

A equipe do hospital de destino deve ser comunicada sobre o quadro clínico de momento, para estar preparada com os medicamentos/equipamentos necessários e disponíveis na chegada do paciente (ventilador mecânico, bombas de infusões, gerador de marcapasso, ECMO etc.).

Durante todo o transporte, é importante que o paciente seja reavaliado com regularidade, sendo a cada 15, 20 ou 30 minutos, de acordo com a gravidade do caso, e anotado na ficha de transporte, a qual contém todo os dados do paciente e sua evolução durante o transporte, informando se houve intercorrências, o que foi realizado para solucionar e o resultado da terapêutica.

Não é recomendado que o paciente seja entregue no aeroporto, principalmente se houve necessidade de compensação feita pela equipe de voo na origem ou durante o voo.

O transporte aeromédico do paciente crítico só termina quando este está no leito do hospital de destino sob responsabilidade do médico plantonista da UTI ou do próprio assistente.

Depois de o paciente ser entregue aos responsáveis no hospital de destino, juntamente com a cópia da ficha de transporte, a equipe deverá refazer o *checklist* de tudo que foi levado ao hospital para não ter esquecimentos.

## TÉRMINO DA MISSÃO

### Encerramento

Após deixar o paciente no hospital de destino, a equipe aeromédica deverá fazer a higienização dos equipamentos utilizados com o produto destinado a essa função, colocando os materiais que necessitam de lavagem e esterilização no local apropriado e repondo os materiais e os medicamentos que foram utilizados na missão.

Efetuar a complementação do relatório médico do paciente e enviar para o arquivo.

Deixem seus equipamentos e materiais prontos e em condições para o próximo voo!

## CONSIDERAÇÕES FINAIS

A equipe aeromédica tem que estar habilitada e qualificada para o manejo do paciente crítico. A sistematização do atendimento e preparo do paciente a ser aerotransportado é fundamental para o sucesso da missão.

## BIBLIOGRAFIA

Amil Resgate Saúde. Manual de Operações Aeromédicas. 1994.

# 13 Protocolo de Transporte Aeromédico de Pacientes Críticos

Waine Ciampi

## INTRODUÇÃO

O presente estudo surgiu a partir da experiência vivenciada de 20 anos de atuação em aeronaves de asa fixa e rotativa configuradas para realizar transporte aeromédico adulto, pediátrico e neonatal em uma empresa de grande porte com selo de qualidade internacional, fundamentado também nas literaturas pertinentes.

A história recente da remoção aeromédica em instituições particulares brasileiras justifica as poucas fontes bibliográficas, mostrando a necessidade de novas literaturas, publicações e trabalhos científicos.

O estado de gravidade dos pacientes exige a assistência constante de profissionais treinados e capacitados.

É de suma importância que a equipe multiprofissional trabalhe de forma planejada, organizada e contínua, evitando erros, pulando fases do transporte que venham a prejudicar o paciente, seja em aeronaves de asa fixa (aviões), seja em rotativas (helicópteros), seja em unidades terrestres (ambulâncias).

O Protocolo de Transporte Aeromédico tem como objetivo seguir uma sequência de atendimento lógica e prática, otimizando tempo, evitando esquecimentos e direcionando os profissionais a pensarem e a agirem em equipe, além de realizarem um transporte seguro e de qualidade para o paciente, o acompanhante e a equipe da sua origem, onde ele está, até o seu destino, para onde será transportado.

A padronização das ações da equipe médica, de enfermagem e do fisioterapeuta, caso o paciente esteja com uma via aérea definitiva – intubação orotraqueal (IOT) –, facilita o seu entendimento, assim como sua organização, que vai resultar em uma melhora significativa no tempo total de transporte.

Diante disso, é necessário desenvolver estratégias, produtos e ações direcionados aos profissionais da saúde sobre segurança do paciente, eliminando a ocorrência do evento adverso na atenção à saúde.

- Minimizar os erros, garantindo uma maior segurança para o paciente, identificando-o corretamente
  - Utilizar dois identificadores: nome completo e data de nascimento
- Melhorar a comunicação efetiva
  - Sempre confirmar com o médico o medicamento que será administrado ou o procedimento que será realizado (comunicação em alça fechada) antes de executá-lo em voz alta e clara; assim como ser claro e preciso em todas as formas de comunicação, como escrita legível e comunicação clara e objetiva no rádio
- Melhorar a segurança dos medicamentos de alta vigilância
  - Identificar com etiquetas ou saco na cor vermelha como alto risco

- Reduzir o risco de infecções associadas aos cuidados de saúde
  - Higiene das mãos antes e após procedimentos com o paciente com álcool em gel para assepsia
- Reduzir o risco de lesões ao paciente decorrentes de queda
  - Mantendo o paciente no dispositivo de transporte adequado de acordo com a idade e o tamanho. Os equipamentos devem ser periodicamente testados e em condições de uso. A incubadora deve estar com suas revisões atualizadas, certificando-nos de que está mantendo a temperatura adequada.
  - Todos os equipamentos devem estar fixados à aeronave e ser homologados para uso.

## DISPOSITIVOS DE TRANSPORTE

### Canguru

Indicado para crianças de até 18 kg, porém temos que avaliar o tamanho da criança para que seja transportada de forma segura e confortável.

### Incubadora de transporte

Indicada para RN até 7 kg, porém um bebê grande fica desconfortável, sendo mais viável o transporte do RN com menos de 4 kg.

### Maca

O cinto deve ser posicionado com segurança, evitando acidentes como asfixia com o próprio dispositivo, quando ocorrer redução brusca da velocidade da unidade terrestre, por exemplo. Em crianças, podemos utilizar o ninho e coxins, que podem ser utilizados para preencher os espaços da maca a fim de transportar a criança com segurança.

## FASES DO TRANSPORTE AEROMÉDICO

O transporte Aeromédico está dividido em cinco fases:

- Fase I – Preparação
- Fase II – Adaptação
- Fase III – Transferência
- Fase IV – Cuidados no deslocamento
- Fase V – Destino

Ao realizar contato com o hospital de origem, o médico regulador deve coletar todas as informações referentes ao quadro clínico do paciente.

Importante obter nome completo e data de nascimento, peso, idade e, se prematuro, a idade gestacional. Quais são os medicamentos, os materiais e os equipamentos que ele está recebendo ou mantendo, se tem indicação de ser transportado na incubadora e contar com possíveis intervenções médicas para a realização do transporte.

Após a confirmação do quadro clínico do paciente, da autorização por parte do piloto e da empresa responsável pela remoção aérea, pelos traslados terrestres na origem e no destino e da confirmação da vaga no hospital de destino, podemos iniciar o preparo pré-voo.

## Fase I – Preparação

- *Checklist* dos materiais, bolsas e equipamentos da aeronave antes da decolagem, ainda em solo
- Baterias e equipamentos eletrônicos devem ser conectados nas tomadas da aeronave para receber carga até a origem do transporte, incluindo a incubadora de transporte, que deve estar com a temperatura programada entre 36,5 e 37°C para prevenir a perda de calor durante a sua manipulação
- Cilindros de oxigênio devem ser conferidos e testados.

## No aeroporto de origem

- Checar se a viatura que veio buscar a equipe possui oxigênio e rede elétrica
- Na ausência de uma ambulância, qualquer veículo de passeio pode buscar a equipe com os materiais e os equipamentos, com exceção da incubadora de transporte, que deve ser transportada ligada na fonte de energia durante o trajeto até o hospital de origem
- Cuidado com os equipamentos durante o transporte.

## No hospital de origem

- Seja cordial, apresentando-se para a equipe do hospital e para o acompanhante. O paciente deve estar estável para a realização do transporte
- Certifique-se de que o paciente é o mesmo que consta no seu prontuário, confirmando o seu nome completo, a data de nascimento e o peso
- Solicite que o paciente ou o acompanhante assine o Termo de Consentimento, que deve constar o nome completo do paciente ou RN com o nome da mãe autorizando sua remoção do hospital de origem para o hospital de destino pela equipe de transporte aeromédico
- Importante informar ao paciente ou ao familiar sobre os benefícios do voo, e caso exista algum risco durante a remoção aérea de acordo com sua patologia, eles devem ter ciência e autorizar ou não a transferência
- A incubadora deve permanecer na rede elétrica carregando sua bateria e mantendo a temperatura adequada, conforme já citado, assim como os equipamentos como bombas de infusão, monitor, ventilador mecânico, aspirador portátil etc.
- Solicite os exames laboratoriais e de imagem realizados, necessários para a avaliação e a conduta médica, assim como o prontuário disponível para a sua transferência
- Visa aperfeiçoar o entendimento sem a distorção dos protocolos já existentes e seguindo a mesma linha de raciocínio, porém direcionando para o transporte aeromédico e suas peculiaridades
- Organizar as ações dos profissionais, como preparar os materiais e os equipamentos que serão utilizados no transporte,

seguindo uma sequência lógica de atendimento mnemônica. Utilizando a sequência do A, B, C, D, E, vamos iniciar o preparo do paciente.

## Protocolo de transporte aeromédico do paciente crítico

O paciente deve estar em condições de realizar o transporte aeromédico com segurança, sem riscos ou com risco controlável. Lembro a todos os leitores que não se trata de resgate aeromédico e, sim, de um transporte aeromédico, fato que favorece e permite uma programação dele; assim, o paciente deve estar estável para ser transportado.

Atenção com transporte de RN, com o controle e a manutenção da temperatura. A hipotermia está associada ao aumento da morbimortalidade. A temperatura é medida na região axilar, e o transporte só deve ser iniciado se o RN estiver normotérmico. A manutenção da temperatura poderá ser atingida por meio da utilização de:

- Secagem adequada do RN, quando o transporte ocorrer logo após o nascimento
- Utilização de incubadora de transporte de dupla parede, com a temperatura regulada de acordo com o peso do paciente
- Envolvimento do corpo do RN, mas não a cabeça, em filme transparente de PVC, para diminuir a perda de calor por evaporação e convecção
- Uso de toucas principalmente em prematuros e pacientes com hidrocefalia
- Início do transporte quando o RN estiver normotérmico.

## Preparação

### A – Via aérea e coluna cervical

- Suspeita de lesão cervical
- Permeabilidade da via aérea.

Na letra A, devemos observar se o paciente está ventilando espontaneamente em ar ambiente, se está utilizando algum dispositivo ou suporte de oxigênio.

Ele está com algum dispositivo para manter a estabilidade da coluna cervical, estabilizador lateral de cabeça, colar cervical ou prancha longa? Se existir indicação, vamos manter os dispositivos ou vamos estabilizar a coluna cervical? Importante lembrar que a maca a vácuo adulta e pediátrica é recomendada para substituir a prancha longa, trazendo conforto e estabilidade durante o transporte aeromédico. Imobilizadores de extremidades a vácuo é uma boa alternativa, assim como o KED invertido, para estabilizar o RN traumatizado.

### B – Respiração e ventilação

Se o paciente estiver respirando em ar ambiente sem nenhum dispositivo ou suporte ventilatório, avalie se ele está confortável. Podemos instalar um cateter nasal ou uma máscara de alta concentração, lembrando que, com o aumento de altitude, temos a diminuição de oxigênio, portanto avalie a patologia do seu paciente.

Observe que na letra A nós identificamos os dispositivos que ele está mantendo, e na letra B vamos inserir um dispositivo ou melhorar o que ele está recebendo ou mantendo.

Se o paciente está em ventilação mecânica ou oxigenioterapia:

- Cuidado com o tubo orotraqueal (TOT)
- Ventilação
- Oximetria
- Capnometria.

1. Verifique se o ventilador mecânico está funcionando, ligando-o na rede de oxigênio do hospital. Leve 2 circuitos do ventilador mecânico, sendo um como reserva, fonte elétrica, baterias externas, caso ele dependa de fonte elétrica, oxímetro, capnógrafo, sonda de aspiração, aspirador portátil, umidificador, espaço morto e cilindro de oxigênio pequeno com uma margem de segurança para realizar o transporte entre as unidades.
2. Ligue o seu ventilador mecânico mantendo-o na rede elétrica e conectado à rede de oxigênio do hospital. Coloque os mesmos parâmetros ventilatórios que estão sendo utilizados ou ajuste-os até que o paciente fique confortável. Mantenha o ventilador mecânico hospitalar que estava no paciente no modo em *standby*, caso seja necessário voltar com o paciente para ele.
3. Realize ausculta pulmonar, aspire a via aérea, se necessário, corrija se o tubo endotraqueal estiver seletivo e mantenha uma boa fixação dele.
4. Troque o ar do *cuff* do TOT por água destilada ou soro fisiológico, mantendo a quantidade necessária no balonete suficiente para vedar e isolar a via aérea, se estiver em aeronave de asa fixa (avião).
5. Verifique se o paciente está com dreno de tórax e certifique-se de que está funcionante. Esvazie o reservatório se estiver cheio, mantenha-o em selo d'água e marque a quantidade drenada no prontuário do paciente. Observe se a sua aeronave tem altura suficiente para transportar um paciente com selo d'água, pois ele deverá estar em nível inferior a ele. Se a altura for incompatível, por exemplo, no helicóptero, substitua o frasco do dreno por uma válvula unidirecional, a qual não é necessário estar em nível inferior para funcionar.

O ventilador mecânico deve permanecer na rede de oxigênio do hospital até o momento da saída do paciente para a unidade móvel. No momento da saída, transfira-o da rede de oxigênio hospitalar para o cilindro de oxigênio portátil.

O dreno de tórax é o único dreno tratado na letra B, por afetar diretamente o sistema respiratório.

## C – Circulação

- Verifique os sinais vitais
- Monitor multiparamétrico
- Acesso venoso
- Medicamentos em uso
- Verifique os parâmetros que o paciente está apresentando no monitor do hospital. Pressão arterial, pulso, oximetria e capnometria
- Instale o seu monitor multiparamétrico no paciente e confirme os SSVV (sinais vitais)
- Providencie um acesso venoso periférico seguro e calibroso, compatível com a anatomia do paciente. Lembrando que pacientes de alta complexidade devem manter dois acessos venosos em lados distintos e um acesso central. Em RN, a veia umbilical pode ser usada, desde que se tenha confirmação radiológica da posição do cateter (T8-T10)
- Instale a bomba de infusão de seringa, mantendo os mesmos medicamentos que o paciente está recebendo, assim como a mesma velocidade de infusão (m$\ell$/hora), conforme prescrição médica.

## D – Drenos e déficit neurológico

- Sonda enteral
- Sonda gástrica
- Sonda vesical

- Paciente com sonda enteral não deve ser transportado recebendo a dieta
- Evite que o paciente receba a dieta enteral próximo ao horário da remoção aérea, evitando distensão gástrica durante o voo
- Paciente com sonda nasogástrica aberta: devemos desprezar a secreção drenada e anotar no prontuário. Se estiver sem secreção, verifique se está posicionada da forma adequada ou se consta que foi drenada em prontuário
- Sonda vesical: esvazie o saco coletor anotando o débito e a coloração da urina no prontuário, e se estiver sem débito, procure entender as causas. Em casos de colostomia, mantenha-a limpa e anote em prontuário a secreção eliminada, o aspecto, a coloração e o odor. Evite manipulação durante o voo
- Se o paciente estiver consciente, realize a avaliação neurológica, o exame físico, o nível de consciência, a função motora, sensorial e os reflexos
- Podemos utilizar a Escala de Glasgow. Em suspeitas de acidente vascular cerebral, vamos utilizar a Escala de Cincinnati
- Em pacientes sedados, utilize a Escala de Ramsay, ou RASS.
- Em RN, realize a avaliação neurológica, o exame físico, a função motora, sensorial, os reflexos e o perímetro cefálico. Escala de NIPS para avaliação da dor.

## E – Exposição

- Atenção com a prevenção da hipotermia
- Realize o exame físico no paciente da cabeça aos pés. Seja cauteloso e anote todos os detalhes no prontuário do paciente. Lembre-se de que você está transportando um paciente e deve entregá-lo nas mesmas condições ou melhores do que as que ele estava na origem.

## Fase II – Adaptação

- Ainda no hospital de origem, para cada equipamento instalado ou procedimento realizado, temos que ter uma margem de segurança de 20 minutos de espera. Esse procedimento é chamado tempo de adaptação. Vamos dar um exemplo: se você instalou o ventilador mecânico no paciente, a bomba de infusão, o monitor multiparâmetros, o oxímetro, o ideal é que tenha um tempo de adaptação dos equipamentos, realizando ajustes necessários para proporcionar maior conforto e segurança para o paciente.

## Fase III – Transferência

### Cuidados na transferência do paciente para a maca da unidade de transporte

- Observe qual é o local mais fácil para entrar com sua maca, deixando paralela a maca ou a cama do hospital
- Prepare a sua maca a vácuo, ou *transfer* em casos clínicos, sobre a maca de transporte; depois coloque o paciente no leito do hospital de acordo com sua patologia. Em casos de trauma, realize o rolamento na maca a vácuo, mantendo a estabilidade da coluna vertebral; em casos clínicos, podemos utilizar o *transfer* de transporte, ou a maca a vácuo pode ser utilizada para auxiliar na transferência do leito para a maca. Ambas podem permanecer com o paciente até o hospital de destino
- Mantenha a sua maca travada na mesma altura do leito do paciente ou em um nível abaixo do leito em que o paciente está, evitando quedas ou lesões para o paciente e para os

profissionais. O esforço físico da equipe vai ser menor se você descer o paciente para a maca em vez de subi-lo

- Observe a manutenção da estabilidade do paciente após a instalação dos equipamentos e a transferência para maca de transporte
- Paciente deve ser acomodado na maca de transporte com cintos de segurança afivelados, elevação das grades da maca e fixação de todos os equipamentos
- Feche os drenos e as sondas no momento de passar o paciente do leito para a maca de transporte e certifique-se de que todos os fios e extensões estão livres e próximos, de forma que não serão ser tracionados no momento da passagem
- Cuidado com a traqueia do tubo orotraqueal. O ideal é que o médico ou o enfermeiro da equipe de transporte fique no momento da passagem do paciente na altura da cabeça, liderando a transferência do paciente
- Não coloque nenhum equipamento, prontuário ou objetos em cima do paciente
- Trate o seu paciente com respeito e lembre-se de que ele está fragilizado, assim como os acompanhantes, que dependem de uma equipe profissional para a remoção
- Realize uma checagem e certifique-se de que você pegou todas as suas bolsas e equipamentos para retornar para a aeronave
- Se o paciente apresentar instabilidade hemodinâmica, vamos mantê-lo no hospital até que se estabilize e possa ser removido com segurança.

## Cuidados na transferência do paciente RN para a incubadora da unidade de transporte

- Ajuste da temperatura da incubadora (Tabela 13.1)
- Transfira o paciente da incubadora hospitalar para incubadora de transporte com cautela, atenção com os fios e drenos. O médico ou fisioterapeuta deve permanecer na cabeça segurando o TOT para evitar extubação

- O RN deve ser secado e envolvido em filme PVC ou saco plástico com touca na cabeça no momento da transferência das incubadoras
- Mantenha as incubadoras alinhadas de forma que facilite a transferência, lembrando-se dos cateteres, das sondas e dos fios, evitando tracioná-los, assim como consequentemente a queda de algum equipamento
- Em crianças maiores, o ideal é que a maca esteja da mesma altura ou, se houver diferença nos níveis das macas, ficando de forma insegura, podemos realizar a transferência no colo dos pais ou de um profissional que a criança já sinta segurança e tenha boa aceitação
- Observe a manutenção da estabilidade do paciente após a transferência para os equipamentos e a maca de transporte
- O paciente deve ser acomodado na maca de transporte com cintos de segurança, elevação das grades da maca e fixação de todos os equipamentos.

## Fase IV – Cuidados no deslocamento

- Cuidado com os drenos, as extensões e os equipamentos no momento do embarque
- Ao embarcar o paciente na ambulância, abra todas as sondas e drenos. Passe o ventilador mecânico para a rede de oxigênio da unidade terrestre
- A incubadora, a bomba de infusão e o monitor multiparâmetros também devem ser ligados na rede elétrica da unidade móvel, poupando as baterias e carregando-as até o aeroporto
- Acomode o acompanhante com segurança, afivelando o cinto de segurança, e explique todos os passos do transporte
- Realize o A, B, C, D, E do Protocolo de Transporte e certifique-se de que não houve esquecimentos
- Oriente o motorista para evitar aceleração e desaceleração de forma brusca. Explique que se trata de um paciente estável.

**Tabela 13.1** Zona termoneutra conforme idade cronológica e peso.

| Idade cronológica | Temperatura conforme peso do recém-nascido (g) | | | |
|---|---|---|---|---|
| | < 1.200 | 1.201 a 1.500 | 1.501 a 2.500 | > 2.500g |
| 0 a 6 horas | | 33,9 a 34,4°C | 32,8 a 33,8°C | 32 a 33,8°C |
| 6 a 12 horas | 34 a 35,4°C | 33,5 a 34,4°C | 32,2 a 33,8°C | 31,4 a 33,8°C |
| 12 a 24 horas | | 33,3 a 34,3°C | 31,8 a 33,8°C | 31 a 33,7°C |
| 24 a 36 horas | | 33,1 a 34,2°C | 31,6 a 33,6°C | 30,7 a 33,5°C |
| 36 a 48 horas | 34 a 35°C | 33 a 34,1°C | 31,4 a 33,5°C | 30,5 a 33,3°C |
| 48 a 72 horas | | 33 a 34°C | 31,2 a 33,4°C | 30,1 a 33,2°C |
| 72 a 96 horas | | | 31,1 a 33,2°C | 29,8 a 32,8°C |
| 4 a 5 dias | | | | 29,5 a 32,6°C |
| 5 a 6 dias | | | | 29,4 a 32,3°C |
| 6 a 8 dias | 33 a 34°C | 33 a 34°C | 31 a 33,2°C | 29 a 32,2°C |
| 8 a 10 dias | | | | 29 a 31,8°C |
| 10 a 12 dias | | | | 29 a 31,4°C |
| 12 a 14 dias | | 32,6 a 34°C | 31 a 33,2°C | |
| 2 a 3 semanas | | 32,2 a 34°C | 30,5 a 33°C | |
| 3 a 4 semanas | | 31,6 a 33,6°C | 30 a 32,7°C | 29 a 30,8°C |
| 4 a 5 semanas | | 31,2 a 33°C | 29,5 a 32,2°C | |
| 5 a 6 semanas | | 30,6 a 32,3°C | 29 a 31,8°C | |

Adaptada de Merensteim et al.

## No aeroporto de origem

- Ao se aproximar da aeronave, oriente o motorista a posicionar a ambulância longe das asas, em aeronaves de asa fixa, ou das pás do rotor principal e do rotor de cauda, em aeronaves de asa rotativa. Um membro da nossa equipe deve guiá-lo, evitando acidentes
- Feche todos os drenos e sondas para retirar a incubadora ou a maca da ambulância
- Passe o ventilador mecânico para o cilindro de oxigênio portátil e retire da tomada a bomba de infusão e o monitor multiparâmetros, deixando-os dependentes das baterias. Oriente o paciente sobre os procedimentos
- Se for RN, posicione a maca com a incubadora da ambulância paralela com a maca da aeronave
- Realize a transferência do paciente ou da incubadora com o RN da maca da ambulância para a maca da aeronave
- (ou incubadora) deve ser fixado na maca da aeronave com cintos de segurança e fixação de todos os equipamentos. Feche os drenos e as sondas no momento de passar o paciente ou a incubadora da maca da ambulância para a maca da aeronave e certifique-se de que todos os fios e extensões estão liberados e próximos, de forma que não serão tracionados no momento da passagem de uma maca para a outra
- Cuidado com o circuito do tubo orotraqueal. Um profissional da equipe médica do transporte deve ficar, no momento da passagem do paciente, na altura da cabeça, liderando a transferência e segurando o circuito do ventilador mecânico para evitar extubação.

## No interior da aeronave

- Certifique-se de que a maca está fixada no *kit* aeromédico; abra todas as sondas e drenos
- Passe o ventilador mecânico para a rede de oxigênio da aeronave
- A incubadora, a bomba de infusão e o monitor multiparâmetros também devem ser ligados na rede elétrica da aeronave, poupando as baterias e carregando-as até o aeroporto ou o heliporto de destino
- Realize o A, B, C, D, E do Protocolo de Transporte e certifique-se de que não houve esquecimentos. Todos os equipamentos devem estar fixados no *kit* aeromédico. Informe o piloto sobre o estado do paciente e se vai ser necessário uma decolagem com rampa suave, aproveitando o máximo da pista, ou se vai ser uma decolagem e pouso livre a critério do piloto
- Acomode o acompanhante com segurança, afivelando o cinto de segurança, e explique todos os passos do transporte aéreo. Em aeronaves de asa rotativa, coloque o abafador de ruídos no paciente e no acompanhante. Todos os membros da equipe já utilizam o radiocomunicador com abafador de ruídos
- Durante o voo, realize o monitoramento do paciente
- Estável, sem medicamento vasoativo: avaliar a cada hora
- Estável, com medicamento vasoativo: avaliar a cada 30 minutos
- Instável: avaliar a cada 15 minutos.

## Manejo da dor

- Em adultos e crianças conscientes com queixas de dor, realize avaliação perguntando, em uma escala de 0 a 10, como ele classifica a dor que está sentindo, sendo 10 dor muito forte e 0 sem dor
- No RN, Escala de NIPS para avaliação da dor
- Conduta de analgesia conforme prescrição médica
- Reavaliação da dor a cada hora.

## Fase V – Destino
### No aeroporto de destino

- Durante o pouso, todos devem estar sentados e afivelados com o cinto de segurança. Informe e oriente o paciente, se for criança maior e compreender a informação, e o acompanhante sobre os cuidados durante o pouso
- Retirada do paciente da aeronave e transferência para a ambulância
- Cheque se a unidade de transporte terrestre tem oxigênio e rede elétrica, e oriente o motorista a posicionar a ambulância de forma segura
- Passe o ventilador mecânico para o cilindro de oxigênio portátil e retire a bomba de infusão, o monitor multiparâmetros e a incubadora da tomada, deixando-os dependentes das baterias
- O paciente na incubadora deve estar fixado, e ela na maca da aeronave, com cintos de segurança e fixação de todos os equipamentos
- Feche os drenos e as sondas, certifique-se de que todos os fios e extensões estão liberados, de forma que não vão ser tracionados no momento da retirada da maca da aeronave
- Cuidado com o circuito do tubo traqueal. O fisioterapeuta ou o médico da equipe de transporte deve ficar, no momento da retirada do paciente, na altura da cabeça, liderando a retirada e cuidando do circuito do ventilador mecânico
- Com o paciente ou a incubadora fora da aeronave, já posicionado com as macas paralelas, realize a transferência do paciente ou da incubadora da maca da aeronave para a maca da ambulância
- O paciente ou a incubadora deve ser acomodado na maca da ambulância com cintos de segurança, elevação das grades da maca e fixação de todos os equipamentos
- Ao embarcar o paciente ou a incubadora na ambulância, abra todas as sondas e drenos
- Passe o ventilador mecânico para a rede de oxigênio da unidade terrestre.

A bomba de infusão, o monitor multiparâmetros e a incubadora também devem ser ligados na rede elétrica da unidade móvel, poupando as baterias e carregando-as até o hospital de destino. Realize o A, B, C, D, E do Protocolo de Transporte e certifique-se de que não houve esquecimentos.

- Acomode o acompanhante, afivelando o cinto de segurança e as grades elevadas, e explique todos os passos do transporte
- Não realize procedimentos com a ambulância em movimento sem o cinto de segurança. Informe ao socorrista sobre o caso do paciente e que realize o trajeto de forma segura, sem movimentos bruscos, pois se espera que o paciente esteja estável na chegada ao hospital de destino
- Certifique-se de que está se deslocando para o hospital correto, cheque a melhor via de entrada para o paciente.

## Retirada do paciente da ambulância no hospital de destino

- O paciente ou a incubadora deve estar fixado à maca com cintos de segurança, fixação de todos os equipamentos. Feche os drenos e as sondas, certifique-se de que todos os fios e extensões estão presos com segurança no momento da retirada da ambulância
- Cuidado com o circuito do tubo traqueal. O fisioterapeuta ou o médico da equipe de transporte deve ficar na altura da cabeça do paciente, cuidando do circuito do ventilador mecânico até a chegada ao leito do hospital. Leve o dispositivo bolsa-válvula-máscara (BVM) para qualquer eventualidade durante o trajeto dentro do hospital até o leito final

- Apresente-se para a equipe do hospital, passando o caso e entregando a ficha de transporte, os exames laboratoriais e de imagem. Anote em prontuário quem está recebendo o paciente e os exames que estão sendo entregues
- Ao passar o paciente para incubadora do hospital de destino, mantenha as incubadoras paralelas e realize a transferência de forma segura
- Em crianças maiores, mantenha a maca do paciente na mesma altura ou mais alta do que o leito que ele vai ser transferido e depois abra todas as sondas e os drenos
- Passe o ventilador mecânico para a rede de oxigênio do hospital
- A bomba de infusão, o monitor multiparâmetros e a incubadora também devem ser ligados na rede elétrica, poupando as baterias
- Retire a maca a vácuo pediátrica em casos de trauma, tome cuidado com a coluna vertebral, retirando a maca com técnica
- Realize o A, B, C, D, E do Protocolo de Transporte e certifique-se de que não houve esquecimentos. Caso tenha inflado o *cuff* do TOT com água destilada ou soro fisiológico, informe ao médico que está recebendo o caso ou troque inflando o *cuff* com ar
- Apresente o acompanhante para a equipe do hospital
- Realize um *checklist* do material que foi utilizado no transporte e certifique-se de que todos os materiais e equipamentos estão em ordem
- Regresse para a aeronave e finalize a missão.

## OBSERVAÇÕES

- Se o paciente estiver sendo transportado de ambulância do hospital de origem para a aeronave e perder os parâmetros durante o transporte e apresentar SSVV instáveis ou perda de calor da incubadora, solicite que encoste a ambulância, realize o A, B, C, D, E do transporte aeromédico e mantenha o paciente estável para a remoção. Certifique-se de que a incubadora está mantendo a temperatura para prosseguir
- Se o paciente continuar com SSVV instáveis, retorne para o Hospital de origem. Caso o paciente perca sua estabilidade hemodinâmica durante o voo e necessite de retaguarda hospitalar de urgência, informe ao piloto, inicie manobras de urgência e pouse em um local alternativo liberado pela coordenação de voo.

## BIBLIOGRAFIA

ACLS. Suporte Avançado de Vida em Cardiologia. 2020.

Brasil. Ministério da Saúde. Portaria nº 529, de 1º de abril de 2013. RDC 36, junho de 2013 – Núcleo de Segurança de Paciente.

Brasil. Ministério da Saúde. Secretaria de Atenção à Saúde. Departamento de Ações Programáticas e Estratégicas. Manual de Orientações sobre o Transporte Neonatal. Série A; 2023.

Merenstein GB, Gardner SL. Handbook of Neonatal Intensive Care. 6. ed. St. Louis: Mosby Elsevier; 2006.

# 14 Resgate Aeromédico

Maurício Medeiros Lemos

## INTRODUÇÃO

A sobrevida de um paciente politraumatizado[1] está associada à gestão de recursos e à velocidade com que é submetido ao tratamento definitivo no centro hospitalar de referência. Se a vítima gravemente ferida for atendida e transportada ao serviço referenciado de emergência e submetida a tratamento ideal no menor tempo possível, terá uma chance muito maior de sobrevida, visto que o tratamento da hemorragia e outras complicações será mais precoce, e as intercorrências secundárias à resposta endócrina e metabólica ao trauma serão pormenorizadas. O aumento expressivo de ocorrências de atendimento pré-hospitalar expõe os serviços de resgate a implementar estruturas para atendimento rápido e adequado. Fatores como horário do dia, trânsito, localização das ambulâncias e destino para onde o paciente será encaminhado influenciam diretamente o tempo de atendimento pré-hospitalar, desde a chegada da equipe em cena até a remoção ao hospital. Com o objetivo de estabelecer um tratamento eficaz no menor tempo possível, procurou-se aliar a possibilidade de acesso à vítima, tratamento inicial e transporte rápidos por meio do resgate aeromédico, utilizando a aeronave de asas rotativas.

Hoje, os setores civil e militar atuam com helicópteros e aviões para responder a emergências médicas em todo o mundo. Múltiplos modelos de serviço são empregados na resposta de emergência. Aproximadamente 3% de todos os transportes de pacientes graves nos EUA são realizados por equipes aeromédicas, com mais de 300 serviços de remoção aeromédica, 1.000 bases e 1.500 aeronaves registradas, de acordo com o atlas de 2024 e o banco de dados de serviços médicos aéreos (ADAMS). Os prestadores de serviços de atendimento médico de emergência (EMS) mudaram drasticamente nos últimos 60 anos. Avanços em tecnologia e cuidados na operação agora permitem que as unidades de helicóptero EMS (HEMS) forneçam cuidados médicos em cena ao mesmo tempo que levam o paciente ao tratamento definitivo.

A discussão sobre resgate aeromédico necessita de considerações referentes às comparações entre resgate aéreo e terrestre, cuidados médicos prestados em aeronaves, diferentes perfis de operação, considerações de segurança e custo, preparação da vítima para a remoção e o impacto clínico potencial de serviços médicos aéreos (Figura 14.1).

## SEGURANÇA

A segurança da operação aeromédica é foco fundamental de discussão quando se compara o resgate aeromédico ao terrestre.

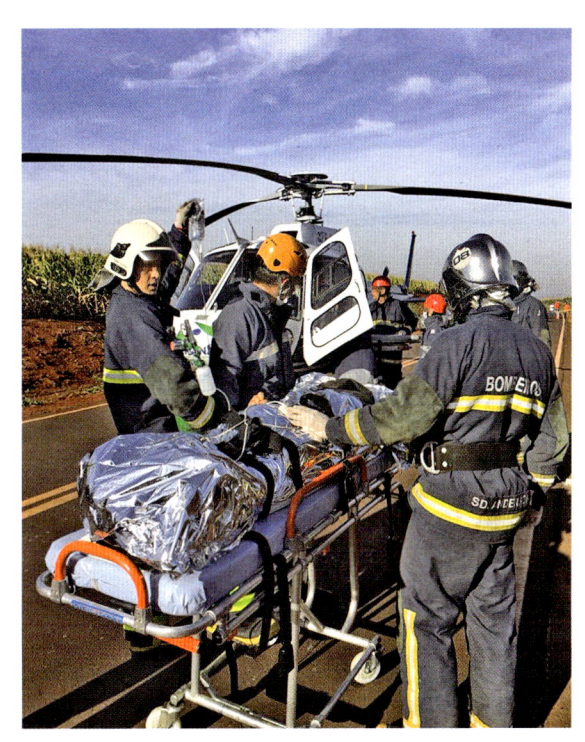

**Figura 14.1** Embarque de vítima politraumatizada na rodovia PR 552. (Cortesia de Raphael Chiossi.)

Nos EUA, aeronaves de asas rotativas têm sido questionadas intensamente por causa de múltiplos acidentes em operação aeromédica. Devido aos requisitos de resposta rápida e às cenas muitas vezes inseguras, as HEMS são consideradas operações de alto risco. Embora as unidades terrestres estejam envolvidas em muito mais acidentes em comparação com as aéreas, é mais provável que os incidentes aéreos envolvam mais mortes. Com base nos dados da administração nacional de segurança nas estradas dos EUA, aproximadamente 2% dos acidentes com ambulâncias terrestres resultam em fatalidades, já mais de 20% dos acidentes com helicópteros de resgate terminam com, pelo menos, uma morte. A mudança radical na frota norte-americana nos últimos anos (de aeronaves de asas rotativas monomotor para bimotor) busca otimizar segurança operacional.

A maioria dos problemas de segurança está relacionada com condições climáticas, obstáculos, voos noturnos e problemas mecânicos. Essas variáveis são avaliadas utilizando-se várias estratégias, com ênfase no gerenciamento de recursos da equipe e na comunicação. As estratégias padrão incluem *briefings* de segurança de turnos, listas de verificação pré-voo, utilização de zonas de pouso pré-selecionadas, modelos de previsão do tempo e radar, manutenção programada, treinamento

---

[1] O termo "politraumatizado" foi substituído por "traumatizado multissistêmico". Nesta edição, os autores optaram por manter "politraumatizado" por ainda ser o mais conhecido e utilizado na prática.

rigoroso dos operadores de suporte médico para apoio em pousos nas áreas restritas e tecnologia de prevenção de acidentes na aeronave (Figura 14.2). Os serviços de voo geralmente seguem a regra de melhores práticas em que todos os membros da tripulação, incluindo comandante e operadores médicos, devem concordar que a missão está dentro de parâmetros de segurança predefinidos e qualquer membro da tripulação pode abortar voo por quaisquer motivos, e o voo será cancelado, sem perguntas. Também é uma prática recomendada não repassar as informações da ocorrência ao comandante da aeronave até que a decisão de aceitar a missão tenha sido tomada, para não influenciar a decisão dele em relação à segurança. É fundamental que a tripulação tenha a ciência de que a aceitabilidade da missão inicia com a premissa *Operação segura*, e não com as condições de gravidade da vítima.

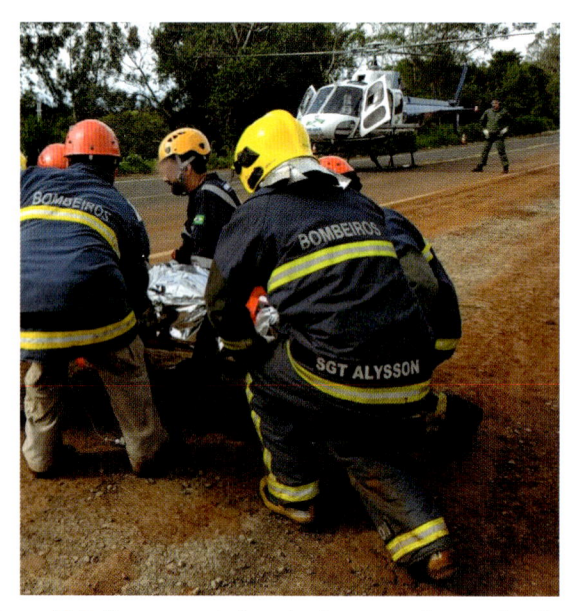

**Figura 14.2** Segurança da área de giro para embarque de vítima na PR 323. (Cortesia de André Almenara.)

O emprego da aeronave em resgate também representa outros riscos para os operadores relacionados a estressores específicos do voo. Isso inclui ruídos, vibrações, mudanças rápidas de temperatura e possível desidratação, que podem levar a sequelas adversas se não forem administradas adequadamente. O equipamento de proteção auditiva é obrigatório, e muitos programas implementaram estratégias de reconhecimento e gerenciamento de fadiga para auxiliar as equipes nessas questões. Posições de operadores de suporte médico ou aerostáticos são muitas vezes muito cobiçadas, dado seu prestígio. No entanto, o trabalho pode ser muito estressante, e deve-se tomar cuidado para garantir que os membros das equipes não sofram com a síndrome de Burnout.

## MODELOS

Existem vários modelos organizacionais em uso nos EUA. O modelo tradicional de serviço aeromédico é organizado em torno de um hospital ou equipe de saúde, e os membros da tripulação são funcionários do hospital ou uma equipe treinada e contratada. Os membros da equipe de aviação, incluindo mecânicos e pilotos, geralmente são profissionais ofertados por empresa terceirizada. Em raras circunstâncias, as agências de serviço público podem ter e fornecer pessoal para serviços aeromédicos. Essas aeronaves geralmente atuam em várias funções, incluindo a aplicação da lei, a busca e o resgate.

O modelo de tripulação também varia muito, dependendo do perfil da missão, das necessidades locais, dos regulamentos do serviço e de outros fatores.

A tripulação de voo típica conta com dois profissionais, embora haja programas que incluam um terceiro membro da equipe.

Raramente, os programas têm um único membro da tripulação médica designado para a aeronave.

No Brasil, as discussões referentes a modelos operacionais utilizados no resgate aeromédico crescem significativamente. Esse tema vem assumindo papel de destaque nos congressos e seminários em função da implementação de novos serviços no país. A atividade de resgate aeromédico no Brasil é realizada pelo Estado por meio de organizações aéreas de Segurança Pública (Corpo de Bombeiros e Polícia Militar) que têm convênios com serviços de resgate e atendimentos de urgências das secretarias municipais ou estaduais de saúde, ou por meio de empresas contratadas, como ocorre de modo inovador e altamente eficiente no estado do Paraná. Um dos fatores que vêm contribuindo para a expansão dos serviços de empresas privadas para operação de Defesa Civil, em parceria com secretarias estaduais de saúde, dá-se na baixíssima incidência de indisponibilidade do serviço em decorrência de manutenção e/ou emprego em outro tipo de operação. Na maioria dos serviços, as operações ainda são realizadas por equipes compostas por profissionais empregando a aeronave multimissão. Atualmente, a progressiva integração de profissionais médicos e enfermeiros, devidamente treinados, junto a serviços de aviação de asas rotativas vem otimizando qualificação técnica à equipe e ofertando suporte avançado de vida, impactando diretamente a sobrevida da vítima grave. Exemplos de configurações de equipe empregando médico, enfermeiro e operador aerostático, ou apenas operador de suporte médico (médico e enfermeiro) na operação aeromédica exclusiva, estão em operação em nosso país. A configuração da aeronave e o posicionamento da vítima no interior da mesma são fatores que, em alguns modelos de máquinas, alteram a disposição da equipe. Entendemos que existe uma definição protocolar de configuração de equipe baseada no modelo de operação de cada instituição. Um dos modelos operacionais de resgate mais comuns encontrados no Brasil emprega a vítima posicionada em uma maca ou prancha sobre o assento traseiro, no sentido transversal, com operador médico e enfermeiro posicionados ajoelhados no piso da aeronave. A apresentação com a vítima posicionada longitudinalmente na aeronave, modelo mais comumente utilizado no serviço aeromédico exclusivo, está crescendo no Brasil em serviços que a configuração da aeronave contempla (Figura 14.3). A aquisição de aeronaves

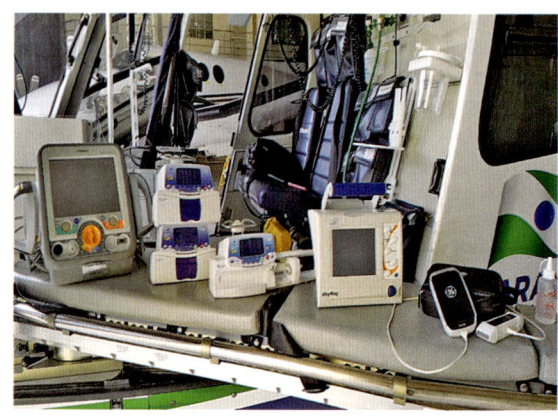

**Figura 14.3** Configuração e equipamentos do serviço de operações aéreas SAMU 192/UAP – SESA-PR. (Cortesia de Raphael Chiossi.)

bimotores por diversos serviços no Brasil é uma realidade e amplia a possibilidade de formas de posicionamento, bem como o número de pacientes que podem ser transportados.

## REGULAMENTAÇÃO DE OPERAÇÕES AEROMÉDICAS NO BRASIL

O serviço de resgate necessita obrigatoriamente operar sob regulamentações gerais:

1. RBAC 90 (Regulamento Brasileiro de Aviação Civil), de 12 de abril de 2019.
2. RBAC 135 (Regulamento Brasileiro de Aviação Civil), de 24 de agosto de 2010.
3. RBAC 119 (Regulamento Brasileiro de Aviação Civil), de 6 de agosto de 2019.
4. Ministério da Saúde – Portaria nº 2.048/GM/MS, de 5 de novembro de 2002.
5. Conselho Federal de Medicina – Resolução CFM nº 1.671, de 9 de julho de 2003.
6. Conselho Federal de Medicina – Resolução CFM nº 1.672, de 9 de julho de 2003.
7. Conselho Federal de Enfermagem – Resolução COFEN nº 551, de 26 de maio de 2017.

## OPERAÇÃO AEROMÉDICA

As aeronaves de resgate constituem um fundamental recurso para os serviços de emergência, especialmente entre as comunidades periféricas e os centros de referência terciários. Isso ocorre com mais frequência devido à velocidade rápida e à maior distância que pode ser coberta pelos helicópteros. A faixa de distância em geral empregada para uma aeronave de asas rotativas é de até 100 km, com velocidades máximas de 200 a 250 km/h, dependendo do modelo. Cada aeronave ou serviço aeromédico tem pontos fortes e fracos, e os requisitos da missão devem ditar a decisão sobre o voo.

O uso de aeronaves para responder a cenas de emergência é denominado ocorrência primária e é muito dependente da geografia e do sistema de emergência local. Distância, trânsito e tempo-resposta são as considerações mais importantes para as equipes terrestre e central de regulação médica decidirem acionar um helicóptero de resgate, sobretudo nos grandes centros, como a cidade de São Paulo.

### Indicações operacionais do emprego do helicóptero em resgate aeromédico

#### Alicerce operacional para otimização do tempo-resposta e oferta de suporte avançado na cena a vítima grave

1. Tempo de chegada do recurso terrestre maior que 15 minutos para casos graves.
2. Diferença de tempo entre a remoção terrestre e a aeromédica superior a 15 minutos para vítimas graves.
3. Ausência de recurso terrestre.
4. Acesso terrestre difícil ou impossível (ambientes remotos) (Figura 14.4).

Helicópteros não tripulados por equipe de suporte avançado de vida podem ser acionados para transportar equipe médica e equipamentos a uma cena que necessita de intervenção imediata. Medida que impacta diretamente na sobrevida dos pacientes em regiões sem tripulação aeromédica em operação.

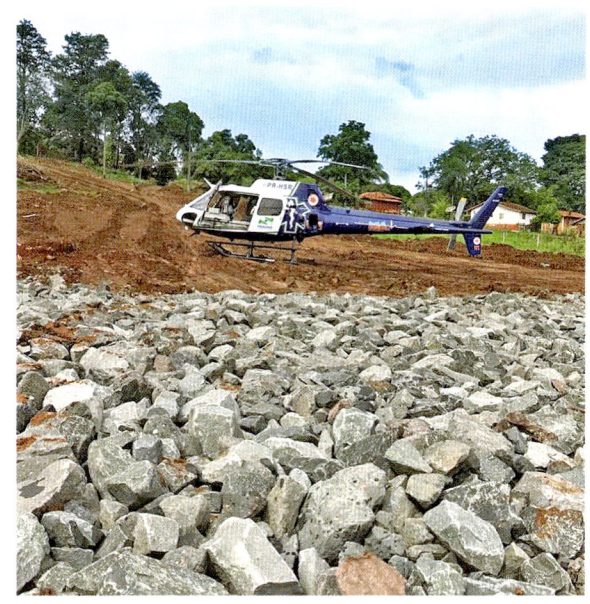

**Figura 14.4** Pouso em área restrita para atendimento em politraumatizado em pedreira. (Cortesia de Raphael Chiossi.)

## Critérios médicos para evacuação aeromédica
### Emergências clínicas

1. Pressão arterial sistólica inferior a 90 mmHg.
2. Frequência respiratória inferior a 10 por minuto ou superior a 30 incursões por minuto.
3. Sinais de instabilidade hemodinâmica.
4. Quadro clínico grave que se beneficie de intervenção médica precoce (infarto agudo do miocárdio [IAM] com supra ST e acidente vascular cerebral isquêmico [AVCI] em tempo de trombólise).
5. Alteração aguda de nível de consciência.
6. Lesão complexa de extremidade.

### Emergências traumáticas

1. Escala de coma de Glasgow menor que 12.
2. Ferimentos por arma de fogo/arma branca/ferimentos penetrantes diversos (crânio, tórax, abdome).
3. Fratura de pelve ou fêmur.
4. Grande queimado.
5. Politraumatizados.
6. Ocorrências com indicativo de mecanismo de lesão grave.
7. Extremos de idade.
8. Acidentes de submersão.
9. Vítimas presas às ferragens.
10. Ocorrência com óbito em cena.
11. Queda de plano elevado.

## Particularidades da operação de resgate com helicópteros
### Diferenciais positivos

1. Emprego rápido em áreas de difícil acesso.
2. Destinar equipe de suporte avançado de vida em áreas sem condições de pouso, prática de rapel até a cena e realização de carga externa transportando equipe e vítima.
3. Tempo-resposta incomparável em relação ao resgate terrestre.
4. Aplicabilidade do recurso em ocorrências de múltiplas vítimas e desastres, removendo vítimas e retornando ao local por diversas vezes com muita agilidade.

## Dificuldades

1. Custo operacional elevado.
2. Limitações secundárias às condições climáticas desfavoráveis.
3. Espaço restrito na cabine.

## Gerenciamento de local de pouso

1. Sempre que possível, pousar em helipontos homologados.
2. Em situações de resgate, utilizar área ampla, plana, livre de obstáculos suspensos, com atenção de todos os operadores para fios, árvores e aves, com o solo em condições de receber a aeronave.
3. As dimensões mínimas variam com o tipo de aeronave empregada na operação, porém uma área com 30×30 m condiciona um pouso com segurança.
4. Durante o procedimento de avaliação, caso haja condições, o local de pouso deve ser o mais próximo da cena de ocorrência.
5. Atenção de todos os operadores à aproximação de curiosos, principalmente na área de giro e no rotor de cauda.

**Importante:** Durante o deslocamento da aeronave, solicitar à central de regulação médica o acionamento de forças de segurança para apoio no momento do pouso.

## Preparo para embarque da vítima

1. Se vítima consciente, informar os procedimentos a bordo da aeronave e comunicação com os operadores.
2. Reavaliar a vítima de 5 em 5 minutos conforme protocolo PHTLS® – *Prehospital Trauma Life Support*.
3. Considerar emprego de antieméticos intravenosos antes da decolagem.
4. Caso haja previsão de necessidade de intervenção avançada invasiva, realizar antes do embarque (em solo).
5. Considerar drenagem torácica de paciente sintomático com suspeita de pneumotórax.
6. Revisar equipamentos para controle de hipotermia.
7. Ofertar proteção auditiva ao paciente caso possível.
8. Preparar medicamentos de urgência para emprego imediato no interior da aeronave.
9. Revisar equipamentos para monitoramento da vítima.
10. Aplicar dispositivos de contenção na vítima.

Durante o voo, monitoramento cardíaco, oximetria de pulso, monitoramento de pressão arterial não invasiva, capnografia (se necessário) e reavaliação contínua da vítima são procedimentos obrigatórios até o pouso no hospital referência.

## Atendimento especializado

Os serviços especializados são muitas vezes limitados pela indisponibilidade profissional ou devido ao custo operacional. Por exemplo, as equipes de cuidados intensivos neonatais são relativamente incomuns, por isso centralizar uma equipe e usar uma aeronave para levá-la rapidamente a áreas periféricas e hospitais faz mais sentido. Essa estratégia é às vezes empregada para levar médicos especialistas a áreas remotas durante uma emergência sensível ao tempo, como transportar uma equipe de suporte avançado de vida até a cena de um paciente aprisionado para realizar uma amputação de membro. Em muitos serviços, as equipes e os equipamentos de operação aeromédica representam o nível mais alto de atendimento pré-hospitalar disponível na região. Muitos procedimentos avançados que impactarão na vida da vítima grave são, por muitas vezes, mais bem otimizados por conta da agilidade do resgate aeromédico e ao rigoroso treinamento que os operadores obrigatoriamente devem ter associado à experiência para gerenciar esses cenários complexos e suas possíveis complicações.

## Contraindicações

Existem muito poucas contraindicações absolutas ao resgate aeromédico.

O clima geralmente é o fator limitante e pode incluir problemas com visibilidade, teto de nuvens, precipitação, vento e temperatura. A decisão de decolar ou não deve estar condicionada à avaliação técnica rigorosa realizada pelo comandante da aeronave. Alguns fatores, como o peso e a circunferência do paciente, também podem ser uma contraindicação ao voo, embora isso dependa do tipo de aeronave e da configuração da tripulação. Esses critérios são mais comumente empregados em missões secundárias aeromédicas. Em operações de resgate, essas variáveis não são avaliadas no acionamento. Nunca é apropriado tentar contornar as contraindicações de decolagem relacionadas ao clima ou à segurança.

Certos tipos de pacientes podem criar um risco para a operação. Voar com pacientes violentos e agitados não controlados é uma contraindicação absoluta, embora isso possa ser potencialmente resolvido com sedação e restrições. Voos envolvendo um indivíduo aos cuidados do sistema prisional não são necessariamente contraindicados. No entanto, a maioria dos serviços recusará esses voos porque eles exigem que um profissional de segurança armado esteja a bordo da aeronave. Os pacientes contaminados por materiais perigosos não devem ser autorizados em nenhuma aeronave até que sejam descontaminados, pois os vapores podem afetar a capacidade do piloto de voar com segurança e podem tornar a aeronave indisponível para voos adicionais por um período prolongado.

As contraindicações relativas baseiam-se na capacidade da tripulação de gerenciar o paciente e as complicações esperadas em um espaço que permite pouca movimentação e acesso limitado do paciente. Mais especificamente para o resgate com helicópteros, o paciente é frequentemente colocado de tal maneira que é difícil realizar procedimentos abaixo da cintura. Tal fato impede cuidar de pacientes grávidas com parto iminente, já que visualizar o períneo e entregar um recém-nascido com segurança seria quase impossível. Isso não significa necessariamente que pacientes grávidas não possam voar em aeronaves, mas a equipe solicitante e os operadores de suporte médico devem avaliar a probabilidade de realização de parto em voo e fazer uma análise de risco/benefício antes de decolar. Exemplos de ocorrências relacionadas com gravidez potencialmente apropriadas são pré-eclâmpsia grave e eclâmpsia, hidropsia fetal e emergências cirúrgicas com um feto menor de 34 semanas de gestação. Os benefícios da transferência de trabalho de parto prematuro com uma idade gestacional estimada menor que 34 semanas podem superar os riscos se a equipe de suporte avançado de vida estiver mal preparada para lidar com o recém-nascido pré-termo.

Outro cenário difícil de administrar é um paciente que está em *in extremis* ou parada cardiorrespiratória. A menos que a aeronave tenha acesso a um dispositivo de reanimação cardiopulmonar (RCP) mecânica, a RCP contínua de alto desempenho é realmente impossível na maioria dos helicópteros. A RCP manual também exigiria que pelo menos um dos provedores permanecesse sem cinto em voo, representando um perigo potencial para a tripulação e para o paciente. Como a RCP é um dos procedimentos mais importantes para um paciente em parada cardiorrespiratória, a maioria dos operadores de suporte médico declinará dessas missões, a menos que estejam equipadas com um dispositivo de RCP mecânica. Dada a gravidade dos pacientes atendidos pelos serviços de resgate aeromédico, os operadores de suporte médico necessitam otimizar condições clínicas mínimas para diminuir a possibilidade de evolução para parada cardíaca durante o voo.

Em todo o mundo, um grande desafio ao médico regulador dá-se no conceito assertivo de acionamento da equipe aeromédica, em que o foco é otimizar o recurso corretamente. Na nossa experiência, a decisão fundamental deve-se basear na necessidade de intervenção imediata a lesões ameaçadoras à vida, tecnologia empregada na assistência e na expertise da equipe de operadores no atendimento à vítima.

## EVIDÊNCIAS CIENTÍFICAS

Resultados das evidências científicas referentes aos números de resgate aeromédico *versus* terrestre. Seria difícil, talvez impossível, conduzir estudos controlados e randomizados comparando os cuidados com a vítima atendida por serviço aeromédico e terrestre. Como resultado, a maioria dos estudos é retrospectivo e sofre de viés de seleção importante. Muitos estudos demonstram maior sucesso nas habilidades das equipes aeromédicas, especialmente com as vias aéreas avançadas e manutenção hemodinâmica. Pesquisas que examinam os resultados orientados para o paciente são raras. No entanto, existem muitas evidências da diminuição de morbidade e mortalidade a vítimas atendidas pelo resgate aeromédico, principalmente em casos de politraumatismo. A otimização do tempo-resposta vai fixando-se como alicerce da fundamental ampliação dos serviços de resgate aeromédico no Brasil.

A necessidade de ampliação dos estudos e discussão deste assunto nos faz ter a certeza de que melhorias no emprego desse valioso recurso em benefício do paciente virão em pouco tempo.

## HEMOTRANSFUSÃO NO RESGATE AEROMÉDICO

No Brasil, o trauma é responsável pela principal causa de óbito em indivíduos entre 1 e 44 anos, sendo que o sangramento e o choque hemorrágico correspondem às principais causas de morte prevenível precoce.

Na perspectiva do uso racional do sangue, em linha com os preceitos do *Patient Blood Management* e diante das evidências recentes sobre os benefícios da administração precoce e agressiva de hemocomponentes no trauma civil e militar em relação aos melhores desfechos, como sobrevida e menor necessidade de novas transfusões, diversos países, há alguns anos, passaram a dispor de componentes sanguíneos em suas ambulâncias e helicópteros.

Apesar dos esforços para implementar padrões aprimorados de atendimento pré-hospitalar, o trauma ainda mata muito, sendo a hemorragia a razão mais proeminente para essas mortes preveníveis. Com base na instabilidade hemodinâmica na chegada ao hospital, estudos estimam que anualmente entre 54 mil e 900 mil pacientes podem se beneficiar de transfusões de sangue pré-hospitalares. Nossa luta no Brasil dá-se referente às barreiras para implementação de programas de transfusão de hemocomponentes no pré-hospitalar, com a missão de identificar as melhores estratégias para uma adoção mais ampla a nível nacional, com um robusto roteiro proposto para reduzir a mortalidade devido à hemorragia pré-hospitalar.

Atualmente, no Brasil, apenas os serviços de operações aéreas de Santa Catarina (SAMU 192/CBMSC), utilizando sangue total, e do Paraná (SAMU 192/SESA-PR), com concentrado de hemácias, dispõem da tecnologia da hemotransfusão embarcada para pronto emprego em ambiente pré-hospitalar. Duas unidades de hemocomponente são preparadas e posteriormente disponibilizadas para serem devidamente acondicionadas em bolsa térmica, preenchendo o termo de preparo de

hemocomponentes para garantir a qualidade e a segurança do armazenamento e do transporte. As bolsas de hemocomponentes são mantidas na temperatura entre 2 e 6°C, utilizando rigoroso controle térmico conforme procedimento operacional.

A indicação e o uso dos hemocomponentes é da equipe aeromédica, uma vez que nela existem enfermeiros e médicos treinados e capacitados, que assistem o paciente de forma **contínua e integral**. Em ambiente pré-hospitalar, apenas médicos e enfermeiros do serviço estão autorizados a manipular diretamente os hemocomponentes.

O médico que acompanha o ato transfusional será o responsável pela garantia do cumprimento de todas as normas de medicina transfusional e disporá de medicamentos, materiais e equipamentos para atendimento de eventuais situações de emergência derivadas do ato transfusional. O médico deve estar ciente dos riscos das transfusões de emergência e será responsável pelas consequências do ato transfusional, se essa situação houver sido criada por seu esquecimento, por omissão ou pela indicação da transfusão sem a aprovação prévia nos protocolos definidos. O enfermeiro da equipe deve coletar e identificar corretamente com as etiquetas o tubo EDTA para exames pré-transfusionais.

### Indicações

Pacientes traumatizados (trauma contuso, ferimento por arma de fogo, ferimento por arma branca, ferimento perfuro-cortante, politraumatismo) ou com hemorragia digestiva alta ou baixa (HDA ou HDB) ou com sangramento puerperal e choque hemorrágico, a saber:

- Pelo menos 2 de 4 critérios do *ABC Score* do trauma: pressão arterial sistólica (PAS) < 90 mmHg, frequência cardíaca > 120 bpm, ferimento penetrante, *EFAST* positivo
- Instabilidade hemodinâmica: sinais de má perfusão periférica, ausência de pulsos periféricos, hipotensão arterial sistêmica (PAS < 90 mmHg)
- *Shock index* > 1
- Pressão de pulso < 45
- Gasometria em cena com pH < 7,2 / BE > –6 / lactato > 4 mmol/$\ell$.

### Candidatos ao uso

Até 3 horas do trauma, maior benefício na primeira hora, devendo ser administrado o mais precocemente possível para:

- Pacientes vítimas de trauma contuso ou penetrante
- Pacientes com ou em risco de sangramento significativo (PAS < 90 mmHg e/ou FC > 110 bpm).

### Contraindicações absolutas

- Alergia a componentes da medicação
- Coagulação intravascular ativa
- Vasculopatia oclusiva aguda
- DRC avançada.

### Contraindicações relativas

- Histórico de evento vascular oclusivo
- Hipercoagulabilidade
- Uso de contraceptivo
  Hipotensão permissiva[2]

---

[2] Atenção para o conceito de hipotensão permissiva em vítimas que **não possuam trauma cranioencefálico (TCE)**: suficiente manter o pulso radial palpável ou a PAS > 80 mmHg. Se presença de TCE, a PAS deve ser assegurada > 110 mmHg.

## Medicamentos associados ao procedimento de hemotransfusão

**Ácido tranexâmico (TXA).** Agente antifibrinolítico derivado da lisina. Nos ensaios WOMAN e CRASH-2, o TXA reduziu em cerca de um terço as mortes resultantes de hemorragia pós-parto e sangramento após lesão grave, respectivamente. Dose: 1 g ou 4 ampolas administradas EV em 10 minutos, seguida de infusão contínua de 1 g, EV, em 8 horas (a ser realizada no HURM).

**Cálcio.** Hipocalcemia pode ocorrer em politraumatizados graves, principalmente naqueles submetidos à hemotransfusão (presença do citrato).Dose: 10 m$\ell$ de cloreto de cálcio 10% ou 30 m$\ell$ de gluconato de cálcio 10%, em infusão EV, 10 minutos. Vitamina K. Pacientes com choque hemorrágico, em uso de medicações antagonistas da vitamina K (varfarina), devem receber 10 mg de vitamina K, EV, lento (30 minutos) para reversão do seu efeito.

**Cristaloides.** Lactato de Ringer ou Plasma Lyte podem ser utilizados para ressuscitação volêmica, porém seu uso deve ser criterioso, máximo de 1 $\ell$ da solução.

Após a instalação do hemocomponente, todo o protocolo de reavaliação do paciente, inclusive com muita atenção a reações transfusionais (raras), é implementado.

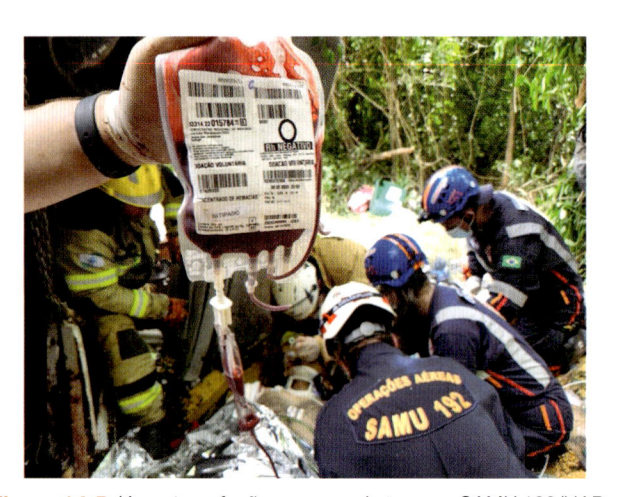

**Figura 14.5** Hemotransfusão em cena de trauma. SAMU 192/UAP – SESA-PR. (Cortesia de Mauricio Lemos.)

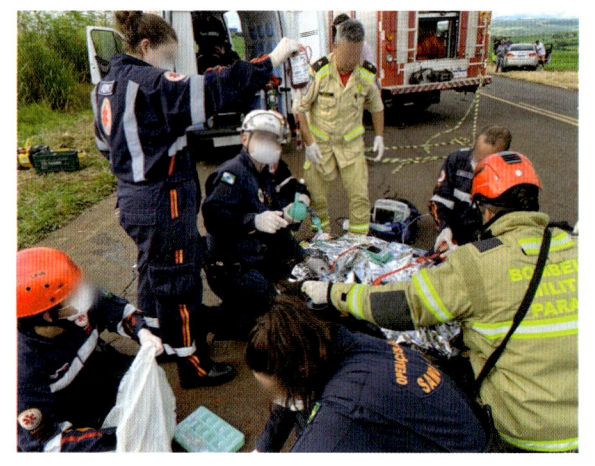

**Figura 14.6** Hemotransfusão em cena de trauma. SAMU 192/UAP – SESA-PR. (Cortesia de Mauricio Lemos.)

Quando a equipe de operadores de suporte médico indica hemotransfusão em ambiente pré-hospitalar, imediatamente a central de regulação de urgências do SAMU 192 comunica a referência hospitalar acionando protocolo de transfusão maciça, preparo de equipe de sala de emergência e sala cirúrgica, visando ao seguimento e ao tratamento definitivo cirúrgico o mais precoce possível.

Entendemos que, para atender em alta *performance* pacientes que estão em choque hemorrágico traumático, precisamos instituir um plano de gerenciamento que se inicia na cena, otimizando com rigor o protocolo PHTLS, tecnologias associadas como EFAST e analisador de gases sem atrasar o deslocamento ao centro de trauma associado à hemotransfusão precoce.

O Brasil é um país continental, e a adaptação dos protocolos de hemotransfusão em ambiente pré-hospitalar precisa ser gerenciada de acordo com a realidade operacional. A necessidade de ampliação dos estudos e mais discussão nessa temática são necessárias, buscando benefício na assistência ao paciente grave.

## BIBLIOGRAFIA

Brasil. Agência Nacional de Aviação Civil. Regulamento Brasileiro de Aviação Civil – RBAC 90. Brasília, DF; 2019. Disponível em: http://www.anac.gov.br/legislacao.

Brasil. Agência Nacional de Aviação Civil. Regulamento Brasileiro de Aviação Civil – RBAC 135. Brasília, DF; 2010. Disponível em: http://www.anac.gov.br/legislacao. Acesso em: out. 2018.

Brasil. Agência Nacional de Aviação Civil. Legislação Básica. Brasília, DF; 2000. Disponível em: http://www.anac.gov.br/legislacao. Acesso em: out. 2018.

Brasil. Ministério da Saúde. Diretrizes e Protocolos de Atendimento Aeromédico. Brasília; 2010.

Beni EA, Baracho MVS. Resgate aeromédico brasileiro – desafios e oportunidades. 2018. Disponível em: https://www.resgateaeromedico.com.br/resgate-aeromedico-brasileiro-desafios-e-oportunidades/. Acesso em: out. 2018.

Cardoso RG. Resgate aeromédico a traumatizados na região metropolitana de Campinas-SP [dissertação]. Campinas, SP: Faculdade de Ciências Médicas da Universidade Estadual de Campinas (Unicamp); 2014.

Dukes SF, Maupin GM, Thomas ME, Mortimer DL. Pressure injury development in patients treated by critical care air transport teams: a case-control study. Crit Care Nurse. 2018;38(2):30-6.

Journal of Trauma and Acute Care Surgery. Removing the barriers to prehospital blood: a roadmap to success. 2024;97(2S).

Machado AJ. Operação Santa Catarina. Ações da 2ª Companhia do Batalhão de Aviação Catarinense na tragédia do Morro do Baú. Florianópolis, SC: Insular; 2012.

Melo Júnior O. Diretrizes e Protocolos para Atendimento Aeromédico – Divisão de Operações Aéreas – DOA/PRF. Brasília, DF; 2010.

Rangrass G. Whole blood use in trauma resuscitation: targeting prehospital transfusion. Curr Opin Anaesthesiol. 2022;35(2):146-149.

Schwietring J, Wähnert D, Scholl LS, Thies KC. [Prehospital blood transfusion: opportunities and challenges for the German emergency medical services]. Anaesthesiologie. 2024;73(11):760-770.

Secretaria de Estado da Saúde do Paraná (SESA). Plano Estadual de Saúde Paraná 2024-2027. Curitiba: SESA; 2024. 228 p.

Schweitzer G, Nascimento ERP, Nascimento KC, Moreira AR, Amante LN, Malfussi LBH. Emergency interventions for air medical services trauma victims. Rev Bras Enferm. 2017;70(1):48-54.

Taylor BN, Rasnake N, McNutt K, McKnight CL, Daley BJ. Rapid ground transport of trauma patients: a moderate distance from trauma center improves survival. J Surg Res. 2018;232.

Udekwu P, Schiro S, Toschlog E, Farrell M, McIntyre S, Winslow J 3rd. Trauma system resource preservation: a simple scene triage tool can reduce helicopter emergency medical services overutilization in a state trauma system. J Trauma Acute Care Surg. 2019;87(2):315-321.

# 15 Transporte Aeromédico em Patologias Respiratórias

## Bruno de Moura Vergara • Flavio Lopes Ferreira • Michelle Taverna

## INTRODUÇÃO

O ambiente da aeronave durante o transporte aeromédico exibe diversas características que fazem com que a manutenção de uma ventilação adequada seja muitas vezes um desafio.

Algumas características e alguns elementos foram desenvolvidos para que os seres humanos possam respirar em um ambiente confinado e com tamanha rusticidade como o ambiente hipobárico, como:

1. Unidades de controle de ar (ACU, do inglês *air conditioning units*): responsáveis por resfriar e aquecer o ar.
2. Sistemas de circulação de ar: distribuem o ar fresco e recirculam o ar da cabine.
3. Filtros de ar HEPA: removem do ar 99,97% das partículas maiores que 0,3 micrômetro.
4. Sistemas de pressurização: mantêm a pressão interna da cabine interna equivalente a uma altitude de 2.400 metros.
5. Controle de umidade: mantém a umidade relativa entre 20 e 40%.

Conforme a aeronave vai ganhando altitude, a cabine, mesmo quando pressurizada, submete os passageiros a condições ambientais que devem ser conhecidas para o melhor entendimento das alterações sofridas pelo paciente e o desenvolvimento de estratégias para contorná-las.

## AMBIENTE DE CABINE

As principais alterações na cabine que resultam direta ou indiretamente em problemas respiratórios aos pacientes são: hipóxia, estresse, temperaturas baixas, queda da pressão barométrica, umidade extremamente baixa, ruídos, vibrações, fadiga e forças de aceleração.

**Hipóxia**. Do tipo hipóxica, causada pela queda da pressão parcial do oxigênio segundo a lei de Dalton. A saturação do oxigênio medida por oximetria de pulso no nível do mar é 98%, 90% a 10.000 pés e 60% a 22.000 pés, o que leva à dificuldade respiratória, principalmente em pacientes com baixas reservas. Quando possível, a adoção da posição pronada melhora o padrão *ventilatório* do paciente. Alguns fatores podem agravar a hipóxia, como a razão de subida, a idade avançada, o tabagismo, a anemia, o frio ou calor excessivo e o uso de drogas (álcool, anti-histamínicos, analgésicos, sedativos). O uso de suplementação de oxigênio com cateter nasal e fluxo de 2 ℓ por minuto é suficiente para diminuir os efeitos da hipóxia na maioria dos pacientes.

**Estresse**. Causa hiperventilação, que cursa com diminuição do $CO_2$, vasoconstrição cerebral, alcalose ventilatória e pode levar a formigamentos, espasmos musculares, desorientação, vertigem e redução do fluxo sanguíneo cerebral.

**Temperaturas baixas**. A temperatura cai com o aumento da altitude (2°/1.000 pés), elevando a demanda metabólica e, consequentemente, a frequência respiratória e a necessidade de oxigênio.

**Queda da pressão barométrica**. A exposição aguda a ambientes hipobáricos leva à hiperventilação, que é induzida principalmente por estimulação de quimiorreceptores periféricos, e ao aumento do volume corrente. Consequentemente, vemos o aumento do débito cardíaco e a taquicardia proporcionais à queda na saturação. Os disbarismos são causados pelas alterações de pressão em razão das mudanças de altitude durante o voo e geram consequências no comportamento dos gases. O aeroembolismo é causado pela formação de bolhas nos gases dissolvidos em líquidos corporais e segue a lei de Henry: "a quantidade de gás em solução varia diretamente com a pressão parcial desse gás sobre a solução". Pode ocorrer com a queda da pressão barométrica, em função de alterações súbitas em subidas com grandes razões. Um cuidado especial deve ser dado a pacientes que fizeram mergulho nas 24 horas anteriores ao voo.

Seguindo a lei de Boyle, o volume dos gases aumenta com a queda da pressão, levando à aerodilatação, que é a expansão gasosa nas cavidades corporais. Na orelha média, causa sensação de peso e desconforto, principalmente durante as descidas; nos seios da face, cefaleia e dor; nos dentes, dor (aerodontalgia); nos olhos, em lesões ou cirurgias prévias, quando pode haver bolhas no espaço intraocular, a distensão dessas bolhas pode causar descolamentos ou crises de glaucoma agudo; nos pulmões, edema, hemorragias, embolia, piora ou aparecimento de pneumotórax; no trato gastrintestinal, a 9.000 pés, o volume de ar cresce 150%, causando flatulência, dor, ansiedade, respirações curtas em função da elevação do diafragma. Por isso, é importante descomprimi-lo com a passagem de uma sonda gástrica antes do voo, que deve permanecer aberta por toda sua duração.

Nos pacientes em ventilação mecânica com circuito fechado sem escapes, a variação externa da pressão pouco influenciaria na ventilação, sempre que tomados os devidos cuidados às compensações do ventilador diante das alterações barométricas e aos possíveis processos que possam dificultar a ventilação (p. ex., pneumotórax, broncoespasmos, atelectasias, derrames pleurais, restrições da expansibilidade torácica, entre outros).

**Umidade extremamente baixa**. A umidade cai muito com o aumento da altitude (chega a cerca de 6% a 1.000 pés, o que é comparável à deserto do Saara, enquanto o confortável para o ser humano varia entre 30 e 60%), causando desidratação e desconforto respiratório principalmente nos pacientes com problemas respiratórios dependentes de oxigênio (lembrando que o oxigênio é um gás seco). Além disso, pode levar a um aumento das secreções respiratórias, com risco de obstrução, hipóxia e atelectasias. Considerar umedecer regularmente, com nebulizações, hidratação e instilação de solução salina na traqueia pelo tubo, os pacientes intubados ou traqueostomizados, que apresentam maior risco de formarem rolhas de secreção. A avaliação do diâmetro interno do tubo deve ser considerada, uma vez que ele pode sofrer obstrução por secreções. A presença de secreção nas vias aéreas aumenta a resistência à passagem do ar, por formar um fluxo turbilhonado e diminuir o seu calibre.

Ruídos. Aumenta o estresse, dificultando a comunicação, o diagnóstico de complicações e a identificação dos alarmes sonoros dos equipamentos.

Vibrações. Vibrações podem arremessar equipamentos e materiais pela cabine quando não adequadamente fixados, e em baixa frequência (8 a 10 Hz) levam à queda da pressão arterial, à bradicardia e à bradipneia; em média frequência (11 a 12 Hz), taquicardia, vasoconstrição periférica, dor abdominal e torácica; alta frequência (> 12 Hz), contração muscular, dor e sangramento. Além disso, vibrações excessivas podem causar deslocamento do tubo traqueal, acessos venosos e sondas.

Fadiga. É o resultado final dos estresses fisiológico e psicológico causados pela altitude.

Aceleração. Causa deslocamento dos fluidos corporais levando à hipotensão, ao aumento da pressão intracraniana, à alteração do sensório e à taquicardia.

Há ainda fatores operacionais que podem minimizar tais alterações: realizar voos em altitudes menores, diminuir a altitude da cabine, encurtar o tempo da missão, usar abafadores, evitar acelerações rápidas usando toda a pista para pouso e decolagem, entre outros.

## VENTILAÇÃO MECÂNICA

A ventilação mecânica é usada na condução de pacientes com falência respiratória ou com necessidade de doses altas de sedação. Se não manejada adequadamente, pode causar lesão pulmonar ou a piora do paciente. Existe uma incidência maior de lesões pulmonares induzidas pelo ventilador quando os pacientes são submetidos ao ambiente de cabine.

Alguns autores advogam o uso da proteção pulmonar em pacientes em ventilação mecânica, utilizando baixo volume corrente (6 m$\ell$/kg) e preferindo baixa $FiO_2$ associada à pressão expiratória final positiva (PEEP) mais elevada para manutenção de boa ventilação. O objetivo é alcançar $PaO_2$ 55-80 mmHg ou $Sp_{O_2}$ 88-95% e pH entre 7,30 e 7,45. Isso porque nota-se um aumento no volume corrente com a diminuição da pressão barométrica. Na subida, a maioria dos ventiladores oferece maior volume corrente em relação ao valor ajustado, e observa-se que, durante a descida, mesmo com o aumento da pressão barométrica, o ventilador ainda oferece um volume corrente acima do esperado. O excesso de volume corrente está associado à lesão pulmonar aguda e à síndrome do desconforto respiratório, o que resulta em hipocarbia, redução do fluxo cerebral, hipopotassemia, arritmias cardíacas e desvio da curva de dissociação da hemoglobina para a esquerda. Por isso, é importante se certificar de que o respirador utilizado consegue minimizar tais variações.

## PRESSÃO DO *CUFF*

Há uma importante relação entre a pressão de cabine, a pressão do *cuff* e o seu volume. Conforme a pressão de cabine cai, o *cuff* tende a dilatar e aumentar sua pressão, independentemente do tamanho do tubo. Seu volume chega a aumentar 25% quando passa do nível do mar a 6.000 pés. A pressão de um *cuff* inflado a 10 cm de $H_2O$ ao nível do mar alcança 30 a 1.500 pés e 50 a 2.800 pés. Pressões acima de 30 cm de $H_2O$ já são capazes de causar comprometimento na perfusão da mucosa traqueal. Recomenda-se, então, que a pressão do *cuff* fique entre 20 e 25 cm de $H_2O$, ou 1 cm de $H_2O$ acima da pressão de pico. Uma forma de minimizar essa dilatação é inflar o *cuff* com solução salina.

## VENTILAÇÃO NÃO INVASIVA

A ventilação não invasiva com pressão positiva é uma boa opção de suporte ventilatório, e demonstrou ser segura e com mínimas complicações durante o transporte aeromédico tanto em asa fixa quanto em asa rotativa. Sua maior indicação é nos casos de pneumonia e doença pulmonar obstrutiva crônica (DPOC). Devemos lembrar que esse modo ventilatório depende da cooperação do paciente e da boa adaptação da máscara em sua face, além do fato de consumir mais oxigênio, o que deve ser levado em consideração principalmente em transportes longos onde há necessidade de maior autonomia de oxigênio.

## EQUIPAMENTOS

Os equipamentos usados no transporte aeromédico devem ter algumas características especiais como: facilidade de operar, principalmente em ambientes com ruídos e pouca luminosidade; maior durabilidade e resistência, principalmente a constantes variações de pressão; pequeno volume e peso; possibilidade de operar com baterias; base larga e centro de gravidade baixo; e possibilidade de alarmes visuais. Idealmente, devem resistir bem a alterações de altitude, pressão, descompressão, extremos de temperatura, umidade e vibração. Atenção especial deve ser dada a ventiladores mecânicos usados durante o transporte. Alguns modelos não fazem a compensação automática quando ocorre uma diminuição na pressão de cabine, e alterações do volume corrente e frequência podem ocorrer, oferecendo maiores volumes correntes com o aumento da altitude.

Algumas pesquisas mostraram que os valores de oximetria de pulso medidos em maiores altitudes variam muito, provavelmente devido às diferentes maneiras e capacidades dos indivíduos de se adaptarem à hipóxia.

Hoje, já foi aprovado o uso de concentradores portáteis de oxigênio para transporte, principalmente nos casos em que há possibilidade de falta de autonomia do oxigênio ou alguma falha na sua entrega.

## ALGUNS PROBLEMAS CLÍNICOS

A seguir são descritas algumas patologias respiratórias que merecem mais destaque diante de uma remoção aérea.

Pneumotórax. Considerado uma contraindicação para transporte aéreo, o pneumotórax pode expandir e causar repercussões ventilatórias em ambientes hipobáricos. Sempre que há suspeita ou evidência, deve ser drenado ainda antes do voo. Pacientes que tiveram o tórax drenado devem aguardar pelo menos 24 horas após retirada do mesmo para voar. E quando o diagnóstico for realizado em voo, devemos drená-lo, uma vez que é preferível um escape de ar aberto a uma lesão expansiva fechada. No caso do transporte de pacientes com dreno de tórax, cuidar para que o mesmo mantenha pérvio durante o voo, e lembrar-se de nunca o fechar. Sempre que disponível, preferir utilizar uma válvula unidirecional tipo Heimlich. Para drenagem exclusiva de pneumotórax, pode-se optar por drenos menos calibrosos (p. ex., 20 ou 22) ou drenos tipo "*pigtail*". No caso de instabilidade hemodinâmica com suspeita de pneumotórax hipertensivo, a descompressão com cateter calibroso número 12 ou 14 do tórax acometido deve se impor, antes da consequente drenagem.

**Fratura de arcos costais.** Geralmente, não representam maiores problemas para o transporte aéreo, desde que não haja alguma lesão pulmonar associada. A principal consequência é a dor, que pode reduzir a ventilação. É importante a utilização de analgesia adequada.

**Tabagismo.** Tabagistas pesados, pelos altos níveis de carboxi-hemoglobina, têm um déficit da capacidade de carregamento do oxigênio, que, ao nível do mar, comportam-se como se estivessem a 2.000 pés de altitude.

**Asma.** Maior preocupação do ponto de vista do transporte aeromédico é a crise aguda incapacitante, que, embora muito rara, tem seu risco aumentado com o uso de máscaras ventilatórias e altas forças G (gravidade). Pacientes devidamente controlados e tratados têm risco ainda menor. Existe ainda um risco teórico de broncospasmo induzido por perda de fluido da mucosa brônquica causada pela baixa umidade de cabine.

**DPOC.** A história natural da doença cursa com aprisionamento de ar na via aérea, que sofre dilatação com a queda da pressão barométrica, causando aumento de pressão torácica e desconforto respiratório. Em estágios mais avançados da doença, a queda da pressão parcial do oxigênio pode levar à hipóxia e a quedas na saturação, exigindo suplementação de oxigênio. Mais rara é a insuficiência respiratória aguda devido a um pneumotórax causado por ruptura de bolhas. É recomendável que os pacientes mantenham $PaO_2$ maior que 50 mmHg durante o voo, sabendo que os mesmos podem chegar a $PaO_2$ de 25 mmHg a 8.000 pés. Para aqueles usuários de $O_2$ domiciliar, recomenda-se o aumento do fluxo em 1 a 1,5 $\ell$/min do valor usual. Devemos também lembrar que tais pacientes já possuem certa resistência à hipóxia, apresentando-se algumas vezes oligossintomáticos.

**Doença tromboembólica.** O tromboembolismo pulmonar possui diversas apresentações clínicas que vão desde assintomáticas (pequenos êmbolos) até a falência respiratória (embolia maciça). Fisiopatologicamente, causa um infarto setorial pulmonar que leva à diminuição da área de troca gasosa. Alguns pacientes não apresentam repercussão clínica até serem submetidos a ambientes hipobáricos, e aí sofrerem hipóxia e queda da saturação. Como fatores de risco no transporte aéreo, temos o longo período imobilizado, ou com pouca mobilidade, principalmente em transportes maiores que 6 horas; a desidratação, devido ao ambiente com baixa umidade; e a hipóxia hipobárica, que foi associada à ativação da cascata de coagulação e à redução da atividade fibrinolítica endotelial.

**Doença pulmonar formadora de bolhas ou cistos.** Ao nível do solo, as lesões raramente afetam as trocas gasosas porque sua ventilação e o suprimento sanguíneo são mínimos. Porém, durante alterações na pressão barométrica, podem sofrer aerodilatação com risco de ruptura e, quando adjacentes à pleura visceral, pneumotórax.

**Bronquiectasia.** Doença definida por dilatações brônquicas que raramente leva a urgências causadas por alterações de pressão, porém se deve ter cuidado com exacerbações infecciosas.

**Tuberculose.** Doença que pode evoluir para cavitações pulmonares com risco de ruptura e pneumotórax com a aerodilatação ocorrida em função da queda da pressão barométrica.

**Pacientes críticos.** Alguns pacientes desenvolvem lesões pulmonares com distúrbios ventilatórios que inviabilizam o transporte aéreo convencional. Nesses casos, principalmente na aviação militar, existe o relato de transporte aéreo de pacientes em oxigenação por membrana extracorpórea (ECMO) e *pumpless extracorporeal lung assist* (PECLA) com bons resultados.

**Infecção por SARS-CoV-2.** Em pleno século XXI, essa doença causada pelo novo coronavírus (covid-19) gerou uma crise sanitária, que abalou sociedades em todo o planeta, tornou-se foco do mais alto nível de alerta entre os governantes e profissionais de saúde do mundo. Em 11 de março de 2020, a Organização Mundial da Saúde (OMS) declarou a covid-19 como pandemia.

Advindo de uma grande e variada família viral Coronaviridae, o Sars-CoV-2, que causa a covid-19, é o mais novo integrante da família composta por outros 14 tipos de vírus; tem origens zoonóticas, causa doenças graves quando contraído por seres humanos e chama a atenção para o ritmo acelerado de propagação. Transmitido de pessoa para pessoa por meio de gotículas, há indicações de que também pode estar no ar.

Por se tratar de algo novo, todos os serviços de saúde têm se organizado para melhor atender os pacientes acometidos pela doença, bem como elevar o nível de segurança dos profissionais que estão diretamente no cuidado destes.

## Cuidados especiais com a covid-19 no transporte aeromédico

Para uma doença complexa e altamente contagiosa como a covid-19, colocar o paciente em um ambiente confinado e fisiologicamente hostil está longe de ser uma simples missão. Por isso, todo paciente deve ser cautelosamente avaliado pela equipe antes do transporte, especialmente aqueles com acometimento pulmonar.

Considerando as recomendações dos sistemas médicos globais, reunimos as melhores práticas até o presente a serem usadas durante o transporte de pacientes com a evolução contínua de um vírus respiratório infeccioso elencadas por diversos estudos de caso e alguns novos protocolos/recomendações para o transporte aeromédico, são eles:

1. Todos os cuidados descritos neste capítulo devem ser minuciosamente considerados para **maior estabilização**.
2. Segundo as recomendações da Associação Brasileira de Medicina de Emergência (ABRAMEDE), filiada à Associação Médica Brasileira (AMB), 2020: "é desejável que os serviços contem com **dispositivos de isolamento de pacientes** para o transporte de pacientes confirmados ou altamente suspeitos. Tais dispositivos devem permitir que o paciente seja adequadamente monitorado durante todo transporte, devem permitir a realização de procedimentos (de emergência ou de rotina) sem a exposição da equipe e devem ser adequadamente fixados à aeronave".
3. Nos momentos de transferência do paciente dos equipamentos ventilatórios da origem para o de transporte e ao manejar novamente no destino, a equipe deve atentar-se em **clampear o tubo** orotraqueal (TOT).
4. Tratamentos/procedimentos em aerossol, como ventilação não invasiva (VNI), oxigenoterapia nasal de alto fluxo

e nebulizações, podem representar riscos elevados de contaminação, devendo, então, alternar por outras formas de tratamento, por exemplo, **intubação precoce**.

5. Práticas de trabalho seguro se tornam mandatórias para limitar a contaminação: muitas equipes usam **EPIs especiais** como macacões (vedados do tipo Tyvek) com botas e capuz, dupla camada de luvas e respirador purificador de ar ou uma máscara N95 com máscara facial cirúrgica por cima.

6. Além disso, dispõem de práticas que incluem **descontaminação minuciosa** de equipamentos médicos e das superfícies da aeronave.

7. Nova atenção foi dada aos filtros de trocas e fluxo de ar no ambiente de cabine, preconizando-se a utilização de **filtros HEPA**.

8. A Agência Nacional de Aviação Civil (ANAC) autorizou, por meio da Resolução nº 560, de 18 de maio de 2020, órgãos públicos e empresas de táxi-aéreo que realizam serviço aeromédico a incluir dispositivos de **separação física entre o** *cockpit* **e a cabine de passageiros**.

9. Sugere-se que durante a pandemia todos **pacientes transportados, confirmados ou não, utilizem máscara** de proteção individual durante todo o trajeto (Agência Nacional de Vigilância Sanitária [ANVISA]).

Doenças como Sars-CoV-2 ainda seguem em construção do conhecimento quanto às melhores práticas para o transporte associadas à segurança dos profissionais envolvidos. Para Bredmose, a pandemia resultaria inevitavelmente em infecções ou isolamento da equipe. Na Itália, quase 9% dos contaminados por covid-19 eram profissionais que estavam em atividade, e, quando isso se volta para o transporte aéreo, deve-se pontuar a baixa possibilidade de substituição rápida destes, visto seu seleto e específico treinamento para o desempenho da atividade em voo.

Outros pontos importantes a serem considerados no transporte aéreo do paciente com patologias ventilatórias altamente contagiosas são: logística da equipe assistente, tripulação e fatores técnicos da aeronave. É importante que os pilotos utilizem EPIs, mesmo sem contato direto com o paciente, principalmente quando o fluxo de ar dentro da cabine for da cauda para o nariz da aeronave. Outro cuidado a ser tomado é com a restrição de contato da equipe a equipamentos (p. ex., telefones celulares, computadores, *tablets*, gasômetros e monitores), que, quando necessário, dever ser operados com atenção para que não haja contaminação. A hidratação e a nutrição da equipe também devem ser planejadas, uma vez que muitos trajetos são longos, e após a paramentação adequada não é mais possível tomar água, se alimentar ou usar o toalete sem exposição aos patógenos; além de, muitas vezes, a desparamentação segura ser possível somente na chegada à base.

## PACIENTES PEDIÁTRICOS

Sabe-se que as crianças são mais suscetíveis à hipóxia, principalmente no primeiro ano de vida. Vários são os motivos, entre eles: a pequena quantidade de surfactante no prematuro, o que leva a atelectasias e gradil costal mais horizontalizado e complacente. Isso faz com que a pressão negativa na inspiração seja menos efetiva e com que usem mais o diafragma para respiração. Destacam-se ainda: a reatividade da via aérea aumentada frente a estímulos de hipóxia, levando alguns pacientes a broncospasmos; o diâmetro da via aérea reduzido e consequente aumento da resistência, seguindo a lei de Poiseuille, que mostra que o fluxo é proporcional à quarta potência do raio; a quantidade menor de alvéolos; e a presença de hemoglobina

fetal de 3 a 6 meses de vida, o que leva ao desvio da curva de dissociação da hemoglobina para a esquerda. Devido a essas peculiaridades, é importante lembrar que, para aqueles pacientes conectados à ventilação mecânica, devemos tomar cuidado com os parâmetros ventilatórios e com o ventilador utilizado, uma vez que pequenas variações de pressão ou volume podem levar a barotraumas. O estímulo ventilatório causado pela hipóxia pode, principalmente em menores de 2 meses de idade, ser acompanhado por uma inibição ventilatória paradoxal. Há também uma vasoconstrição de arteríolas pulmonares frente a um estímulo hipóxico. Devemos ainda lembrar que as crianças são predominantemente respiradoras nasais, e que qualquer obstrução pode levar a desconforto respiratório, principalmente em ambientes com pouca umidade.

## CONSIDERAÇÕES FINAIS

O transporte aéreo se demonstrou seguro para pacientes críticos em todas as faixas etárias, e é no sistema respiratório que enfrentamos as maiores alterações e os maiores desafios. Por isso, devemos sempre priorizar o transporte seguro e responsável e, para tanto, um adequado planejamento com seleção cuidadosa dos equipamentos específicos para utilização em voo, insumos e equipe médica.

A ventilação mecânica em pacientes graves é uma técnica crítica e demanda muito conhecimento da equipe, para melhor manejo e manutenção no ambiente hipobárico, que alia conforto e segurança ventilatória.

## BIBLIOGRAFIA

Abramede. Recomendações para operações aeromédicas envolvendo pacientes suspeitos ou confirmados de infecção por SARS-CoV. Disponível em: http://abramede.com.br/wp-content/uploads/2020/07/RECOMEDACOES-AEROMEDICO.pdf. Acesso em: 26 jul. 2020.

Anac. Agência Nacional de Aviação Civil. Decisão nº 83, de 20 de abril de 2020. Autoriza, em caráter excepcional e temporário, alterações de aeronaves e transporte de passageiros usando dispositivos de isolamento de pacientes (*Patient Isolation Device* – PID). Disponível em: https://www.anac.gov.br/noticias/2020/anac-decide-sobrerregras-do-transporte-aereo-de-passageiros-no-contexto-da-covid-19. Acesso em: 26 jul. 2020.

Andrew RC, Erin NC, Brian B. Management of critical illness with non-invasive ventilation by an Australian HEMS. Emerg Med J. 2016:807-11.

Anvisa. Agência Nacional de Vigilância Sanitária. Nota técnica nº 62/2020/SEI/GIMTV/GGPAF/DIRE5/ANVISA. Atualiza as medidas sanitárias a serem adotadas em aeroportos e aeronaves, para enfrentamento ao novo coronavírus SARS-CoV-2 (COVID-19). Disponível em: http://portal.anvisa.gov.br/coronavirus. Acesso em: 26 jul. 2020.

Bredmose PP, Diczbalis M, Butterfield E, et al. Decision support tool and suggestions for the development of guidelines for the helicopter transport of patients with COVID-19. Scand J Trauma Resusc Emerg Med. 2020;28,43. Disponível em: https://sjtrem.biomedcentral.com/articles/10.1186/s13049-020-00736-7. Acesso em: 26 jul. 2020.

Brian Cormelius DN. et al. Feature Article: Mass Air Medical Repatriation of Coronavirus Disease 2019 Patient. Air Medical Journal's. 2020; 39(4);251-256.

Dario R, Richard DB, Colonel WD. Effects of simulated altitude on ventilator performance. The Journal of Trauma Injury, Infection, and Critical Care. 2009:172-77.

Davies G. Respiratory disease. In: Gradwell DP, Rainford DJ. Ernsting's aviation and space medicine. Florida: CRC Press; 2016:427-40.

Gina RD, Raymond F, Valerie MP. Air transport of patients with severe lung injury: development and utilization of the acute lung rescue team. The Journal of Trauma Injury, Infection and Critical Care. 2009:164-71.

Jonathan O, James G, Michele M. Pediatric endotracheal tube cuff pressures during aeromedical transport. Pediatric Emergency Care. 2016;32(1):20-2.

Joseph KM, Alejandra GM, Shelia CS. Impact of Critical Care Air Transport Team (CCATT) ventilator management on combat mortality. J Trauma Acute Care Surg. 2016;84(1):157-64.

Leonard AT, Paul SO, Mark A. A novel, inexpensive method to monitor, record, and analyze breathing behavior during normobaric hypoxia generated by the reduced oxygen breathing device. Military Medicine. 2017;182(Suppl):210-5.

Nina MB, Mads K. Upper respiratory infections and barotrauma among commercial pilots. Aerospace Medicine snd Human Performance. 2017;88(1):17-22.

Raymond F, Patrick FA, Shannon GW. Closing the "care in the air" capability gap for severe lung injury: the landstuhl acute lung rescue team and extracorporeal lung support. The Journal of Trauma Injury, Infection and Critical Care. 2011;71(1):S91-S97.

Stephen AM, Valmae AY. Aeromedical retrieval for critical conditions. The Journal of Emergency Medicine. 2009;36(4): 363-8.

# 16 Transporte Aéreo de Pacientes Cardiológicos

Diego Anjos Blanco • William Andrade Teixeira

## INTRODUÇÃO

O transporte aéreo de pacientes cardiológicos é um componente essencial no tratamento de doenças cardíacas graves que exigem uma intervenção urgente e transporte especializado. O acesso rápido a centros médicos especializados pode ser o fator decisivo entre a vida e a morte, especialmente em casos como infarto agudo do miocárdio (IAM), insuficiência cardíaca congestiva e outras condições que exigem cuidados intensivos imediatos.

No Brasil, o transporte aéreo de pacientes críticos tem se tornado cada vez mais comum, principalmente devido à grande extensão territorial e ao difícil acesso a muitas regiões, especialmente no Norte e no Nordeste. Este capítulo discute as principais diretrizes, protocolos médicos, dados clínicos, evidências científicas e aspectos técnicos do transporte aéreo de pacientes cardiológicos.

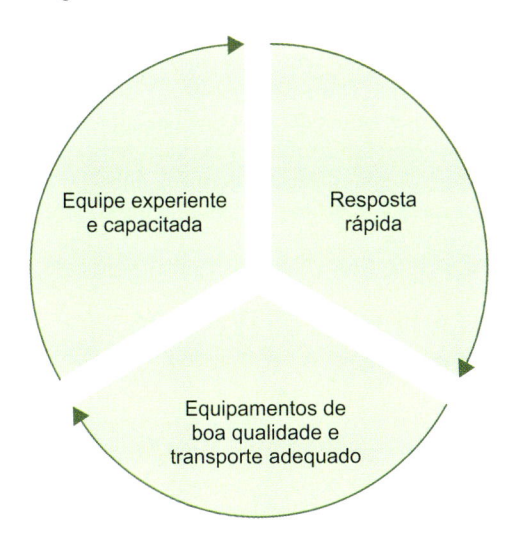

**Figura 16.1** Requisitos básicos para o sucesso de um transporte aeromédico.

## FUNDAMENTOS DO TRANSPORTE AEROMÉDICO

O transporte aeromédico tem como objetivo garantir que pacientes em situações críticas cheguem a hospitais e centros de referência especializados o mais rápido possível. As aeronaves usadas, sejam helicópteros ou aviões, têm como prioridade fornecer condições ideais de transporte para pacientes em estado crítico, com monitoramento contínuo e intervenção médica especializada.

## ASPECTOS CLÍNICOS DO PACIENTE CARDIOLÓGICO NO TRANSPORTE AÉREO

Estressores de voo, como aceleração, baixa umidade, instabilidade térmica, vibração, ruído, hipóxia e alterações pressóricas são comuns. Qualquer um ou a combinação desses estressores podem representar um risco de uma "segunda lesão". A "primeira lesão" é a lesão inicial (p. ex., IAM, dissecção aórtica), e a "segunda lesão" é um fator fisiológico desse insulto.

O sistema cardiovascular é relativamente resistente à hipóxia, comparado com os sistemas respiratório e nervoso central. A frequência cardíaca começa a aumentar a uma altitude de, aproximadamente, 4 mil pés e alcança uma frequência máxima a 22 mil pés. A resposta do sistema cardiovascular à hipóxia pode ser percebida em duas fases:

- Fase inicial: caracteriza-se por aumento do débito cardíaco, provocado por elevação da frequência cardíaca e vasoconstrição seletiva. Esse mecanismo visa manter a oxigenação dos órgãos vitais, apesar da menor disponibilidade de oxigênio
- Fase tardia: com a continuidade da hipóxia, o aumento da atividade cardíaca eleva a demanda de oxigênio pelo miocárdio. Como o músculo cardíaco já está comprometido pela baixa oferta de oxigênio, ocorre queda da frequência cardíaca, hipotensão e, eventualmente, arritmias.

De modo geral, as aeronaves utilizadas para longos transportes, com altitudes de cruzeiro elevadas, possuem sistema de pressurização da cabine, conhecida como "altitude de cabine", na qual a pressão interna da aeronave é maior que a do meio externo, porém, ainda assim, não se obtém pressões de equivalência ao nível do mar. Busca-se uma altitude de cabine máxima em torno de 8 mil pés, o equivalente a 2.400 m. Nessas condições, para indivíduos normais, essas variações de ambiente, de modo geral, são bem toleradas e podem passar despercebidas. Entretanto, indivíduos cardiopatas que já estão em uso de mecanismos fisiológicos compensatórios para manutenção da homeostase ao nível do mar podem, em pequenas variações de altitude, apresentar descompensações clínicas graves.

O transporte aéreo tem como seu principal objetivo reduzir o tempo de transporte de um paciente que recebeu cuidados iniciais até o local de destino com recursos suficientes para o tratamento definitivo, requerendo da equipe um conhecimento aprofundado sobre as condições clínicas que podem ser agravadas durante o voo. Pacientes com condições cardíacas instáveis, como infarto agudo do miocárdio (IAM), insuficiência cardíaca congestiva, arritmias graves, entre outras precisam de monitoramento contínuo e manejo adequado durante o transporte.

## Infarto agudo do miocárdio

O IAM é uma das condições mais comuns que exigem transporte aéreo urgente. A terapia trombolítica ou a angioplastia precoce podem ser fundamentais, dependendo do tempo de deslocamento até o hospital especializado. Estudos mostram que, para cada minuto de atraso na revascularização, o risco de morte aumenta em 1%.

- Um estudo publicado pela *Journal of the American College of Cardiology*, realizado por uma equipe da American College of Cardiology, revelou que a mortalidade em pacientes com IAM é reduzida em 7% para cada 30 minutos a menos de atraso na revascularização, destacando a importância do transporte aéreo rápido para maximizar as chances de sobrevivência.

## Insuficiência cardíaca congestiva

A insuficiência cardíaca congestiva requer cuidados intensivos, muitas vezes com o suporte de dispositivos de assistência ventricular ou oxigenação por membrana extracorpórea (ECMO). O transporte aéreo de pacientes com insuficiência cardíaca congestiva pode exigir o uso de ventiladores mecânicos, monitoramento hemodinâmico invasivo e medicamentos vasoativos.

Um estudo realizado pela Sociedade Brasileira de Cardiologia (SBC) em 2021 mostrou que 15% dos pacientes com insuficiência cardíaca descompensada transportados por helicóptero apresentaram complicações durante o voo, como arritmias ventriculares, devido à mudança de pressão atmosférica. A estabilização antes do transporte é crucial para reduzir esse risco.

## Arritmias cardíacas

A detecção e o manejo precoce de arritmias, como fibrilação ventricular e taquicardia ventricular, são fundamentais para a sobrevivência do paciente.

# EFEITOS DA MUDANÇA DE PRESSÃO E OXIGENAÇÃO NO TRANSPORTE AÉREO

Durante o voo, a mudança de pressão atmosférica e a redução na pressão de oxigênio ($PO_2$) podem afetar o paciente cardíaco, especialmente aqueles com doenças subjacentes graves. A capacidade de fornecer oxigênio suplementar e o uso de ventilação mecânica, quando necessário, são estratégias críticas para prevenir a hipoxemia e as complicações associadas.

**Hipóxia no transporte aéreo.** Estudos demonstram que, em altitudes elevadas, há uma redução de 3 a 4% na saturação de oxigênio por cada 1.000 m de elevação. Pacientes com insuficiência cardíaca ou outras doenças cardiovasculares são mais susceptíveis a esses efeitos. Uma pesquisa publicada no *Journal of Clinical Cardiology*, conduzida por pesquisadores da Harvard Medical School, mostrou que pacientes cardiológicos transportados a altitudes acima de 3 mil m apresentaram um aumento de 20% no risco de complicações, incluindo insuficiência respiratória e descompensação cardiovascular.

# EQUIPAMENTOS E MONITORAMENTO DURANTE O TRANSPORTE

A utilização de equipamentos médicos durante o transporte aéreo é fundamental para garantir a segurança do paciente. A monitoração de parâmetros vitais e o uso de dispositivos de suporte à vida devem ser feitos de maneira contínua e rigorosa.

## Equipamentos essenciais

**Monitor cardíaco.** Monitoramento contínuo da frequência cardíaca, arritmias e parâmetros hemodinâmicos (pressão arterial, débito cardíaco etc.).

**Ventilador mecânico.** Necessário para pacientes com insuficiência respiratória.

**Dispositivos de ECMO e dispositivos de assistência ventricular.** Para pacientes com insuficiência cardíaca grave.

**Cardioversores.** Para reanimação cardíaca imediata.

No Brasil, o uso de helicópteros e aviões de resgate frequentemente exige a adaptação desses equipamentos a condições móveis e de espaço reduzido, além do treinamento específico das equipes para a utilização eficaz desses dispositivos.

# PROTOCOLOS DE TRANSPORTE AÉREO PARA PACIENTES CARDIOLÓGICOS

A adesão a protocolos rigorosos de transporte é essencial para garantir a segurança dos pacientes. As diretrizes da American Heart Association (AHA) e da European Society of Cardiology (ESC) são fundamentais para o manejo adequado durante o transporte.

## Estabilização

Antes de qualquer transporte, a estabilização do paciente é uma prioridade. Isso pode envolver o uso de medicamentos, como anticoagulantes e antiarrítmicos, vasoativos e a implementação de suporte ventilatório e hemodinâmico. Estudo publicado pela Circulation, realizado pela American Heart Association (AHA), sugere que a estabilização inicial no local de atendimento pode reduzir o risco de complicações durante o transporte em até 25%.

De acordo com o Ministério da Saúde do Brasil, cerca de 30% dos pacientes transportados por helicópteros de resgate no país que apresentam condições cardíacas têm complicações durante o voo. A estabilização adequada antes do transporte e o monitoramento contínuo durante o voo são cruciais para reduzir esses riscos.

# UTILIZAÇÃO DE SUPORTE À VIDA EXTRACORPÓREO

A circulação extracorpórea (CEC) refere-se ao uso de um sistema de circulação artificial que substitui temporariamente a função cardiovascular e/ou respiratória de um paciente. Por meio desse sistema, o sangue é desviado do corpo, oxigenado e devolvido ao sistema circulatório do paciente. A principal indicação para a utilização de CEC é a realização de procedimentos que exigem a interrupção do funcionamento cardíaco, como cirurgias cardíacas, transplantes de órgãos e intervenções para tratamento de insuficiência respiratória e renal (Tabela 16.1).

A oxigenação por membrana extracorpórea (ECMO), nos dias atuais, vem se tornando uma ferramenta muito importante para suporte avançado à vida para paciente com disfunção cardíaca e pulmonar refratária ao tratamento clínico.

Existem duas aplicações principais dessa técnica: o suporte de vida extracorpóreo venoarterial, utilizado em choque cardiogênico refratário e em cirurgia cardíaca pós-operatória, e a ECMO venovenosa, utilizada na síndrome do desconforto respiratório agudo.

| Tabela 16.1 Recomendações para implante de ECMO. | | |
|---|---|---|
| Recomendações para implante de ECMO | Classe | Nível de evidência |
| Ponte para decisão ou recuperação | I | C |
| Ponte para transplante | IIa | C |

Adaptada da Diretriz de Assistência Circulatória Mecânica da Sociedade Brasileira de Cardiologia.

A transferência de um paciente com ECMO a bordo da aeronave é um momento delicado. Diferentes elementos da ECMO precisam ser estreitamente ajustados ao paciente. É pertinente reduzir a declividade e os solavancos, assim como adequar a fixação dos equipamentos médicos para evitar que os elementos caiam ou ocorra a decanulação. Outro aspecto importante é a adequada fixação do paciente à maca. A pressão arterial invasiva é necessária e deve ser visível e acessível. Dois cilindros simultâneos de oxigênio são necessários, um para ventilação mecânica e outro para a ECMO.

Para estabilização do paciente e manutenção das condições vitais, dispositivos de suporte à vida extracorpóreos podem ser empregados, em qualquer modalidade escolhida, e a equipe de transporte deve ter alta capacitação para lidar com complicações durante o voo.

A principal indicação para suporte à vida extracorpóreo, segundo a Extracorporeal Life Support Organization (ELSO), é a insuficiência cardíaca aguda ou a insuficiência pulmonar com alto risco de mortalidade, apesar da terapia convencional ideal. O risco de morte com a utilização do suporte extracorpóreo à vida pode chegar a aproximadamente 50% e é indicado na maioria das circunstâncias em que o risco de mortalidade seja superior a 80%. A gravidade, o risco da doença e a mortalidade devem ser medidos com maior precisão possível, levando em consideração a faixa etária e a falência de órgãos.

## Implante

O implante é realizado por meio da canulação por punção ou da dissecção cirúrgica. Após a heparinização do paciente, inicia-se o suporte cardiopulmonar.

## ECMO venoarterial

O sangue venoso é drenado pela canulação de veias de grande calibre (veia jugular direita, femorais ou cavas) para a bomba centrífuga, que o impulsiona para o oxigenador. Esse sangue oxigenado é devolvido ao sistema arterial pela cânula inserida na artéria de grande calibre. Pode ser central (por toracotomia) ou periférica (cateterização de artérias femorais, axilares ou carótida direita).

## ECMO venovenosa

Na modalidade venovenosa, tanto a drenagem quanto a infusão sanguínea são feitas exclusivamente do sistema venoso.

## Vantagens da ECMO no transporte aeromédico

- Possibilidade de estabilização hospitalar mais rápida para o transporte
- Possibilidade de transporte mais seguro.

## Riscos

O transporte de pacientes em CEC envolve uma série de desafios técnicos e fisiológicos que devem ser cuidadosamente monitorados e gerenciados. Durante o transporte, o sistema de CEC continua a ser responsável pela oxigenação e pela circulação sanguínea, o que implica a necessidade de constante monitoramento de parâmetros hemodinâmicos, ventilatórios e de temperatura. Além disso, a movimentação do paciente pode comprometer a integridade do sistema extracorpóreo, aumentando o risco de complicações como trombose, embolia e disfunção do sistema circulatório, tendo também os seguintes riscos:

- Transporte por equipes não especializadas em ECMO
- Falha ao canular
- Complicações com a canulação
- Falha mecânica do circuito
- Uma maior movimentação do paciente aumenta o risco de decanulação inadvertida ou de ruptura do circuito.

## Contraindicações

A maioria das contraindicações é relativa, equilibrando os riscos do procedimento (incluindo o risco de usar recursos valiosos que poderiam ser usados para outros pacientes com melhor prognóstico) *versus* os benefícios potenciais. As contraindicações relativas são:

- Condições incompatíveis com vida normal se o paciente se recuperar
- Condições preexistentes que afetam a qualidade de vida (*status* do SNC, malignidade no estágio final, risco de sangramento sistêmico com a anticoagulação)
- Idade do paciente
- Pacientes que estão muito doentes, sem resposta a uma longa terapia convencional ou têm um diagnóstico terminal.

## *Equipe desejável para transporte de pacientes utilizando ECMO*

- Médico habilitado em ECMO e para canulação
- Enfermeiro de transporte qualificado em ECMO
- Perfusionista.

## Segurança e cuidados durante o transporte

A segurança do paciente durante o transporte em CEC exige a adoção de protocolos rigorosos, que envolvem tanto a equipe de enfermagem quanto a equipe médica. Alguns dos principais cuidados incluem:

- Monitoramento contínuo dos parâmetros vitais: a pressão arterial, a saturação de oxigênio, a temperatura corporal e a perfusão periférica devem ser monitoradas em tempo real
- Controle da estabilidade do sistema extracorpóreo: deve-se garantir que a bomba de circulação extracorpórea, o oxigenador e os outros componentes do sistema estejam funcionando corretamente
- Preparação para emergências: a equipe deve estar preparada para lidar com complicações, como falhas no equipamento, alterações hemodinâmicas ou instabilidade respiratória
- O transporte de pacientes em CEC deve ser realizado em veículos especialmente equipados, como ambulâncias UTI, que garantem a estabilidade do paciente e a manutenção do sistema de CEC. Além disso, a presença de uma equipe de suporte com experiência em CEC é essencial para o manejo adequado. A comunicação eficiente entre os profissionais envolvidos no transporte e na recepção do paciente é fundamental para garantir uma transição segura.

A literatura médica recomenda a realização de transporte apenas quando absolutamente necessário, sendo preferível realizar intervenções cirúrgicas ou terapêuticas em ambientes no quais a CEC já esteja em operação, minimizando o risco de complicações.

# BALÃO INTRA-AÓRTICO

O transporte aéreo de pacientes com balão intra-aórtico (BIA) é uma prática clínica crucial em situações de emergência e tratamento de insuficiência cardíaca grave. O BIA é uma intervenção terapêutica temporária usada para melhorar a perfusão coronariana e reduzir a carga de trabalho cardíaco em pacientes com choque cardiogênico, insuficiência cardíaca aguda ou após infarto do miocárdio.

O BIA foi introduzido pela primeira vez em 1968 para aumentar o débito cardíaco em pacientes hemodinamicamente instáveis; tem especial indicação como ponte para o tratamento definitivo, como revascularizações do miocárdio e transplante cardíaco.

O BIA consiste em um cateter vascular com um balão montado em sua extremidade distal. O balão é inserido via punção da artéria femoral, retrogradamente, e sua ponta distal deverá ser posicionada na aorta torácica descendente, imediatamente após a emergência de artéria subclávia esquerda. A ponta do cateter coincide com a carina pulmonar, devendo ser confirmada com a radiografia de tórax. Em seu posicionamento adequado, o balão inflado com gás hélio é sincronizado com o ciclo cardíaco: insuflado durante a diástole e desinsuflado durante a sístole, proporcionando aumento do fluxo coronariano e sistêmico durante o pico diastólico (BIA insuflado), redução da pós-carga e do consumo miocárdico de oxigênio (efeito vácuo), coincidindo com a desinsuflação rápida do BIA no início da sístole.

Transferência de pacientes dependentes de BIA atualmente está cada vez mais seguro e comum.

Por meio de protocolos bem estabelecidos e de equipe capacitada, temos evidências que sustentam o transporte de pacientes com o uso do BIA.

Em 2013, pesquisadores australianos demonstraram sucesso no transporte de 22 pacientes instáveis após inserção de BIA.

A indicação de inserção do BIA seguiu as recomendações da Sociedade de Cardiologia da Austrália e da Nova Zelândia (CSANZ). As principais indicações para inserção do BIA foram: ponte para a revascularização miocárdica, IAM, angina intratável, choque cardiogênico, miocardite, disfunção valvar aguda e como ponte para instalação de dispositivo de assistência ventricular esquerda. Dos 22 pacientes transportados, 18 % apresentaram complicações e foram estabilizados com sucesso. As complicações foram hipotensão, sangramento no local da punção (após angioplastia), e um paciente evolui com parada cardiorrespiratória em ritmo chocável. No Brasil, ainda não dispomos de diretriz específica para o transporte de pacientes em uso de BIA.

Um estudo publicado em Ohio com 173 pacientes a bordo, demonstrou uma taxa de 1,1% de complicações durante o voo, nenhuma considerada grave.

## Principais indicações

As indicações clínicas para esse dispositivo incluem, mas não são limitadas para:

- Angina instável em curso refratária à terapia médica
- Isquemia miocárdica aguda/infarto
- Síndrome de baixo débito cardíaco
- Choque cardiogênico após infarto do miocárdio
- Ponte para transplante de coração
- Arritmias ventriculares mal controladas.

## Equipe

Habitualmente, no Brasil esse transporte é realizado com equipe médica composta de médico e enfermeiro.

## Evitando complicações no transporte de pacientes em uso do BIA

- Adotar procedimentos operacionais padrão
- Estabilização clínica do doente antes do embarque
- Membros da equipe devem demonstrar habilidades com o dispositivo antes do embarque
- Padronização do passo a passo para embarque e fixação do paciente e do dispositivo do BIA
- Provisionamento do gás hélio necessário para o transporte
- Teste dos pontos de energia.

## Desfibrilação no transporte aeromédico

Estudos estimam que 1,1% dos pacientes cardiológicos necessitam de desfibrilação ou estimulação a bordo. O espaço confinado, a vibração, a dificuldade de comunicação, associados a pacientes gravemente enfermos, tornam a aplicação da terapia elétrica um desafio. O Emergency Care Research Institute, nos EUA, publicou vários relatos de pacientes e roupas de cama sendo incendiados durante desfibrilação em hospitais; porém, a mesma evidência não existe em aeronaves; uma hipótese é a subnotificação. O risco de incêndio em aeronaves é particularmente grave, pois a utilização de oxigênio em ambientes confinados torna o gás mais concentrado. Recomendamos desligar o oxigênio imediatamente antes de cada desfibrilação.

A desfibrilação é o tratamento padrão para arritmias ventriculares graves, como a fibrilação ventricular e a taquicardia ventricular sem pulso, e é considerada uma intervenção de emergência crucial para a sobrevivência de pacientes com parada cardiorrespiratória.

Em ambientes de transporte aéreo, a necessidade de desfibrilação pode surgir a qualquer momento, especialmente em pacientes críticos, com condições como infarto do miocárdio, insuficiência cardíaca ou traumas graves. Contudo, a aplicação do procedimento no espaço aéreo é desafiadora, considerando o ambiente restrito e a presença de fatores como vibração, ruído e variação de pressão.

Não existe evidência sólida que indique interferência elétrica na utilização do desfibrilador monofásico ou bifásico em aeronaves. Novos estudos são necessários nesse sentido.

A utilização de pás manuais é mais insegura em relação aos eletrodos adesivos. No transporte aeromédico, recomendamos o uso de pás adesivas.

Outro evento relativamente comum e que demanda atenção é a queda do equipamento durante sua utilização.

Com o uso crescente do transporte aeromédico, é inevitável que os pacientes necessitem cada vez mais de estimulação externa ou desfibrilação durante o voo. Recomendamos protocolos bem delineados e treinamento para mitigar riscos e acidentes.

# DESAFIOS LOGÍSTICOS E PSICOSSOCIAIS NO BRASIL

O transporte aéreo de pacientes no Brasil enfrenta desafios logísticos e psicossociais específicos. A grande extensão territorial, as condições geográficas e a disponibilidade limitada de unidades de transporte aéreo em algumas regiões exigem uma abordagem mais estruturada e coordenada.

## Desafios logísticos

No Brasil, o tempo de resposta das equipes aéreas e a coordenação com os hospitais de referência são frequentemente comprometidos por fatores como a distância e as condições climáticas. A cobertura aérea em áreas remotas é limitada, e a infraestrutura de saúde em algumas regiões ainda precisa de melhorias para garantir um transporte eficaz.

## Aspectos psicossociais

O estresse emocional do paciente e de seus familiares deve ser tratado com empatia e comunicação eficaz. A pressão de tempo e as condições precárias de transporte em algumas áreas do Brasil podem agravar esses aspectos psicossociais.

## CONSIDERAÇÕES FINAIS

O transporte aéreo de pacientes cardiológicos exige uma abordagem técnica, bem como um cuidado atento às condições clínicas do paciente. Avanços tecnológicos, protocolos rigorosos e uma equipe médica altamente treinada são essenciais para garantir a segurança durante o transporte. No Brasil, o contexto geográfico e as limitações de infraestrutura exigem uma abordagem diferenciada e adaptada às realidades locais. Continuar a melhorar a formação de equipes, a comunicação entre os serviços de emergência e a utilização de equipamentos modernos é fundamental para salvar vidas.

## BIBLIOGRAFIA

American Heart Association. Guidelines for Air Medical Transport. 2023. Disponível em: https://www.heart.org. Acesso em: 9 jan. 2025.

Azevedo R, et al. Transport of Cardiac Patients: Protocols and Considerations. Journal of Cardiovascular Transport. 2021;29(3):212-220.

Brasil. Ministério da Saúde. Transporte Aéreo de Pacientes Críticos no Brasil: Desafios e Protocolos. Brasília; 2021.

Circulation. Protocol for Stabilization and Transport of Cardiac Patients. Circulation. 2022;146:23-30.

Correia LCL, Brito M, Kalil F, Sabino M, Garcia G, Ferreira F, et al. Efetividade de um protocolo assistencial para redução do tempo porta-balão da angioplastia primária. Arq Bras Cardiol. 2013 Jul;101(1):26-34. Disponível em: http://www.scielo.br/scielo.php?script=sci_arttext&pid=S0066-782X2013002700006&lng=en. Epub 24 maio 2023. doi: 10.5935/abc.20130108.

Daly S, Milne HJ, Holmes DP, Corfield AR. Defibrillation and external pacing in flight: incidence and implications. Emerg Med J. 2012;31(1):69-71. doi: 10.1136/emermed-2012-202028.

Dore J, et al. Safety Protocols for Air Medical Transport: Best Practices for Cardiology Emergencies. Air Medical Journal. 2023;43(5):345-353.

European Society of Cardiology. ESC Guidelines for the Management of Acute Myocardial Infarction. European Heart Journal. 2022. Disponível em: https://www.escardio.org. Acesso em: 9 jan. 2025.

Extracorporeal Life Support Organization. ELSO guidelines for cardiopulmonary extracorporeal life support. Updated: Nov. 2013. Disponível em: http://www.elsonet.org. Acesso em: ago. 2018.

Extracorporeal Life Support Organization. ELSO guidelines for cardiopulmonary extracorporeal life support. Updated: Nov. 2013. Disponível em: http://www.elsonet.org. Acesso em: out. 2024.

Farto E, Abreu P, Thomas B, Loureiro J, Roquette J, Ferreira R. Interhospital transfer of critically-ill patients for urgent cardiac surgery after placement of an intra-aortic balloon pump. Rev Port Cardiol. 2002;21:1115-23.

Ferreira RS, Gomes MP, Souza LM. Transporte de pacientes em circulação extracorpórea: desafios e recomendações. Revista Brasileira de Cirurgia Cardiovascular. 2022;37(2):111-9.

Gerard D, Raffin H, Lebreton G. Aeromedical Evacuation Using Extra Corporeal Life Support After Resuscitated Cardiac Arrest. Aerosp Med Hum Perform. 2017 Apr 1;88(4):431-433. doi: 10.3357/AMHP.4470.2017.

Gomes LF, Pereira MT, Almeida DL. Desfibrilação no transporte aéreo: desafios e recomendações. Revista Brasileira de Terapias Intensivas. 2022;17(3):112-8.

Goodman MD, Makley AT, Lentsch AB, et al. Traumatic brain injury and aeromedical evacuation: when is the brain fit to fly? J Surg Res. 2010;164(2):286-93.

Greater Sydney Area HEMS, New South Wales. Review of aeromedical intra-aortic balloon pump retrieval in New South Wales. Eur J Emerg Med. 2013 Feb;20(1):23-6. doi: 10.1097/MEJ.0b013e32834fdcc9.

Guimarães JD, Timerman S, Alves PM, et al. Diretriz de doença cardiovascular e viagem aérea. Noções de transporte aeromédico. Sociedade Brasileira de Cardiologia. Diretrizes; 2003.

Journal of the American College of Cardiology. Impact of Early Revascularization on Acute Myocardial Infarction Outcomes. Journal of the American College of Cardiology. 2018;72(14):1854-61.

Kantrowitz A, Tjonneland S, Freed PS, Phillips SJ, Buttner AN, Sherman JL. Initial clinical experience with intraaortic balloon pumping in cardiogenic shock. JAMA. 1968;203:113-8.

Kern MJ, Aguirre F, Bach R, Donohue T, Siegel R, Segal J. Aumentation of coronary blood flow by intra-aortic balloon pumping in patients after coronary angioplasty. Circulation. 1993;87(2):500-11.

Lima JA, Oliveira PM, Cunha RT. Considerações sobre o transporte de pacientes em circulação extracorpórea. Journal of Cardiovascular Surgery. 2021;41(3):204-10.

MacDonald RD, Farquhar S. Transfer of Intra-aortic balloon pump-dependent patients by paramedics. Prehosp Emerg Care. 2005;9:449-53.

Martins FS, Silva AL, Rocha FT. Protocolos de segurança para o transporte de pacientes em circulação extracorpórea. Revista de Medicina Intensiva. 2020;18(1):35-42.

Martins RA, Santos TB, Lima PF. Desfibrilação em ambientes aéreos: aspectos técnicos e desafios. Journal of Emergency Medicine. 2019; 15(2):88-94.

McCarthy P, Golding L. Temporary mechanical circulatory support In: Edmunds L, editor. Cardiac surgery in the adult. New York: McGraw-Hill; 1997; 319-38.

Mertlich G, Quall SJ. Air transport of the patient requiring intra-aortic balloon pumping. Crit Care Nursing Clin North Am. 1989;1:443-458.

Pereira AG, Ribeiro LP, Souza RM. Protocolos de ressuscitação durante o transporte aéreo de pacientes críticos. Journal of Emergency Medicine. 2020;15(2):88-94.

Santos JF, Lima TA, Cunha AP. Desfibrilação em ambientes aéreos: impactos no manejo de pacientes críticos. Revista de Cardiologia e Terapias Intensivas. 2021;30(1):75-82.

Shumway SJ, Smith AR, Anderson PL. Circulação extracorpórea: indicações e cuidados. Revista de Transplante e Terapias Intensivas. 2019;13(4):57-65.

Smith P, Jones A. Air Transport of Critically Ill Patients: A Practical Guide. 2nd ed. New York: Springer; 2020.

Stomel RJ, Rasak M, Bates ER. Treatment strategies for acute myocardial infarction complications by cardiogenic shock in a community hospital. Chest. 1994;105:997-1004.

Tracey DS, Sinclair A. Transfer of Patients Dependent on an Intra-aortic Balloon Pump Using Critical Care Services. Air Med J. 2009;28(1).

Zapol WM, Snider MT, Hill JD, Fallat RJ, Bartlett RH, et al. Extracorporeal membrane oxygenation in severe acute respiratory failure. A randomized prospective study. JAMA. 1979;242(20):2193-6.

# 17 Transporte e Resgate Aeromédico do Paciente com Patologias Neurológicas

Guilherme G. Podolsky-Gondim

## INTRODUÇÃO

Ao se considerar a extensão territorial continental e a grande variabilidade na disponibilidade de centros e especialistas com condições para atender e tratar pacientes com patologias neurológicas em nosso país, faz-se necessário o emprego das modalidades de resgate e/ou transporte aeromédicos, de modo a aumentar a sobrevida e diminuir os riscos de sequelas nessa população específica.

Apesar da literatura mundial escassa em termos da descrição da epidemiologia e das características gerais dos diferentes serviços de resgate e transporte aeromédico em relação ao paciente neurológico, é possível encontrar estudos identificando uma prevalência de até 47% de portadores de patologias neurológicas entre aqueles submetidos a alguma forma de transporte aeromédico. Na mesma série de casos, foi identificado um predomínio de pacientes clínicos (60,7%) com diagnóstico de acidente vascular cerebral (AVC) e/ou hemorragia subaracnoidea (HSA) – estes totalizando aproximadamente metade de todos os casos transportados –, e o restante dividido em casos de traumatismo cranioencefálico (TCE) e traumatismo raquimedular (TRM), com distribuição respectiva de 22,5 e 16,8% dos casos totais.

A alta prevalência dessa população entre aqueles submetidos a alguma forma de resgate ou transporte aeromédico se justifica ao analisarmos a epidemiologia de duas das mais frequentes patologias neurológicas, TCE e AVC, respectivamente, com incidências anuais globais de 27,6 e 11,9 milhões de pessoas.

No Brasil, estimativas sugerem aproximadamente mais de 131 mil internações anuais associadas ao TCE, e em relação ao AVC uma incidência anual estimada de 127 casos/100 mil habitantes, sendo que em ambas as patologias devem ser considerados os impactos decorrentes do comprometimento de funcionalidade entre os sobreviventes.

Desse modo, serão discutidas as particularidades desse perfil de paciente, incluindo a fisiopatologia da hipertensão intracraniana e os conceitos fundamentais que guiam o resgate e o transporte aeromédico em diferentes situações, para minimizar a mortalidade e otimizar as chances de um desfecho funcional favorável.

## ATENDIMENTO INICIAL DO PACIENTE NEUROLÓGICO

Na situação de acionamento da equipe para prestar o primeiro atendimento ao paciente neurológico, devemos considerar o contexto e as hipóteses diagnósticas mais prováveis.

Para as situações de atendimento à vítima de trauma, são empregadas as diretrizes estabelecidas pela National Association of Emergency Medical Technicians (NAEMT) por meio do Prehospital Trauma Life Support (PHTLS) – no contexto pré-hospitalar – e pelo American College of Surgeons (ACS), por meio do Advanced Trauma Life Support (ATLS) – quando em unidade de saúde/sala de emergência. A sistematização do atendimento estabelecida em ambas as diretrizes – avaliações primária (XABCDE) e secundária – tem como objetivo identificar e tratar prontamente as condições que ameaçam a vida do paciente e adicionalmente permitem minimizar a ocorrência de lesão cerebral secundária.

No contexto do atendimento ao paciente clínico com suspeita de acometimento neurológico, destacam-se as diretrizes elaboradas pela American Heart Association (AHA) por meio do Suporte Básico de Vida (BLS) e do Suporte Avançado de Vida em Cardiologia (ACLS), além do Advanced Medical Life Support (AMLS) – também elaborado pela NAEMT.

Adicionalmente às diretrizes mencionadas, para as diferentes patologias neurológicas (clínicas ou traumáticas), merecem destaque as diretrizes do Emergency Neurological Life Support (ENLS), desenvolvido pela Neurocritical Care Society (NCS).

Em todos os cenários, temos em comum os objetivos de estabilização do paciente, de forma a evitar a mortalidade ao mesmo tempo em que se otimiza o prognóstico neurológico ao se evitar a manutenção de condições que acarretam lesão cerebral secundária, tais como hipotensão arterial e hipóxia, além do pronto reconhecimento e do tratamento clínico da hipertensão intracraniana (HIC).

Tendo em vista a possibilidade de TCE e de TRM concomitantes em um paciente vítima de trauma, ressalta-se a importância do exame neurológico pormenorizado durante o atendimento inicial, de forma a documentar eventuais déficits focais, incluindo, mas não limitados, as alterações na função de nervos cranianos, nível sensitivo em suspeita de TRM, reflexos osteo-tendíneos, reflexos patológicos, como o sinal de Babinski (principal sinal de liberação piramidal), e assimetrias motoras e sensitivas. Nos casos de suspeita de AVC, deve-se incluir a aplicação do National Institutes of Health Stroke Scale (NIHSS).

## HIPERTENSÃO INTRACRANIANA: FISIOPATOLOGIA, IDENTIFICAÇÃO E TRATAMENTO CLÍNICO

No adulto (e em crianças que já apresentaram fechamento das fontanelas), o crânio pode ser considerado de modo simplificado como uma caixa rígida, contendo parênquima encefálico, líquor, sangue venoso e sangue arterial – os quais em sua totalidade constituem um volume constante. Desse modo, o aumento do volume de algum dos componentes deve acarretar uma redução do volume dos demais – doutrina de Monro-Kellie (Figura 17.1).

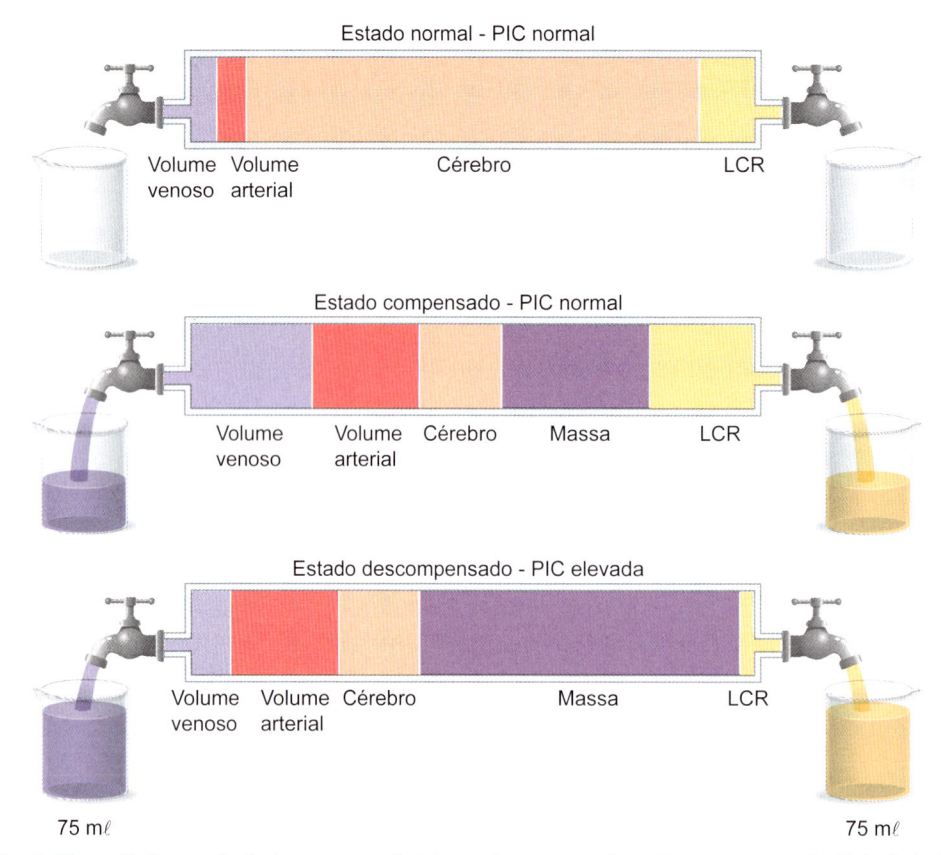

**Figura 17.1** Doutrina de Monro-Kellie em relação à compensação intracraniana para um hematoma em expansão. (Adaptada de ACS – ATLS 2018).

Desse modo, quando ocorre uma lesão traumática que desencadeie a formação de um hematoma intracraniano (Figura 17.2) – ou em condições clínicas, como hemorragias intracranianas espontâneas, sendo o AVC hemorrágico um exemplo –, inicialmente, a pressão intracraniana (PIC) pode se manter inalterada – devido à atuação de mecanismos endógenos de compensação da PIC. Destacam-se como exemplo o aumento do retorno venoso por meio das veias jugulares internas e o deslocamento de líquor para o espaço subaracnoideo raquimedular.

À medida que esses mecanismos são depletados e a lesão com efeito de massa segue aumentando, pode ocorrer súbito aumento da PIC, indicando o desenvolvimento de HIC e consequente risco de lesão cerebral secundária (Figuras 17.3 e 17.4). Considera-se HIC quando o valor da PIC se mantém maior que 20 mmHg.

Devido às especificidades do metabolismo cerebral, com seu alto consumo tecidual de $O_2$ (aproximadamente 3,5 m$\ell$ de oxigênio/100 g de tecido encefálico por minuto – cerca de 20% do consumo total de oxigênio) e incapacidade de sustentação

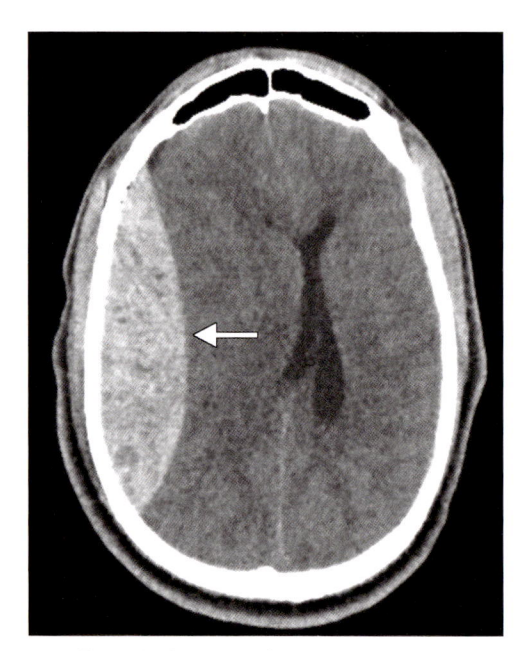

**Figura 17.2** Exemplo de tomografia computadorizada de crânio sem contraste em paciente com traumatismo cranioencefálico e hematoma epidural (seta) acarretando hipertensão intracraniana.

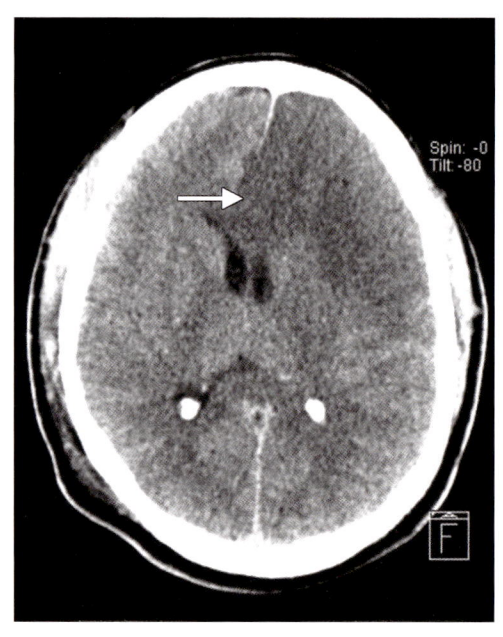

**Figura 17.3** Exemplo de tomografia computadorizada de crânio sem contraste em paciente com acidente vascular cerebral isquêmico (seta) acarretando hipertensão intracraniana.

**Tabela 17.1** Patologias que podem acarretar hipertensão intracraniana e seus mecanismos.

| Condição | Efeito de massa | Edema | Vasodilatação | Comprometimento da circulação liquórica |
|---|---|---|---|---|
| TCE | + | + | + | |
| HSA | + | + | | ++ |
| Trombose venosa cerebral | | + | | ++ |
| Encefalopatia anóxico-isquêmica | | + | | |
| Tumor encefálico | + | + | | |
| AVCi | | + | | |
| AVCh | + | + | | |
| Abscesso | + | + | | |
| Meningite | | + | | |
| Hipertensão intracraniana idiopática | | | | +? |
| Encefalopatia aguda hepática | | + | + | |
| Síndromes agudas hipoosmolares | | + | | |
| Encefalopatia hipertensiva | | + | | |
| Síndrome de Reye | | | + | |
| Craniossinostose | | | | |

? = não totalmente elucidado. (Adaptada de Stocchetti e Maas).

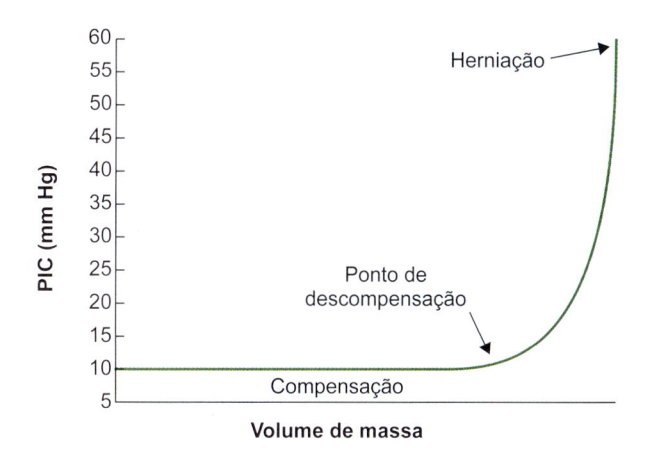

**Figura 17.4** Curva volume-pressão. Inicialmente os conteúdos intracranianos podem compensar uma lesão recente com efeito de massa, como um hematoma. Contudo, ao ultrapassar um limiar crítico, ocorre descompensação clínica associada à rápida elevação da PIC, podendo resultar em lesão cerebral secundária por isquemia. (Adaptada de ACS – ATLS 2018.)

das atividades celulares regulares por meio do metabolismo anaeróbio, a HIC acarreta progressiva redução da pressão de perfusão cerebral (PPC) com consequente lesão isquêmica do tecido previamente não acometido (lesão cerebral secundária). De modo simplificado, a PPC é calculada considerando a diferença entre a pressão arterial média (PAM) e a PIC, sendo indicado para a PPC um valor ideal na faixa de 50 a 70 mmHg.

PPC = PAM – PIC

PPC ideal = 50 a 70 mmHg

HIC = PIC igual ou maior que 22 mmHg

No paciente, a ocorrência de HIC pode ser identificada por meio de sinais localizatórios – também conhecidos como déficits neurológicos focais –, comprometimento da simetria e do reflexo fotomotor pupilar – sendo a anisocoria sinal frequentemente observado – e rebaixamento do nível de consciência. A ocorrência de bradicardia associada à hipertensão arterial sistêmica e alteração do padrão respiratório caracteriza a tríade de Cushing, sendo que sua presença pode indicar um estado pré--terminal, no qual há lesão do tronco encefálico em atividade,

exigindo desse modo intervenções imediatas com o objetivo de redução da pressão intracraniana.

Quando há suspeita de ocorrência de HIC, emprega-se uma estratégia com intervenções mecânicas e farmacológicas objetivando a redução da PIC. São exemplos de intervenções: intubação orotraqueal, seguida da sedação do paciente, minimizando assim assincronias com o ventilador mecânico, bem como reduzindo o metabolismo cerebral e consequente consumo de $O_2$.

Medidas subsequentes em caso de refratariedade incluem a drenagem liquórica por meio de dispositivo de ventriculostomia externa (derivação ventricular externa associada ou não ao sistema de monitoramento da PIC) – quando previamente implantado –, administração de terapia hiperosmolar (manitol e/ou solução salina hipertônica), elevação de cabeceira a 30° – ou em caso de contraindicações a essa medida, manutenção da cabeça elevada em relação ao restante do corpo, de modo a facilitar a drenagem venosa (decúbito dorsal horizontal sobre superfície rígida e uso de apoio sob as regiões dorsal e cefálica) –, hiperventilação controlada (objetivando uma $Pco_2$ entre 30-35 mmHg e controlada por gasometria arterial ou capnografia) e, finalmente, supressão metabólica com indução de coma barbitúrico (Figura 17.5).

## PARTICULARIDADES NO CONTEXTO DO TRANSPORTE E DO RESGATE AEROMÉDICO

Segundo a Lei de Boyle-Mariotte, dada uma massa e uma temperatura constantes de um gás ideal, a pressão é inversamente proporcional ao volume – em uma relação aproximada de $P \sim 1 / V$. Desse modo, um balonete preenchido por ar e selado tende a expandir no ambiente hipobárico de uma aeronave de asa fixa em altitude de cruzeiro.

São práticas usuais nesse contexto as contingências que devem ser consideradas em pacientes submetidos à intubação orotraqueal – com indicação de substituição do ar por água destilada nos balonetes, previamente ao embarque em aeronave – e naqueles com suspeita de trauma torácico com pneumotórax, a realização prévia da drenagem torácica ou exame de imagem prévio ao embarque, demonstrando ausência de pneumotórax.

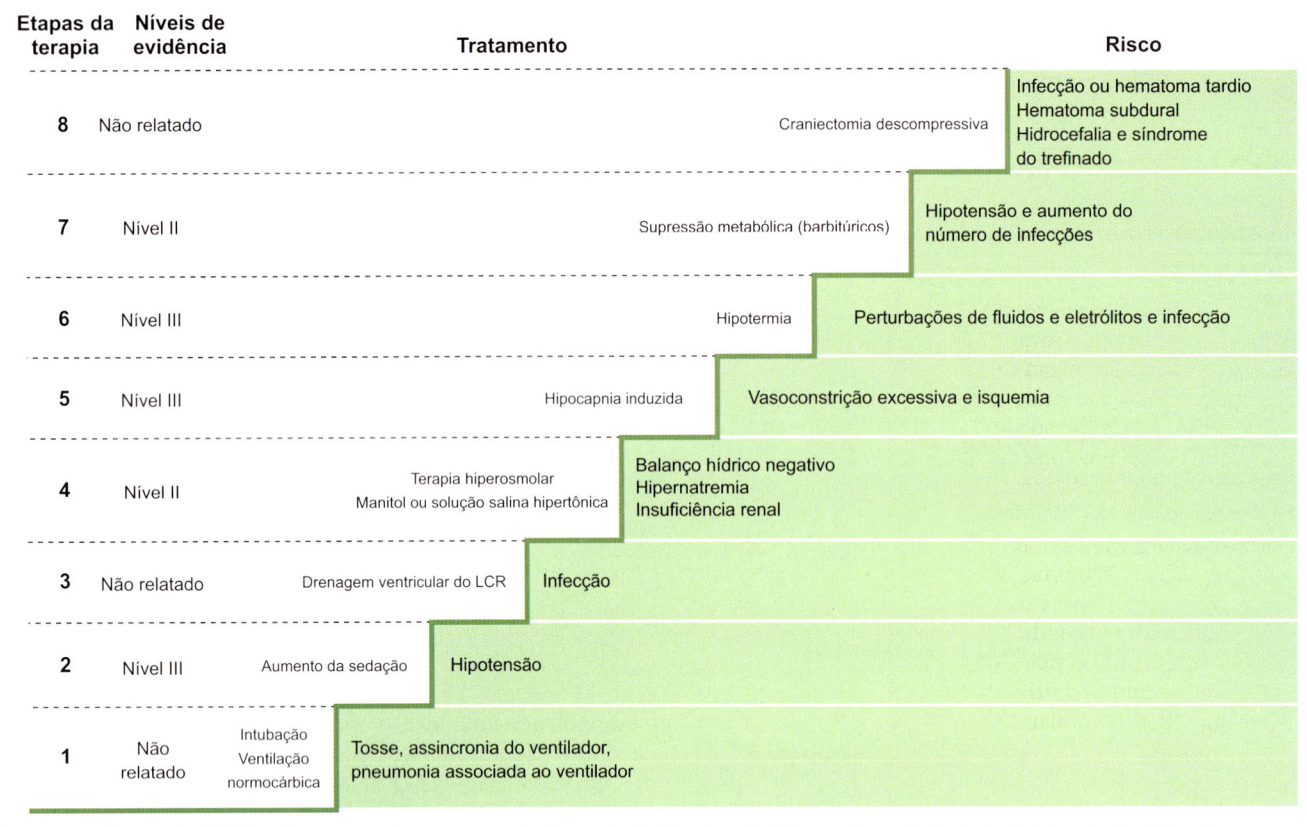

| Etapas da terapia | Níveis de evidência | Tratamento | Risco |
|---|---|---|---|
| 8 | Não relatado | Craniectomia descompressiva | Infecção ou hematoma tardio / Hematoma subdural / Hidrocefalia e síndrome do trefinado |
| 7 | Nível II | Supressão metabólica (barbitúricos) | Hipotensão e aumento do número de infecções |
| 6 | Nível III | Hipotermia | Perturbações de fluidos e eletrólitos e infecção |
| 5 | Nível III | Hipocapnia induzida | Vasoconstrição excessiva e isquemia |
| 4 | Nível II | Terapia hiperosmolar / Manitol ou solução salina hipertônica | Balanço hídrico negativo / Hipernatremia / Insuficiência renal |
| 3 | Não relatado | Drenagem ventricular do LCR | Infecção |
| 2 | Nível III | Aumento da sedação | Hipotensão |
| 1 | Não relatado | Intubação / Ventilação normocárbica | Tosse, assincronia do ventilador, pneumonia associada ao ventilador |

**Figura 17.5** Abordagem escalonada para o tratamento da hipertensão intracraniana. (Adaptada de Stocchetti e Maas.)

No caso de pacientes neurológicos, faz-se necessário considerar também a possibilidade de pneumoencéfalo – ar aprisionado dentro do compartimento intracraniano –, o qual, quando presente, pode expandir em altitude de cruzeiro e acarretar HIC – caracterizando o pneumoencéfalo hipertensivo. Não somente pacientes submetidos a procedimento neurocirúrgico craniano podem apresentar pneumoencéfalo, sendo possível sua detecção em condições como fraturas expostas ou da base do crânio, alterações congênitas, entre outras. No caso do transporte aeromédico de paciente previamente submetido a exame de tomografia computadorizada de crânio, deve-se avaliar o exame em busca de sinais de pneumoencéfalo (Figura 17.6), e em casos positivos, discutir com a equipe neurocirúrgica sobre a extensão e os riscos de possível expansão em voo, de tal forma que um pneumoencéfalo volumoso pode acarretar contraindicação absoluta ao embarque do paciente.

## TRANSPORTE NO PÓS-OPERATÓRIO DE CIRURGIAS CRANIANAS

A decisão de autorizar o transporte aeromédico de pacientes previamente submetidos a procedimentos cirúrgicos intracranianos ainda carece de evidências robustas para seu embasamento. Levantamento realizado no Reino Unido procurando identificar as práticas dos neurocirurgiões ali sediados e que tiveram de tomar decisões nesse contexto indicou extrema variabilidade entre os respondedores, sendo a maior preocupação apresentada o risco potencial de pneumoencéfalo hipertensivo, com a maioria dos respondedores contraindicando o voo em períodos que variavam de menos de 2 semanas a mais de 8 semanas de pós-operatório. Estudos experimentais indicam um risco pequeno mas potencial de ocorrência de pneumoencéfalo hipertensivo nas condições hipobáricas de voo, de tal forma que a investigação radiológica prévia, com realização de tomografia computadorizada de crânio, quando possível, pôde auxiliar na decisão clínica.

Uma situação menos frequente envolve o transporte de pacientes submetidos à craniectomia descompressiva, procedimento realizado em situações de HIC nas quais parte da calota craniana é removida de forma a permitir a reversão da HIC, e o retalho ósseo pode ser desprezado, acondicionado de forma asséptica e sob resfriamento intenso em banco de tecido da instituição de origem ou sepultado no subcutâneo abdominal do paciente. Nessa situação deve-se tomar cuidado extremo em

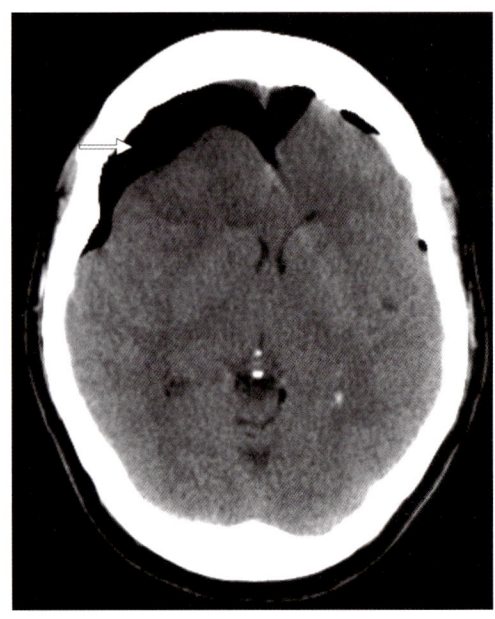

**Figura 17.6** Exemplo de tomografia computadorizada de crânio sem contraste com evidência de pneumoencéfalo hipertensivo exercendo efeito de massa (seta).

não manipular e proteger o segmento craniano afetado, tendo em vista a ausência de proteção óssea local, deixando o cérebro vulnerável a quaisquer impactos na região.

## DISPOSITIVOS INTRACRANIANOS

### Monitores invasivos de mensuração da pressão intracraniana (PIC) e correlatos

No manejo neurointensivo dessa população, é prática recorrente o monitoramento invasivo da PIC por meio de dispositivos variados, que abrangem desde cateter ventricular acoplado a sistema fechado, passando por sistemas como sonda sensível à pressão instalados no sistema ventricular, no interior do parênquima encefálico ou em espaços subdural ou epidural, e até mesmo dispositivos de microdiálise, monitoramento concomitante de pressão tissular de $O_2$, temperatura e concentração de lactato (Figura 17.7). É importante conhecer as características e as potenciais limitações dos diferentes dispositivos de forma a antever possíveis complicações ou discrepâncias nos valores indicados em condições variáveis de pressão na cabine de voo. Dispositivos de mensuração de PIC associados a cateter ventricular podem permitir em situações de HIC a drenagem de líquido cefalorraquidiano, auxiliando em seu tratamento.

### Dispositivos de drenagem liquórica: derivação ventricular externa (DVE) e derivação ventriculoperitoneal (DVP)

Pacientes com comprometimento da circulação e/ou absorção liquórica – como aqueles com diagnóstico de HSA, processos infecciosos intracranianos ou hidrocefalia obstrutiva – podem apresentar dispositivo de drenagem ventricular externa (DVE) (Figura 17.8), necessitando cuidados adicionais pela equipe. A tração inadvertida do cateter intracraniano pode acarretar a parada de seu funcionamento, de tal forma que o paciente pode apresentar subsequente HIC devido ao acúmulo de LCR continuamente produzido (em um adulto, a taxa de produção é de cerca de 20 m$\ell$/hora ou 500 m$\ell$/dia). Outra complicação

potencial com esse dispositivo seria a desconexão de um de seus componentes, acarretando quebra de assepsia e possível infecção de sistema nervoso central (SNC).

Nos pacientes previamente submetidos à implantação de dispositivo de drenagem ventriculoperitoneal (DVP), não existem cuidados específicos indicados no contexto do transporte aeromédico, considerando que seu funcionamento independe da atuação da equipe. Contudo, deve-se documentar sua presença e se possível obter mais informações sobre o tipo de dispositivo e as condições de implantação para apropriada ciência da equipe que receberá o paciente.

## SITUAÇÕES EXCEPCIONAIS DURANTE O TRANSPORTE

### Crise convulsiva

A ocorrência de crise convulsiva durante o atendimento e o transporte do paciente neurológico deve ser antecipada pela equipe durante a fase de planejamento e preparação para o atendimento, de tal forma que as condutas imediatas e as intervenções terapêuticas estejam prontamente disponíveis para emprego. São exemplos de uma contingência apropriada o transporte do paciente previamente consciente com acessos venosos periféricos (ou central) já obtidos antecipadamente, permitindo assim a pronta administração de fármacos anticrise (como diazepam, fenitoína, levetiracetam, entre outros) em caso de necessidade; a reavaliação do paciente de forma a garantir a patência da via aérea e adequada oxigenação; a preservação da estabilidade hemodinâmica e a identificação de possíveis causas para o evento, tais como hipoglicemia e febre. A avaliação neurológica pormenorizada do paciente – após adequada reavaliação dos ABCs – pode indicar alterações significativas, suscitando hipóteses de HIC, ressangramento ou hidrocefalia, por exemplo.

### Rebaixamento do nível de consciência

O rebaixamento do nível de consciência do paciente durante o atendimento inicial e/ou o transporte aeromédico indica sua imediata reavaliação com o objetivo inicial de garantir a permeabilidade da via aérea, oxigenação adequada e estabilidade hemodinâmica (ABCs), pré-requisitos necessários para evitar lesão cerebral secundária. Após a estabilização clínica do paciente, faz-se necessária a reavaliação neurológica detalhada, de modo a identificar possíveis causas neurológicas para o RNC – como novo evento isquêmico ou descompensação da PIC –, assim como proceder à avaliação secundária, podendo incluir – conforme disponibilidade – o uso de exames e indicadores subsidiários, como gasometria arterial, dosagem de eletrólitos séricos, capnografia e glicosimetria,

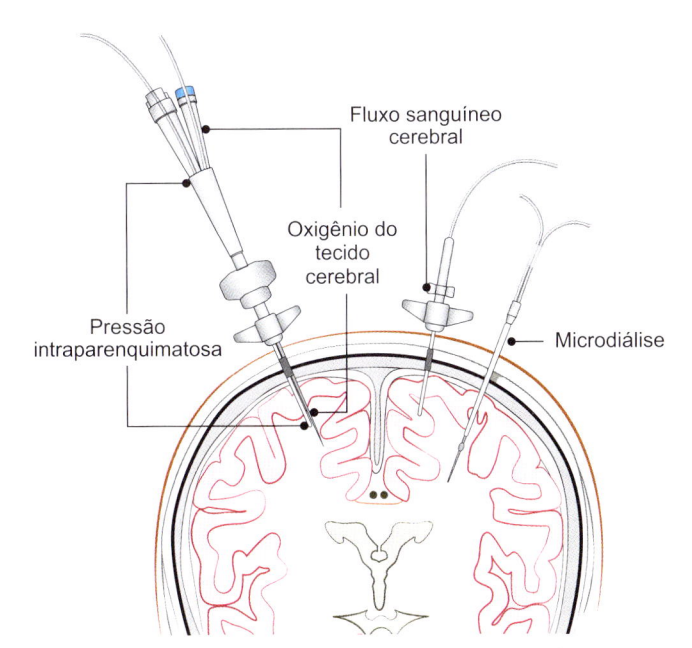

Fluxo sanguíneo cerebral

Oxigênio do tecido cerebral

Pressão intraparenquimatosa

Microdiálise

**Figura 17.7** Exemplo de diferentes dispositivos intracranianos comumente empregados em paciente neurocríticos. (Adaptada de Ullman e Raksin, 2015.)

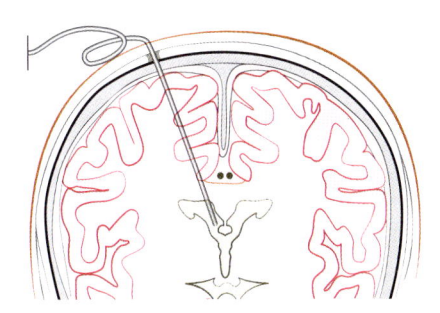

**Figura 17.8** Exemplo de cateter intraventricular para drenagem liquórica. (Adaptada de Ullman e Raksin.)

tendo em vista que alterações metabólicas (como hipoglicemia e hiponatremia), hemodinâmicas (choque circulatório, baixo débito cardíaco, obstruções ao retorno venoso cerebral e baixa pressão de perfusão cerebral) e respiratórias (hipóxia, hipercapnia, bradipneia) podem levar ao RNC ainda que sem ocorrência de lesão estrutural primária do SNC. Importante diagnóstico diferencial para o RNC de pacientes com diagnóstico pregresso de lesões intracranianas é a ocorrência de estado de mal epiléptico não convulsivo, situação que pode cursar com ausência de fenômenos motores facilmente identificáveis.

## Déficit neurológico novo

A ocorrência de déficit neurológico novo pode sugerir desde progressão do quadro clínico de base, por exemplo expansão de um hematoma intracraniano em um caso de AVCh, ou oclusão de artéria extra ou intracraniana, caracterizando um AVCi, como também descompensação da PIC em um cenário de HIC. Tendo em vista a grande variabilidade de possibilidades diagnósticas em um cenário de sinal neurológico focal novo, é fundamental investigar possíveis diagnósticos diferenciais tratáveis que possam explicar tais déficits, tais com hipoglicemia, hipotensão arterial, hipoxemia, hipercapnia e até mesmo déficit neurológico focal transitório secundário à crise convulsiva (paresia ictal ou de Todd).

## Agitação psicomotora

Pacientes com TCE moderado (pontuação na escala de coma de Glasgow 9 a 12), idosos com suspeita de AVC, pacientes portadores de epilepsia e aqueles com comorbidades psiquiátricas são exemplos de subgrupos que podem apresentar uma incidência maior de eventos de agitação psicomotora (APM), de tal forma que a equipe deverá discutir previamente estratégias para o pronto reconhecimento, intervenções específicas e mitigação de riscos.

A ocorrência de APM pode indicar descompensação clínica e neurológica do paciente, sendo fundamental a reavaliação pormenorizada do paciente durante ou após a resolução do evento. Nesse contexto, a avaliação inicial ainda em solo ganha destaque adicional, à medida que situações de potencial risco podem indicar sedação e intubação orotraqueal previamente ao embarque na aeronave, garantindo a segurança da equipe e do paciente, conforme previamente discutido.

No caso do controle farmacológico do paciente com APM, devemos optar preferencialmente por fármacos com menor impacto hemodinâmico – evitando aqueles que possam acarretar significativa hipotensão arterial, prejudicando por sua vez a PPC –, além de apresentarem ação e metabolização rápidas. Não há um consenso sobre a medicação de escolha; contudo, opções comumente descritas nesse contexto incluem cetamina, haloperidol, dexmedetomidina e propofol.

Em casos refratários, deve-se considerar sedação com subsequente intubação orotraqueal, de forma a garantir a segurança de voo, bem como do paciente, reforçando assim que tal conduta apresenta no contexto do transporte aeromédico significativo risco inerente, devendo, portanto, ser reservada para situações excepcionais e previamente discutida com a equipe durante a fase de pré-atendimento.

## PONTOS-CHAVE

Diferentes patologias podem desencadear lesão cerebral secundária ao contribuírem para a ocorrência de hipertensão intracraniana.

Durante o atendimento inicial e subsequente monitoramento, deve-se atentar às condições sistêmicas que possam comprometer o SNC, como hipotensão arterial e hipóxia.

A consideração da possibilidade de situações específicas para essa população é necessária durante a fase de preparação e planejamento pré-atendimento, de forma a constituir contingência quando de sua ocorrência.

## CONSIDERAÇÕES FINAIS

Dada a alta prevalência de patologias neurológicas entre os pacientes atendidos pelas equipes de resgate e transporte aeromédico, a atenção às particularidades dessa população auxilia a equipe no objetivo de conduzir um atendimento que minimize a ocorrência de lesão cerebral secundária. A fragilidade do SNC exige uma constante vigilância e pronta correção de condições que possam comprometer sua função, sendo fundamental a prevenção e, quando presente, tentativas agressivas de reversão da hipertensão intracraniana.

## BIBLIOGRAFIA

Amato-Watkins A, Rao VM, Leach P. Air travel after intracranial surgery: a survey of advice given to patients by consultant neurosurgeons in the UK. Br J Neurosurg. 2013;27(1):9-11.

Araiza A, Duran M, Surani S, Varon J. Aeromedical Transport of Critically Ill Patients: A Literature Review. Cureus. 2021;13(5):e14889.

Brändström H, Sundelin A, Hoseason D, et al. Risk for intracranial pressure increase related to enclosed air in post-craniotomy patients during air ambulance transport: a retrospective cohort study with simulation. Scand J Trauma Resusc Emerg Med. 2017;25(1):50.

Carteri RBK, Silva RAD. Traumatic brain injury hospital incidence in Brazil: an analysis of the past 10 years. Rev Bras Ter Intensiva. 2021; 33(2):282-289.

Chen WL, Lin YM, Ma HP, Chiu WT, Tsai SH. Predominance of neurologic diseases in international aeromedical transportation. Surg Neurol. 2009;72 Suppl 2:S47-9.

Davis DP, Peay J, Serrano JA, et al. The impact of aeromedical response to patients with moderate to severe traumatic brain injury. Ann Emerg Med. 2005;46(2):115-122.

Feigin VL, Brainin M, Norrving B, et al. World Stroke Organization: Global Stroke Fact Sheet 2025. Int J Stroke. 2025;20(2):132-144.

Guan B, Anderson DB, Chen L, Feng S, Zhou H. Global, regional and national burden of traumatic brain injury and spinal cord injury, 1990-2019: a systematic analysis for the Global Burden of Disease Study 2019. BMJ Open. 2023;13(10):e075049.

Kalisvaart ACJ, Wilkinson CM, Gu S, et al. An update to the Monro-Kellie doctrine to reflect tissue compliance after severe ischemic and hemorrhagic stroke. Sci Rep. 2020;10(1):22013.

Kobayashi A, Czlonkowska A, Ford GA, et al. European Academy of Neurology and European Stroke Organization consensus statement and practical guidance for pre-hospital management of stroke. Eur J Neurol. 2018;25(3):425-33.

Lim E, Lan BL, Ooi EH, Low HL. Pneumocephalus and air travel: an experimental investigation on the effects of aircraft cabin pressure on intracranial pressure. Sci Rep. 2020;10(1):13626.

Mokri B. The Monro-Kellie hypothesis: applications in CSF volume depletion. Neurology. 2001;56(12):1746-8.

Oliveira GMM, Brant LCC, Polanczyk CA, et al. Cardiovascular Statistics – Brazil 2021. Arq Bras Cardiol. 2022;118(1):115-373.

Stocchetti N, Maas AI. Traumatic intracranial hypertension. N Engl J Med. 2014;370(22):2121-30.

Teichman PG, Donchin Y, Kot RJ. International aeromedical evacuation. N Engl J Med. 2007;356(3):262-70.

Uren B, Lowell MJ, Silbergleit R. Critical care transport of patients who have acute neurological emergencies. Emerg Med Clin North Am. 2009;27(1):17-vii.

Wilkinson B, Garwood J, Langford S. In-Flight Pharmacological Management of Patients with Acute Mental Health Disturbance. Air Med J. 2018;37(2):115-9.

Zrinzo LU, Crocker M, Zrinzo LV, Thomas DG, Watkins L. Commercial flight and patients with intracranial mass lesions: a caveat. Report of two cases. J Neurosurg. 2006;105(4):627-30.

# 18 Transporte e Resgate Aeromédico de Politraumatizados

CAPÍTULO

Mário Jorge de Castro Kodama • Mario Fuhrmann Neto

## INTRODUÇÃO

O paciente politraumatizado,[1] sem dúvida, constitui um dos maiores desafios para o transporte e resgate aeromédico, pois existem diversos fatores que podem influenciar no aspecto fisiológico, além do conhecimento sobre medicina aeronáutica, sendo fundamentais para o manejo correto dessa vítima. Conhecer as características das aeronaves é outro fator que deve ser levado em consideração quando pensamos em realizar o transporte/resgate aeromédico.

Vale lembrar que o paciente traumatizado precisa ser minimamente estabilizado em solo para que seja avaliado se ele possui ou não condição de transporte aéreo.

Na maioria dos estudos que discutem as decisões sobre o transporte aéreo dos pacientes traumatizados, não se obtêm informações conclusivas sobre os riscos, benefícios e custos. A diminuição da morbimortalidade promovida pela agilidade do transporte aeromédico é, sem dúvida, sua principal característica, visto que o paciente traumatizado muitas vezes necessita de procedimentos e recursos que serão oferecidos somente em ambiente hospitalar. A análise do "custo-benefício" desse transporte é complicada de ser estudada, já que a variedade de pacientes, traumas e doenças preexistentes dificulta a elaboração de um estudo mais crítico sobre o tema.

## AVALIAÇÃO DO PACIENTE POLITRAUMATIZADO

No trauma agudo, um breve período pode fazer a diferença entre a vida e a morte. O paciente vítima de lesões concomitantes, com acometimento de mais de uma região do corpo em decorrência do trauma, é considerado politraumatizado, sendo necessário fazer uma série de avaliações e, eventualmente, intervenções antes de transportá-lo, seja por via terrestre ou aérea. Quando optamos pelo transporte aéreo, devemos sempre lembrar que a prioridade é estabilizar o paciente antes do voo sempre que possível, pois, durante o mesmo, a realização de procedimentos e intervenções é extremamente limitada pelo espaço físico restrito (Figura 18.1), além das alterações fisiológicas inerentes ao voo.

Indicações para acionamento do resgate aeromédico de pacientes traumatizados podem ser vistas na Tabela 18.1.

O atendimento do paciente politraumatizado obedece às premissas amplamente discutidas no acrônimo XABCDE:

- X (hemorragia exsanguinante) controle do sangramento externo grave
- A (manejo da via aérea) estabilização da coluna cervical
- B (respiração) ventilação oxigenação
- C (circulação) perfusão e outras hemorragias
- D (incapacidade) exame neurológico
- E (exposição) ambiente e controle da hipotermia.

Geralmente, uma equipe terrestre está no local realizando o atendimento inicial, porém existem situações nas quais a equipe de resgate aeromédico será a primeira no local, o que teoricamente demanda um maior tempo em cena e tomadas decisórias que podem definir o prognóstico do paciente.

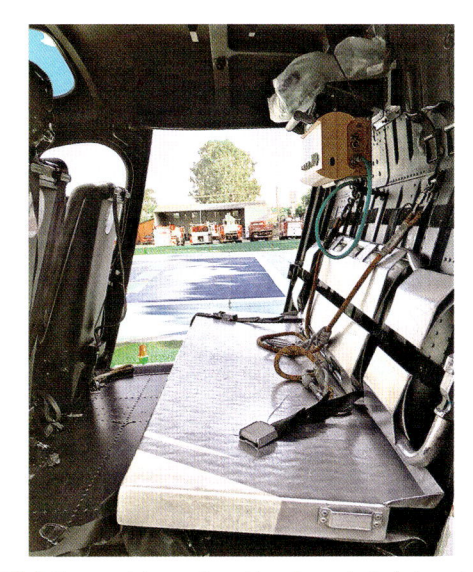

**Figura 18.1** Espaço interno da cabine de um helicóptero de resgate.

**Tabela 18.1** Possíveis indicações para o resgate de pacientes com trauma.

| |
|---|
| Colisões de veículo automotor × pedestre com velocidade maior que 16 km/h |
| Acidente com óbito de outro ocupante no mesmo veículo |
| Quedas acima de 5 m |
| Paciente ejetado do veículo durante colisão |
| Colisão entre moto × veículo com velocidade acima de 32 km/h |
| Ferragem complexa e/ou tempo de extricação maior que 20 min |
| Lesões agudas penetrantes em cabeça, pescoço, tórax, abdome ou pelve |
| Escore de trauma menor ou igual a 12 |
| Escala de trauma revisado (RTS) menor que ou igual a 10 |
| Escala de Glasgow menor que 8 |
| Paciente com evidência de choque hemorrágico |
| Traumatismo múltiplo em pacientes pediátricos |

---

[1] O termo "politraumatizado" foi substituído por "traumatizado multissistêmico". Nesta edição, os autores optaram por manter "politraumatizado" por ainda ser o mais conhecido e utilizado na prática.

Nas situações em que a demanda é solicitada por uma equipe de atendimento pré-hospitalar (APH) (solicitação primária), fato que ocorre com frequência no atendimento do paciente politraumatizado, a equipe terrestre precisa estar respaldada por meio de protocolos alinhados e pactuados com os serviços de atendimento pré-hospitalar locais. A presença do suporte avançado de vida na cena (local do acidente) é fator importante na tomada de decisão pela escolha do apoio do resgate aeromédico, pois a avaliação médica *in loco* e a realização de procedimentos fundamentais para a manutenção da vida (intubação, via aérea cirúrgica, drenagens) podem ser determinantes para a manutenção clínica e hemodinâmica, assim como possibilitam a estabilização necessária para o transporte aéreo.

Nas situações em que há a necessidade de um transporte interunidades (solicitação secundária), ou seja, de um serviço de menor complexidade para um com maiores recursos ou de referência, geralmente a vítima já está estabilizada, e o transporte pode ser feito com um planejamento mais detalhado, lembrando sempre que devemos estar atentos às alterações fisiológicas decorrentes do voo, e realizar os procedimentos necessários para mitigar intercorrências durante o transporte. A indicação e o momento de solicitar a remoção aérea deve sempre passar pela avaliação do médico-assistente, respeitando as condições clínicas do paciente e lembrando que o tempo de transporte mais breve em relação ao terrestre (realizado por ambulância) é fator balizador na tomada de decisão. A responsabilidade durante o transporte é do médico do serviço aéreo até a sua chegada ao local de destino, e efetiva recepção por outro profissional. É importante considerar as contraindicações para o transporte, que devem ser avaliadas pela equipe aeromédica e relatadas à central de regulação, ou mesmo intervenções que devem ser feitas na unidade de origem antes de removê-lo. Atenção especial deve ser dada ao tempo de permanência do paciente na prancha longa para evitar o risco de isquemia em áreas de pressão.

Para paciente sem condições mínimas de estabilização, não se recomenda o transporte aéreo, visto que as manobras de reanimação são bastante prejudicadas, principalmente pela limitação do espaço na cabine.

## CARACTERÍSTICAS DO TRANSPORTE AEROMÉDICO

Nesse contexto, podemos dividir o transporte aeromédico em asa rotativa e asa fixa. Representando o transporte realizado por asa rotativa temos os helicópteros, e os jatos seriam os representantes dos transportes realizados por asa fixa. Ambos possuem vantagens e desvantagens que podemos elencar e definir de acordo com diversos fatores, como mostra a Tabela 18.2.

## AERONAVES DE ASA ROTATIVA E CONFIGURAÇÕES PARA RESGATE E TRANSPORTE AEROMÉDICO

Tanto em situações de resgate quanto em situações de transporte aeromédico, existem diversas máquinas operacionalmente aptas ao serviço, assim como diferentes configurações.

Evidentemente a escolha da aeronave e sua configuração estão definidas de acordo com cada instituição operadora, seus

**Tabela 18.2** Transporte aeromédico: diferenças entre o tipo de asa.

| | Transporte aeromédico | |
|---|---|---|
| **Fatores** | **Asa rotativa** | **Asa fixa (jatos)** |
| **Altitude**<br>1 m = 3,28 pés | • Média 3.000 pés<br>Podendo atingir até 20.000 pés | • Média 30.000 pés<br>Podendo atingir até 45.000 pés |
| **Distância** | • Média de 150 km<br>• Agilidade no transporte e direcionamento para os centros de trauma | • Acima de 150 km<br>• Maior conforto para o paciente e mais seguro em determinadas situações e patologias |
| **Autonomia** | • Menor | • Maior |
| **Custo operacional** | • Menor | • Maior |
| **Nível de ruído** | • Maior | • Menor |
| **Pouso** | • Pouso em área não cadastrada pela ANAC ou helipontos | • Necessidade de aeroporto |
| **Vibração** | • Maior | • Menor |
| **Condições climáticas e meteorológicas** | • Menor segurança em condições climáticas adversas | • Maior segurança em condições climáticas adversas |
| **Cabine** | • Não pressurizada | • Pressurizada |
| **Operação** | • Diurna na sua maioria (voo visual)<br>• Possibilidade de pouso e decolagem verticais<br>• Versátil<br>• Pouso em terremos acidentados | • Possibilidade de voo noturno<br>• Pode sofrer influência de intempéries climáticas e condições operacionais aeroportuárias<br>• Maior velocidade<br>• Acelerações e desacelerações mais acentuadas |
| **Espaço interno** | • Menor<br>• Dificuldade para realização de procedimentos | • Maior<br>• Possibilidade de realizar procedimentos |
| **Tempo-resposta** | • Geralmente menor (depende do tempo e da logística utilizados em solo) | • Redução do tempo de transporte em relação ao transporte terrestre, porém a necessidade de "pernas" adicionais para contemplar a logística entre o aeroporto, origem e destino da vítima |
| **Tipo de paciente** | • Utilizado em missões de resgate aeromédico, com pacientes gravemente feridos (tempo de voo curto) | • Utilizado em transporte aeromédico, lembrando que esse tipo de operação pode influenciar de forma mais negativa os pacientes devido às alterações fisiológicas sofridas durante o voo |

protocolos e suas particularidades. Em nosso território, a mais comum ainda é o helicóptero Esquilo (HELIBRÁS – AS350), uma aeronave de pequeno porte e versátil, que pode ser utilizada para diversas missões civis, de segurança pública e de defesa, transporte de passageiros e carga, transporte aeromédico, reportagem aérea e operações de serviços públicos.

É um helicóptero monoturbina, que pode acomodar até cinco passageiros e um piloto. Sua cabine espaçosa e os diversos equipamentos opcionais disponíveis permitem que o helicóptero execute uma grande variedade de missões.

O Esquilo possui configuração específica para o transporte aeromédico, com *kit* aeromédico homologado pela da Agência Nacional de Aviação Civil (ANAC). Da aeronave se retira o assento do segundo piloto em comando e do passageiro localizado imediatamente atrás do copiloto. O *kit* é instalado no sentido longitudinal da aeronave, permitindo que ela permaneça com as portas fechadas durante o voo.

No estado de São Paulo, essa configuração com maca longitudinal era utilizada somente nas missões de transporte aeromédico, enquanto nas missões de resgate aeromédico a vítima, quando embarcada, é posicionada em uma maca ou prancha sobre o assento traseiro, no sentido transversal. Médico e enfermeiro se posicionam ajoelhados no piso da aeronave. A falta de mobilidade, devido à posição, bem como ao espaço reduzido da cabine, impede que seja feita grande parte dos procedimentos de Suporte Avançado de Vida (SAV), como intubação orotraqueal, compressões torácicas, desfibrilação cardíaca e drenagem torácica. Isso influencia diretamente as condutas da equipe médica, pois se deve tentar prever ao máximo a necessidade de procedimentos complexos de SAV para que sejam todos realizados antes do embarque, o que torna muito mais complexo o transporte de pacientes instáveis ou que demandem intervenções durante o voo.

Outras aeronaves em operação são o AW 119 (Koala), com monoturbina, e o H135 e o H145, com biturbinas.

Os H135 e H145 são homologados pelas Regras de Voo por Instrumentos (IFR), categoria A13 VTOL. São considerados o bimotor leve mais eficiente para operações de resgate e transporte aeromédico, por ser economicamente sustentável quando se compara disponibilidade, manutenção e custo de operação com outros helicópteros da mesma categoria. Possui espaço com possibilidade de transportar até duas vítimas na sua configuração aeromédica e até três assentos (H135) ou seis assentos dobráveis no H145, além de suportes específicos para os equipamentos médicos. Possui gancho para carga externa e um guincho lateral de grande capacidade, que pode ser instalado tanto do lado direito quanto do lado esquerdo da aeronave. Possui portas laterais deslizantes, bem como a abertura da porta traseira logo abaixo do cone de cauda.

Recentemente, foi incorporada à frota do Comando de Aviação da Polícia Militar do Estado de São Paulo uma aeronave H135 com kit aeromédico completo e guincho para missões de salvamento. Sua configuração permite transporte de até duas vítimas deitadas, sendo uma grave e uma moderada ou leve, além de piloto, copiloto e a possibilidade de transporte de mais um tripulante.

Com muito mais conforto e ergonomia para a equipe, a facilidade do acesso às vítimas permite a realização de alguns procedimentos e ajustes durante o transporte, além de trazer mais segurança para tripulantes e vítimas em transportes mais longos. Os protocolos de atendimento se mantêm, dessa forma ainda se pretende estabilizar o paciente da melhor forma possível antes do voo de resgate. Contudo, em se tratando de vítimas politraumatizadas e com grande potencial de instabilidade, a possibilidade de pequenos ajustes durante a operação, assim como manobras de diagnóstico e controle hemodinâmico, trará

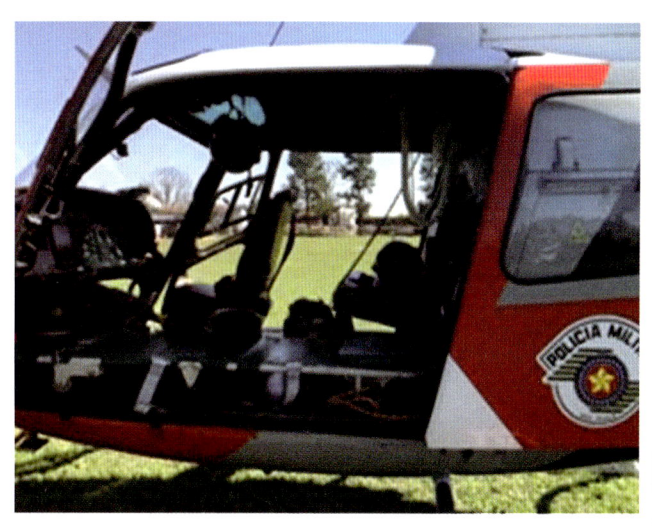

**Figura 18.2** AS 350 configurado com maca longitudinal.

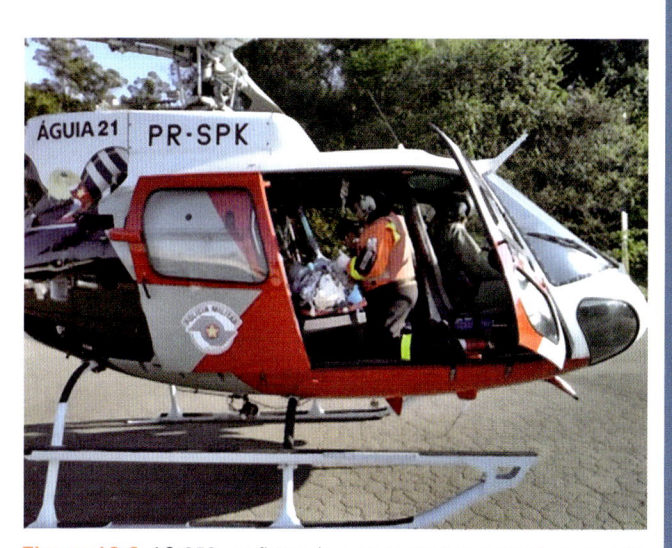

**Figura 18.3** AS 350 configurado com maca transversal em missão de resgate aeromédico.

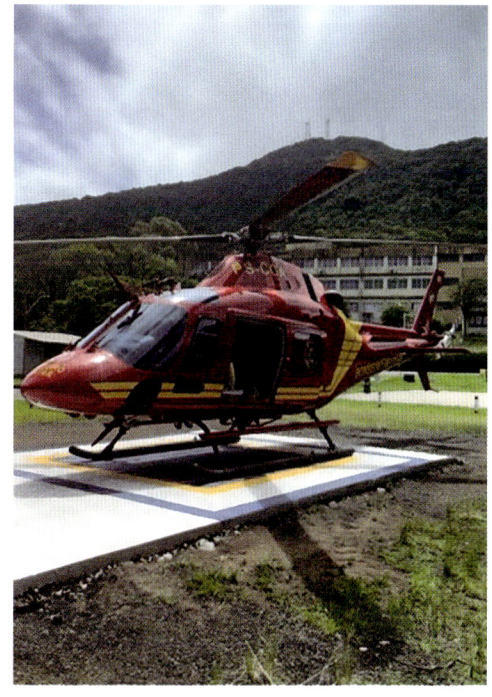

**Figura 18.4** AW119 – Bombeiro Militar do Rio Grande do Sul. (Cortesia de CapBM Orestes).

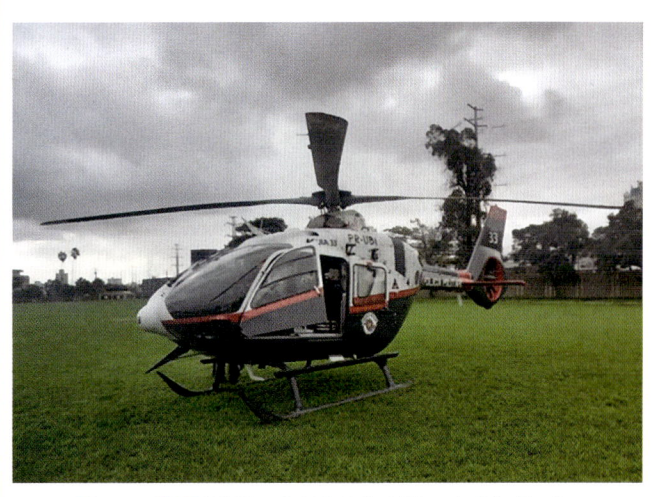

**Figura 18.5** H135 – CaV Polícia Militar de São Paulo.

importantes informações para as equipes hospitalares que darão seguimento ao atendimento com grande potencial de melhora na sobrevida das vítimas.

## QUANDO ACIONAR O RESGATE AEROMÉDICO

Muitas vezes, o resgate aeromédico acaba não sendo solicitado ou é demandando sem indicação, pois as equipes de atendimento pré-hospitalar terrestres desconhecem os critérios de acionamento. Realizar encontros entre os serviços de APH e as equipes de resgate aeromédico é fundamental para um melhor entendimento do serviço, sua dinâmica operacional, noções de segurança e as principais indicações.

As situações de acionamento do resgate aeromédico são as seguintes:

- Paciente com necessidade emergencial de atendimento médico e o suporte terrestre está indisponível ou o tempo de deslocamento é muito grande. Por exemplo, vítima de traumatismo cranioencefálico grave que necessite de via aérea definitiva em um ponto da cidade bem distante de uma base terrestre e na hora do *rush* de uma metrópole
- Sem dúvida, a rápida chegada e atuação da equipe aeromédica aumentará muito as chances de o paciente sobreviver e melhorar o seu prognóstico
- Acidentes em locais de difícil acesso ao suporte terrestre ou fornecimento de apoio a locais remotos. Por exemplo, situações de catástrofes (deslizamentos, enchentes, entre outras). Muitas vezes, é até possível acessar esses locais por terra, porém é importante possuir uma alternativa aérea para o rápido deslocamento das vítimas mais graves
- Vítimas que necessitam ser transportadas para hospitais distantes de sua referência para o tratamento definitivo. Em determinadas situações, a referência local não é a mais indicada para aquele paciente, pois o hospital pode não dispor dos equipamentos, profissionais ou condições para recebê-lo e proporcionar o tratamento definitivo. Por exemplo, paciente grande queimado com encaminhamento direto para um centro de queimados. Isso, sem dúvida, aumentará suas chances de sobreviver
- Necessidade de abreviar ao máximo o tempo em que o paciente está fora do ambiente hospitalar. Em determinadas situações, por mais que se faça no pré-hospitalar, somente uma cirurgia ou um procedimento específico poderá salvar aquela vítima. Portanto, quanto mais rápido ela chegar ao hospital, maior será a sua chance, e nesse contexto o resgate aeromédico é fundamental para abreviar o tempo de transporte desse paciente principalmente se houver uma grande distância ou tráfego intenso por via terrestre. Por exemplo, trauma abdominal em vigência de choque hemorrágico hipovolêmico.

As contraindicações absolutas para o transporte aeromédico são:

- Parada cardiorrespiratória
- Pacientes com agitação psicomotora sem possibilidade de contenção (química ou física)
- Gestantes em trabalho de parto no período expulsivo
- Ideação suicida.

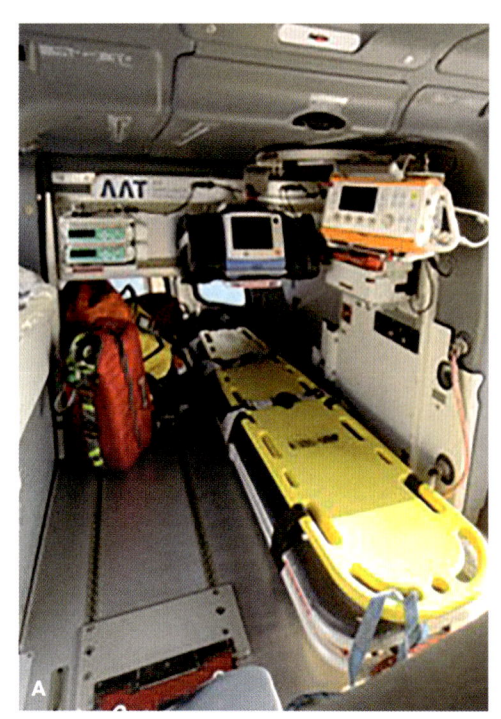

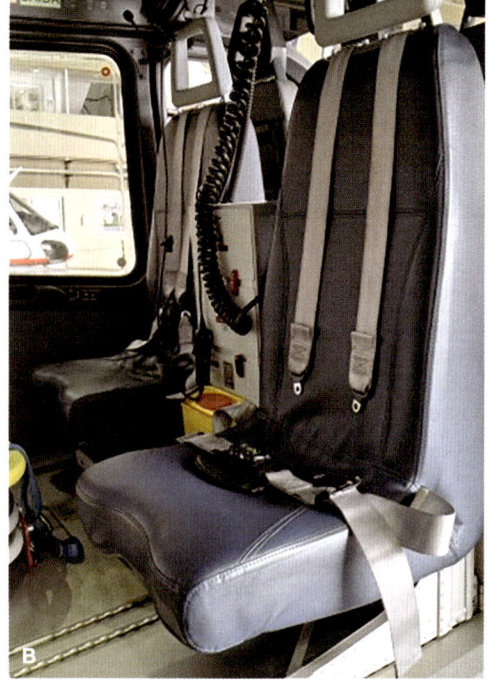

**Figura 18.6** H135 – CaV Polícia Militar de São Paulo.

Fatores como instabilidade hemodinâmica e respiratória e vítimas com desproporção antropométrica (obeso mórbido ou muito alto) são contraindicações relativas.

Resumindo, quando estiver diante de um paciente crítico, com dificuldade de acesso por via terrestre ou necessidade de deslocá-los rapidamente, deve-se considerar o acionamento do resgate aeromédico.

## RESPONSABILIDADES E ATRIBUIÇÕES ESPECÍFICAS DA EQUIPE AEROMÉDICA NO TRANSPORTE DO PACIENTE POLITRAUMATIZADO

A equipe de transporte aeromédico deverá ser composta minimamente por um médico, enfermeiro e a tripulação de voo, que deverão obedecer ao disposto nas regulamentações ANAC. Todos os componentes devem atuar proativamente com a segurança operacional, e, nas missões de resgate, fazer o *briefing* no início do turno de plantão, e o *debriefing* após o término das missões.

Nas operações de transporte inter-hospitalarar, deverá ser realizado um *briefing* adicional antecedendo cada missão.

Em situações de incidente com múltiplas vítimas (IMV), a equipe aeromédica deve definir em conjunto com a coordenação local das ações qual será a prioridade de transporte.

A decisão aeromédica é composta por três critérios que devem ser avaliados pela equipe e tripulação: critérios clínicos, de regulação e aeronáuticos. Essa análise se faz necessária para definir os critérios gerais de indicação de transporte aeromédico.

## PRINCÍPIOS BÁSICOS DA FISIOLOGIA DE VOO

O estresse causado pelo trauma é evidentemente uma das preocupações às quais devemos nos atentar durante o atendimento. Associado ao fato da influência causada pela altitude, precisamos tomar alguns cuidados para impactar minimamente na fisiologia do paciente. A diferença de pressão, a temperatura e a oxigenação são alguns fatores que podem ser alterados e consequentemente causar repercussões fisiológicas importantes.

Mesmo que haja cabines pressurizadas, reguladores de temperatura e oxigênio suplementar, a vítima estará sujeita às alterações fisiológicas durante o voo.

O organismo humano em um ambiente hipobárico (baixa pressão atmosférica) tentará se adaptar às diversas variáveis físicas existentes na cabine de voo:

### Expansão dos gases

Na vigência da baixa pressão barométrica, o volume gasoso presente nas cavidades (seios da face, orelha interna e trato gastrintestinal) aumenta e pode gerar sintomatologia. A lei de Boyle-Mariotte explica essa dilatação, demonstrando que, em temperatura constante, o volume de um gás é inversamente proporcional à pressão barométrica; dessa forma, explica-se a expansão dos gases durante a exposição a grandes altitudes.

$$P_1 \cdot V_1 = P_2 \cdot V_2$$

Em que:
**P** = pressão
**V** = volume.

**Repercussão fisiológica:** aerodilatação (disbarismo).
Diante dessa repercussão, devemos nos atentar às seguintes situações durante o transporte aeromédico:

- Mesmo voando em cabine pressurizada, ocorre um aumento de aproximadamente 30% do volume gasoso, pois a pressão atmosférica no interior da aeronave estará menor em relação ao nível do mar, assim, um paciente intubado deve estar com o *cuff do* tubo orotraqueal (TOT) insuflado com água destilada ou soro fisiológico, pelo risco de o mesmo estourar caso esteja preenchido com ar e consequentemente gerar uma extubação acidental
- Paciente com pneumotórax não diagnosticado embarcado a 8.000 pés (altitude média na cabine pressurizada) estará diante de uma pressão atmosférica de 563 mmHg, o que gera uma expansão de volume de 30%, ou seja, um pneumotórax simples pode se tornar hipertensivo pelo aumento do volume do gás, evoluindo com quadro de instabilidade hemodinâmica e risco de óbito. O paciente com diagnóstico de pneumotórax que será transportado por aeronave de asa fixa obrigatoriamente deverá ter o tórax drenado antes de ser embarcado
- Vítimas com traumatismo cranioencefálico em vigência de pneumoencéfalo (ar na cavidade intracraniana) não diagnosticado correm o risco de sofrer herniação voando a 8.000 pés.

Portanto, a avaliação minuciosa em solo é fundamental para definirmos se o paciente tem ou não condições de transporte aeromédico.

### Hipóxia hipóxica

Resulta da diminuição da tensão de oxigênio no sangue arterial e consequentemente nos capilares. A causa é a baixa tensão do gás.

Dessa forma, até 10.000 pés (3.048 m), organismos de pessoas saudáveis conseguem se adaptar de forma segura e sem necessidade de suplementação de oxigênio.

No entanto, devemos considerar que estamos diante de um paciente traumatizado que irá necessitar de suplementação de oxigênio, e lembrar que os sinais e sintomas relacionados à hipoxemia possuem grande variação individual (idade, mecanismo do trauma, comorbidades, entre outros).

Portanto, a expansão gasosa em torno de 20 a 30% e a hipóxia são os principais fatores levados em consideração. Em relação à hipóxia, consideramos uma queda de 4% na saturação de oxigênio (oximetria de pulso) no interior da cabine da aeronave pressurizada ao redor de 8.000 pés (Tabela 18.3).

### Lei de Dalton

A pressão total de uma mistura de gases é igual à soma das pressões parciais de cada gás.

**P** = pressão

$$PT = P1 + P2 + ... Pn$$

**Repercussão fisiológica:** hipóxia.

- Nível do mar

$$760 \text{ mmHg} = 160 \text{ mmHg} + 593 \text{ mmHg} + 7 \text{ mmHg}$$
$$(Sat.O_2 = 95\%)$$

- 10.000 pés (3.048 metros):

$$523 \text{ mmHg} = 109 \text{ mmHg} + 407 \text{ mmHg} + 5 \text{ mmHg}$$
$$(Sat.O_2 = 87\%)$$

Quando se aumenta a altitude, reduz-se a pressão atmosférica total, bem como a pressão parcial de cada gás que participa dessa composição resultando em hipóxia (Tabela 18.4).

## PRESSURIZAÇÃO DE CABINE

Consiste na criação de uma pressão atmosférica artificial dentro da aeronave (altitude de cabine). Essa altitude é de aproximadamente 8.000 pés (2.438 metros) voando a 30.000 a 40.000 pés.

Os principais objetivos de se criar a pressurização de cabine são:

- Reduzir a aerodilatação
- Minimizar os efeitos da hipóxia
- Diminuir a necessidade de $O_2$ suplementar
- Aumentar o conforto do ambiente
- Prevenir a doença da descompressão
- Reduzir a fadiga de voo.

Lembrar-se de que, mesmo em cabine pressurizada, existe uma pressão atmosférica diferente em relação ao solo, o que pode ser extremamente prejudicial ao paciente politraumatizado, que invariavelmente necessita de oxigenoterapia suplementar. Estudar o plano de voo, avaliar as condições clínicas do paciente antes e durante o voo, assim como realizar todos os ajustes necessários nos equipamentos, são etapas fundamentais para garantir o sucesso da operação.

## FATORES ESTRESSANTES DE VOO

Diversos são os fatores causadores de estresse durante o voo, seja ele realizado por asa rotativa ou asa fixa. Entre os principais fatores desencadeadores, podemos destacar as apresentadas a seguir.

### Ruídos e vibrações

Proteger os ouvidos do paciente é fundamental para reduzir o impacto gerado por esses fatores. Durante o período de voo, os efeitos do ruído em excesso podem causar um estresse perigoso para a vítima e consequentemente atrapalhar a sua recuperação. Colocar um protetor auricular irá diminuir os efeitos do ruído e, principalmente, reduzir o estresse durante o voo. Tais fatores são mais frequentes nos transportes realizados por asa rotativa (helicópteros). As aeronaves mais modernas utilizam supressores de ruídos do motor, além do tratamento acústico das cabines, o que permite um menor nível de ruído. No voo realizado por helicópteros, a equipe não consegue se comunicar sem um sistema de radiofonia eficaz, o que nos faz obrigatoriamente testá-lo antes das missões aeromédicas (pré-voo). Além da fonia, checa-se uma série de equipamentos, assim como as condições gerais da aeronave.

Dada a vibração excessiva no transporte por helicópteros, realizar um procedimento durante o voo se torna algo extremamente difícil, o que nos faz relembrar que todos os procedimentos devem ser realizados preferencialmente com o paciente em solo.

## Temperatura

Pacientes nos extremos de idade sofrem maior influência das alterações de temperatura, portanto, devemos estar atentos ao controle do clima dentro da cabine, assim como pesquisar como estão as condições meteorológicas tanto no local de origem como no destino do paciente. A cada 1.000 pés, ocorre uma queda de 2°C, podendo causar hipotermia (temperatura abaixo de 35°C). A sintomatologia da hipotermia é constituída pelos seguintes sintomas: cefaleia, irritabilidade, desatenção, desorientação e fadiga. No resgate e transporte do paciente politraumatizado, a prevenção da hipotermia inicia-se o quanto antes a partir da utilização de mantas térmicas e, caso seja necessária a reposição volêmica, dar preferência para soluções aquecidas. A prevenção da hipotermia faz parte da avaliação primária do paciente traumatizado (XABCDE), na qual a letra E significa "exposição" e controle da hipotermia. O desenvolvimento da hipotermia, associada ao distúrbio de coagulação e acidose, faz com que o paciente traumatizado desenvolva a *diamante da morte*, elevando o risco de óbito.

## Hipóxia

A diminuição da oferta de oxigênio para os tecidos é definida como hipóxia, o que pode comprometer o metabolismo celular. Garantir que a via do paciente traumatizado esteja pérvia é a prioridade no tratamento e na reanimação. A intubação traqueal é o método de escolha para controle das vias aéreas por permitir ventilação a 100%. Com a eliminação da necessidade de manter a máscara ajustada perfeitamente à face, há a redução do risco de aspiração de forma significativa, permitindo a aspiração efetiva da traqueia, prevenindo a insuflação gástrica e possibilitando uma via adicional para administração de drogas. Existem outras intervenções de emergência que devem ser realizadas no ambiente aeroespacial. Entre elas incluem-se o monitoramento cardíaco, respiratório, oximetria, capnometria e a oferta de oxigênio sob máscara de alta concentração com reservatório não reinalante a todos os pacientes com respiração espontânea, devido à hipóxia relacionada à altitude.

**Tabela 18.3** Comparação entre as medidas de oxigênio no sangue arterial de pessoas saudáveis em altitudes diferentes.

| Altitude (pés) | Sangue arterial Tensão de oxigênio (mmHg) | Tensão de CO$_2$ (mmHg) | Concentração de oxigênio (ml [STPD] 100 ml sangue) | Saturação da oxi-hemoglobina [%] |
|---|---|---|---|---|
| 0 | 95 | 40 | 20,5 | 97 |
| 8.000 | 56 | 38 | 18,8 | 93 |
| 15.000 | 37 | 30 | 15,7 | 78 |

**Tabela 18.4** Divisão fisiológica da atmosfera.

| Pés | Metros | Pressão | Temperatura (°C) | Volume | Sat.O$_2$ |
|---|---|---|---|---|---|
| 0 | 0 | 760 | + 15°C | 1,0 | 98% |
| 8.000 | 2.438 | 565 | -0,9°C | 1,3 | 93% |
| 10.000 | 3.048 | 523 | -4,8°C | 1,5 | 87% |
| 30.000 | 9.144 | 228 | -44,4°C | 4,0 | – |
| 40.000 | 12.192 | 141 | -56,5°C | 7,6 | – |

## Estágios fisiológicos

Existem quatro estágios diferentes de resposta à hipóxia.

**Estágio indiferente.** É característico de uma exposição em nível do mar até uma altitude de 10.000 pés.

Habitualmente, sem qualquer fator complicador, a saturação de oxigênio varia de 90 a 98%. As frequências cardíaca e respiratória aumentam para compensar os efeitos da hipóxia.

**Estágio compensatório.** O paciente sujeito à altitude entre 10.000 e 15.000 pés experimenta todos os mesmos sintomas do estágio indiferente. Existe um aumento mais perceptível nas frequências cardíaca e respiratória, com um aumento da pressão sanguínea sistólica e do débito cardíaco. A saturação de oxigênio de uma pessoa não comprometida varia de 80 a 90%. Subjetivamente, um indivíduo pode começar a ter cefaleia, fadiga, falta de ar, apreensão, náuseas, tontura, desinteresse e momentos de frio e calor. Os sintomas do sistema nervoso central (SNC) se tornam evidentes após uma exposição de 10 a 15 minutos entre 12.000 e 15.000 pés. Julgamento deficiente, diminuição da eficácia, coordenação prejudicada e aumento da irritabilidade podem ser observados. Apesar da aparente importância e variedade desses sintomas, esse estágio de hipóxia pode não ser prontamente identificado.

**Estágio de deficiência fisiológica.** Quando a saturação de oxigênio está entre 70 e 80%, os mecanismos compensatórios e a resposta fisiológica do indivíduo podem não compensar, por muito tempo, a deficiência de oxigênio. Existem sintomas subjetivos mais pronunciados de falta de ar, dor de cabeça, amnésia, diminuição do nível de consciência, náuseas e vômito (especialmente em crianças). Objetivamente, os sentidos diminuem. A acuidade visual está mais prejudicada, pode ocorrer astenia, insensibilidade, formigamento e diminuição da sensação ao toque e a dor. A cianose pode ser observada, mas não pode ser considerada um indicador clínico proeminente desse estágio de distúrbios que, geralmente, pode ser observado a uma altitude de 15.000 a 20.000 pés.

**Estágio crítico.** Representa o estágio mais sério de hipóxia. A uma altitude de 20.000 a 25.000 pés, a saturação de oxigênio cai para entre 60 e 70%. Os sintomas prévios, se não corrigidos, não podem ser ignorados por mais tempo. Achados objetivos podem aumentar e convulsões, inconsciência rápida, coma e morte.

No transporte do paciente crítico, especialmente o traumatizado, devemos adequar os parâmetros do ventilador mecânico, ajustando a fração inspirada de oxigênio ($FiO_2$) da seguinte forma:

$$FiO_2 \times Patm = FiO_2 \times Patm$$

Por exemplo, 50% × 760 mmHg (nível do mar) = $FiO_2$ × 565 mmHg (pressão de cabine):

$$FiO_2 \text{ ajustada} = 67\%$$

## Disbarismo

Refere-se aos estados patológicos decorrentes das variações da pressão ambiente. Pode ser classificado em dois tipos, aerodilatação e doença da descompressão:

- Aerodilatação é a expansão gasosa nas cavidades corporais devido à baixa pressão, podendo gerar desconforto para os pacientes e tripulantes de voo. Situações como aerogastria e aerocolia devem ser tratadas antes do voo com a passagem de sonda orogástrica e sonda retal, que devem permanecer abertas. Outras cavidades podem sofrer com a aerodilatação:

seios da face, ouvidos e dentes, causando, respectivamente, barosinusite, barotite e aerodontalgia
- Na doença descompressiva, ocorre a formação de bolhas gasosas de nitrogênio nos tecidos, estando mais sujeita a ocorrer em voos acima de 18.000 pés. O maior risco envolvido nessa patologia é o desenvolvimento de embolia vascular
- Forças acelerativas e gravitacionais: os pacientes estarão submetidos à ação das forças gravitacionais, centrífugas e centrípetas presentes em várias direções durante o transporte por asa rotativa. No interior do helicóptero, a vítima deitada pode desenvolver cinetose, uma vez que estará sem referência de deslocamento, e o sistema vestibular não identifica o movimento retilíneo ou curvo, podendo desencadear náuseas e vômitos e aumentando o risco de broncoaspiração, principalmente nos pacientes com rebaixamento do nível de consciência.

Quando houver a necessidade de realizar imobilizações, cabeça, pescoço, tronco e pelve devem ser imobilizados em posição neutra e alinhada, impedindo movimentos que possam culminar com lesões medulares, além de minimizar os efeitos gravitacionais decorrentes do voo.

No paciente com traumatismo cranioencefálico (TCE), devemos nos ater ao fato de que as forças gravitacionais podem fazer com que ocorra o aumento da pressão intracraniana (PIC), gerando risco de herniação. A cabeceira da maca dos jatos está voltada para a frente da aeronave, fazendo com que durante a decolagem ocorra a aceleração para os pés (G positivo) com represamento de sangue nos membros inferiores e consequente diminuição da PIC. Durante o pouso, ocorre, porém, o inverso (força gravitacional negativa) ou G negativo, com elevação da pressão venosa central e consequente elevação da pressão intracraniana. Para controlar melhor esses riscos, a tripulação deve estar sempre em comunicação, e, nesse caso, orientar o piloto a realizar uma rampa com a menor desaceleração possível, ou seja, bem lenta e com redução gradual da altitude. No entanto, ainda assim, no momento do pouso ocorrerá um aumento da PIC. Inclusive, caso esses pacientes estejam com monitor de pressão intracraniana, é possível notar a sua oscilação tanto no momento da decolagem quanto no pouso.

## ANALGESIA E SEDAÇÃO NO TRANSPORTE E RESGATE AEROMÉDICO DO POLITRAUMATIZADO

O paciente politraumatizado apresenta dor de origem neuropática, já que ocorre lesão do sistema nervoso. A dor é subjetiva e, sempre que possível, devemos buscar causas e fatores associados, além de tentar graduá-la para que seja realizada uma analgesia eficaz, proporcionando conforto à vítima e segurança no transporte.

Por definição, analgesia significa o bloqueio ou a erradicação da dor, que se não tratada adequadamente pode gerar taquicardia, distúrbio de coagulação, imunossupressão e catabolismo, o que pode piorar o estado do paciente traumatizado (Figura 18.7).

A sedação é definida como um estado de depressão da consciência farmacologicamente induzida, e pode ser classificada como leve, moderada, profunda e geral. Sua aplicação no paciente politraumatizado poderá trazer os seguintes benefícios:

- Minimizar os efeitos deletérios relacionados principalmente à intubação traqueal
- Pacientes combativos muitas vezes melhoram seu estado neurológico após a correta administração de analgesia, visto que a dor geralmente é subestimada e a dose analgésica inicial geralmente é insuficiente.

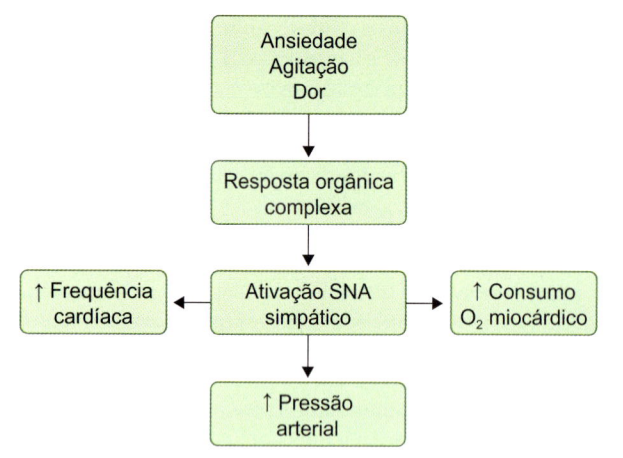

**Figura 18.7** Ativação do sistema nervoso autônomo no paciente politraumatizado.

Recordar que analgesia e sedação são duas técnicas médicas distintas, e que a dose dos fármacos deve ser ajustada individualmente em base à resposta clínica e aos possíveis efeitos colaterais. Pacientes idosos podem apresentar descompensação cardiocirculatória e respiratória mais facilmente quando utilizamos sedativos e/ou analgésicos; portanto, necessitam de ajuste de posologia mais fino. O monitoramento do paciente durante a analgesia e sedação deverá contemplar a função respiratória (oximetria de pulso e capnometria, se disponível), a função cardiocirculatória (pressão arterial e monitoramento eletrocardiográfica), o acompanhamento da temperatura corpórea e a prevenção da hipotermia (medição da temperatura central, se disponível, e infusão de volume aquecido).

## PRINCÍPIOS DE SEGURANÇA

Durante as missões de resgate aeromédico, o helicóptero pode pousar em terrenos acidentados, onde a inclinação do solo pode se tornar algo perigoso para os tripulantes e para as pessoas que se aproximem da aeronave, pelo risco de serem atingidas pelas pás do rotor principal. Durante a aproximação do helicóptero, é fundamental que a pessoa esteja no campo visual do piloto. Essa regra também é válida para quando estivermos nos afastando da máquina, para evitar que uma manobra seja realizada e eventualmente possa ferir uma pessoa. Em hipótese alguma devemos nos aproximar da parte traseira do helicóptero, já que nesse local está localizado o rotor de cauda, considerado a parte mais perigosa da aeronave, pois, além de estar localizado em uma altura baixa, seu movimento é praticamente imperceptível devido à alta rotação em que o mesmo trabalha. Existem diversos relatos de acidentes envolvendo pessoas que se aproximaram inadvertidamente do rotor de cauda acabaram se lesionando gravemente ou até mesmo falecendo.

Nunca se deve, portanto, tentar passar por baixo do cone de cauda ou dar a volta pela parte posterior da máquina, pelo risco de acidentes com o rotor traseiro.

Em algumas situações, o pouso pode ocorrer em locais e cidades onde as pessoas tentarão se aproximar da aeronave (cidades interioranas, via pública, quadra poliesportiva e campo de futebol) e, nesse momento, o nível de alerta da tripulação deverá estar ainda mais elevado, pois o risco de alguém se aproximar do rotor de cauda e se ferir é alto. Outro detalhe importante é o fato de que nem sempre o motor é desligado para embarcarmos a vítima, ou seja, as pás dos rotores continuam ligadas, e nesse momento todos aqueles que se aproximarão da aeronave devem estar atentos. É dever da tripulação orientar as equipes de APH terrestre, pois nem todos possuem conhecimento desses riscos.

## CONSIDERAÇÕES FINAIS

Existem diferenças entre as missões de resgate e transporte aeromédico, porém, em todas as situações devemos submeter o paciente politraumatizado à avaliação primária e à reanimação antes de avaliar se o mesmo terá ou não condições do transporte aéreo.

Nas ocorrências de resgate, todos os procedimentos necessários para manutenção de vida e estabilização devem ser realizados em solo, pois o espaço restrito no interior da aeronave, assim como as dificuldades para manusear os equipamentos e acessar algumas partes da vítima, pode comprometer o processo.

Em determinadas circunstâncias, por exemplo, na hipóxia, o paciente pode apresentar quadro de agitação ou até mesmo rebaixamento do nível de consciência, o que precisa ser diagnosticado e tratado antes da decolagem. A decisão de realizar a via aérea definitiva (intubação) deve sempre ser considerada, mesmo em pacientes que a rigor não teriam indicação formal, porém se faz necessária para que a segurança do transporte seja preservada.

Pacientes com fraturas que serão transportados por meio de aeronaves de asa rotativa precisam estar com a lesões imobilizadas de forma efetiva, pois a vibração pode piorar o quadro álgico e agravar as possíveis lesões neurovasculares. Politraumatizados com lesões abdominais e/ou torácicas também são impactados pela vibração, que piora a dor.

No transporte de asa fixa de pacientes que estiverem utilizando sondas com *cuff*, devemos sempre substituir o ar por água ou soro fisiológico, pois na altitude ocorre a expansão gasosa que poderá culminar na ruptura do balonete, causar desconforto ou até mesmo uma extubação acidental. No transporte de paciente com distensão abdominal ou íleo paralítico, a passagem de sonda orogástrica e eventualmente retal deve ser realizada para drenarem o conteúdo luminal e evitar desconforto durante o voo, assim como prevenir a síndrome compartimental abdominal e as deiscências de suturas.

Na evidência de pneumotórax, a realização da drenagem torácica deve se impor nos casos em que a vítima for transportada por meio de asa fixa, pois a 8.000 pés (altitude média da cabine) ocorre uma expansão de 30% do volume de gás, o que pode transformar um pneumotórax simples em hipertensivo.

A avaliação pormenorizada do paciente evita o seu embarque com a presença de lesões não diagnosticadas.

## BIBLIOGRAFIA

Airbus Helicopters. H135. HEM Configurations & Equipment. 2020.

Blackwell T. Prehospital care of the adult trauma patient. In: Post TW, editor. UpToDate. Waltham, MA: UpToDate Inc. Disponível em: https://www.uptodate.com. Acesso em: 23 jul. 2020.

Braga JP. Resgate aeromédico. In: Lopes AC, Tallo FS, Lopes RD, Vendrame LS, editors. PROURGEM Programa de Atualização em Medicina de Urgência e Emergência: Ciclo 13. Porto Alegre: Artmed Panamericana; 2019. p. 129-165. (Sistema de Educação Continuada a Distância, v. 1).

Cardoso RG, Francischini CF, Ribera JM, et al. Resgate aeromédico a traumatizados: experiência na região metropolitana de Campinas, Brasil. Rev Col Bras Cir. 2014;41(4):236-44.

Delgado MK, Staudenmayer KL, Wang NE, Spain DA, Weir S, Owens DK, Goldhaber-Fiebert JD. Cost effectiveness of helicopter versus ground emergency medical services for trauma scene transport in the United States. Ann Emerg Med. 2013;62(4):351-64. Disponível em: https://doi.org/10.1016/j.annemergmed.2013.02.025. Acesso em: 13 out. 2020.

Floccare DJ, Stuhlmiller DFE, Braithwaite SA, Thomas SH, Madden JF, Hankins DG, Dhindsa H, Millin MG. Appropriate and Safe Utilization of Helicopter Emergency Medical Services: A Joint Position Statement with Resource Document. Prehospital Emergency Care. 2013;17(4):521-5.

Fouche PF, Stein C, Simpson P, et al. Flight versus ground out of hospital rapid sequence intubation success: a systematic review and meta-analysis. Prehospital Emergency Care. 2018. doi:10.1080/10903127.2017.1423139. Disponível em: https://doi.org/10.1080/10903127.2017.1423139. Acesso em: 13 out. 2020.

Frotte VS, Henkes JA. R. bras. Av. civil. ci. Aeron. 2021;1(2):192-226.

IATA. Medical Manual. 10th ed. 2018. Disponível em: www.iata.org/medical-manual. Acesso em 13 out. 2020.

Lyon RM, Zane B, Perkins ZB, et al. Significant modification of traditional rapid sequence induction improves safety and effectiveness of prehospital trauma anaesthesia. Critical Care. 2015;19:134.

Mohr LC. Pneumothorax and air travel. In: Post TW, editor. UpToDate. Waltham, MA: UpToDate Inc. Disponível em: https://www.uptodate.com. Acesso em: 23 jul. 2020.

Pereira MAB. Regulamentação médica para o transporte aéreo de enfermos. Agência Nacional de Aviação Civil (ANAC).

Ringburg AN, Thomas SH, Steyerberg EW, van Lieshout EMM, Patka P, Schipper IB. Lives Saved by Helicopter Emergency Medical Services: An Overview of Literature. Air Medical Journal. 2009;28(6):298-302. Disponível em: http://www.sciencedirect.com/science/article/pii/S1067991X09001035. Acesso em: 13 out. 2020.

Thomas SH, Brown KM, Lang ZJ, et al. An evidence-based guideline for the air medical transportation of prehospital trauma patients. Prehospital Emergency Care. 2014;18(sup1):35-44. Disponível em: https:// doi.org/10.3109/10903127.2013.844872. Acesso em: 13 out. 2020.

Capítulo 18 • Transporte e Resgate Aeromédico de Politraumatizados

121

# 19 Transporte Aeromédico de Grandes Queimados em Asa Fixa

Bruno de Moura Vergara • Carla Pena Dias • Flavio Lopes Ferreira •
Norberto Machado • Vânia Paula de Carvalho

## INTRODUÇÃO

As lesões por queimaduras são um importante problema de saúde pública mundial com cerca de 180 mil vítimas a cada ano. No Brasil, segundo o Ministério da Saúde, ocorre em torno de 1 milhão de queimaduras ao ano, o que leva a aproximadamente 2.500 óbitos direta ou indiretamente (0,25%). As principais complicações são infecção, disfuncionalidade, perda de membros e alterações estéticas.

O paciente queimado é mais suscetível a infecções, em decorrência de imunossupressão e perda de cobertura cutânea, além das internações prolongadas e as medidas invasivas, como ventilação mecânica, cateterização vascular e vesical.

Existe também associação com outros traumas em 0,4 a 5,8%, como nos casos de acidentes automobilísticos, quedas e explosões; e, por isso, é importante avaliar inicialmente o paciente queimado como um politraumatizado,[1] cuidando inicialmente das lesões ameaçadoras da vida, priorizando a ordem: traumas penetrantes, traumas contusos e, por último, as queimaduras. As lesões associadas mais comuns são: fraturas (45 a 64%), lesões complexas de partes moles (36 a 52%), traumatismo cranioencefálico (17 a 26%) e trauma abdominal e torácico (4 a 24%).

Os grandes queimados se beneficiam muito com a transferência para centros de referência (Tabela 19.1).

No Brasil, existem aproximadamente 55 centros de queimados entre serviços públicos e particulares, e a distribuição geográfica deles (Figura 19.1), associada à extensão territorial do país, demonstra como é importante o papel do transporte aeromédico no encaminhamento desses pacientes a um centro de referência em queimados.

O transporte aeromédico por asa fixa demonstrou-se seguro e bem tolerado principalmente quando realizado por equipes capacitadas, experientes e especializadas. As principais complicações observadas durante o transporte são a perda do acesso venoso e a extubação acidental, com baixa mortalidade.

## INDICAÇÕES E CONTRAINDICAÇÕES

É importante identificarmos e separarmos os pacientes que têm necessidade de transferência imediata para os centros de queimados dos pacientes com indicação para transferência eletiva, como no caso de danos funcionais ou cosméticos (queimadura de face, mãos ou pés), pequenas áreas de queimadura profunda, pequenas queimaduras químicas e necessidade de reabilitação.

Na realidade do nosso país é muito importante levar também em consideração as condições estruturais, médicas, sanitárias e humanas da origem.

Do ponto de vista clínico, o melhor momento para transferência é após o início da resposta à reanimação volêmica e antes de a sepse ou o estado hipermetabólico iniciarem.

As contraindicações ao transporte aéreo de pacientes queimados podem ser vistas na Tabela 19.2.

**Tabela 19.1** Critérios de transferência para o centro de queimados.

| |
|---|
| Queimadura de 2º grau > 10% da superfície corpórea queimada |
| Queimadura de 3º grau em qualquer idade ou SCQ |
| Queimadura em face, mão, pé, períneo, genitália, grandes articulações |
| Queimaduras em pacientes com comorbidades que possam complicar a evolução (DM, IRC) |
| Queimadura circunferencial em tórax ou extremidades |
| Queimadura associada a traumatismos graves |
| Queimadura elétrica |
| Queimadura química |
| Lesões por inalação |
| Pacientes que necessitarão de intervenção social, emocional ou reabilitação |
| Hospitais sem equipe qualificada para cuidar de crianças criticamente queimadas |

SCQ: superfície corpórea queimada; DM: diabetes *mellitus*; IRC: insuficiência renal crônica.

**Tabela 19.2** Contraindicação para transporte aeromédico de grandes queimados.

| |
|---|
| Gasometria inadequada ao nível do solo com $FiO_2$ de 0,5 |
| Ventilação com volume por minuto > 25 $\ell$ |
| Sangramento ativo incontrolável em TGI ou escarotomias |
| TAX > 39,5°C apesar de antipiréticos |
| Arritmia cardíaca não controlada |
| Pneumotórax, pneumoencéfalo* |
| Instabilidade hemodinâmica* |
| Pneumoperitônio ou cirurgia abdominal ou torácica recentes (24 a 48 h)* |

* Contraindicações relativas. TAX: temperatura auxiliar; TGI: trato gastrintestinal.

---

[1] O termo "politraumatizado" foi substituído por "traumatizado multissistêmico". Nesta edição, os autores optaram por manter "politraumatizado" por ainda ser o mais conhecido e utilizado na prática.

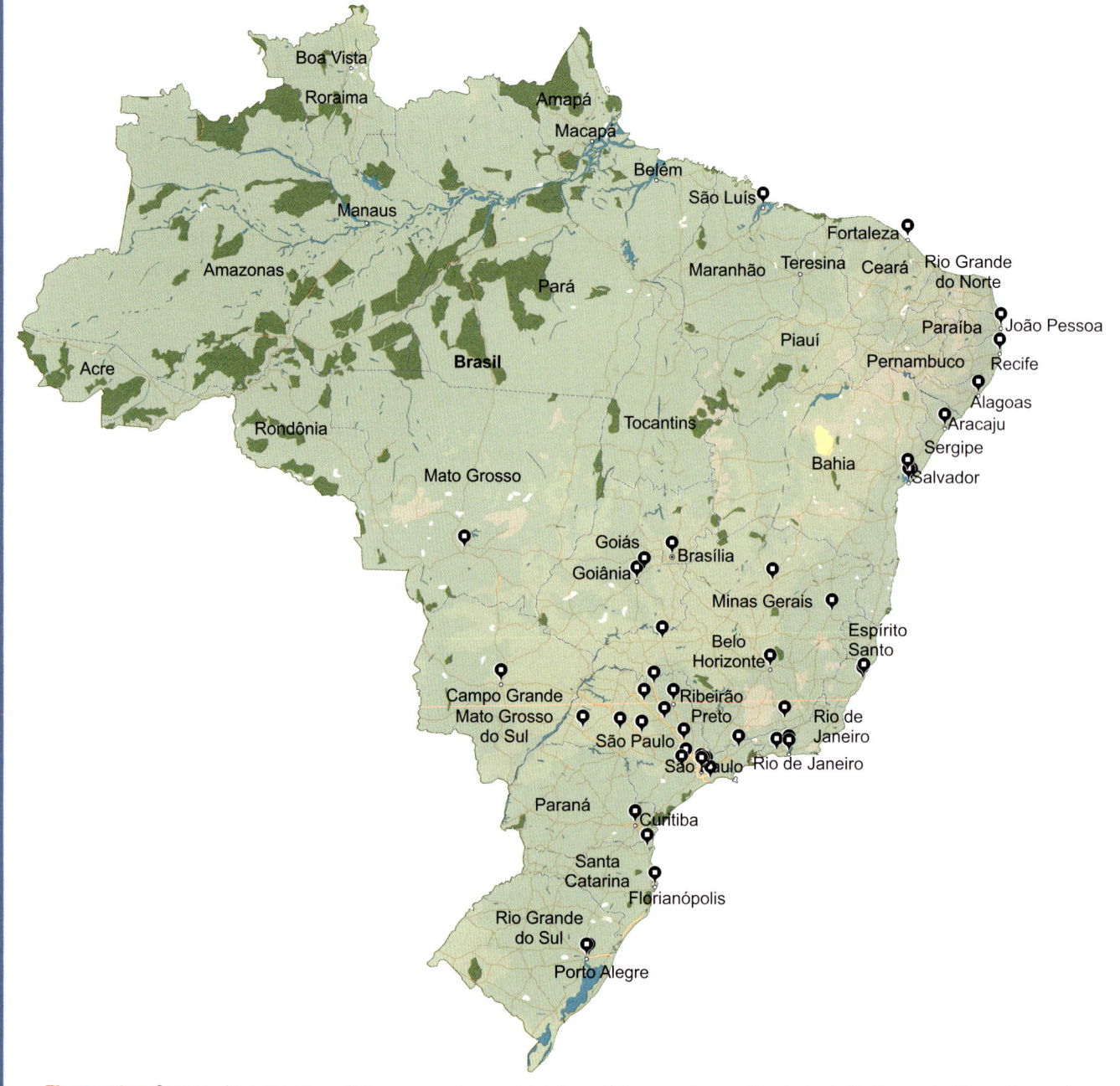

**Figura 19.1** Centros de queimados públicos e privados em intuições públicas e privadas. (Cortesia de Dr. Bruno de Moura Vergara.)

## PROGRAMAÇÃO E PREPARAÇÃO DO TRANSPORTE

Alguns cuidados, como os descritos a seguir, devem ser tomados durante a programação do transporte aéreo.

**Clara comunicação assertiva com o serviço de origem e de destino.** No momento da triagem, torna-se importante obter o maior número de dados possíveis na origem: SCQ (nota-se uma discrepância entre o cálculo da SCQ realizado na origem e o realizado no destino pela equipe especializada, havendo superestimação pela primeira de 5 a 9%), drogas utilizadas, acesso venoso, condições hemodinâmicas do paciente, volume urinário, presença ou não de queimadura de vias aéreas, tipo de ventilação, parâmetros ventilatórios, resultado de exames laboratoriais e de imagem, presença de sondas, troca de curativos e medicamentos utilizados, entre outros.

A confirmação da vaga para o recebimento do paciente deve ser realizada pelo médico triagista, informando ao destino todos os dados disponíveis com o intuito de evitar quaisquer problemas e informar a equipe de voo, visando assegurar tranquilidade e respaldo legal para equipe.

**Escolha de uma equipe treinada.** Estudos demonstram que uma equipe multidisciplinar (pilotos, médicos e enfermeiros) treinada e experiente no transporte aéreo de pacientes queimados graves demonstra melhores resultados quando comparada ao transporte realizado por outras equipes que não receberam treinamentos adequados.

**Programação e logística do transporte.** Tempo de voo, pouso e decolagem, além de ambulância terrestre ciente nos locais de origem e destino, são itens importantes no transporte aeromédico. Ressalta-se a possibilidade de um tempo de solo prolongado, devido à necessidade de estabilização do quadro para garantir a estabilização hemodinâmica do paciente, antes do início do transporte. Frequentemente, há discrepâncias entre o quadro clínico informado e o encontrado pela equipe no hospital de origem. Recomenda-se iniciar o transporte somente após estabilização inicial do paciente. Estudos destacam que equipes especializadas apresentam tempo de solo com preparação e estabilização do paciente maior quando comparadas a outras equipes, levando a melhores resultados sucesso no transporte.

**Previsão e separação do material adequado.** Por se apresentarem em estado hipermetabólico, os grandes queimados sempre necessitam de suplementação de $O_2$, seja por métodos não invasivos ou por ventilação mecânica, e é importante prever o tempo do transporte e autonomia das reservas de cilindros de oxigênio disponíveis, lembrando dos efeitos causados pelas alterações de pressão nos cilindros. Uma forma útil de calcular a autonomia de um cilindro é utilizando a fórmula:

$$(V1)\ (P1) = (V2)\ (P2)$$

Em que: V1 é o volume final; V2, o volume do cilindro; P1, a pressão atmosférica; e P2, a pressão do cilindro.

Equipamentos à bateria devem ter cargas reservas e equipamentos essenciais como monitores, bombas de infusão contínua, e ventiladores devem, sempre que possível, ser duplicados.

## PECULIARIDADES DO TRANSPORTE AÉREO

Algumas características da aeronave (p. ex., como alterações de pressão, aceleração, espaço interno restrito, pouca luminosidade e ruídos excessivos), devem ser levadas em consideração, porque dificultam o acesso ao paciente, a realização de procedimentos, o exame físico e o diagnóstico de complicações.

Os equipamentos como macas infláveis, muito utilizados em politraumatizados, podem sofrer distensão e causar ferimentos ao paciente.

O ambiente de cabine exibe algumas características físico-químicas peculiares, como temperaturas baixas (propiciando a hipotermia), umidade quase nula (aumentando a desidratação), acelerações e desacelerações (que provocam labilidade hemodinâmica em um paciente já hipovolêmico e vasoplégico), vibrações (risco de deslocamento de cateteres e tubos) e alterações de pressão principalmente durante a decolagem e o pouso.

Conhecendo essas condições, torna-se importante realizar uma comunicação antes do voo (*briefing*) detalhada com a equipe e com os pilotos para minimizar esses efeitos e definir estratégias como: temperatura de cabine, pressurização, possibilidade de uso de toda a pista para decolagem e pouso, altitude e tempo se pode com o paciente, alternativas de pouso e trajeto. Isso auxilia na obtenção de bons resultados.

## MONITORAMENTO E MATERIAIS

O ambiente da aeronave de asa fixa turboélice (Figura 19.2), por suas peculiaridades, prejudica o exame físico e o diagnóstico de complicações, por isso o paciente deve ser adequadamente monitorado.

**ECG.** Os pacientes frequentemente têm hiperpotassemia, e as arritmias são comuns nas vítimas de queimadura elétrica. Algumas vezes, é difícil fixar os eletrodos na pele lesada, quando se pode inserir grampos de pele e conectá-los ao monitor com pinças jacaré.

**Oximetria de pulso.** O transporte é realizado em um ambiente hipobárico e consequentemente hipóxico. Devemos ter atenção aos casos suspeitos de intoxicação por CO, em que os pacientes podem apresentar saturação normal apesar de franca hipóxia histotóxica.

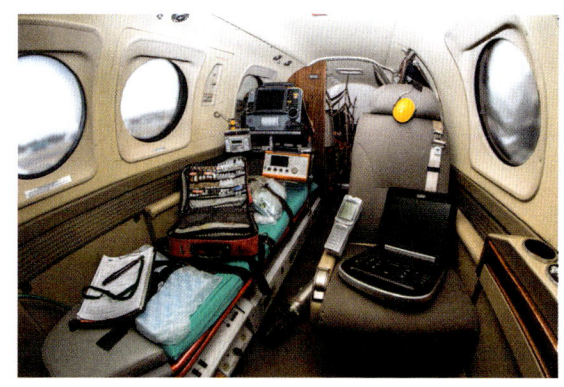

**Figura 19.2** Material separado para transporte em um KingAir C90x.

**Pressão arterial.** Pode ser avaliada com manguito (PNI – às vezes difícil, dependendo da área acometida) ou cateter intra-arterial (PIA). Algumas vezes, o pulso periférico fornece valiosas informações. Pacientes queimados são hipovolêmicos, vasoplégicos e frequentemente têm outra causa de choque associada como séptico ou cardiogênico. Lembrar que durante acelerações (pouso e decolagem) pode-se apresentar hipotensão. Recomenda-se, sempre que possível, solicitar aos pilotos que utilizem toda a pista para pouso e decolagem, visando minimizar os efeitos da aceleração na dinâmica circulatória do paciente.

**Capnografia.** Todo paciente intubado deve ser monitorado com sensor de capnografia, visando à melhor adequação à ventilação mecânica, ventilação mecânica (VM), à verificação do posicionamento do tubo e à avaliação de atividade metabólica em casos de reanimação cardiorrespiratória (PRC).

**Sonda gástrica (SNG ou SOG).** Pacientes com mais de 20% SCQ apresentam gastroparesia com distenção gástrica, que aumenta ainda mais na altitude, e a passagem de sonda gástrica que descomprime o estômago e diminui o risco de vômitos e aspiração.

**Acesso.** Recomenda-se punção de dois acessos calibrosos tipo *teflon*, uma vez que a reposição volêmica agressiva é a base do tratamento inicial. Lembrar que pacientes queimados apresentam edema importante e maior dificuldade de fixação do acesso à pele lesada, o que pode levar ao deslocamento e à perda do mesmo; por isso, é recomendado suturá-los à pele. Alguns autores advogam a utilização de acesso venoso central pela sua melhor fixação e a frequente necessidade de infusão de aminas vasoativas. Dar preferência pelo acesso em femoral pela ausência de risco de pneumotórax.

**Gasometria.** Melhor maneira de identificar distúrbios de troca gasosa, ventilação e alterações eletrolíticas, tornando possível ajustar parâmetros ventilatórios. A utilização de um gasômetro portátil permite fazer esses exames durante o voo.

**Sonda vesical de demora.** O melhor parâmetro para avaliar a volemia e a perfusão orgânica do paciente é o débito urinário. É comum apresentarem urina escura devido à mioglobinúria, que pode evoluir para insuficiência renal aguda se não tratada adequadamente.

**Ultrassonografia.** Um aparelho de ultrassom portátil para realizar exames à beira do leito, em voo, permite avaliar de forma não invasiva a volemia do paciente, guiar punções venosas e identificar a presença de pneumotórax.

**Balanço hídrico.** Faz parte do tratamento monitorar e registrar todas as perdas e ganhos do paciente queimado.

**Pressão de enchimento do *cuff*.** Deve ser monitorada pelo risco de lesões traqueais.

**Termômetro**. Pacientes devem ser transportados eutérmicos. A hipotermia durante o transporte demonstrou piora na sua evolução.

**Aspirador**. Uma importante causa de piora ventilatória com queda de saturação durante o transporte é a presença de secreção em vias aéreas (principalmente em vítimas de queimadura de vias aéreas), por isso é importante avaliar a necessidade de aspiração frequentemente.

## CUIDADOS COM O PACIENTE

Os pilares do tratamento do grande queimado são: reanimação volêmica, suporte respiratório, controle da dor, estabilização cardiovascular e cuidados com as feridas, entre outros. Sabemos que, nas primeiras 24 a 48 horas, o queimado apresenta-se vasoplégico e hipovolêmico, podendo diminuir seu débito cardíaco em até 65%, ficando, portanto, mais sensível a variações na aceleração, principalmente durante a decolagem e o pouso.

### Reanimação volêmica

A reposição da volemia é considerada o pilar de sustentação para o tratamento do paciente queimado. Metade das mortes precoces (primeiros 10 dias) está relacionada com a reanimação inadequada. Utilizamos a fórmula de Parkland modificada, sendo que a metade do volume total deve ser infundida nas primeiras 8 horas após o acidente, e a segunda metade, nas demais 16 horas. Um volume adicional de fluido pode ser considerado para compensar as maiores perdas em altitude. Recomenda-se usar Lactato de Ringer, em bomba de infusão contínua, na seguinte razão:

- 14 anos de idade – 500 m$\ell$/h
- 6 a 13 anos de idade – 250 m$\ell$/h
- < 5 anos de idade – 125 m$\ell$/h.

A fórmula indica o alvo inicial, e a infusão deve ser ajustada com o débito urinário, como mostrado na Tabela 19.3.

**Tabela 19.3** Cálculo de infusão e débito urinário desejável.

| Tipos de queimaduras | Idade e peso | Cálculo de infusão | Débito urinário |
|---|---|---|---|
| Térmicas (por fogo) | Adulto | 2 m$\ell$ × peso × SCQ | 30 a 50 m$\ell$/h |
| | Criança ≥ 14 anos | | 0,5 m$\ell$/kg/h |
| | Criança < 14 anos | 3 m$\ell$ × peso × SCQ | 1 m$\ell$/kg/h |
| Elétricas | Todas as idades | 4 m$\ell$ × peso × SCQ | 1 a 1,5 m$\ell$/kg até urina clarear |

SCQ: superfície corpórea queimada.

No caso de mioglobinúria (comum nas queimaduras elétricas), devemos ajustar a infusão para um débito urinário de 75 a 100 m$\ell$/h até a normalização da cor da urina durante o transporte.

### Vias aéreas

Prioridade no atendimento do paciente queimado, a via aérea deve ter atenção especial, principalmente naqueles pacientes queimados em locais fechados com queimadura de face, cabelos, pelos nasais e sobrancelhas, o que aumenta a suspeita de queimadura de vias aéreas; além dos pacientes com queimaduras circunferenciais em pescoço, que podem evoluir rapidamente para insuficiência respiratória. Os pacientes queimados em locais fechados ou com relato de inconsciência devem sempre levantar suspeita para inalação de fumaça. O tratamento inicial é intubação traqueal com suporte ventilatório. É importante atentar sempre para a possibilidade de pneumotórax. Alguns autores orientam ventilar o paciente com pressão controlada, uma vez que vítimas de inalação de fumaça necessitam de maiores pressões ventilatórias e maiores concentrações de $O_2$. Broncodilatadores inalatórios devem seu usados naqueles pacientes com broncospasmo sintomático.

Outro cuidado a ser tomado é com a pressão do *cuff* (do tubo endotraqueal), pois ele sofre alteração volumétrica principalmente durante a decolagem e o pouso. Alguns autores advogam seu enchimento com soro fisiológico, para minimizar tais variações. Pressões acima de 30 cm de $H_2O$ já são capazes de causar comprometimento na perfusão da mucosa traqueal. Considerando ainda que os grandes queimados têm certo grau de traqueíte em razão de queimadura de vias aéreas, somada às constantes movimentações e manipulações do tubo durante o transporte, existe um grande risco de lesão de traqueia e evolução para estenose.

Por isso, recomenda-se que a pressão do *cuff* fique entre 20 e 25 cm de $H_2O$, ou 1 cm de $H_2O$ acima da pressão de pico.

Devemos usar um tubo com o maior diâmetro interno possível, considerando-se que os pacientes são muito secretivos e que o edema formado dificultaria muito a troca do mesmo, caso fosse necessário.

Outro cuidado a ser tomado é com a fixação do tubo traqueal, que, muitas vezes, é dificultada pela queimadura de face e edema do paciente. Alguns autores defendem a preferência pela intubação nasotraqueal em função da maior facilidade de fixação.

### Analgesia/sedação

Pacientes queimados requerem administração repetida de narcóticos e ansiolíticos em doses normalmente mais altas do que as usadas para outros pacientes. O bloqueio neuromuscular também pode ser necessário para facilitar a ventilação mecânica. Todos os medicamentos devem ser administrados por via intravenosa, em pequenas doses e repetidos frequentemente. Nunca devemos usar IM ou subcutânea porque a sua absorção é errática. Para dor moderada, pode-se usar paracetamol 750 mg oral de 4/4 horas, e, no caso de dor forte, morfina 1 a 4 mg venosa de 2/2 horas e, a droga de escolha; meperidina 10 a 40 mg em bólus venoso de 2/2 horas também pode ser usada. Evitar o uso de succinilcolina, devido ao risco de hiperpotassemia.

### Temperatura

O paciente queimado, por perder grande parte da barreira da pele, fica muito suscetível à hipotermia. Estudos demonstram que pacientes transportados hipotérmicos têm desfechos mais graves que pacientes transportados eutérmicos. Devemos envolver o paciente em um lençol limpo, cobri-lo com um cobertor de lã e, em seguida, com uma manta aluminizada. Se possível, solicitar ao comandante que aumente a temperatura de cabine. A temperatura retal deve ser mantida entre 37,5 e 39°C.

### Curativos e cuidados com feridas

Devemos sempre ter atenção aos curativos, uma vez que as bolhas podem sofrer ruptura durante o voo, em torno de 5 mil pés é mais frequente. Por isso, recomendam-se limpeza e desbridamento, além da realização de escarotomias ou fasciotomias ainda em solo e a colocação de curativos limpos e secos antes da saída com o paciente do hospital de origem.

A equipe de voo deve avaliar os ferimentos do paciente antes do transporte, retirando os curativos. Devido ao risco de infecção, sacos plásticos ou curativos de película aderente devem ser evitados, a menos que seja absolutamente necessário. Uma causa importante de hipotensão durante o voo é o sangramento dos ferimentos, muitas vezes ocultado pelos curativos. No caso de alterações neurológicas ou perda de pulsos distais (suspeita de síndrome de compartimento), a transferência é contraindicada se não houver tratamento, sendo imperativa a realização de fasciotomia antes do voo.

## Outros cuidados

Por sua maior suscetibilidade, devemos verificar a vacinação antitetânica e avaliar o uso do soro para os não vacinados ou com vacinação incerta. Recomenda-se tromboprofilaxia química, sendo que a mecânica também pode ajudar no controle das feridas e dos sangramentos. Antibioticoprofilaxia é controversa, sendo indicada antibioticoterapia nos casos confirmados de infecção de ferida ou sepse. O início da dieta enteral via sonda nasoenteral (SNE) nas primeiras 24 horas mostrou diminuição da translocação bacteriana, do risco de sepse e da formação de úlceras gástricas de estresse; esta última associada à profilaxia medicamentosa com inibidores de bomba. O estado hipermetabólico, caracterizado pelo aumento do catabolismo de proteínas e lipídios, da resistência à insulina, da temperatura corpórea e do gasto de energia, pode ser atenuado com oxandrolona e propranolol. Ressalta-se que, durante o transporte, a dieta estará suspensa em voo, devido ao risco de aspiração pulmonar e ao controle da glicemia capilar, que se faz necessário tanto em trajetos curtos quanto em longos.

## REGISTRO

A documentação dos dados dos pacientes e intercorrências de voo é de suma importância. O ideal é trabalhar com um prontuário digital completo e entregar uma cópia ao médico responsável pelo recebimento do paciente. O prontuário digital é uma ferramenta utilizada no contexto da saúde que facilita o processo de arquivamento dos dados no sistema. Importante registrar a identificação do paciente, peso, data de nascimento, tempo de voo, lesões, agente causador da queimadura, porcentagem da superfície corporal queimada, condição e local dos acessos venosos, toda a medicação e infusão administrada durante o voo, assim como a diurese do paciente. Com relação ao balanço hídrico, calcular e anotar o balanço hídrico durante o transporte ajuda na condução subsequente do caso.

É boa prática anotar dados vitais do paciente, como pressão arterial, saturação de oxigênio, temperatura, frequência cardíaca e frequência respiratória regularmente, principalmente durante a decolagem e o pouso, momentos de maiores variações (10 a 15 minutos em voo). Os parâmetros ventilatórios, bem como sua evolução, são de grande valia para a equipe que receberá o paciente. A glicemia capilar, principalmente para pacientes intubados ou com alteração de sensório, deve ser anotada e repetida

conforme necessidade. Todos os procedimentos realizados são registrados; a história, anamnese resumida; e resultado dos principais exames laboratoriais e radiológicos, anotados e repassados com clareza para o local de destino que receberá o paciente.

## CONSIDERAÇÕES FINAIS

O transporte aeromédico de pacientes com grandes queimados em asa fixa deve ser realizado de maneira segura, com equipe multidisciplinar capacitada e com foco no paciente, visando à qualidade, à segurança e a mínimas complicações. A estabilização do paciente no local de origem é o primeiro passo, a presença de equipamentos atuais e com quantidade suficiente são fundamentais para um transporte com qualidade e eficiência. Deve ser dada prioridade à via aérea, à estabilização hemodinâmica, à ressuscitação volêmica, à monitorização e ao controle da dor durante todo o transporte do paciente até o hospital de destino. Além disso, o uso de protocolos e *checklist* possibilita minimizar os fatores adversos que possam interferir na segurança do paciente crítico em voo.

## BIBLIOGRAFIA

Associación Nacional de Técnicos en Emergencias Médicas (NAEMT). PHTLS: soporte vital prehospitalario para traumatismos. 10. ed. Burlington, Massachussets: Jones & Bartlett Learning; 2023.

Barillo DJ. Burn Patients. In: William W. Aeromedical Evacuation management of acute and stabilized patients. New York: Springer-Verlag; 2003. p. 274-86.

Bassi M, Zuercher M, Erne J-J et al. Endotracheal tube intracuff pressure during helicopter transport. Ann Emerg Med. 2010;56:89-93.

Dias CP, Chrispim Silva MA, Santos MS, Lopes Ferreira F, Carvalho VP, Alves M. The interdisciplinary team experiences of managing patient safety during a fixed-wing inter-hospital aeromedical transport: A qualitative study. Int Emerg Nurs. 2021;58:101052.

Jeffrey RS, Linda E, Stephen E. Regional air transport of burn patients: a case for telemedicine? The Journal of Trauma Injury, Infection, and Critical Care; 2003:57-64.

Jonathan O, James G, Michele M. Pediatric endotracheal tube cuff pressures during aeromedical transport. Pediatric Emergency Care. 2016;32(1):20-2.

Martin T. Transport of burns patients. In: Aeromedical transportation: a clinical guide. Florida: CRC Press; 2016. p. 181-5.

Matthew BK, Avery BN, Dominic E. An analysis of the long-distance transport of burn patients to a regional burn center. Journal of Burn Care & Research; 2007. p. 49-55.

Mlcak RP. Prehospital management, transportation, and emergency care. In: Herndon DN. Total Burn Care. Elsevier; 2018. p. 58-65.

Petra W, John KB, Laura B. Aeromedical pediatric burn transportation: a six_year review. Journal of Burn Care & Research; 2016. p. 181-7.

Rodrigo JAC, Plínio CL, Rioko KS. Pain management in burn patients. Rev Bras Anestesiol. 2013;63(1):149-58.

Stewart RM. Thermal injuries. In: Stewart RM. Advanced trauma life support. Chicago: American College of Surgeons; 2018. p. 168-85.

Yi L, Xu-Sheng Z, Cheng Z. When and how to perform aeromedical transport of critically burned patients in Northwest China. Burns. 2008;34:543-5.

# 20 Transporte Aeromédico de Grandes Queimados em Asa Rotativa

Roberto José dos Santos Ribeiro

## INTRODUÇÃO

Atualmente, as ocorrências de grandes queimaduras atingem uma taxa de 1 milhão de pessoas por ano no Brasil, das quais 150 mil demandam internação hospitalar para tratamento com taxa de mortalidade em torno de 3%, segundo a Sociedade Brasileira de Queimaduras (SBQ). Nos EUA, por outro lado, a taxa de ocorrências de grandes queimados é de aproximadamente 1,1 milhão de pessoas por ano, das quais cerca de 40 mil necessitam de internação hospitalar para algum tipo de tratamento, segundo dados da American Burn Association (ABA). Em todo o mundo, as ocorrências com grandes queimados são comuns em sociedades industrializadas, agrícolas, em ambientes civis e militares, dos quais grande parte necessitará de transporte para centro primário de tratamento do trauma e de remoções para centros especializados em grandes queimados, tanto por via terrestre, como por via aérea, podendo ser utilizadas aeronaves de asas fixas ou de asas rotativas dependendo da distância em que se encontra o paciente e o centro de grande queimado em que o paciente deverá ser transferido.

Um paciente grande queimado é definido como uma pessoa que sofreu queimaduras em uma extensa área do corpo (acima de 20% da superfície corporal em adultos e acima de 10% em crianças), suficiente para causar um desequilíbrio na homeostase. Essas queimaduras são caracterizadas por lesões nos tecidos orgânicos resultantes de traumas térmicos, provocados por exposição ou contato com chamas, líquidos quentes, superfícies aquecidas, eletricidade, frio, substâncias químicas, radiação, atrito e fricção.

Cada fonte de queimadura requer uma abordagem específica. Por exemplo, em queimaduras causadas por chamas, é necessário extinguir as chamas e resfriar a área afetada; em queimaduras elétricas, além de desligar a fonte de eletricidade, deve-se considerar que a área corporal afetada pode ser maior do que a visível, em decorrência de lesões e necrose de tecidos profundos; nas lesões causadas por agentes químicos, deve-se proceder a descontaminação imediata e remoção do agente causador da lesão.

É fundamental lembrar que as lesões não se restringem à pele. Pacientes grandes queimados, além de desidratação, sofrerão ativação da cascata inflamatória, resultando em alterações na coagulação e distúrbios eletrolíticos severos, com envolvimento de órgãos como pulmões, coração e sistema imunológico, colocando em risco a manutenção da vida

## FISIOPATOLOGIA

A fisiopatologia do grande queimado é dividida em duas fases principais:

1. **Fase inflamatória**: também conhecida como *burn shock*, essa fase ocorre nas primeiras 24 horas após a lesão. Caracteriza-se por hipovolemia extensa, vasodilatação e aumento da permeabilidade capilar. A hipovolemia resulta da significativa perda de líquidos, enquanto a vasodilatação é mediada principalmente pela liberação de óxido nítrico e histamina pelos mastócitos. O aumento da permeabilidade capilar ocorre em virtude da ativação das cascatas da calicreína, do ácido araquidônico, do fator VIII, da coagulação e da fibrinólise.
2. **Fase hipermetabólica**: essa fase instala-se após 48 horas do início da lesão e caracteriza-se por um estado hipermetabólico, com aumento do catabolismo. Durante essa fase, há consumo das reservas energéticas por meio da ativação das vias de proteólise, glicogenólise e lipólise de triglicerídeos, além da liberação de hormônios como hormônio antidiurético (ADH), hormônio tireoestimulante (TSH), hormônio do crescimento (GH), hormônio adrenocorticotrófico (ACTH – cortisol), glucagon e catecolaminas.

As queimaduras podem ser classificadas conforme a profundidade da lesão, segundo a Tabela 20.1.

Ao embarcar uma vítima grande queimada, deve-se ter em mente, além das alterações fisiológicas causadas pela patologia em si, as alterações fisiológicas que atuam no organismo conforme a altitude atingida pela aeronave. Esse fato deve ser de conhecimento de toda equipe médica de voo, a qual deve estar alertas para possíveis compensações e tratamento dessas alterações no organismo enfermo, como disbarismos, aerocinetose, alteração do ritmo cardíaco, expansão de gases e hipotermia, que afetam principalmente os pacientes vítimas de queimaduras (Tabela 20.2). Esses efeitos podem ser minimizados por aeronaves com baixa altitude de voo de cruzeiro e aeronaves com cabines pressurizadas.

Com a evolução da engenharia aeronáutica, as aeronaves de asas rotativas têm alcançado altitudes de cruzeiro cada vez maiores. A maioria das aeronaves comumente usadas no transporte aeromédico voa a uma altitude de 8.000 a 12.000 pés. No entanto, já existem aeronaves de asas rotativas com altitudes de cruzeiro acima de 20.000 pés, equipadas com cabines pressurizadas. Esse avanço exige atenção especial de toda a equipe médica em razão das alterações fisiológicas que podem ocorrer nessas altitudes (Tabela 20.3).

**Tabela 20.1** Classificação das queimaduras.

| Classificação | Área afetada | Manifestação clínica | Representação gráfica |
|---|---|---|---|
| 1º grau | Somente epiderme | Pele vermelha e dolorida | |
| 2º grau | Epiderme e derme subjacente | Apresentam bolhas ou base de aparência úmida e brilhante. Extremamente dolorosas | |
| 3º grau | Espessura total da derme, podendo atingir tecidos profundos como tecido adiposo, músculo, tendão e osso | Queimaduras espessas, secas, brancas e rígidas (escara). Normalmente são indolores | |

**Tabela 20.2** Efeitos fisiológicos sobre o corpo humano.

**Compensação fisiológica: nível do mar a 12.500 pés – pressão 720 a 523 mmHg**

O corpo humano está adaptado a essas pressões baixas. Podem ocorrer problemas leves de enclausuramento gasoso aos níveis mais baixos; porém, em camadas mais altas, podem aparecer dispneia discreta, lipotimia e fadiga

**Deficiência fisiológica: entre 12.500 pés a 50.000 pés – pressão 523 a 87 mmHg**

A maioria dos voos ocorre nessa zona. A baixa pressão atmosférica causa hipóxia, disbarismos e doença descompressiva

**Equivalente espacial: 50.000 pés a 1.000 milhas – pressão 87 a 0 mmHg**

Ambiente extremamente hostil para a vida humana. Exposição desprotegida acima da linha de Armstrong (63.000 pés) faz com que os líquidos corporais entrem em ebulição

**Tabela 20.3** Sintomas relacionados à altitude.

| Estágio | Altitude | Saturação | Frequência cardíaca (FC) | Pressão arterial (PA) |
|---|---|---|---|---|
| Indiferente | Nível do mar a 10.000 pés | 90 a 98% | Aumento discreto | Normal |
| Ocorrem alterações visuais. A visão pode ficar embaçada e em túnel, com uma perda da acuidade noturna em 10% a uma altitude de 5.000 pés e de 28% a 10.000 pés | | | | |
| Compensatório | 10.000 a 15.000 pés | 80 a 90% | Aumento importante | Aumentada |
| Há um aumento importante da FC e da PA (aumento do débito cardíaco) para compensar os efeitos da hipóxia. A visão noturna diminui em 50%. Aparecem julgamento deficiente, diminuição da coordenação motora e aumento da irritabilidade | | | | |
| Deficiência fisiológica | 15.000 a 20.000 pés | 70 a 80% | Normal | Normal |
| Ocorrem sintomas como dispneia, cefaleia, amnésia, diminuição do nível de consciência, parestesias, diminuição à sensação dolorosa. Tempo de reação, memória recente, coordenação, fala e escrita podem estar extremamente prejudicados. Aparecem distúrbios de personalidade, com comportamento agressivo, euforia e depressão. Pode-se observar cianose | | | | |
| Crítico | 20.000 a 25.000 pés | < 70% | Diminuída | Diminuída |
| Aparecem convulsões, inconsciência, coma e parada cardiorrespiratória | | | | |

Nesse contexto, a equipe médica deve perguntar ao comandante da aeronave, durante o *briefing* inicial da missão, qual é a altitude planejada no plano de voo. Isso é essencial para ajustar as necessidades do paciente à altitude prevista.

Na aviação militar de alto desempenho, a utilização de oxigênio a 100% sob pressão e trajes pressurizados para membros e tronco são adotados para contornar situações de hipóxia e descompressão. Nas aeronaves comerciais, a solução implementada é a pressurização das cabines, mantendo-se uma "altitude de cabine" – que, embora não seja equivalente à pressão barométrica ao nível do mar, mantém uma altitude aproximada de 8.000 pés (2.400 metros).

## CRITÉRIOS DE TRANSPORTE

Durante operação de resgate aeromédico, após estabilização clínica, o ideal é a remoção da vítima para um centro de tratamento de grandes queimados; na impossibilidade desse centro, a remoção para uma unidade hospitalar mais próxima faz-se necessária. Após a fase inicial de reanimação e estabilização do paciente, o transporte para um centro de tratamento de grandes queimados far-se-á necessário.

Para decidir sobre o melhor meio de transporte para pacientes grandes queimados, é essencial avaliar uma série de critérios que assegurem a segurança e o bem-estar do paciente. A seguir, são apresentados os principais critérios a serem considerados.

### Critérios na tomada de decisão de transporte

- **Distância entre o hospital de origem e o centro de tratamento**: transportes terrestres são mais adequados para distâncias curtas; para distâncias médias a longas, recomendam-se aeronaves de asas fixas ou rotativas
- **Condições das vias terrestres**: viabilidade e condições das estradas, considerando tráfego e acessibilidade
- **Estado clínico do paciente**: a estabilidade clínica do paciente é crucial; pacientes instáveis podem precisar de transporte aéreo para chegar rapidamente a cuidados avançados
- **Tempo de resposta**: tempo necessário para preparar e mobilizar a aeronave *versus* tempo de resposta do transporte terrestre; em situações críticas, a rapidez do transporte aéreo pode ser preferível; porém, por vezes, o transporte terrestre estará disponível em menor tempo
- **Acesso ao local**: facilidade de acesso ao local de origem e ao centro de tratamento; helicópteros podem pousar em áreas não preparadas, sendo úteis para áreas remotas
- **Condições meteorológicas**: condições climáticas podem afetar a segurança e a viabilidade de diferentes meios de transporte; condições adversas podem limitar o uso de aeronaves
- **Custo**: custo do transporte, considerando a relação custo-benefício em situações de emergência
- **Disponibilidade de recursos**: disponibilidade de aeronaves e equipes médicas treinadas; o transporte terrestre pode ser a única opção viável em virtude da falta de recursos aéreos.

A questão que nos impõe é: qual é o melhor momento para o transporte?

É consenso em diversos serviços europeus e estadunidenses que o transporte desses enfermos pode ser realizado com segurança durante ou logo após a fase de ressuscitação volêmica ou na fase de convalescência, sem trazer prejuízos ou agravos à situação clínica do paciente.

## PREPARAÇÃO DO PACIENTE

### Estabilização inicial

É importante frisar que o transporte deve ser realizado com o paciente estável hemodinamicamente, e garantir que o transporte não trará prejuízo clínico ao quadro do paciente, mesmo que para isso seja necessário o uso de fármacos vasoativos.

O controle das vias aéreas do paciente é um ponto crucial no grande queimado. Se houver qualquer indício de perda de patência das vias aéreas, como estridor, rouquidão ou sibilos expiratórios, deve-se providenciar uma via área avançada para garantir o transporte seguro e eficaz desse paciente.

O paciente grande queimado normalmente é vítima de algum outro mecanismo de trauma; então, antes de embarcar a vítima, deve-se garantir que todas as lesões com potencial risco iminente de vida já tenham sido tratadas e demais fraturas estabilizadas.

### Monitorização hemodinâmica contínua

É imperativo o uso de monitorização multiparâmetros contínua com cardioscopia, oximetria de pulso, mensuração de pressão arterial e capnografia caso o paciente esteja com dispositivo de via aérea definitiva; se disponível, um monitor de monóxido de carbono em decorrência das falsas leituras de oximetria em pacientes intoxicados por carboxi-hemoglobina; e uso de monitorização invasiva da pressão arterial se o paciente estiver em uso de fármacos vasoativos, por exemplo, noradrenalina, vasopressina, dobutamina, entre outras.

A resposta ao baixo $PO_2$ arterial resultante da alta altitude é comandada pelos quimiorreceptores periféricos, levando a hiperventilação, taquicardia e aumento do débito cardíaco (DC). Ocorre aumento na $PO_2$ alveolar (por aumento na ventilação alveolar) e, consequentemente, aumento na $PaO_2$ e decréscimo na $PaCO_2$.

Outro sinal importante para monitorização do quadro hemodinâmico do paciente é o ritmo de diurese (Tabela 20.4). Pacientes com hidratação adequada devem apresentar um débito urinário adequado.

**Tabela 20.4** Parâmetros de avaliação do débito urinário.

| | |
|---|---|
| Abaixo de 0,5 mℓ/kg/h | Anúria |
| 0,50 a 0,99 mℓ/kg/h | Oligúria |
| 1,00 a 1,50 mℓ/kg/h | Normal |
| Acima de 1,50 mℓ/kg/h | Poliúria |

Em pacientes grandes queimados, o nível aceitável de diurese é de 4,0 mℓ/kg/h

### Controle volêmico

Como já visto, o transporte da vítima pode ser realizado durante a fase de ressuscitação volêmica; para tanto, devemos manter o aporte hídrico adequado, tanto para manter a estabilidade volêmica, evitando quadros de desidratação e hipovolêmica, quanto para evitar a hiper-hidratação desses pacientes, o que já se provou deletério em diversos estudos multicêntricos.

O método mais usado no cálculo de quanto volume devemos infundir nesses pacientes, é a fórmula de Parkland:

**Volume a ser infundido em 24 horas = 2 mℓ × peso corporal em kg × % de área corpórea queimada**

A distribuição do volume calculado é:

- 50% do volume total nas primeiras 8 horas
- 50% do volume total nas próximas 16 horas.

Devemos sempre estimar o mais próximo possível a extensão e a quantidade de superfície corpórea atingida pelas queimaduras.

A estimativa da superfície de área queimada é importante para calcularmos a ressuscitação volêmica adequada. O método mais amplamente utilizado é a "regra dos nove", o qual utiliza grandes áreas anatômicas do corpo, que no adulto são consideradas como 9% da área total (períneo e genitália correspondem a 1%). Crianças apresentam proporções diferentes com relação aos adultos, com maior proporção no tamanho da cabeça e menor proporção dos membros; portanto, devemos adaptar a "regra dos nove" para o público pediátrico conforme observado na Figura 20.1.

Outro método, porém de menor eficácia, é utilizar a palma da mão do paciente como estimativa de 1% de superfície corporal. Pode ser útil em pequenas queimaduras; porém, no cálculo de grandes queimados, esse método torna-se de difícil reprodução.

A tabela de Lund-Browder (Figura 20.2) é um diagrama que leva em conta as alterações relacionadas às idades da criança. Com esse método, podemos determinar o tamanho da queimadura com base em uma tabela de referência. Porém, esse método exige desenhar um mapa das queimaduras. Diante dessa complexidade, também se torna de difícil reprodução.

Vale ressaltar que, para cálculo da fórmula de Parkland, contamos como estimativa de superfície de área corpórea apenas as lesões de 2º e 3º graus.

Caso o transporte ocorra após as 24 horas iniciais, devemos manter uma oferta hídrica adequada de manutenção, principalmente em transportes por longas distâncias (Tabela 20.5). Deve-se também associar a reposição das perdas insensíveis ao volume basal, conforme Tabela 20.6.

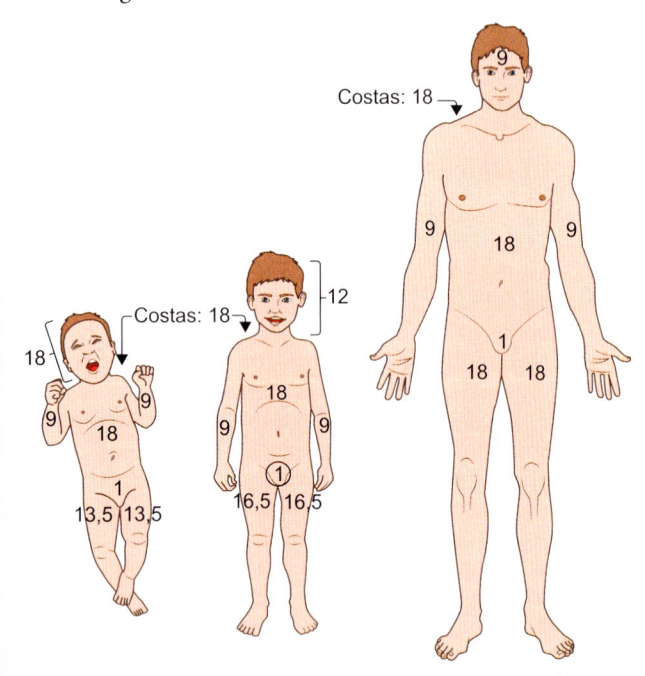

**Figura 20.1** Regra dos nove. (Adaptada de NAEMT.)

| Tabela 20.5 Necessidades hídricas basais em 24 horas. | |
| --- | --- |
| Recém-nascidos e lactentes | 100 a 150 mℓ/kg/24 h |
| Crianças de 10 a 20 kg | 70 a 90 mℓ/kg/24 h |
| Crianças com mais de 20 kg | 50 a 70 mℓ/kg/24 h |
| Adultos | 30 a 50 mℓ/kg/24 h |

| Tabela 20.6 Cálculo das perdas insensíveis. | |
| --- | --- |
| Febre | Temperatura > 38°C: 1 mℓ/kg/24 h<br>Temperatura > 38,5°C: 5 mℓ/kg/24 h |
| Ventilação mecânica | 2 mℓ/kg/24 horas. Acrescentar mais 2 mℓ/kg/24 h para cada 5 incursões respiratórias acima de 20 irpm |
| Grandes queimados | 0,5 mℓ × superfície de área queimada × peso em 24 h |

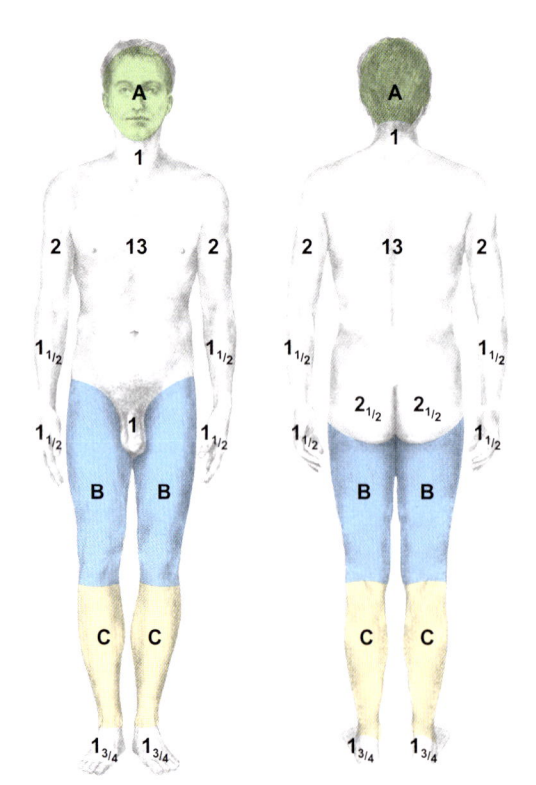

**Percentuais relativos da área de superfície corporal afetada pelo crescimento**

| Região | % |
| --- | --- |
| Cabeça | |
| Pescoço | |
| Anterior tronco | |
| Posterior tronco | |
| Braço direito | |
| Braço esquerdo | |
| Glúteos | |
| Genitália | |
| Perna direita | |
| Perna esquerda | |
| **Queimadura total** | |

| Idade (anos) | A (¹/₂ da cabeça) | B (¹/₂ de uma coxa) | C (¹/₂ de uma perna) |
| --- | --- | --- | --- |
| 0 | 9¹/₂ | 2¹/₂ | 2¹/₂ |
| 1 | 8¹/₂ | 3¹/₂ | 2¹/₂ |
| 5 | 6¹/₂ | 4 | 2³/₄ |
| 10 | 5¹/₂ | 4¹/₄ | 3 |
| 15 | 4¹/₂ | 4¹/₂ | 3¹/₄ |
| Adulto | 3¹/₂ | 4³/₄ | 3 |

**Figura 20.2** Tabela de Lund-Browder. (Adaptada de Lund CC e Brower NC.)

Recentes estudos foram realizados para determinar o impacto na determinação da superfície corpórea queimada guiando a ressuscitação volêmica, sendo realizada estimativa na cena por médicos resgatistas e por especialistas do centro de trauma e de grandes queimados. Apesar da diferença significativa entre as duas estimativas de área de queimadura e consequentes desvios na expansão volêmica pela fórmula de Parkland, não houve diferença estatística com relação a complicações e mortalidade, mostrando que o cálculo pela "regra dos nove" e aporte hídrico calculado pela fórmula de Parkland são ótimas ferramentas na hidratação e manutenção da homeostase desses pacientes.

## Dispositivos

Para o transporte aeromédico de pacientes grandes queimados, é essencial garantir acessos venosos patentes que permitam a infusão de volumes e medicações quando necessário. Em pacientes instáveis ou anasarcados, situação comum nesse tipo de paciente, recomenda-se o implante de acesso venoso central para manter uma via de acesso eficaz durante o transporte.

Deve-se ter atenção total aos disbarismos, especialmente se o transporte ocorrer em altitudes elevadas. Se o paciente estiver com drenagem pleural, o uso de drenos de tórax valvulados é o mais indicado. Caso opte-se pelo transporte em selo d'água, é fundamental monitorar atentamente a altura e o nível do dreno.

Se o paciente apresentar distensão abdominal, gástrica ou de qualquer cavidade aérea, o implante de uma sonda é necessário para garantir que a expansão gasosa na altitude não agrave o quadro clínico.

Para pacientes com via aérea definitiva, a insuflação do *cuff* pode ser realizada com água. Se a opção for manter a insuflação com ar, deve-se utilizar um cufômetro e realizar medições periódicas da pressão do *cuff*, mantendo-a idealmente abaixo de 30 cmH$_2$O para evitar isquemia traqueal.

## Preparação da aeronave

As aeronaves devem estar equipadas com monitor multiparamétrico, desfibrilador, medicações para ressuscitação cardiopulmonar, suporte de oxigênio suplementar e ventilação mecânica. Esses equipamentos devem estar em conformidade com as normas reguladas pela Agência Nacional de Aviação Civil (ANAC) e pelo Conselho Federal de Medicina (CFM), conforme as seguintes regulamentações: IAC nº 3.134, de 9 de julho de 1999; RBHA nº 91; Resoluções CFM nº 1.671 e nº 1.672, de 9 de julho de 2003.

## Sedoanalgesia

Para pacientes que serão transferidos com cânula orotraqueal e ventilação mecânica, é essencial ter atenção especial à sedoanalgesia, utilizando analgésicos (preferencialmente opioides) e hipnóticos, visando manter uma meta da Escala de Richmond de Agitação-Sedação (RASS) < –3 durante o transporte. A sedação profunda assegura a segurança tanto para a própria vítima, evitando extubações acidentais e perda de acessos intravasculares, quanto para a segurança do voo, evitando que uma vítima agitada interfira na operação da aeronave.

Para vítimas que não estão sob intubação orotraqueal, é igualmente importante garantir uma analgesia eficaz. Esses pacientes geralmente sentem muita dor, especialmente aqueles com grandes áreas de queimadura de 2º grau, em que há exposição e excitação de terminações nervosas. Durante a remoção, e principalmente em cabines com áreas restritas, característica das

aeronaves de asas rotativas, pode haver contato, pressão e fricção dessas feridas. Portanto, recomenda-se o uso de opioides, cetamina e agonistas alfa-2 para analgesia durante o transporte, minimizando ao máximo a movimentação e o deslocamento desses pacientes dentro da cabine da aeronave.

## Ventilação mecânica

Como já mencionado, o transporte em asas rotativas normalmente é feito em baixa altitude, com cabines não pressurizadas, o que não irá gerar compensações volumétricas em pacientes que se encontram em ventilação mecânica. Há situações, entretanto, nas quais as aeronaves podem voar a altitudes acima dos 20.000 pés com cabines pressurizadas (altitude de cabine por volta de 8.000 pés), e para entendermos as compensações realizadas em nosso sistema de ventilação mecânica, devemos levar em consideração a lei dos gases perfeitos:

### Lei de Boyle-Mariotte

O volume de um gás é inversamente proporcional à pressão, em um sistema no qual a temperatura é mantida constante.

Onde há alteração da pressão atmosférica, há alteração do volume do gás.

Conforme a Lei de Boyle-Mariotte nos mostra, toda vez que tivermos uma redução na pressão exercida, haverá uma expansão do volume desse gás. Em pacientes que se encontram em ventilação mecânica à pressão controlada, à medida que ganhamos altitude e, consequentemente, diminui a pressão atmosférica, ocorrerá expansão no volume do ar inspirado (aumento do volume corrente). Se não nos atentarmos a essa modificação e mantivermos a pressão no ventilador mecânico, ocorrerá um aumento do volume corrente oferecido ao paciente, o que pode gerar volutrauma e consequente pneumotórax.

Por essa razão, os autores são categóricos em afirmar que a melhor forma de se ventilar um paciente em altas altitudes (baixas pressões atmosféricas) é em modo de volume controlado, pois será garantido um volume fixo, notando, entretanto, variações nas pressões inspiratórias registradas pelo ventilador mecânico decorrentes do ganho de altitude pela aeronave.

Outro fator que é influenciado pela baixa pressão atmosférica é a hipóxia, pois, à medida que a pressão de oxigênio decai, a afinidade de O$_2$ pela hemoglobina diminui, conforme verificado na Tabela 20.7.

| Tabela 20.7 Correlação da altitude com saturação de oxigênio. | |
| --- | --- |
| Nível do mar a 10.000 pés | SatO$_2$: 0 a 98% |
| Nível do mar de 10.000 a 15.000 pés | SatO$_2$: 80 a 90% |
| Nível do mar de 15.000 a 20.000 pés | SatO$_2$: 70 a 80% |
| Nível do mar de 20.000 a 25.000 pés | SatO$_2$: 60 a 70% |

Esse fenômeno é contornado na aviação militar com máscaras que ofertam oxigênio a 100% e, na aviação civil, com pressurização da cabine de voo.

Por esse motivo, conforme voamos em altitudes mais elevadas, deveremos aumentar a fração inspirada de oxigênio do ventilador mecânico, tendo como meta manter uma saturação de O$_2$ acima de 90%.

## Controle das feridas

As feridas devem estar cobertas com curativo seco e estéril para prevenir dor e perda de calor. Cobrir o paciente com roupas secas e aquecidas é importante para o alívio da dor (proteção do vento), manutenção da temperatura do paciente, manter a área de queimadura limpa e protegida de infecção, além de manter a intimidade da vítima preservada. No entanto, o uso de roupas de tecidos naturais ou sintéticos diretamente sobre a pele pode gerar dor pelo contato e piora da lesão, quando esta estiver no período de cicatrização, por trazer escarificação da ferida. Essas feridas devem ser cobertas com filmes de celofane ou hidrogel, antes do contato direto com roupas, lençóis e cobertores. Atualmente, são realizados curativos com biofilme, o que contribui para controle da infecção e hidratação adequada das feridas, contribuindo com sua melhor cicatrização.

Um assunto controverso ainda é a prática do resfriamento da queimadura. Foram estudados diversos métodos para esse resfriamento no aspecto microscópico da lesão. A maioria dos autores acredita que há um aspecto benéfico, em que queimaduras tratadas com resfriamento tinham menos dano celular do que aquelas que não eram resfriadas.

Investigadores usaram água resfriada a 15°C, água resfriada de 1 a 8°C e gelo.

A conclusão é de que o resfriamento superagressivo com gelo é prejudicial, aumentando a lesão no tecido já danificado pela queimadura.

A água corrente resfriada a 15°C foi duas vezes mais eficaz estatisticamente na redução da temperatura dentro do tecido queimado, e as feridas tinham melhor aspecto microscópico; a cicatrização foi três vezes mais rápida quando não foi usada a estratégia de resfriamento. A água resfriada de 1 a 8°C, também resultou em mais destruição do tecido com relação ao que foi observado em queimaduras que não receberam terapia de resfriamento. Entretanto, esses estudos foram conduzidos em modelo animal e com pequenas áreas queimadas (a maior superfície testada em estudo foi de 10% de superfície de área total queimada), o que geraram críticas aos resultados encontrados.

Em resumo, o resfriamento da queimadura ainda não é consenso entre a maioria dos pesquisadores. O que devemos ter em mente é que um resfriamento agressivo pode levar a aumento da lesão. Se demorado, provavelmente não vai trazer benefícios e em grandes queimados pode induzir hipotermia.

Portanto, um lembrete útil é que "podemos resfriar as queimaduras, porém manter o paciente aquecido".

Outro assunto bastante discutido pelos autores tem sido o manejo das bolhas, incluindo se devem ser abertas e desbridadas. Uma bolha ocorre quando a epiderme se separa da derme, e o fluido que vaza dos vasos da região preenche o espaço entre as camadas.

A presença de proteínas osmoticamente ativas no líquido atrai mais líquido para o espaço da bolha, fazendo com que esta continue a aumentar. Conforme a bolha aumenta, cria-se uma pressão no tecido lesionado, aumentando a dor do paciente.

Muitos autores acreditam que a pele da bolha age como um curativo, evitando a contaminação da ferida; entretanto a maioria acredita que essa pele não é normal e, por isso, não serve como barreira protetora. Além disso, manter a bolha intacta impede a aplicação de antibióticos tópicos diretamente na lesão. Por esse motivo, a maioria dos serviços tem como rotina abrir e desbridar as bolhas no ambiente hospitalar.

Durante o transporte do paciente não é recomendável que se faça o desbridamento e a abertura das bolhas. Se caso ocorrer ruptura de alguma delas, o mais prudente é cobrir com um curativo limpo e seco e deixar que seu tratamento seja realizado em ambiente intra-hospitalar.

## Controle de temperatura

A hipotermia é um importante fator de morbimortalidade nos pacientes grandes queimados e tem maior relevância quando tratamos de transporte em asa rotativa; portanto, devemos sempre estar atentos à climatização da cabine para minimizar o risco de hipotermia desses pacientes. Vale a pena ressaltar que diversos estudos não mostraram diferenças estatísticas no incremento da temperatura com aquecimento passivo ou ativo. O serviço em que atua o autor deste capítulo tem como premissa sempre realizar o aquecimento passivo desses pacientes com mantas aluminizadas.

Diferentemente de aeronaves de asas fixas, o transporte em helicópteros potencializa a perda de calor desses pacientes. A causa para a perda de calor ainda é incerta, porém a vibração da cabine transmitida pelo motor e engrenagens parecem ser a causa mais provável. Apenas estar a bordo de uma aeronave de asa rotativa, como passageiro, gera um gasto calórico de 1,8 kcal/min, o que acarreta geração de calor pela vítima transportada; assim, usamos o aquecimento passivo com mantas isolantes para manutenção desse calor gerado.

## Coordenação com unidades de cuidados intensivos

É essencial que haja uma coordenação eficaz entre a equipe médica a bordo e as unidades de cuidados intensivos do hospital de destino, para garantir uma transição suave e contínua do cuidado ao paciente.

## Treinamento da equipe e institucionalização de protocolos

A tripulação da aeronave deve ser especializada e treinada em medicina aeroespacial, estando apta a operar essas aeronaves e preparada para intervir nas alterações fisiológicas causadas pelo ambiente hipóxico e hipobárico. Além disso, a equipe deve ser treinada para lidar com emergências médicas e fornecer cuidados contínuos ao paciente durante o voo.

O serviço médico deve seguir protocolos específicos para a triagem e o preparo do paciente antes do voo, garantindo que todas as necessidades médicas sejam atendidas.

## CONSIDERAÇÕES FINAIS

O transporte aeromédico de pacientes grandes queimados em aeronaves de asas rotativas é uma prática complexa que requer uma abordagem cuidadosa e bem planejada. Com preparação adequada, equipamentos essenciais e treinamento da equipe, o transporte é possível e seguro para o paciente, tanto na fase de ressuscitação volêmica quanto na fase de convalescência, desde que feito por equipe treinada e levando em conta preceitos clínicos estritos no manejo desses pacientes.

## BIBLIOGRAFIA

Allison K, Porter K. Consensus on the prehospital approach to burns patient management. Emerg Med J. 2004; 21(1):112-4.

American College of Surgeons Committee on Trauma. Advanced Trauma Life Support (ATLS) Student Course Manual. 10ª ed. Chicago: Amaerican College of surgeons; 2018.

Brasil. Conselho Federal de Medicina – CFM. Processo Consulta CFM nº 3.377/99.

Brasil. Agência Nacional de Aviação Civil – ANAC. Norma de Instrução de Aviação Civil – IAC nº 3.134-0799, de 9 de julho de 1999.

Brusselaers N, Monstrey S, Vogelaers D, Hoste E, Blot S. Severe burn injury in europeu: a systematic review of the incidence, etiology, morbity and mortality. Crit Care, 2010;14(5):188-96

Freiburg C, Igneri P, Sartorelli K, Rogers F. Effects of differences in percent total body surface area estimation on fluid resuscitation of transferred burn patients. J Burn Care Res. 2007;28(1):42-8.

Holcomb JB, Swartz MD, DeSantis SM, Greene TJ, Fox EE, Stein DM, et al. Multicenter observational prehospital resuscitation on helicopter study (PROHS). J Trauma Acute Care Surg. 2017;83 (1 Suppl 1):S83-91.

Judikins KC. Aeromedical transfer of burned patients: a review with special reference to European civilian practice. Burns Incl Therm Inj. 1988;14(3):171-9.

Lund CC, Brower NC. The estimation of areas of burns. Surg Gynecol Obstet. 1944,79:352-8.

Miller M, Richmond C, Ware S, Habig K, Burns B. A prospective observational study of the association between cabin and outside air temperature, and patient temperature gradient during helicopter transport in New South Wales. Anaesth Intensive Care. 2016;44(3):398-405.

National Association of Emergency Medical Technicians (NAEMT). Lesões por queimaduras. In: NAEMT. PHTLS, Atendimento pré-hospitalar ao traumatizado. 8 ed. Burlington: Jones e Bartlett Learning; 2017. p. 406-26.

Russomano, Thais. Fisiologia aeroespacial. Porto Alegre: EDIPUCRS; 2012.

Vieira IC, Andrade AMF, Silva Filho AJMA, Cavalcante YP, Coelho JM, Roriz Filho WS, et al. Manejo terapêutico do paciente queimado: revisão de literatura. Braz J Implantol Health Sci. 2024;6(1).

# 21 Transporte Aeromédico Neonatal

Antonio Ruberval Faria

## INTRODUÇÃO

Para falar de transporte aéreo neonatal, é necessário conhecer alguns conceitos e características pertinentes a essa faixa etária e ao meio de transporte propriamente dito, pois o recém-nascido (RN) não é uma criança pequena, e faz-se necessário conhecer sobre as particularidades da anatomia e da fisiologia neonatal, bem como as patologias prevalentes nessa fase da vida. Pequenos detalhes podem fazer grande diferença na forma de cuidar ou de transportar um RN, resultando em uma transferência de sucesso.

Muitas vezes, um transporte terrestre inter ou intra-hospitalar pode ser tão ou mais complexo do que um transporte aéreo. O cuidado dispensado ao RN transportado deve, portanto, respeitar todos os protocolos, independentemente do tempo de duração, do meio de transporte, da condição clínica ou da gravidade do quadro. A garantia de cuidados intensivos e de comunicação efetiva a todo momento é o que torna um transporte realmente seguro, minimiza a deterioração e proporciona maior chance de sobrevivência. Lembre-se de que o útero materno ainda é a melhor incubadora.

## OBJETIVOS E INDICAÇÕES DO TRANSPORTE

O principal objetivo do transporte visa reduzir a morbimortalidade neonatal. O RN pode ser transportado quando o local de destino oferecer melhores condições para o seu atendimento, e deve ser entregue em situação igual ou melhor ao que se encontrava na origem. Toda vez que o benefício da intervenção programada para o RN for menor do que o risco de deslocamento, este não deve ser transportado.

A incapacidade de manter oxigenação, ventilação e *performance* hemodinâmica adequadas, de monitorar o estado cardiorrespiratório e controlar a via aérea do paciente, além do número insuficiente de profissionais treinados para manter as condições anteriores descritas durante ou após o transporte, são fatores que corroboram a contraindicação da remoção.

A gravidade do quadro ou a instabilidade do paciente não são, porém, contraindicações absolutas para um transporte. Muitas vezes, não é possível garantir a estabilidade do RN, mas o não deslocamento pode levar ao óbito em pouco tempo. Nesse caso de transporte de alto risco, a equipe deve preparar-se antecipadamente, tendo em mãos todas as possíveis medicações e recursos necessários para reanimação do RN em trânsito, além de deixar a família ciente do risco da transferência e o local de destino previamente avisado da gravidade do quadro.

Entre as situações que determinam a necessidade da brevidade do transporte, destacam-se:

- Prematuridade: RN com idade gestacional menor que 34 semanas e/ou peso de nascimento inferior a 1.500 g
- RN com disfunções respiratórias, necessitando de oxigênio suplementar com fração inspirada superior a 60%, ventilação mecânica invasiva ou não invasiva
- Instabilidade hemodinâmica de diferentes causas
- Patologias cirúrgicas decorrentes ou não de anomalias congênitas
- Distúrbios ácido-base, eletrolíticos ou da glicose
- Recém-nascido com retardo importante de crescimento, com ou sem complicações associadas (poliglobulia, asfixia perinatal, hipoglicemia etc.)
- Cardiopatia congênita e/ou adquiridas, arritmias que necessitam de suporte cardíaco; asfixia perinatal grave, geralmente acompanhada de encefalopatia hipóxico-isquêmica
- Filhos de mãe diabética que complicam com hipoglicemia refratária e/ou hipocalcemia
- Convulsões neonatais (encefalopatia hipóxico-isquêmica, malformação do sistema nervoso central [SNC])
- Sepse ou meningite precoce ou tardia
- Doença hemolítica (incompatibilidade sanguínea ABO, RH) que necessita de exsanguíneotransfusão
- Apneia recorrente ou refratária ao uso de xantinas
- Necessidade de procedimentos não disponíveis na origem.

## COMUNICAÇÃO

Para entender as necessidades de uma transferência, precisamos ter comunicação clara e efetiva entre todos ao redor do RN e estender esta comunicação aos demais envolvidos, ainda que à distância. Todos os detalhes conferem segurança não só ao RN, mas também a toda a equipe envolvida no transporte.

O transporte rápido e seguro do RN tem início com a comunicação entre equipe médica/enfermagem da origem do nascimento e a equipe de transporte. A equipe de origem tem a responsabilidade pela estabilização pré-transporte e precisa identificar, avaliar e intervir quando anormalidades congênitas ou fisiológicas ocorrem no RN. A equipe de transporte pode auxiliar à distância nesse processo, orientando os demais colegas com os procedimentos necessários para a estabilização do RN. Outro ponto importante a ser tratado é o apoio à família do RN transferido durante um período de estresse significativo. O hospital de destino deve receber informações preliminares e atualizações constantes a cada mudança de quadro clínico ou planejamento do transporte, a fim de se adequar para melhor recepção e continuidade do cuidado.

Uma vez ativado um sistema de transporte de RN, deve-se ter uma rotina estabelecida para coletar e transferir informações, com uma sequência lógica, simplificada e multidisciplinar que garanta rapidez e segurança operacional, promovendo sinergia e entregando qualidade.

Controladores operacionais coletam e confirmam informações cadastrais, como: origem, destino, responsável legal e financeiro, autorizações e consentimentos para transporte e acionam controladores de voo. Estes definem possíveis rotas, verificam condições meteorológicas e melhor horário para início de deslocamento, em concordância com os pilotos. A equipe de médico, enfermeiro e fisioterapeuta, quando possível, fica responsável por apurar todos os dados clínicos e auxiliar na estabilização para transferência, ponderar sobre melhor meio de transporte e, mesmo que a distância, coordenar as ações e o tempo para concluir a missão.

## PREPARAÇÃO E PLANEJAMENTO

O transporte de RN deve ser realizado de forma segura tanto para a equipe quanto para o RN e deve atender a todas as diretrizes dos órgãos reguladores apropriados. O planejamento da transferência segura requer a integração oportuna de vários profissionais, cada um com diferentes regulamentações e requisitos estatutários.

Nesse momento, faz-se necessário traçar a estratégia de transporte, verificar o *checklist* com todas as confirmações asseguradas e possíveis falhas previamente corrigidas.

Reitera-se que a comunicação é a chave que minimiza efeitos adversos e garante condutas assertivas na escolha de equipe para execução do transporte, na separação de materiais, equipamentos e medicamentos, além da definição do meio de transporte mais apropriado.

## MEIOS DE TRANSPORTE

Qualquer que seja o veículo de transporte indicado, este deve ter local para colocação de uma incubadora de transporte com sua fixação segura, fonte de luz e calor junto ao RN, fonte de oxigênio e ar comprimido, sistema de vácuo, espaço mínimo para manipulação do RN e cintos de segurança para a equipe, conforme Resolução CFM nº 1.672, de 9 de julho de 2003.

A escolha do veículo de transporte depende de vários fatores, que vão desde a condição clínica do RN, a distância entre origem e destino, condições de tráfego, condições climáticas, número de transferências em uma única missão, disponibilidade de equipe e equipamento no momento da solicitação.

Em geral, utilizam-se ambulâncias terrestres, barcos (em regiões específicas), aeronaves de asa rotativa (helicópteros) e aeronaves de asa fixa (aviões).

### Ambulância

Pode ser indicada para transportar RN instável em um raio aproximado de 50 km e RN estável em um raio de até 160 km. É um veículo encontrado universalmente e apresenta um custo relativamente baixo. Além disso, é seguro e, muitas vezes, oferece menor efeito relacionado à vibração e ao ruído, quando comparado a aeronaves.

### Helicóptero (asa rotativa)

Pode ser indicado para distâncias de aproximadamente 300 km, sendo que alguns podem atender distâncias maiores e até voos noturnos, e é um meio de transporte mais rápido e ágil. No entanto, a capacidade limitada de combustível pode restringir sua área de atuação.

O helicóptero apresenta maior nível de ruído e vibração, além do efeito da luminosidade externa que pode atrapalhar na verificação nas telas dos aparelhos. O espaço interno pequeno dificulta a movimentação e a manipulação dos pacientes. Necessita de local de pouso homologado, o que pode levar a múltiplas transferências, restrições climáticas e, em alguns casos, limite operacional (nascer e pôr do sol).

Por não ter capacidade de pressurização da cabine, seus ocupantes ficam sujeitos aos efeitos da altitude.

### Avião (asa fixa)

Pode ser indicado para grandes distâncias, pois garante maior rapidez e permite utilização mesmo em condições meteorologias desfavoráveis. O espaço interno permite manuseio do paciente. As cabines pressurizadas minimizam os efeitos da altitude, porém há necessidade do conhecimento da fisiologia de voo para lidar com os efeitos da pressão e da aceleração tanto para o paciente quanto para equipe.

Como inconveniente, precisa de aeroporto adequado, e muitas vezes este se encontra distante do hospital, fazendo-se necessários nesse caso outros meios de transporte associados. Além disso, o custo de manutenção é muito elevado.

## EQUIPE

Fica evidente que a equipe de transporte não se limita aos médicos e enfermeiros, mas a um conjunto de profissionais que ocupam lugares estratégicos e que contribuem para o desenvolvimento do transporte. Algumas características devem destacar uma equipe aeromédica:

- A equipe deve passar por treinamento específico nas aeronaves e ter conhecimento sobre fisiologia de voo, além de todos os procedimentos que garantam a estabilidade clínica de um RN, como manejo de vias aéreas, ventilador mecânico, drenagem torácica e acesso vascular
- Conhecer os equipamentos e *kits* com medicamentos específicos das aeronaves
- Os membros de equipe aérea devem estar descansados e não podem ser suscetíveis a doenças cinéticas
- Vale ressaltar a importância de sempre portarem equipamento de proteção individual, além de documentos pessoais, cartão de crédito e/ou dinheiro, além de itens essenciais de uso pessoal para qualquer eventualidade e até necessidade de pernoitar em outra cidade.

## EQUIPAMENTOS

A escolha dos equipamentos necessários para cada missão deve ser baseada no quadro clínico do RN, no tipo de terapêutica implementada, no meio de transporte e no tempo de transporte. Todos os equipamentos devem: permitir suporte vital neonatal e pediátrico; ser portáteis, leves, de fácil manipulação e manutenção; ter bateria suficiente para até duas vezes o tempo estimado do transporte, além de possuírem corrente AC. Também não devem interferir nos sistemas de navegação e comunicação do veículo de transporte.

Os equipamentos necessários em geral são:

- Incubadora de transporte: transparente, de dupla parede, bateria e fonte de luz. A incubadora deve estar previamente aquecida
- Cilindros de oxigênio recarregáveis (com reserva técnica de acordo com cálculo para o transporte), com possibilidade de acoplar fluxômetro

- Bolsa-válvula com reservatório e máscaras adequadas para ventilação de recém-nascido prematuro e/ou a termo
- Monitor multiparâmetros com monitor e desfibrilador cardíaco e pás neonatais, oxímetro de pulso, capnógrafo, módulo de PA e bateria suficiente para o tempo dobrado do tempo de transporte previsto
- Material para vias aéreas e intubação, e circuito apropriado para o ventilador mecânico de transporte
- Bomba infusora e bomba infusora de seringa
- Ventilador mecânico com fluxo contínuo e ciclagem a tempo com pressão limitada
- Aparelho portátil de aspiração e medidor de gasometria
- Adaptador universal de tomadas também é um equipamento fundamental e deve compor o *checklist* dos equipamentos.

## MATERIAL E MEDICAMENTOS

O espaço e o peso são restritos em aeronaves, por isso os *kits* com materiais e medicamentos devem ser otimizados para ter tudo necessário ao atendimento no mínimo espaço possível. Assim, podemos dividir *kits*.

### Materiais

- Termômetro
- Fitas para controle glicêmico
- Curativo poroso, esparadrapo, curativo transparente
- Cateter intravenoso flexível 14 e 24
- Agulha intraóssea
- Jelco nº 14 ou 16 para punção de tórax
- Clorexidina; álcool etílico 70% 100 mℓ, álcool glicerinado 100 mℓ
- Drenos de tórax e válvula unidirecional
- Luvas estéreis 7,0/7,5/8,0
- Equipo de soro convencional e fotossensível
- Gazes e algodão
- Seringas de 1, 3, 5 e 10 mℓ
- Agulhas 25/7, 25/08, 40/12
- Sonda gástrica nº 4, 6, 8, 10
- Sonda de aspiração traqueal nº 6, 8 e 10
- Sonda vesical
- Torneira de 3 vias
- Saco coletor de urina
- Estetoscópio neonatal
- Laringoscópio com lâmina reta nº 00, 0 e 1
- Saco plástico ou filme PVC transparente.

### Medicamentos

- Para reanimação cardiopulmonar (epinefrina 1:10.000)
- Fármacos vasoativos, inotrópicos (dopamina, dobutamina, epinefrina, norepinefrina, milrinona)
- Analgésicos, sedantes e relaxantes musculares (tramadol, fentanila, morfina, midazolam, propofol, etomidato, cetamina)
- Anticonvulsivantes (diazepam, fenitoinal, fenobarbital, thionembutal)
- Corticoides (metilprednisolona, hidrocortisona, dexametasona)
- Antibióticos (ampicilina, gentamicina)
- Soros (fisiológico 0,9%, glicosado 5% e 10%)
- Eletrólitos (cloreto de sódio 20%, cloreto de potássio 19,1%, gliconato de cálcio 10%)
- Antídotos (naloxone, flumazenil, sugamadex)
- Medicamentos diversos (surfactante, vitamina K, insulina rápida, glicose 50 e 25%, heparina, prostaglandina e água destilada)

- Atenção especial aos medicamentos que necessitam refrigeração ou equipos específicos devido à fotossensibilidade, além do cuidado na preparação ou combinação para evitar precipitação.

## EXECUÇÃO

Após todos os detalhes tratados em solo e chegada da equipe ao aeroporto, junto com o piloto, novamente deve-se avaliar se todas as perguntas foram feitas e se todas as respostas foram tratadas. Nesse momento, cabe discutir o caso com os pilotos e trocar informações sobre tempos de deslocamento em solo e sobre detalhes clínicos que podem ser melhorados com a forma de condução da aeronave. O piloto deve ser informado sobre os efeitos da aceleração rápida durante a decolagem, de como isso pode afetar o RN quando este estiver com a cabeça para a frente, pois pode diminuir a perfusão cerebral. E, na aterrissagem, a desaceleração rápida pode aumentar a perfusão cerebral, e prematuros submetidos à transferência podem ter maior risco de sangramento intraventricular. No entanto, os efeitos clínicos desses eventos podem ser controlados com esclarecimento prévio. Isso também se dá com a razão de descida ou com as manobras executadas em asa rotativa.

É fundamental manter um ambiente térmico adequado para o neonato e evitar o estresse pelo frio, sabendo que uma queda de temperatura de 2°C para cada 300 m de altitude, em helicópteros, pode exigir mais energia e aumentar o consumo da bateria. A redução da perda de calor pode ser conseguida quando o RN é envolto com plástico PVC e gorro. A luz forte do sol também pode causar problemas, não só pela luminosidade, mas também com o superaquecimento da incubadora, por isso medidas preventivas devem sempre ser discutidas.

A vibração também pode prejudicar o RN, deslocar tubos e acessos e drenos, provocando instabilidade clínica ou interferindo em equipamento de monitoramento. Deve-se considerar o equipamento projetado especificamente para minimizar o efeito de artefato de movimento. Durante o transporte, todos os acessos devem ser seguros e visíveis, particularmente os arteriais, para permitir a visualização sem abrir a incubadora.

Ruído e turbulência podem dificultar realização de procedimento, daí a importância de estabilizar e ter todos os procedimentos previsíveis realizados antes da transferência. Infusões extras ou drogas que possam ser necessárias durante a viagem devem ser preparadas antes da partida do voo. Alarmes visuais, e não de áudio, devem ser usados sempre que possível. Protetores auriculares e até oftálmicos devem ser acoplados ao RN quando possível.

## ESTABILIZAÇÃO À BEIRA DO LEITO

Estabilizar o RN, antes de transportá-lo, visa à prevenção de problemas, pois é muito difícil atendimento adequado ao paciente instável durante o seu translado. O veículo em movimento, o espaço físico limitado, o nível de ruído excessivo, a pouca luminosidade disponível e a limitação de pessoas para auxiliar nos procedimentos são condições que restringem muito o atendimento ao RN, o que pode colocar o RN em risco de morte durante o seu transporte. Por conseguinte, todo o tempo dedicado à estabilização do RN antes de deixar o hospital de origem é um investimento importante para um transporte seguro e eficaz. Sempre que possível, para garantir a segurança, antes de iniciar o transporte, deve-se: estabilizar a ventilação e oxigenação, os distúrbios metabólicos, a temperatura corporal, além da detecção e tratamento de pneumotórax e estabilização hemodinâmica.

Se considerar que o suporte ventilatório mecânico é necessário, a intubação e a troca estável de gases devem ser realizadas antes da saída da origem. Recomenda-se intubar todo RN que está sob pressão positiva contínua nas vias aéreas nasais e necessita de transporte aéreo. A dificuldade de realizar procedimentos e a incerteza da garantia da via aérea segura durante os voos faz com que essa medida seja tomada ainda em solo.

Nos RNs que recebem infusão de prostaglandina para manter a permeabilidade do ducto arterial, a chance de apneia aumenta com doses mais altas da mesma; a hipertermia relacionada à prostaglandina também pode estar associada a um maior risco de apneia. Assim, indica-se ventilar todos os RNs que recebem prostaglandinas se for necessária a transferência aérea e/ou remoção inter-hospitalar. Reconhece-se que pode haver desvantagens cardiovasculares na ventilação de um RN com síndrome do coração esquerdo hipoplásico. No entanto, é possível que apneia possa ocorrer durante o voo ou embarque/desembarque com deterioração clínica grave. Nessas circunstâncias, o espaço físico e o ambiente podem não ser os ideais para permitir um procedimento de gerenciamento de vias aéreas de emergência, então, garante-se via aérea segura para transferência.

## CONTROLES PARA A REALIZAÇÃO DE TRANSPORTE SEGURO

O transporte deve ser sempre realizado após completar estabilização do RN, considerando os controles necessários.

### Vias aéreas pérvias

- Aspirar secreções do nariz e da boca, antes de iniciar o transporte
- Verificar posicionamento correto do RN, evitando flexão da cabeça
- Utilizar oxigênio suplementar quando apresentar cianose ou queda de saturação
- Em caso de dúvida quanto à permeabilidade da via aérea, é aconselhável intubar o RN antes do início do transporte.

Há indicação para a ventilação assistida quando:

- Respiração arrítmica, irregular ou superficial
- Uso de CPAP[1] com $FiO_2$ > 60% para manter uma $PaO_2$ normal
- RN com peso < 1.000 g com risco de fadiga respiratória.

### Correção do controle hemodinâmico

- Realizar avaliação de perfusão cutânea, frequência cardíaca, pressão arterial, débito urinário
- Quando em choque/hipovolêmico: iniciar expansões de volume – 10 m$\ell$/kg em bólus, reavaliando após término e repetir se necessário; instalar drogas vasoativas (dopa/dobutamina); infusão em bomba infusora, preferencialmente em cateter central; quando em periférico, manter dois acessos.

### Prevenção de perda de calor (manter temperatura axilar entre 36,5 e 37°C)

- Iniciar o transporte quando o RN estiver normotérmico
- Quando o transporte ocorrer logo após o nascimento, o RN deve ser secado adequadamente

- Manter a incubadora ligada à rede elétrica até o momento do transporte, usar a bateria somente quando necessário
- Utilizar touca e filme PVC ou saco plástico se for manipular o RN com a incubadora aberta.

### Correção das alterações metabólicas

- Manter o monitoramento da glicemia capilar periódica, prevenindo a hipoglicemia; infundir soro de manutenção durante o transporte para suprir a necessidade hídrica e infusão de glicose, mantendo o RN normoglicêmico; sempre substituir nutrição parenteral por soro glicosado 10%, mantendo aporte glicêmico em bomba de infusão e minimizando o risco durante o transporte
- Manter o PH sanguíneo > 7,25; corrigir o PH quando < 7,2 e BE < –10
- Ajustar oferta hídrica de 70 a 150 m$\ell$/kg/dia, de acordo com necessidade e idade em dias do RN
- Ajustar oferta de glicose de acordo com a glicemia capilar.

### Sepse

Existindo suspeita de um quadro de sepse, é indicativo antes de iniciar o transporte:

- Fazer a coleta de hemocultura
- Iniciar o mais rápido possível a administração de antibióticos de largo espectro
- Anotar horário de início do antibiótico e a coleta de hemocultura.

### Revisão de sondas e cateteres

- Trocar ar por água de *cuffs* ou balonetes de todas as sondas, cânulas orotraqueais ou dispositivos supraglóticos que possam causar dano ao paciente devido à expansão do volume dos gases que ocorrer com a mudança de altitude. O mesmo é recomendado para cateteres vesicais
- Verificar fixação
- Identificar vias de infusão e deixá-las sempre visíveis
- Abrir sondas e drenos que possam ter sido fechados durante a movimentação do RN do leito hospitalar para a incubadora de transporte.

- Sempre considerar/avaliar dor e priorizar analgesia no transporte (escala de dor *Neonatal Infant Pain Scale* [NIPS])
- Se necessária a realização de qualquer procedimento, executar ainda no hospital
- Tratar os problemas especiais (pneumotórax, anemia, dependência de prostaglandinas, entre outros).

## SITUAÇÕES ESPECIAIS

Existem algumas patologias que merecem especial destaque quando nos referimos ao transporte de neonato gravemente enfermo, requerendo estabilização e permanente cuidado antes e durante o voo, assim como na admissão:

- Atresia de esôfago e fístula traqueoesofágica: uma malformação embrionária na qual há estreitamento do esôfago, prejudicando a conexão com estômago. Durante o transporte, deve-se manter sonda oral (8 fr) aberta e, se possível, em longas distâncias, manter aspiração contínua utilizando dispositivo de baixa pressão (p. ex., sistema de aspiração de Venturi). Espera-se que, com a aspiração contínua do coto

[1] Pressão positiva contínua nas vias aéreas, do inglês *continuous positive airway pressure* (CPAP).

proximal, não tenhamos refluxo para traqueia e consequente broncoaspiração. Deve-se manter decúbito de 30°, sendo recomendável sedar o RN

- Cardiopatias congênitas cianóticas com suspeita de ducto arterioso dependente: entre elas, destacam-se coarctação de aorta, estenose aórtica, síndrome do coração esquerdo hipoplásico, transposição de grandes vasos, atresia pulmonar e estenose pulmonar crítica. Deve-se iniciar infusão de prostaglandina E1(PGE) 0,05 a 0,1 mcg/kg/min diluída em soro fisiológico 0,9% ou glicosado 5%, mantendo saturação de oxigênio em 80% e evitando o uso de oxigênio, que, muitas vezes, estimula o fechamento do ducto arterioso
- Gastrósquise ou onfalocele: refere-se a defeito na parede do abdome que pode levar o RN a ter hérnia do conteúdo abdominal. Deve-se proteger a área exposta com compressas estéreis embebidas em soro fisiológico morno, cobrindo com filme transparente de PVC, ou utilizar uma bolsa especial de PVC transparente, estéril, onde será colocado o soro fisiológico morno, envolvendo toda a região abdominal e os membros inferiores, o que evita perda de fluidos e contaminação. Manter sonda orogástrica aberta; o transporte deve ocorrer em decúbito ventral
- Hérnia diafragmática: ocorre quando o conteúdo abdominal se projeta para a área torácica através do músculo diafragma. Ter cuidado para não ventilar com bolsa-válvula máscara; se necessária, a intubação deverá ser orotraqueal. Manter sonda orogástrica aberta. Posicionar o RN em decúbito lateral, do mesmo lado da hérnia, permitindo a expansão do pulmão contralateral
- Mielomeningocele ou mielocele aberta: uma anormalidade congênita da coluna vertebral que em alguns casos pode se apresentar de formato oculto ou de forma exposta. Como cuidado de enfermagem, o enfermeiro deve proteger a área exposta com compressas estéreis embebidas em soro fisiológico e cobrir com filme transparente de PVC para evitar perda de líquido e contaminação
- Pneumotórax: resultado da distensão dos alvéolos e da porção distal dos pulmões, produzindo ventilação desigual, e, como consequência, a ruptura dos alvéolos e escape de ar. A punção de alívio feita na emergência com jelco calibroso 14 ou 16 tira o paciente da situação de emergência, porém, para uma transferência, o tórax enfermo deve ser drenado e instalada válvula unidirecional (válvula de Heimlich)
- Prematuro de muito baixo peso e prematuro extremo têm grande risco de instabilidade, pois é muito vulnerável, e a imaturidade favorece complicações graves como hemorragias, dificuldades e fadiga respiratória e infecções, por isso exigem atenção especial.

## PROTOCOLO DE TRANSPORTE

O protocolo de transporte aéreo neonatal segue os mesmos itens do protocolo de transporte abordado no Capítulo 13, *Protocolo de Transporte Aeromédico*.

## MONITORAMENTO DURANTE O TRANSPORTE

Quando o RN for adequadamente estabilizado e acomodado no veículo de transporte, raramente será necessário intervir durante o transporte. A observação contínua do RN é uma das formas mais importantes de monitoramento, sempre apoiada por equipamentos eletrônicos, que facilitam o acompanhamento do RN durante um voo. Sabe-se que, com a manipulação, o risco de perder calor e de extubação aumentam muito. Assim, deve-se ponderar o benefício de manusear o RN frequentemente. Durante o transporte é importante:

- Manter o monitoramento de via aérea, observando permeabilidade (aspirando secreção se necessário), fixação da cânula, ritmo respiratório e expansibilidade torácica, cianose e queda de saturação
- Manter o monitoramento de frequência cardíaca, pressão arterial, temperatura axilar, permeabilidade do acesso venoso
- Quantificar o volume urinário e ajustar hidratação quando necessário
- Observar o funcionamento dos equipamentos e a carga das baterias e verificar se seu recarregamento está efetivo
- Acompanhar o consumo de oxigênio e dimensionar a reserva.

## EMBARQUE/DESEMBARQUE

Devemos considerar os procedimentos de embarque e desembarque como pontos críticos em uma missão aeromédica, já que o risco de extubação e/ou necessidade de intervenção é muito grande devido à posição e à dinâmica para acomodar a incubadora em aeronaves. Para embarque e desembarque em alguma aeronave, a equipe precisa se dividir, e é este o momento onde a sintonia e a atenção devem estar apuradas para minimizar o risco. Ter sempre um coordenador para as ações e uma rotina exaustivamente treinada garantem o sucesso nesta etapa importante do transporte.

## TRANSFERÊNCIA DE CUIDADOS E ESCORE DE RISCO DO TRANSPORTE

Na chegada ao destino, o relatório completo com as condições do RN na origem, as medidas realizadas para a sua estabilização e as intercorrências observadas durante o transporte, além da avaliação do risco ao RN ocasionado pelo transporte, devem ser entregues aos profissionais que darão seguimento ao tratamento do RN. Sempre entregar no destino cópia do prontuário, o consentimento informado, escrito por família ou responsável, e os exames de imagem, providenciados pelo hospital de origem. Informar o hospital de origem, sobre a chegada ao hospital de destino, relatando as condições atuais do RN, e informar quem será o médico da unidade de terapia intensiva (UTI) responsável pelo RN e que poderá dar informações futuras.

Para avaliar se o risco de mortalidade e morbidade foi agravado com o transporte, podemos utilizar o *California Transport Risk Index of Physiologic Stability* (Ca-TRIPS). Esse índice resultou da modificação do escore canadense original e foi validado em uma ampla amostragem de casos de transporte urgência de RN na Califórnia entre os anos de 2007 e 2009.

O Ca-TRIPS varia de 0 a 70, sendo mais alta a medida em que os parâmetros avaliados estão mais distantes da normalidade. O escore deve ser aplicado momentos antes de iniciar e imediatamente ao final do transporte. Os valores mais elevados falam a favor de maior chance de óbito até 7 dias após o transporte. Permite também a avaliação da qualidade do transporte, pois, quando o escore aumenta, sinal de que houve deterioração do quadro. O Ca-TRIPS (Tabela 21.1) também ajuda a priorizar intervenções necessárias para diminuir o risco de morbimortalidade do RN transportado.

**Tabela 21.1** Ca-TRIPS.

| Variáveis | Categorias | Pontos |
|---|---|---|
| Temperatura axilar | < 36,1°C ou > 37,6°C. | 6 |
| | 36,1 a 37,6°C | 0 |
| Pressão arterial sistólica | < 20 mmHg | 24 |
| | 20 a 30 mmHg | 19 |
| | 31 a 40 mmHg | 8 |
| | > 40 mmHg | 0 |
| Estado neurológico | Sem resposta a estímulos, convulsão ou em uso de relaxante muscular | 14 |
| | Letárgico, não chora | 10 |
| | Ativo, chorando | 0 |
| Status respiratório | Apneia ou gasping | 21 |
| | Em suporte ventilatório com FiO$_2$ 0,75 a 1 | 20 |
| | Em suporte ventilatório com FiO$_2$ 0,50 a 0,74 | 18 |
| | Em suporte ventilatório com FiO$_2$ 0,21 a 0,49 | 15 |
| | Sem necessidade de suporte ventilatório | 0 |
| Vasopressores | Sim | 5 |
| | Não | 0 |

Adaptada de California Transport Risk Index of Physiologic Stability (Ca-TRIPS).

Se houver óbito durante o transporte, o RN deve retornar ao hospital de origem, e, para fins de estatística epidemiológica, o óbito pertence ao local de origem. O atestado de óbito deve ser preenchido pelo médico que assistia o paciente antes do transporte, e as intercorrências detectadas no trajeto e as condutas tomadas pela equipe devem ser relatadas detalhadamente no prontuário do paciente.

A conclusão da missão só se dará com a desinfecção da incubadora e a reposição de suprimentos utilizados no transporte.

## MODALIDADES ESPECIAIS DE TRANSPORTE NEONATAL

Com aumento crescente das possibilidades terapêuticas dos RN em centros especializados, o transporte deles utilizando recursos diferenciados também foi se aprimorando. Alguns centros de terapia intensiva neonatal utilizam CPAP, cateter nasal de alto fluxo, óxido nítrico e até ECMO[2] para estabilização dos RN e, muitas vezes, estes necessitam de transferência para locais que garantam a continuidade do cuidado em nível mais alto de suporte e recursos. O transporte aeromédico de RN críticos que se beneficiam das terapêuticas citadas só poderá ocorrer se realizados por equipes especializadas, treinadas e que possuam equipamentos específicos e portáteis, adequados ao uso em ambulâncias terrestres e aeronaves de transporte.

## CONSIDERAÇÕES FINAIS

Transportar RN é uma tarefa que exige muita paciência, concentração, técnica e sinergia de toda a equipe.

São detalhes que garantem o bom andamento do transporte. A equipe tem a responsabilidade de conduzir com segurança os sonhos de muitas famílias, que, algumas vezes, nem esperaram 9 meses para serem realizados.

---

[2]Oxigenação por membrana extracorpórea, do inglês *extracorporeal membrane oxygenation* (ECMO).

## BIBLIOGRAFIA

Araújo BF, Zatti H, Oliveira Filho PF, et al. Influência do local de nascimento e do transporte sobre a morbimortalidade de recém_nascidos prematuros. J Pediatr. (RJ). 2011;87:257-62.

Balbino AC, Cardoso MVLML, Silva VM. Transporte inter_hospitalar de recém_nascido crítico: revisão integrativa da literatura. Medicina (Ribeirão Preto). 2015;48(6):610-8.

Bomont RK, Cheema IU. Use of nasal continuous positive airway pressure during neonatal transfers. Arch Dis Child Fetal Neonatal Ed. 2006;91(2):F85-9.

Bowman ED, Roy RN. Controle de temperatura durante o transporte de recém_nascidos: um problema antigo com novas dificuldades. J Paediatr Child Health. 1997;33:398-401.

Brasil. Ministério da Saúde. Portaria no 2.048/GM. Transferências e transporte inter_hospitalar. Brasília, DF; 2002.

Brasil. Ministério da Saúde. Secretaria de Atenção à Saúde. Departamento de ações programáticas e estratégicas. Manual de orientações do transporte neonatal. Brasília; 2012.

Brasil. Ministério da Saúde. Secretaria de Atenção à Saúde. Departamento de ações programáticas e estratégicas. Manual de orientações do transporte neonatal. Brasília; 2017.

Campbell AN, Lightstone AD, Smith JM et al. Vibração mecânica e níveis sonoros experimentados no transporte neonatal. Am J Dis Child. 1984;138:967-70.

Conselho de Federal de Medicina. Resolução nº 1.672/2003. Dispõe sobre o transporte inter_hospitalar de pacientes e dá outras providências. Brasília, DF; 2003.

Frakes M, Haemmerle SR. Neonatal nitric oxide transports by traditional rotor wing flight teams. Air Medic J. 2004;23(5):33-4.

Greisen G. Neonatal transfer a thin layer of glue to keep the service network together? Arch Dis Child Fetal Neonatal. 2007;92:159-60.

Grubbs TC Jr, Kraft NL. Problemas de transporte neonatal com infusões de prostaglandina E1. Air Med J. 2002;21:8-12.

Leslie A, Stephenson T. Transferências neonatais por profissionais de enfermagem neonatal avançados e registradores pediátricos. Arch Dis Child Fetal Neonatal. 2003;88:F509-12.

Miller C. Os efeitos fisiológicos do transporte aéreo no neonato. Neonatal Netw. 1994;13:7-10.

Respiratory support strategies in neonatal transport in the UK and Ireland. Eur J Pediatr. 2025;184(1):115.

Sociedade Brasileira de Pediatria. Transporte do Recém-nascido de alto risco: Diretrizes da Sociedade Brasileira de Pediatria. 3. ed. São Paulo: SBP; 2024.

Tamez R. Enfermagem na UTI neonatal. 5. ed. Rio de Janeiro: Guanabara Koogan; 2016. p. 194.

# 22 Transporte Aeromédico em Pediatria

Ana Cristina Costa da Silva • André Ricardo Moreira •
Euseli de Assis Batista • Michelle Taverna

## INTRODUÇÃO

As mudanças recentes nos centros especializados de saúde afetaram drasticamente o transporte de pacientes. Nota-se a ênfase na contenção de custos, bem como nos casos mais graves, o que altera condutas e protocolos no sentido de direcionar a maior parte deles para os centros especializados.

A Air Medical Physician Association (AMPA) preconiza que todo paciente seja transportado para a referência mais apropriada, usando o modelo mais adequado de transporte, por meio de ambulâncias terrestres, helicópteros e aviões.

Atualmente, a maioria dos recém-nascidos em risco são acompanhados durante a gestação, por meio do pré-natal, e, quando o parto se aproxima, a gestante é encaminhada para centros especializados com boa estrutura física e profissional para o atendimento ao binômio mãe/neonato. Entretanto, quando há intercorrência no parto e o neonato nasce em um local sem estrutura, o serviço aeromédico pode ser acionado para transferência do paciente para um centro mais especializado, aumentando a chance de vida do neonato, por se tratar de um atendimento rápido e seguro. Um exemplo de transporte aeromédico é a asa rotativa, que transfere um paciente em um raio de 160 a 240 km, de acordo com Rzonca et al.

O transporte de uma criança gravemente doente é um evento estressante para ambos, família e o paciente consciente. O acompanhamento dos pais durante o transporte é altamente desejado, tanto pelos pais quanto pela criança, pois visa reduzir a ansiedade e o estresse desse momento tão impactante e assustador para ambos.

Uma característica específica de uma ambulância aérea de transporte é seu espaço limitado na cabine, com a impossibilidade de separar os pais das crianças em caso de intervenções médicas necessárias e emergenciais, como intubação e ressuscitação cardiopulmonar (RCP). Isso que significa que se houver uma emergência com o paciente em voo, o acompanhante estará muito próximo dos profissionais; até pouco tempo isso era um obstáculo, pois se entendia que o aspecto psicológico dos pais diante dessa situação era imprevisível. No entanto, tem havido uma notável mudança cultural na prática clínica de permitir o apoio dos pais durante procedimentos invasivos e até mesmo promover envolvimento dos pais durante a reanimação no pronto-socorro ou na UTI ambiente.

A tecnologia tem avançado também na área de emergência e terapia intensiva pediátrica. O índice de morbidade e mortalidade diminuiu consideravelmente após a modernização dos serviços especializados. Entretanto, o alto custo e a complexidade fazem com que esses recursos não estejam disponíveis em todos os serviços hospitalares.

A necessidade de transportar crianças gravemente enfermas também aumentou. Em razão da especificidade e dos riscos envolvidos, faz-se necessário que os transportes pediátricos sejam gerenciados e realizados por uma equipe de profissionais especializada em pediatria.

Estudos mostram que o transporte de asa fixa e ambulância aérea de pacientes pediátricos é viável e seguro, mesmo em distâncias muito longas, quando realizadas por equipes de transporte experientes e especializadas. A falta de equipamento adequado e os baixos níveis de qualificação do pessoal envolvido no transporte de pacientes críticos, intra ou interhospitalar podem ser o diferencial no desfecho dos atendimentos.

Um estudo relatou que 43% de todos os erros médicos impactam os pacientes fora da unidade de terapia intensiva (UTI). Com os transportes aeromédicos, fatores de risco adicionais são introduzidos. Os efeitos fisiológicos da altitude, tanto a pressão quanto o declínio da densidade, podem levar à hipóxia hipobárica, e gases presos nas cavidades do corpo irão expandir-se e causar estresse do tecido. A recuperação rodoviária ou aérea confere exposição a estressores ambientais, como som, vibração e luz excessiva, em virtude da exposição ao ambiente externo (sol) e do trânsito em diferentes ambientes e veículos.

A maioria dos profissionais que trabalham com transporte de pacientes críticos experiencia desconforto no atendimento às crianças que estão em sofrimento, principalmente por causa da limitada experiência com esse tipo de população. Isso reflete no tipo de transporte escolhido, sendo considerado de alto ou baixo risco em decorrência da estrutura e da experiência da equipe.

O desafio dos profissionais que prestam atendimento às crianças acometidas de doença clínica ou traumática está impactado nos padrões dos estágios de crescimento e desenvolvimento. O entendimento dessas fases da pediatria auxilia a fornecer acesso e tratamento atual e apropriado.

O transporte aeromédico pediátrico pode ser empregado nas áreas rurais no sentido de acelerar o translado, havendo poucas evidências dos benefícios nas áreas urbanas que dispõem de transporte terrestre com deslocamento aos centros de trauma pediátrico, sendo tão rápido quanto as aeronaves.

No Brasil, o serviço aeromédico vem crescendo em todo território nacional, com a Lei Nacional nº 01/2021 da Comissão Nacional de Urgência e Emergência (CONUE), que requereu a alteração e adequação da Resolução do Conselho Federal de Enfermagem (COFEN) nº 656/2020, que normatiza a atuação do enfermeiro na assistência direta e no gerenciamento do atendimento pré-hospitalar móvel e inter-hospitalar em veículo aéreo.

O período em que os pacientes pediátricos criticamente doentes ou traumatizados viajam entre as instituições de saúde representa, particularmente, o tempo em que estão mais vulneráveis. As aeronaves de asa rotativa e asa fixa, definidas como suporte avançado de vida, demonstram ter profissionais de saúde com *expertise* no cuidado crítico a pacientes.

Os serviços pré e inter-hospitalares devem dispor de um médico pediátrico na central de regulação para realização da triagem pré-transporte. Evidências demonstram que uma equipe especializada e bem treinada reduz consideravelmente o risco de eventos adversos, contribuindo para um prognóstico positivo.

Nesse sentido, o grande desafio dessas equipes é estar preparadas com todo o espectro de tamanhos de equipamentos necessários para a ação de um paciente pediátrico, que vai desde o prematuro (< 500 g) até uma criança que pode chegar a 100 kg ou mais, de acordo com a Sociedade Brasileira de Pediatria.

Para Wells et al., os objetivos do transporte pediátrico estão divididos em três tarefas a serem cumpridas:

- Realizar o acesso ao paciente pela equipe de transporte, para verificar as necessidades do tipo de suporte médico necessário, incluindo profissionais de saúde e equipamentos
- Determinar a suficiência da estabilidade hemodinâmica que deve ser realizada em conjunto com a equipe de origem ou na chegada à cena pela equipe de resgate e transporte
- Manter a estabilidade do paciente durante todo o ciclo de movimento entre as instalações de tratamento médico, contrabalançando os estresses associados à evacuação aeromédica, bem como a possível progressão de algum problema médico subjacente.

Os fatores que levam à deterioração clínica no RN submetido ao transporte são muitos e podem ser independentes das condições de transporte. Gravidade pré-transporte, idade gestacional, peso e uso de fármacos vasoativos influenciam a estabilidade durante o transporte. Além disso, as condições inerentes ao transporte também podem contribuir para a instabilidade do paciente: vibrações, barulho excessivo e diferença de temperatura, distância e tempo de duração do transporte. Em razão dessas condições, a equipe de transporte deve estar preparada para conhecê-los e minimizá-los, conforme Toledo et al.

O quantitativo de horas empenhadas, acarretando um aumento do tempo, em algumas situações 10 horas ou mais, não é determinado apenas pelo tempo de voo, mas também por duas grandes "pernadas": deslocamentos do transporte terrestre do hospital referência de origem para a aeronave e, posteriormente, da aeronave para o hospital de tratamento especializado. A meteorologia e as dificuldades mecânicas podem aumentar ainda mais o tempo.

Os helicópteros são considerados aeronaves de asas rotativas, têm vantagens distintas, como decolagens e pousos na vertical, permitindo acessar áreas não viáveis para viaturas terrestres ou aviões, alcançando uma velocidade de até 241 km/h e podendo voar em altitudes baixas, com menos de 600 metros de ponto a ponto. Um número pequeno de helicópteros pode atender a grande parte da população, cobrindo as distâncias com a rapidez dos voos de ida e volta. Existem desvantagens, como: condições climáticas de voo visual ou de calor; limitações de espaço no interior, que dificultam os procedimentos (p. ex., a intubação orotraqueal); e altos custos na compra e na manutenção da ambulância aérea.

Como regra geral, as aeronaves de asas fixas (aviões) são mais seguras do que helicópteros, pois usam áreas estabilizadas para pouso como aeroportos, voam em altitudes de cruzeiro já estabelecidas, minimizando os riscos sobre objetos ou humanos, além de voarem por instrumentos e com piloto e copiloto, o que aumenta ainda mais a segurança. As altas velocidades, em média de 400 a 965 km/h, e a capacidade de viajar grandes distâncias são duas das principais vantagens. Também, dependendo do modelo e do tipo de avião, civil ou militar, transportam de dois a centenas de pacientes com múltiplos membros na equipe aeromédica e variados equipamentos sem limitação de peso. Entre as desvantagens, o alto custo de um avião específico para atividade aeromédica faz com que serviços de saúde utilizem empresas de táxi aéreo, realizando adaptações homologadas ou não. Além disso, há a necessidade de pistas de pousos com tamanhos adequados, bem como os custos com taxas de hangaragem.

A pressurização utilizada em alguns modelos de aviões é o método mais efetivo para proteger as pessoas dos efeitos fisiológicos de um ambiente aeroespacial (hipobárico). Com a redução da pressão barométrica em grande altitude, o sistema de pressurização é aplicado no interior da cabine do avião, aumentando essa pressão e deixando acima da que está no ambiente externo, diminuindo os efeitos deletérios aos ocupantes.

A Sociedade Brasileira de Pediatria aborda que o transporte aéreo pode ser adequado para distâncias acima de 150 km; os helicópteros, utilizados na função de resgate com vítimas em locais de difícil acesso. Porém, são limitados por condições climáticas adversas e falta de espaço físico para realização de alguns procedimentos específicos.

As alterações que ocorrem no transporte aéreo dos pacientes, como hipóxia, disbarismos, umidade, temperatura, vibração, ruído, forças acelerativas, forças gravitacionais, luminosidade, fadiga de voo e mudanças de zonas de tempo (meridionais), são chamadas de estressores de voo. É importante que a equipe aeromédica tenha conhecimento de fisiologia aeroespacial, no sentido de manejo específico de cada alteração.

Os tipos de estressores do transporte estão associados, na visão da American Academy of Pediatrics (AAP), ao ambiente e ao transporte aeromédico por meio do estresse de voo e o autoimposto, podendo ser cumulativos e ocasionar comprometimento emocional e fisiológico.

Em e crianças, existem muitas diferenças anatomofisiológicas em comparação com o adulto, o que gera grande risco de desenvolvimento de várias doenças relacionadas à altitude, especialmente em RN e crianças nos primeiros 12 meses de vida. Entre as doenças estão a tendência do aumento na incompatibilidade na relação ventilação-perfusão e a maior suscetibilidade à hipoxemia em pacientes neonatais e pediátricos; nas crianças, a gravidade dos sintomas irá diminuir com o aumento da idade. Entretanto, é essencial a equipe de voo observar o início dos sintomas durante todo o transporte.

A expansão de gases em altitude pode causar problemas em pacientes pediátricos, como efeito da contratilidade diafragmática, pois, embora as cavidades preenchidas com gás em potencial ou com a real quantidade sejam menores nas crianças, os efeitos da expansão são relativamente maiores. Em geral, observa-se barotite nas crianças menores de 6 anos em decorrência de síndromes que levam à produção de secreção (catarro), obstruindo as pequenas tubas de Eustáquio quando estão levemente inflamadas. Nesse sentido, recomenda-se encorajar as crianças pequenas e lactentes a sugarem dispositivos como chupetas, e as crianças maiores, a engolirem por meio de líquidos e utilizarem a manobra de Valsalva na decolagem e no pouso da aeronave. O uso prévio 1 a 2 horas pré-decolagem e 30 minutos pré-aterrissagem auxilia na prevenção de sintomas e dor.

Nesse sentido de prevenção e manejo de pacientes pediátricos aerorremovidos, Carvalho organiza um roteiro pré-transporte (Tabela 22.1).

| **Tabela 22.1** Perguntas para o transporte de paciente crítico. |
| --- |

**Via aérea**

Via aérea segura é necessária?
Há material para via aérea segura?
O tubo traqueal está fixado?
A posição do tubo está adequada?
A aspiração de vias aéreas está disponível?

**Respiração**

Há necessidade de oferta de oxigênio?
Há dispositivo para oferta de oxigênio?
Há oxigênio suficiente para o tempo de transporte?
Há necessidade de suporte ventilatório?

**Circulação**

A perfusão está adequada?
Estão ocorrendo perdas mensuráveis?
Há necessidade de acesso vascular?
Há dispositivos para acesso vascular?
Há soluções expansoras suficientes?

**Temperatura**

Há berço/incubadora pré-aquecidos?
Há aquecimento no veículo?
Há como monitorar a temperatura corpórea?
Há dispositivos para aquecimento externo?

**Procedimentos**

Há condições de obtenção de via aérea?
Há condições de obtenção de acesso vascular?
Há condições de colocação de sonda gástrica?
Há condições de aliviar pneumotórax hipertensivo?

**Monitoramento**

Quem faz o monitoramento clínico?
Os monitores (ECG, $SatO_2$, temperatura) estão conectados ao paciente?
Quem monitora a glicemia?

**Equipamento**

Os monitores (ECG, $SatO_2$, temperatura) foram testados?
Há bateria carregada para monitores/aspirador?
Há pilhas/baterias nos laringoscópios?
Há equipamento necessário para situações de emergência?

**Fluidos/fármacos**

Há soluções IV suficientes para o trajeto?
Há mistura/alimento/nutrição parenteral suficiente para o trajeto?
Há fármacos para reanimação?
Há fármacos para sedação/analgesia?
Há fármacos especiais (de acordo com doença de base)?

**Comunicação**

Qual o hospital/UTI (endereço) do destino?
Qual o local de entrada do paciente?
Há leito assegurado para o paciente?
Quem é o profissional de referência (nome e telefone)?
Todas as informações do paciente estão registradas e presentes?
Há termo de consentimento assinado pelo responsável?
Há acompanhante do paciente?

ECG: eletrocardiograma; IV: intravenosas; UTI: unidade de terapia intensiva.
(Adaptada de Barry, Ralston, Carvalho).

## VIAS AÉREAS

Aproximadamente, metade dos transportes pediátricos e neonatais requer intervenções respiratórias antes mesmo de se iniciar o trajeto. As emergências respiratórias pediátricas são as causas mais comuns tanto dos transportes como das admissões hospitalares e morte.

O objetivo do manejo da via aérea é assegurar a ventilação e alcançar a oxigenação tecidual adequada. No ambiente pré-hospitalar, aéreo ou terrestre, isso pode ser difícil, em decorrência de situações como trauma facial, lesão de laringe e patologias congênitas, como atresia ou estenose das coanas, propiciando acesso limitado à via aérea.

Para as equipes de voo, é importante reconhecer as diferenças anatômicas para o manejo da via aérea da criança com relação ao adulto, sendo as mais comuns:

- Região occipital mais larga com relação ao corpo, ocasionando flexão na posição supina e obstrução da via aérea. Uma toalha embaixo dos ombros pode ser utilizada para melhorar o posicionamento
- Crianças menores apresentam língua mais larga, ocasionando obstrução quando o paciente apresenta diminuição do nível de consciência associada à posição supina. O controle da língua e da epiglote na laringoscopia pode ser mais difícil
- A traqueia pediátrica é mais curta, propiciando seletividade na intubação e na autoextubação do paciente, associado a dificuldade de intubação, pneumotórax, hipóxia e óbito. No ambiente pré-hospitalar aéreo e terrestre, em decorrência de espaço restrito, movimentos e ruídos, há dificuldade em reconhecer o deslocamento do tubo apenas com avaliação clínica.

Alguns dispositivos respiratórios no paciente pediátrico consistem em:

- Cânula nasal
  - Fração inspirada de oxigênio ($FiO_2$) de 24 a 44% com fluxo de 1 a 6 $\ell$/min
  - Não há necessidade de umidificação durante o transporte
- Máscara simples
  - $FiO_2$ de 35 a 60% com fluxo de 6 a 10 $\ell$/min
  - Alta concentração comparada à cânula nasal
  - Pode ser utilizada no transporte
- Cânula nasal de alto fluxo
  - $FiO_2$ próximo de 100% quando aquecida entre 34 e 37°C
  - Reduz o esforço respiratório
- Máscara não reinalante com reservatório
  - $FiO_2$ de 95% com fluxo de 10 a 15 $\ell$/min
  - Alta concentração com respiração espontânea do paciente
  - Máscara deve estar bem fixada e reservatório inflado para garantir o fluxo de oxigênio
- Halo de oxigênio
  - $FiO_2$ próximo de 80 a 90% com fluxo de 10 a 15 $\ell$/min
- Reduz o esforço respiratório.

A intubação endotraqueal é um dos métodos mais efetivos na via aérea pediátrica, mas requer treinamento inicial dirigido, habilidades técnicas e julgamento clínico, pois esses pacientes têm alto risco de deterioração como bradicardia e dessaturação. Os tubos traqueais pediátricos são desenvolvidos para ser seguros com ou sem *cuff* (balonetes).

A American Heart Association (AHA), por meio do Pediatric Advanced Life Support (PALS) e do Advanced Trauma Life Support (ATLS), recomenda a tabela ou fita de Broselow como consulta para definir tamanhos e condutas adequadas.

Como sugestões da escolha do tamanho dos tubos traqueais, destacam se:

$$\text{Tamanho do tubo endotraqueal} = \frac{16 + \text{idade em anos}}{4}$$

$$\text{Tamanho do tubo endotraqueal sem } cuff = \frac{\text{idade em anos} + 4}{4}$$

$$\text{Tamanho do tubo endotraqueal com } cuff = \frac{\text{idade em anos} + 4}{3}$$

Vale ressaltar a ampla utilização de *cuff* no tubo traqueal na população pediátrica e neonatal, e os riscos de danos à mucosa devem ser proativamente manejados durante todo o processo do transporte, em virtude dos gases presos que se expandem à medida que a pressão barométrica diminui. Conforme a Lei de Boyle-Mariotte, a pressão *intracuff* deve ser monitorada e ajustada rotineiramente nos transportes de asa fixa e asa rotativa, com a disponibilidade do dispositivo "cuffômetro". Soluções como soro fisiológico ou água destilada podem ser consideradas para evitar alterações excessivas dessas pressões.

Um dos dispositivos subutilizados nos dias atuais refere-se à capnografia. A máscara laríngea como dispositivo supraglótico (usado em todas as idades) provê ventilação de resgate nas situações de via aérea difíceis. No ambiente aeroespacial, o *cuff* também pode expandir-se e a pressão deve ser monitorada nas mudanças de altitude.

## VENTILAÇÃO

Nos pacientes pediátricos aerorremovidos, é preferível cânula orotraqueal sem balonete (*cuff*), em razão da Lei de Boyle-Mariotte, pois ocorre a expansão de gases, o que pode causar isquemia na traqueia. Ascendendo a 2.000 pés de altitude, o volume pode duplicar, e, nos casos de pneumotórax, distensão gástrica e balonetes (*cuff*) podem levar a um quadro de maior gravidade se não for tratado adequadamente. Nesse sentido, no que diz respeito ao conteúdo do balonete, pode-se substituir o ar por água destilada ou soro fisiológico para diminuir esses efeitos.

Durante o transporte aeromédico, o aspecto mais ameaçador da hipóxia é seu início insidioso. A equipe de transporte pode estar envolvida com múltiplas atividades no cuidado ao paciente e não perceber precocemente os sinais ou sintomas nele ou em si mesma. Os efeitos mais sérios da hipóxia de altitude não se desenvolvem até a pressão manter-se entre 10.000 e 12.000 pés de altitude. Crianças e outros pacientes com baixo volume corrente e o aumento do consumo de oxigênio têm menor capacidade de responder ao insulto por hipóxia e são mais propensos a desenvolver complicações relacionadas.

As crianças pequenas podem desenvolver hipóxia no período em que as aeronaves ascendem a altitudes acima do nível do mar, ocasionando queda da pressão barométrica e, consequentemente, da pressão parcial de oxigênio do ambiente e da pressão alveolar. Pré-termos e crianças pequenas em uso de altas concentrações de oxigênio ou com doenças respiratórias, como sepse e choque, estão particularmente em risco. Para crianças menores que estão recebendo oxigênio, é necessário aumentar a concentração durante o voo, devendo, inclusive, ser antecipada. O ajuste de $FiO_2$ para altitude pode seguir a fórmula (Insoft):

$$\text{Ajuste de } FiO_2 = (FiO_2 \times Pb_1)/Pb_2$$

em que:
$FiO_2$ representa a $FiO_2$ atual
$Pb_1$, a pressão barométrica atual
$Pb_2$, a pressão barométrica da maior altitude durante o voo de transporte.

Muitas patologias pediátricas são exacerbadas quando se está em grandes altitudes, incluindo pneumonia, asma aguda, pneumotórax, choque e perda sanguínea. Embora a hipóxia relacionada à altitude seja preocupante, o uso de oximetria de pulso e suplementação de oxigênio minimiza os efeitos deletérios. No cenário de uma hipoxemia, o aumento da $FiO_2$ e, em algumas situações, a adição de pressão expiratória final positiva (PEEP, do inglês *positive end expiratory pressure*) facilmente compensam os efeitos da hipóxia de altitude. Entretanto, em raros pacientes que recebem o máximo de suporte de oxigênio e voos a baixa altitude, permite-se aproximar de uma cabine artificial, como ao nível do mar, resultando no aumento da pressão parcial de oxigênio e mantendo uma $PO_2$ aceitável.

## VENTILADORES MECÂNICOS

Os ventiladores de transporte devem ter certificados de aeronavegabilidade, que verificam a passagem pelos testes homologados de estressores de voo, como temperatura, vibração, forças gravitacionais etc. Por serem destinados ao público pediátrico e neonatal, além dos padrões ventilatórios, eles devem fornecer $FiO_2$ regulável entre 21 e 100%, no sentido de limitar o fornecimento de oxigênio nos pacientes neonatais e pediátricos com cardiopatias congênitas.

## ÓXIDO NÍTRICO

Crianças com hipóxia por falência respiratória e evidência clínica ou ecocardiografia de hipertensão pulmonar são candidatas à terapia com óxido nítrico. Nessas situações, ainda existem posições controversas na decisão de se iniciar a terapia de óxido nítrico durante o transporte, podendo atrasar a transferência e devendo ser considerados os potenciais riscos e benefícios do uso fora da unidade de terapia intensiva (UTI), incluindo gravidade da doença, dispositivos adequados para transporte, distância a ser transportada e tempo empenhado para receber os recursos apropriados, bem como os estressores do ambiente aeromédico.

## CIRCULAÇÃO

### Cardiopatias congênitas

Crianças com cardiopatia congênita têm o direito de tratamento, transporte e seguimento garantido pela Portaria nº 1.727, de 11 de julho de 2017, do Ministério da Saúde, que descreve:

Art. 1º Fica aprovado o Plano Nacional de Assistência à Criança com Cardiopatia Congênita, com o objetivo de estabelecer diretrizes e integrar ações que favoreçam o acesso ao diagnóstico, ao tratamento e à reabilitação da criança e do adolescente com cardiopatia congênita, bem como a redução da morbimortalidade desse público.

Art. 2º O Plano visa orientar a organização da assistência à criança com cardiopatia congênita, de modo a proporcionar o cuidado integral da criança em todas as etapas: prénatal, nascimento, assistência cardiovascular e seguimento. Isso se faz necessário devido à distribuição geográfica desigual dos centros de referência e da dimensão do nosso país.

Com o avanço da tecnologia na área da cardiologia, cada vez mais temos crianças beneficiando-se das técnicas cirúrgicas para correção de problemas anteriormente sem solução. As cardiopatias podem ser classificadas como cianóticas ou acianóticas, e conforme sua gravidade.

- Cardiopatias críticas: manifestam-se no período neonatal por meio de hipóxia, insuficiência cardíaca ou baixo débito sistêmico, demandando intervenção no 1º mês de vida
- Cardiopatias graves: são as cardiopatias que não se enquadram na categoria anterior, porém ocasionam sinais de insuficiência cardíaca ou hipóxia e geram a necessidade de intervenção no 1º ano de vida

- Cardiopatias moderadas: são aquelas que não cursam com sinais de insuficiência cardíaca ou hipóxia ao longo do 1º ano de vida, mas que demandam correção do defeito ainda na infância
- Cardiopatias discretas: são os defeitos cardíacos sem repercussão ou com discreta repercussão hemodinâmica e que prescindem de correção na infância.

Quando há suspeita ou diagnóstico confirmado de doença cardíaca na fase pré-natal, na impossibilidade de transportar a gestante, o transporte do RN deve ser programado o quanto antes para um centro de referência em cardiologia. A estabilização pré-transporte tem papel fundamental para o sucesso do transporte.

Pacientes pediátricos com insuficiência cardiopulmonar grave e refratária podem beneficiar-se com o suporte de oxigenação por membrana extracorpórea (ECMO) até que o agravo primário tenha diminuído ou sido tratado. Há centros de referência como o Hospital Pediátrico Nationwide (nos EUA), que fornece o serviço de transporte aéreo de pacientes em uso de ECMO encaminhados para avaliação de transplante.

Segundo a Extracorporeal Life Support Organization, nas aeronaves devem ser dadas considerações específicas aos efeitos do ambiente de voo, às intervenções do cuidado e aos equipamentos da ECMO.

A altitude de voo deve ser planejada, porque em níveis maiores propiciam tempos de voo mais curtos, menos turbulência e menos consumo de combustível; entretanto, baixa pressão barométrica pode acarretar a hiperoxigenação do circuito, fazendo com que o oxigênio seja propagado por meio de bolhas para fora da solução, em decorrência de $PO_2$ baixa (Tabela 22.2).

Alguns dispositivos comerciais de ECMO são apresentados nas Figuras 22.1 e 22.2.

## TEMPERATURA

Durante o transporte de helicóptero, avião e transporte terrestre, o paciente e a equipe podem ser expostos a uma significante variação de temperatura, que pode resultar em complicações clínicas, e à operacionalidade do transporte, que são atribuídas à sazonalidade da variação de altitude e aos fatores geográficos.

**Tabela 22.2** Configuração adequada da aeronave para transporte com suporte de oxigenação por membrana extracorpórea (ECMO).

1. Espaço interno adequado, propiciando acesso ao paciente e equipamentos de voo
2. Configuração adequada e segura para entrada e saída do paciente da aeronave
3. Acesso dedicado e amplo a oxigênio, ar comprimido e sucção durante toda a duração do voo
4. Fonte de energia ou inversos para fornecer energia ininterrupta para todos os equipamentos da ECMO e transporte durante todo o voo
5. Luminosidade adequada e regulação da temperatura da cabine
6. Atenuação de vibração e ruído
7. Comunicação entre todos os integrantes da equipe de voo

Adaptada de Extracorporeal Life Support Organization.

A exposição a essas alterações pode resultar em aumento do metabolismo, consumo de oxigênio, hipóxia, náuseas, cefaleia, desorientação, fadiga, desconforto, irritabilidade, desempenho deficiente e redução da capacidade de lidar com outros tipos de estresse.

A cabine da aeronave deve ser mantida em uma temperatura confortável para minimizar a exposição aos ambientes extremos. Entretanto, a média da temperatura de cabine é de 18 a 24°C e, muitas vezes, pode ser confortável a alguns pacientes adultos e insuficiente para as crianças. O desafio é detectar precocemente se a criança está em sofrimento pela exposição à baixa temperatura, isso porque os pacientes pediátricos tendem a não interpretarem adequadamente as questões relacionadas à perda da temperatura.

No caso da prevenção da hipotermia, roupas úmidas ou molhadas devem ser removidas e, para limitar a perda de calor, camadas de roupas e cobertores devem ser usados.

Deve-se atentar para voos de resgate nos quais a configuração do helicóptero utiliza abertura abrupta da porta lateral em voo, para que o operador aerotático ou operador de suporte médico auxiliem o comandante no pouso e/ou decolagens, ocasionando entrada de vento em alta velocidade de forma convectiva com diminuição brusca de temperatura do paciente pediátrico. Em razão disso, deve-se reforçar dispositivos térmicos e posicionamento da tripulação promovendo anteparos físicos.

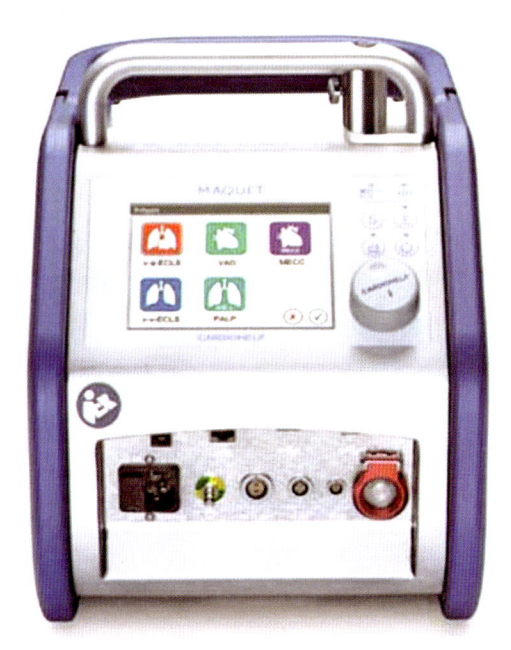

**Figura 22.1** Aparelho de ECMO.

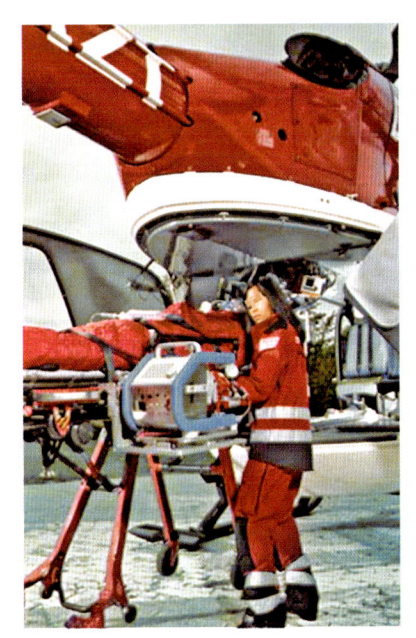

**Figura 22.2** Aparelho de ECMO em operação.

## UMIDADE E DESIDRATAÇÃO

Quando a altitude aumenta e o ar resfria, a umidade relativa do ar diminui significativamente. As aeronaves pressurizadas retiram o ar fresco da parte externa, o que pode resultar em uma cabine com nível extremamente baixo de umidade. Por isso, a desidratação torna-se outra preocupação com nível extremamente baixo de umidade, associado ao uso de oxigênio medicinal seco, podendo acarretar a desidratação do paciente.

A diminuição da umidade está relacionada às secreções das vias aéreas dos pacientes, que podem ficar ressecadas e obstruídas, resultando em atelectasias, hipoxemia. Em pacientes intubados e/ou traqueostomizados isso pode levar à produção de "rolhas", com endurecimento da secreção. O uso de oxigênio umidificado em casos específicos auxilia nesse sentido.

Para a prevenção da desidratação, podemos infundir fluidos intravenosos, que permitem reposição volêmica, sedoanalgesia ou permeabilidade dos acessos por meio de uma taxa de infusão baixa e, preferencialmente, com dois acessos venosos pérvios, sendo pelo menos um deles em bomba de infusão e/ou bomba de infusão de seringa, evitando-se, com isso, iatrogenias. Em virtude da alteração de altitude, que influencia o aumento ou diminuição da velocidade dos fluidos, por meio da lei de Boyle-Mariotte, pressurizadores de solução sofrem desse mesmo estressor de voo. A ingestão de fluidos orais deve ser evitada; porém, quando houver necessidade, a administração deve ser acompanhada e monitorada cuidadosamente, para não haver comprometimento de vias aéreas, especialmente nos transportes de longa distância.

## DINÂMICA DE FLUIDOS

Em voos longos ou em altas altitudes com diminuição da pressão barométrica, forças gravitacionais, vibração e extremos de temperatura podem ocasionar escape de fluidos para o terceiro espaço, evidenciando sinais como edema, desidratação, aumento de frequência cardíaca e diminuição de pressão arterial. Outros estressores de voo ou doenças preexistentes podem agravar o início das complicações e, assim, ocorrer a formação do terceiro espaço.

## FORÇAS GRAVITACIONAIS

A posição do paciente no interior da aeronave pode ter efeitos fisiológicos importantes durante mudanças bruscas de direção e excessivas de velocidade, principalmente em aeronaves com asa rotativa.

Para pacientes com doenças cardíacas ou que tenham sobrecarga de fluidos, bem como hipertensão intracraniana nas lesões cerebrais, a condição clínica é melhorada durante a aceleração, em virtude da força gravitacional causada pelo posicionamento do paciente dentro da aeronave de asa fixa, que estará acomodado de costas/cabeça para o *cockpit*. O acúmulo de sangue que está na parte superior do corpo será direcionado para os membros inferiores pelo aumento dessas forças gravitacionais que vão em direção à cauda da aeronave, minimizando a congestão cardíaca/pulmonar e/ou a pressão intracraniana. Na desaceleração, o inverso ocorrerá e poderá acarretar um aumento na congestão e/ou pressão intracraniana, a qual pode ser reduzida se elevarmos o decúbito do paciente a 30° ou modificarmos seu posicionamento na maca, colocando a cabeça voltada para a cauda da aeronave.

## NEUROLÓGICO

Para Sanchez et al., nas crianças acometidas de trauma cranioencefálico com valores de escala de coma de Glasgow entre 10 e 11 ou menor, que necessitem de transporte aéreo por helicóptero ou avião, a intubação está indicada.

O paciente pediátrico traumatizado, ou com doença clínica, está suscetível ao aumento ou à diminuição da pressão intracraniana (PIC), levando à instabilidade do quadro hemodinâmico de forma brusca.

Os profissionais devem se atentar a ventilação/oxigenação, sedação preventiva, ou quando necessário, posicionamento adequado (cabeceira elevada 30° e acomodação no interior da aeronave na decolagem e no pouso), bem como relação de descida moderada nas grandes altitudes para baixas e utilização de pistas longas para evitar desacelerações agudas.

## SEGURANÇA

O posicionamento pode aumentar ou diminuir os efeitos das forças gravitacionais; por exemplo, durante a desaceleração tanto no ar quanto em solo, uma pessoa ou objeto posicionados para frente podem ser projetados ou ejetados do assento. Em contraste, o posicionamento que permite o paciente permanecer direcionado para parte posterior pode prover melhor fixação durante uma colisão.

O transporte de crianças como paciente pediátrico em fase aguda da situação clínica/traumática requer intervenções como abordagem das vias aéreas, ventilação ou suporte circulatório, com monitoramento e tratamento do suporte avançado de vida ou simplesmente o fornecimento de oxigênio ou nebulização.

Vários são os tipos e *layouts* de aeronaves, observando-se a legislação e ergonomia. As posições mais seguras para acomodar os pacientes pediátricos na maca ou em dispositivos comerciais (bebê-conforto, cadeirinhas e *Kendrick extrication device* – KED) são: posição supina ou posição de semi-Fowler. Essas posições permitem que a equipe possa avaliar continuamente o paciente e executar o tratamento em rota.

Algumas crianças são pacientes e não estão em fase aguda da doença (estáveis hemodinamicamente), mas necessitam de transporte para referências em recursos médicos. Existem várias opções de transportes seguros e que protegem o paciente pediátrico. Muitas dessas crianças são presas em posição supina na maca de transporte, com o efeito de restrição, o que as torna estressadas, ansiosas, com medo e dor. Quando possível, vale transportar essas crianças que apresentam quadro leve da doença em posição vertical, a fim de minimizar o estresse emocional e o desconforto com a maca, utilizando-se dispositivos de restrição para crianças que se fixam na maca de transporte (Figuras 22.3 a 22.5).

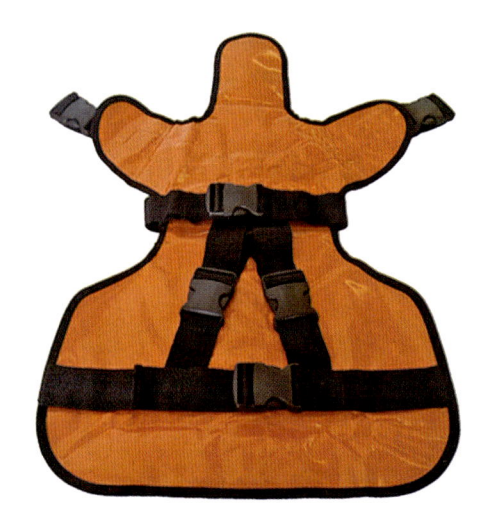

**Figura 22.3** Dispositivo para restrição pediátrica.

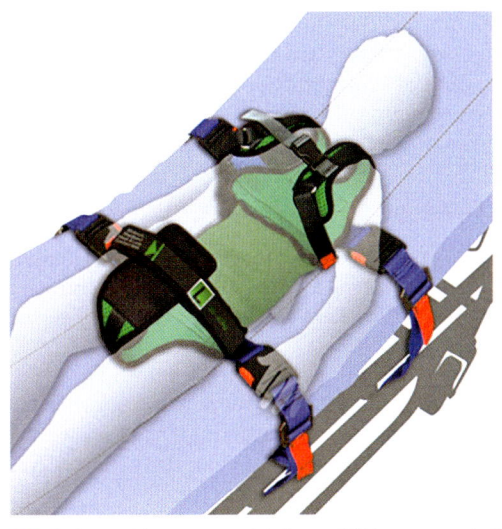

**Figura 22.4** Dispositivo para restrição pediátrica em ambulâncias.

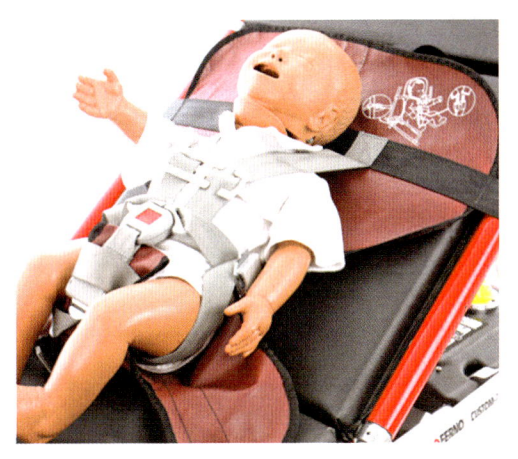

**Figura 22.5** Dispositivo para restrição pediátrica para uso exclusivo em ambulâncias.

Nos tipos de pacientes pediátricos citados anteriormente, tem-se como referência a utilização da Regulamentação Brasileira de Aviação Civil (RBAC) nº 91.107/20201, item C:

O operador cumpra com as regras a seguir:

(1) a cadeira de segurança deve ser adequadamente fixada a um assento ou beliche aprovado, voltado para a frente da aeronave;
(2) a criança deve estar adequadamente segura pelo sistema de amarração da cadeira e não deve exceder o peso limite estabelecido; e
(3) a cadeira deve possuir a etiqueta requerida pelo parágrafo (a)(3)(iii)(B) desta seção.

O dispositivo KED (Figura 22.6) pode ser utilizado em pacientes pediátricos, tanto doentes como traumatizados, principalmente em helicópteros de resgate.

**ATENÇÃO**

É imprescindível nunca aceitar levar a criança nos braços, tanto nos de parentes como nos do profissional da equipe, sem fixação regulamentada.

No protocolo Pediatric Education for Prehospital Profissional, o primeiro passo para decidir como transportar é determinar o monitoramento e o tratamento que são necessários durante o transporte. Quando o espaço da aeronave e a política do serviço permitir a presença de um acompanhante, após a fixação adequada deles, vale viabilizar o contato visual com a criança, favorecendo a diminuição da ansiedade.

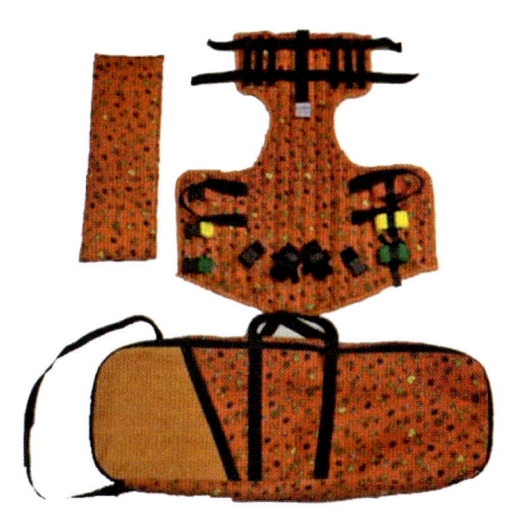

**Figura 22.6** Colete de imobilização dorsal para uso em pacientes pediátricos como forma alternativa de dispositivos de imobilização.

A exemplo das indústrias automotivas, a segurança nas aeronaves deve ter maior atenção, com o fomento de pesquisas e protocolos destinados à segurança do paciente pediátrico aeroremovido e crianças nos voos comerciais.

## Estabilização

Os objetivos da estabilização do paciente pediátrico helitransportado ou aerorremovido são:

- Respiratórios: manter ventilação e oxigenação em parâmetros aceitáveis relacionados à altitude com cálculo de %$FiO_2$, quando necessário
- Hemodinâmicos: manter pressão arterial e perfusão periféricas adequadas à idade do paciente pediátrico, fármacos calculados pelo peso para instabilidade hemodinâmica e parada cardiorrespiratória (PCR)
- Neurológicos: na criança traumatizada ou doença clínica, fármacos calculados pelo peso para dor, convulsões, agitação psicomotora, garantindo a segurança do paciente e da equipe de voo.

## Cuidados antes do voo

- Revisão de todas as informações de identificação do paciente pediátrico e comunicação aos pais ou ao responsável (assinatura do termo consentimento) do local para onde será aerotransportado por helicóptero, pois nem sempre há viabilidade da presença de acompanhante durante o voo pela restrição do espaço
- Administração pré-voo de antieméticos preventivos para conter os efeitos de outras medicações usadas e/ou estresse do voo
- Avaliação completa da condição clínica da criança, incluindo a história psiquiátrica, a medicação em uso e os comportamentos recentes; esses dados são fundamentais para planejar o transporte
- Controle de dor mediante analgesia
- Prevenção da hipo/hipertermia
- Monitoramento completo da criança: eletrocardiograma, oximetria periférica, pressão arterial e capnografia (se intubada)
- Drenagem de pneumotórax hipertensivo ou pequeno pneumotórax tratado com caráter preventivo
- Garantia de vias aéreas pérvias, avaliando-se a necessidade de intubação, bem como a fixação adequada do tubo orotraqueal,

certificando-se da correta adaptação à ventilação manual ou mecânica, vigiando pressões com risco de barotrauma

- Punção e fixação adequada de acessos periféricos de maior calibre possível. Acessos menos calibrosos também são aceitáveis e isso é melhor do que nenhum acesso. Uma alternativa é o acesso intraósseo ou cateter central
- Acomodação e fixação da criança no colchão a vácuo junto à maca da aeronave de transporte. Se a criança for muito pequena, utilizar dispositivos menores, como coletes de imobilização
- Crianças com indicação de imobilização com colar cervical, mas que não o toleram, podem ser imobilizadas bimanualmente ou utilizando-se coxins que preencham todos os espaços no entorno dela
- Em caso de hemorragias externas, providenciar curativos compressivos, principalmente nas regiões corporais da criança, que, em decorrência da vibração, podem aumentar e ser de difícil abordagem durante o voo
- Avaliação da necessidade de passagem de sonda oro ou nasogástrica para prevenção da distensão gástrica, bem como a sondagem vesical, em decorrência da altitude empregada na aeronave, que pode aumentar o volume contido no interior do estômago e/ou bexiga
- Verificação da agitação da criança consciente; se necessário, usar sedação para o translado
- Em casos específicos, como os traumatismos cranianos, indica-se a utilização de fármacos para prevenção de convulsão.

## Cuidados durante o voo

- Confirmação de canal de comunicação com o piloto para tipos de aterrissagem ou alterações de rota
- Monitoramento contínuo durante o voo, avaliando-se os sinais luminosos e sonoros e as interferências decorrentes das vibrações dos equipamentos ("artefatos"); checar pulsos centrais e periféricos
- Materiais necessários devem estar a postos e em posições ergonômicas de acesso ao profissional, como aspiradores de secreções, bem como nas situações de vômitos que não necessitem de lateralização do paciente
- Atenção ao desenvolvimento de pneumotórax
- Proteção auricular contra ruídos no interior da aeronave, utilizando-se dispositivos de tamanho adequado à criança
- Controle da temperatura da cabine, conforme relação com a patologia do paciente e proteção solar das janelas da aeronave
- Em helicópteros nos quais os pacientes pediátricos tenham contato visual com o efeito estroboscópico causado pela interrupção sequencial da luz solar pelas pás da aeronave girando, há maior sensibilidade para o desencadeamento de convulsões pela estimulação luminosa, portanto, o ideal será cobrir os olhos ou reposicionar a cabeça da criança, minimizando-se esse efeito.

## Cuidados pós-voo

- Na chegada ao hospital, manter o tratamento fornecido em voo até a completa transferência, evitando correntes de ar, exposição ao sol e chuva no trajeto até o leito definitivo
- Passagem do plantão entre os profissionais, médico de voo para médico receptor e enfermeiro de voo para enfermeiro receptor, abordando, no caso de resgate: local, meios de resgate empregados (rapel, extração, aquático), cinemática, quadro hemodinâmico encontrado, estabilização (procedimentos e fármacos) e helitransporte. No caso de transferência, abordar: patologia, procedimentos, evolução hemodinâmica, medicações contínuas

- Recuperar material utilizado, como macas, equipamentos e seus anexos, como cabos e ponteiras
- Reposição e desinfecção das mochilas e aeronaves por médicos e enfermeiros de voo, deixando sempre disponível para próximas missões de resgate ou translados eletivos.

## Paciente aerotransportado com covid-19

- Recomenda-se constantemente a revisão das melhores práticas e evidências para o transporte seguro com o emprego de aeronaves do paciente pediátrico com suspeita ou acometido de covid-19
- Todo paciente com mais de 2 anos, com suspeita ou confirmação para covid-19, deve ser aerotransportado utilizando máscara facial com a regulamentação nacional vigente, segundo a Air Medical Physician Association AMPA e a Sociedade Brasileira de Pediatria
- Conforme a Sociedade Brasileira de Pediatria, crianças menores de 2 anos não devem utilizar máscara, em decorrência do risco de sufocação. Para o uso efetivo da máscara, esta deve estar bem ajustada à face. Assim, há dificuldade da passagem de ar em decorrência de uma anatomia diferenciada, associada a patologias que propiciam exsudação com obstrução nasal e salivação mais intensa nos lactentes, que, por não terem desenvolvido maturidade suficiente, não conseguem retirar a máscara da face com facilidade
- Pacientes em ventilação mecânica devem utilizar filtros certificados de barreira contra vírus e bactérias. Deve-se atentar para o uso excessivo de vários filtros concomitantemente, ocasionando aumento do espaço morto em pacientes menores
- Todos os profissionais do voo e de pistas devem adotar as medidas de proteção recomendadas para covid-19, excetuando pilotos que tenham seu *cockpit* dividido em compartimentos separados do paciente
- A AMPA recomenda que, após o término da missão, a aeronave deve ser descontaminada, conforme protocolo institucional; após procedimento de desinfecção das superfícies deve manter a abertura de portas do compartimento do paciente para ventilação.

## CONSIDERAÇÕES FINAIS

Atenção meticulosa na avaliação inicial e reanimação adequada, além do tratamento adequado emergencial e intensivo pediátrico, reduzirão os riscos da morbimortalidade relacionada ao transporte. No sentido de promover segurança e qualidade técnica, as equipes aeromédicas frente ao transporte pediátrico, devem inicial e continuamente realizar capacitações com enfoque nessas especificidades de pacientes

Quando for possível ter uma equipe especializada de transporte pediátrico, ela deve realizar as transferências de crianças criticamente doentes ou traumatizadas, para minimizar os riscos de possíveis eventos adversos.

O sucesso do transporte aeromédico em um ambiente especializado, imprevisível e com alta pressão dependerá dos esforços das diversas disciplinas empregadas, como: serviços de comunicação, aviação, bombeiro, polícia, serviços pré-hospitalares locais e emergências hospitalares.

A fim de garantir a segurança e o conforto do transporte de pacientes pediátricos, alguns aspectos são imprescindíveis, como: avaliação minuciosa pré-transporte das condições clínicas; planejamento de rotas e tempo de viagem; embarque de equipamentos compatíveis com a idade e o peso do paciente; consenso entre os profissionais quanto aos procedimentos a serem adotados em caso de emergência em rota; consolidação de medidas de conforto térmico e umidade; certificação sobre prevenção de lesões; checagem de comunicação eficaz entre a equipe; monitoramento contínuo do paciente; manutenção do treinamento regular da equipe; elaboração do registro de todas as fases; e certificação de que todo material e equipamento sejam higienizados e repostos para próxima missão.

## BIBLIOGRAFIA

American Academy of Pediatrics. Committee on Injury and Poison Prevention. Restraint Use on Aircraft. Disponível em: http://pediatrics.aappublications.org/cgi/reprint/108/5/1218. Acesso em: 13 out. 2020.

American Academy of Pediatrics. Organization of a neonatal pediatric interfacility transport service. In: Guidelines for air and ground transport of neonatal and pediatrics patients. 4th ed. Elk Grove Village: AAP; 2016. 16 p.

Air Medical Physician Association (AMPA). Principles and direction of air medical transport: advancing air and ground critical care transport medicine. 2nd ed. Salt Lake City: AMPA; 2015.

Air and Surface Transport Nurse Association (ASTNA). The pediatric patient. In: Patient transport: principle & practice. St. Louis: Elsevier; 2018.

Agência Nacional de Aviação Civil (ANAC). RBAC 90: Regulamento brasileiro da aviação civil nº 90. Brasília: Anac, 2019. Acesso em: 14 nov 2024. Disponível em: https://www.anac.gov.br/assuntos/legislacao/legislacao-1/rbha-e-rbac/rbac/rbac-90.

Agência Nacional de Aviação Civil (ANAC). RBAC 91: Regulamento brasileiro da aviação civil nº 91. Brasília: Anac, 2019. Acesso em: 14 nov 2024. Disponível em: https://www.anac.gov.br/assuntos/legislacao/legislacao-1/rbha-e-rbac/rbac/rbac-90.

American Academy of Pediatrics. Pediatric Education for Prehospital Profissinal (PEPP). 3rd ed. Burlington: Jones & Barlett Learning; 2014.

Barcellos PG, Carrer V. Transporte de paciente sob ventilação mecânica. In: Hirschheimer MR, Carvalho VB, Proença Filho JO, Freddi NA, Troster EJ. Ventilação pulmonar mecânica em pediatria e neonatologia. 3. ed. São Paulo: Editora Atheneu; 2013. 172 p.

Blumen IJ McCartin M, Kilcoyne C, Schaper C. UCAN: Air Medical Transport and the Transfer of the Trauma Patient. In: Rogers, Jr, S.O. (eds). Creating a Modern Trauma Center. Cham: Springer.

Carvalho PRA. Medidas de suporte avançado de vida e transporte dos pacientes graves. In: Burns DAR, Campos Júnior D, Silva LR, Borges WG, Blank D. Tratado de pediatria: Sociedade Brasileira de Pediatria. 4. ed. Barueri: Manole; 2017.

Curry W, Latimer A. Aircraft fundamental and flight physiology. In: Critical care transport. American Academy of Orthopaedic Surgeons (AAOS). 2nd ed. Burlington: Jones & Bartlett Learning; 2018. p. 529.

Extracorporeal Life Support Organization (ELSO). Guideline for ECMO transport. Acesso em: 13 out. 2020. Disponível em: https://www.elso.org/Portals/0/Files/ELSO%20 GUIDELINES%20FOR%20 ECMO%20TRANSPORT_May2015.pdf.

Hartmann K, Calatayud B, Flamm A. Prehospital use of waveform capnography in intubated neonates. Prehosp Emerg Care. 2024;28(4):568-71.

Insoft RM. Transport of the ventilated infant. In: Goldsmith JP, Karotkin EH, Kesztler M, Suresh GK. Assisted ventilation of the neonate: an evidence based approach to newborn respiratory care. Elsevier; 2016.

Marlor D, Juang D, Pruitt L, Cruz-Centeno N, Stewart S, Senna J, et al. Factors associated with early discharge in pediatric trauma patients transported by rotor: a retrospective analysis. Air Med J. 2024;43(1):37-41.

Mcneil EL. Airborne care of the ill and injured. New York: Springer New York; 1983.

Martin T. Aeromedical transportation: a clinical guide. 2nd ed. Boca Raton: CRC Press; 2016.

Martini A, Boswell S, Faiello R, Toy J. Multidisciplinary collaboration within air medical transport: it takes a team. Crit Care Nurs Q. 2024;47(2):111-8.

Mcevoy M. Introduction and overview of critical care transport. In: Pollak NA (ed.). Critical care transport. American Academy of Orthopaedic Surgeons (AAOS). 2nd ed. Burlington: Jones & Bartlett Learning; 2018. 117 p.

National Association of Emergency Medical Technicians. Prehospital trauma life support (PHTLS). 9th ed. Burlington: Jones & Bartlett Learning; 2020.

Novak FTM, Taverna M, Lima Neto HP, Claudino HG. A influência das forças acelerativas no transporte de pacientes com AVC hemorrágico em aeronaves de asa fixa. In: Anais: 2º Congresso Aeromédico Brasileiro; 2021; São Paulo, Brasil. Acesso em 14 no 2024. Disponível em: https://www.resgateaeromedico.com.br/wp-content/uploads/2021/11/1.

Peeracheir S, Wachirarangsiman K, Martin T. Comparison of interfacility transfer of critically ill pediatric patients by helicopter versus ground ambulance in a remote and rural domain. Air Med J. 2024;43(5):433-9.

Sánches ER, Castro CM. Trauma grave pediátrico. In: Valverde MB. Manual de helitransporte sanitario. Barcelona: Elsevier; 2009.

Shi X, Xiong C, Wang Y, He Y, Feng Z, Xie J. Safety of children in commercial aircraft: a review. Int J Crashworthiness. 2024;29(5):806-22. 2024. Acesso em 14 nov. 2024. Disponível em: https://doi.org/10.1080/13588265.2024.2318026.

Sociedade Brasileira de Pediatria. Acesso em: 13 out 2020. Disponível em: http://www.sbp.com.br/fileadmin/user_upload/pdfs/seguran-canoaviao.pdf.

Wells RJ, Heiman SH, Hurd WW. Pediatric casualties. In: Hurd WW, Jernigan JG. Aeromedical evacuation: management of acute and stabilized patients. Dayton: Springer; 2010. 293 p.

# 23 Transporte Aeromédico de Gestantes

Sônia Aparecida Batista

## INTRODUÇÃO

A gestação é um período especial na vida de uma mulher. Ao experenciar as alterações em seu corpo, a mulher fica mais sensível e emotiva, podendo até apresentar quadros de ansiedade, estafa e tristeza. Esses sintomas podem se agravar diante de eventos estressores, como uma complicação gestacional ou uma modificação em seu estado de saúde, pois, se for confirmada uma gestação de alto risco, mãe e feto estão expostos a complicações.

Em situações como essa, ao procurar uma unidade de saúde, existe a possibilidade de esse estabelecimento não dispor dos recursos necessários para o quadro apresentado. Se isso ocorrer e a remoção for inevitável, paciente e familiares devem ser envolvidos na decisão da transferência para outro serviço, ou a não transferência. É fundamental explicar os riscos e benefícios das duas opções.

O estado emocional da gestante pode ser ainda mais fragilizado, pois além do seu desconforto e/ou dor em virtude do quadro, ela pode sentir insegurança por ter que se afastar de sua família e sua comunidade. Esse sentimento, que pode ser angustiante, é diretamente proporcional à distância do hospital de destino ao local em que ela reside.

É nessa condição que, normalmente, a gestante a ser transportada será encontrada, podendo ainda apresentar instabilidade hemodinâmica, com sinais e sintomas alarmantes. A situação vai exigir da equipe de saúde que fará o transporte um cuidado redobrado e um sentimento de empatia maior do que com os pacientes em geral. Um diálogo acolhedor com a paciente, com o esclarecimento de que a remoção vai proporcionar a oportunidade de ela receber cuidados especializados em uma instalação que atenderá melhor as suas necessidades, podendo contribuir positivamente para o seu bem-estar e, consequentemente, do seu bebê.

Dentre as modificações anatômicas e fisiológicas que ocorrem durante a gestação, podem-se destacar as mudanças nos sistemas respiratório, gastrintestinal, urinário, musculoesquelético e neurológico, além da composição e volume do sangue, e os sinais vitais. Esses tópicos serão abordados mais adiante, com ênfase nas particularidades relacionadas a cada sistema no atendimento à gestante. São aspectos que a equipe de transporte precisa conhecer e aplicar.

Outro ponto relevante está relacionado ao conhecimento das principais urgências e emergências que podem acometer a gestante. Entre elas, abortamento espontâneo, trabalho de parto prematuro, distúrbios placentários, hipertensão induzida pela gestação, pré-eclâmpsia, gestação ectópica, infecção, doenças autoimunes, acidente vascular encefálico, diabetes gestacional e, mais raramente, a embolia de líquido amniótico etc.

Uma grande preocupação da equipe ao transportar uma gestante é o risco de o parto acontecer durante o voo. Porém, estudos mostram que essa ocorrência é rara; mesmo assim, recomenda-se que os profissionais tenham conhecimento sobre o tema, estando aptos a prestar os cuidados relacionados ao parto, incluindo suas possíveis complicações.

Com relação ao transporte aeromédico, é necessário compreender os fatores de estresse de voo presentes durante o transporte e as medidas possíveis para minimizar os seus efeitos, pois eles acometem não só a paciente, mas todos que estão a bordo. As normas de segurança durante o voo também devem ser conhecidas e respeitadas.

Em condições normais, para uma gestante saudável que está no último trimestre, existem algumas restrições para viajar de avião. A partir da 28ª semana, algumas companhias aéreas exigem atestado médico para gestação única e, a partir da 26ª semana, para gestações múltiplas. Após a 32ª semana, exigem o preenchimento de um formulário específico fornecido pelas companhias, e a partir da 38ª semana, a gestante só pode embarcar em casos extremos e acompanhada pelo médico responsável. Essas precauções não ocorrem em virtude do risco de ruptura ou descolamento prematuro da placenta nem por perigo ao feto, pois ele está bem protegido; a preocupação existe pela possibilidade de a gestante entrar em trabalho de parto durante o voo, considerando que isso poderia acontecer em qualquer lugar, e a aeronave comercial não apresentar as condições necessárias para um parto seguro.

Quando a gestante está em uma unidade de transporte aeromédico, mesmo contando com recursos, como equipamentos e materiais essenciais às intercorrências, ela não se encontra em seu melhor estado de saúde. O espaço reduzido da aeronave, assim como outros fatores inerentes a esse tipo de transporte, pode evidenciar a complexidade da situação, sendo um desafio para a equipe a realização de um parto. Em aeronaves não pressurizadas, deve-se considerar o risco de hipóxia materno-fetal em altitudes acima de 5.000 pés, tendo como regra a oferta de oxigênio suplementar à paciente.

Outro aspecto que merece atenção é que, ao atender e transportar uma gestante, a equipe deve ter em mente que está diante de dois pacientes, a mãe e o feto, mas o foco das atenções deve permanecer nas medidas de reanimação da mãe, já que a condição do feto depende da condição da mãe. Assim, o melhor tratamento para a mãe também será o melhor para o feto. A evolução e a sobrevivência de ambos caminham juntas e decorrem das mesmas medidas.

## ALTERAÇÕES DURANTE A GESTAÇÃO

Uma gestação normal dura cerca de 40 semanas. No início, as alterações fisiológicas e anatômicas são discretas, e vão avançando até atingir seu ponto máximo no final do terceiro trimestre. As principais alterações anatômicas estão relacionadas ao aumento do útero. Ele permanece localizado na região intrapélvica até a 12ª semana, aproximadamente, e sua parede é mais espessa. Alcança a cicatriz umbilical por volta da 20ª semana e chega ao rebordo costal entre a 34ª e 36ª semana, quando suas paredes ficam finas. Depois disso, e com a proximidade do parto, a cabeça vai se encaixando na pelve, fazendo com que o fundo do útero desça durante as duas últimas semanas, como mostra a Figura 23.1.

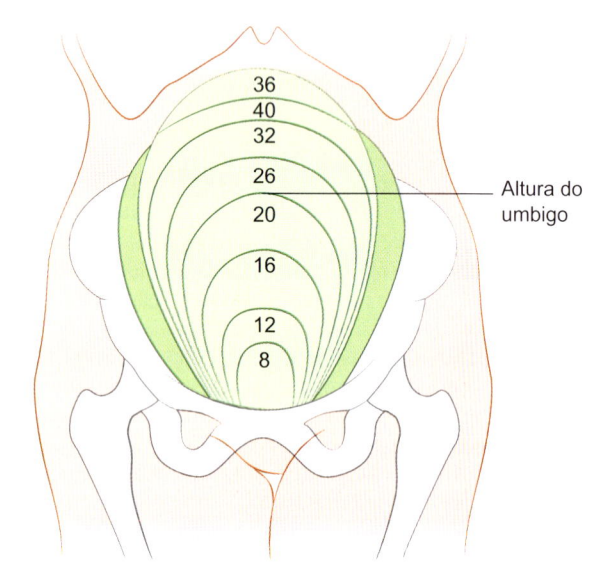

**Figura 23.1** Tamanho do útero de acordo com a idade gestacional.

O volume do sangue aumenta em 40 a 50% até o final da gestação, e as hemácias elevam-se em proporções menores. Isso resulta em uma anemia fisiológica da gravidez. Em virtude da hipervolemia, o débito cardíaco aumenta de 1 a 1,5 $\ell$/minuto. A frequência cardíaca também aumenta a partir do terceiro trimestre em 15 a 20 batimentos por minuto (bpm) para compensar a demanda de perfusão adicional advinda do feto. Por outro lado, a pressão arterial (PA) sistólica e diastólica tende a cair de 5 a 15 mmHg no 2º trimestre, voltando ao normal no 3º trimestre. Porém, nesse mesmo trimestre, a pressão arterial da gestante pode alterar-se por outro motivo. Se ela permanecer deitada em posição supina, o aumento do volume do útero vai comprimir a veia cava, levando à redução do retorno venoso para o coração e, consequentemente, do débito cardíaco, fazendo com que a PA caia.

Por esse motivo, o posicionamento correto da gestante é fundamental durante o atendimento e transporte. Existem três manobras que evitam a compressão da veia cava pelo útero. A primeira é simplesmente colocar a gestante em decúbito lateral esquerdo. Se houver suspeita de trauma e indicação de imobilização da coluna vertebral, recomenda-se colocar um coxim de 10 a 15 cm sob a prancha rígida, que proporcionará o mesmo efeito. Indica-se a segunda manobra para quando a paciente não puder ficar lateralizada. Nesse caso, deve-se elevar sua perna direita para trazer o útero para a esquerda. E a terceira manobra é deslocar o útero manualmente para o lado esquerdo da paciente.

O padrão respiratório da gestante também se altera no 3º trimestre em função da elevação do diafragma, podendo apresentar dispneia leve, que se acentua se a paciente permanecer em decúbito dorsal horizontal.

O esvaziamento gástrico fica lentificado em decorrência da peristalse diminuída durante a gestação. Em função disso, a equipe deve manter atenção constante quanto ao risco de vômitos e broncoaspiração, evitando-se decúbito dorsal horizontal.

O volume urinário é maior em virtude do aumento da filtração glomerular e do fluxo plasmático renal. Na pelve, ocorrem alterações na sínfise púbica, que se alarga a partir do 7º mês, e no sistema venoso que envolve o útero, que aumenta e pode ser responsável por uma hemorragia retroperitoneal.

O sistema neurológico também deve ser avaliado criteriosamente. Se houver déficit de memória, confusão mental, alterações de visão, como visão turva, diplopia e escotomas, considerar o risco da eclâmpsia, uma complicação que pode ocorrer no final da gestação. Nesse caso, outros sinais podem estar associados, como convulsões, hipertensão arterial, proteinúria e edema periférico. Se for possível, recomenda-se sempre discutir os achados com um especialista no hospital de origem.

Durante toda abordagem, lembrar que essa paciente está suscetível à instabilidade de humor, como já foi mencionado, podendo apresentar sensibilidade aumentada ou irritabilidade em virtude das alterações hormonais que ocorrem durante a gravidez. Por esse motivo, o acolhimento a essa paciente ganha um destaque maior quando comparado aos demais pacientes.

## AVALIAÇÃO DA GESTANTE ANTES DO TRANSPORTE

O transporte aeromédico, na maioria das vezes, é uma transferência entre instituições, ou seja, de um hospital para outro, sendo o principal motivo os recursos disponíveis *versus* os recursos necessários. O hospital de origem, onde o paciente se encontra, tem recursos limitados para determinado tipo de doença, condição ou lesão; e o hospital de destino, para onde o paciente será transportado, tem mais recursos ou recursos específicos para a patologia dele.

A partir do momento que o transporte foi solicitado, principalmente quando se trata de uma gestante, é fundamental agilizar o processo para que a paciente chegue o mais rápido possível a uma unidade com recursos obstétricos, inclusive cirúrgicos, mesmo que o caso não pareça ter gravidade. Assim, caso ocorra alguma complicação, a equipe estará preparada e poderá conduzir a situação de forma sistematizada e segura, agilizando o tratamento definitivo quando a paciente chegar ao hospital de destino.

A equipe de saúde que realizará o transporte, antes mesmo de sair da sua base, precisa considerar e verificar alguns pontos. É importante tomar conhecimento da história clínica e o quadro geral da paciente, pelo menos o que foi passado inicialmente, bem como o motivo da solicitação de transferência. A conferência prévia das unidades móveis envolvidas no transporte, terrestre e aérea, é indispensável, atentando-se a alguma necessidade específica do caso em questão. A vaga no hospital também deve ser confirmada nesse momento, para evitar contratempos no momento de chegada com a paciente.

## No hospital de origem

Chegando ao hospital de origem ou ao local onde a paciente se encontra, a equipe de saúde aeromédica deve começar a avaliação coletando mais informações sobre o caso com os profissionais responsáveis pela paciente. É o momento de se confirmar o diagnóstico e o estado geral que foram passados previamente, bem como tomar conhecimento de possíveis alterações ocorridas após o contato inicial.

É de grande importância abordar a paciente e os familiares para informá-los sobre o transporte, como será realizado, tempo de duração previsto, características da aeronave e dar oportunidade de esclarecerem suas dúvidas, colocando-se à disposição a qualquer momento de que precisarem. Esse contato minimiza a ansiedade e promove uma colaboração maior por parte de todos.

Em seguida, deve-se realizar a avaliação completa da paciente, incluindo o exame físico minucioso direcionado para se certificar de que ela tem condições clínicas para o transporte e pode ser submetida aos fatores de estresse presentes durante o voo, considerando que o transporte será aéreo.

Essa avaliação é indispensável, pois assegura o preparo adequado da paciente e minimiza possíveis eventos indesejados durante o transporte, como instabilidade e deterioração do quadro clínico. Também vai auxiliar a equipe de saúde na decisão de proceder com o transporte ou não, considerando o impacto fisiológico que o voo exerce sobre o estado geral da paciente.

Ao iniciar a avaliação, a permeabilidade da via aérea da paciente deve ser verificada e garantida, assim como a oferta de oxigênio suplementar, de preferência com umidificação em decorrência da baixa umidade do ar na aeronave. A saturação de oxigênio monitorada desde o início permite a comparação dos parâmetros basais com o que se apresenta durante o voo, fornecendo uma curva de tendência. Deve ser mantida em 95% ou mais.

O padrão respiratório da gestante tende a ser mais rápido e superficial conforme o útero aumenta de tamanho e empurra o diafragma para cima. Esse quadro pode acentuar-se e causar desconforto significativo se a paciente ficar deitada em decúbito dorsal horizontal, principalmente no último trimestre da gravidez. O abdome aumentado exerce pressão sobre os órgãos do tórax, dificultando a inspiração. Por isso, indica-se o decúbito elevado a 30°, se não houver contraindicação absoluta.

Caso a paciente esteja em ventilação mecânica, o ventilador de transporte deve ser instalado para verificar a eficiência da ventilação e a estabilidade com a troca de equipamento. Nesse caso, recomenda-se preencher o balonete ou *cuff* da cânula de intubação com água ou soro fisiológico em vez de de ar, em função das leis físicas e gasosas que provocam alterações, expandindo os gases à medida que a altitude aumenta após a decolagem com a diminuição da pressão barométrica. Por esse motivo, deve-se verificar a presença de pneumotórax, que poderia aumentar durante o voo e complicar o quadro.

É fundamental checar e reforçar a fixação da cânula endotraqueal para evitar extubação acidental durante o transporte, o qual seria um evento de extrema gravidade, principalmente em aeronave de asa rotativa, em decorrência da dificuldade de se realizar nova intubação durante o voo.

O esvaziamento gástrico fica lentificado em virtude da peristalse diminuída durante a gestação. Em função disso, a equipe deve manter atenção constante quanto ao risco de vômitos e broncoaspiração, evitando decúbito dorsal horizontal.

Deve-se considerar a presença de ar em determinadas regiões do corpo, principalmente no abdome, em razão da expansão do volume de ar em altitudes mais elevadas. E quando se trata de uma gestante, a situação pode agravar-se, pois quanto mais avançada estiver a gestação, maior será a compressão do intestino pelo útero, provocando diminuição dos movimentos peristálticos, lentidão do esvaziamento gástrico e maior acúmulo de gases. Junto a esse quadro, a cinetose (enjoo em virtude do movimento) pode favorecer episódios de vômitos na paciente.

Para minimizar ou evitar a ocorrência desses eventos, e se não houver contraindicação, cogitar a possibilidade da passagem de sonda gástrica para alívio e conforto do paciente. Esse procedimento ajuda diminuir a distensão abdominal e o risco de broncoaspiração.

Além dos aspectos já abordados com relação ao decúbito dorsal horizontal de uma paciente gestante, existe outro ponto de extrema importância. Conforme a idade gestacional avança,

o peso do útero vai provocar uma compressão sobre a veia cava inferior, levando à hipotensão arterial significativa, que deve ser evitada.

Assim, pode-se concluir que o tipo de decúbito que a paciente gestante permanecerá, durante o atendimento e o transporte, terá inúmeros impactos, mais do que em outro paciente. Para reduzir os efeitos indesejáveis com relação ao decúbito dorsal horizontal, algumas manobras podem ser utilizadas. Uma delas é colocar a paciente em decúbito lateral esquerdo ou, em caso de suspeita de lesão em coluna, colocar um coxim de 10 a 15 cm sob o lado direito da prancha. Uma terceira opção é deslocar o útero manualmente para o lado esquerdo da paciente. Pode-se concluir que o decúbito da gestante exige atenção desde o início da avaliação até o final do transporte e, se não houver contraindicações, a opção recomendada é manter o útero levemente elevado, pelo menos em 30° e lateralizado para a esquerda. Deve-se utilizar coxins ao redor do corpo ou onde houver espaços, para melhor posicionamento e conforto.

Ao verificar os sinais vitais, a equipe deve considerar algumas alterações que são fisiológicas em uma gestante. Além do aumento esperado da frequência respiratória já mencionada, a frequência cardíaca também estará elevada, em torno de 10 a 15 bpm. Prosseguir com a aferição da PA, temperatura corporal e, dentro do possível, avaliar a presença de dor utilizando escalas de classificação numérica ou de análise da expressão facial e movimentos corporais, ou conforme o protocolo do serviço. Outros parâmetros auxiliam essa etapa, como saturação de oxigênio, glicemia capilar, tempo de reenchimento capilar, e a pele da paciente, quanto a coloração, turgor e umidade.

O levantamento desses dados no hospital de origem é de extrema importância para se observar a tendência verificada nos momentos seguintes a fim de saber como a paciente está reagindo frente ao transporte. Se houver grandes variações ou sinais de instabilidade, considerar uso de fármacos conforme indicação, aguardando resposta antes de tirar a paciente do hospital.

O acesso venoso deve estar permeável e com fixação reforçada para evitar perdas durante o voo, ou nas diversas manipulações até chegar ao destino. Esse acesso é de grande utilidade para medicações, procedimentos de reanimação e para hidratação durante o voo, uma vez que a umidade do ar é outro fator entre os estresses de voo. A umidade do ar é menor em grandes altitudes e no interior das aeronaves pressurizadas, ficando em torno de 10 a 20%, quando o ideal seria acima de 40%.

A infusão de fármacos e outras soluções endovenosas contínuas deve ser feita com o auxílio de bombas de infusão homologadas para transporte aeromédico. A homologação é necessária para todo equipamento a ser utilizado durante o voo. Sendo homologado, os aparelhos mantêm seu funcionamento estável mesmo sob as alterações físicas que podem ocorrer no interior de uma aeronave.

Como a gestante é hipervolêmica no último trimestre da gestação, pode apresentar edema em membros inferiores. Esse sinal deve ser avaliado antes do transporte, pois o edema pode aumentar durante o voo em razão do chamado "edema do terceiro espaço", que é o extravasamento de líquido do intravascular para o interstício quando ocorre diminuição da pressão atmosférica.

A avaliação neurológica da paciente deve ser realizada e, estando a paciente consciente e orientada, é pertinente questioná-la sobre movimentos fetais e presença de contrações. A resposta afirmativa para contrações pode indicar início de um parto prematuro ou sofrimento fetal. A palpação do abdome vai auxiliar nesse sentido, buscando sinais de sensibilidade e rigidez. Deve-se avaliar a presença de sangramento vaginal ou perda de líquido amniótico para identificar, o mais precocemente possível, alguma complicação.

O estado emocional da paciente pode ser contemplado nesse momento e, na presença de ansiedade acentuada mesmo após uma abordagem adequada citada anteriormente, considerar o risco/benefício da utilização de ansiolíticos. Lembrar que todos os psicofármacos atravessam a placenta prontamente e podem trazer consequências para a mãe e o feto. Se não for possível evitar, os benzodiazepínicos de meia-vida mais curta em doses baixas podem ser uma opção, pois têm um efeito menos duradouro. As consequências desse medicamento estão mais relacionadas à administração contínua, podendo levar a alterações no recém-nascido como hipotensão, depressão respiratória e hipotermia, além de alterações morfológicas.

A avaliação inicial é concluída com a exposição da paciente para a verificar se nenhuma lesão ou anormalidade deixou de ser identificada. Essa exposição deve ser realizada com cautela, respeitando-se a privacidade da gestante e tomando medidas para evitar a hipotermia. Dessa forma, o mais indicado é expor uma pequena área, examiná-la e cobrir, seguindo assim até examinar todo o corpo. A exposição permite um exame físico completo, da cabeça aos pés.

Ao concluir a avaliação, recomenda-se aguardar em torno de 30 minutos, ou o tempo que a situação exigir, para que a equipe de transporte possa certificar-se de que a paciente mantém-se estável após a instalação dos equipamentos aeromédicos e instalação de novos fármacos, caso isso tenha ocorrido. Permanecendo em condições clínicas satisfatórias, o transporte poderá ser iniciado.

Essa é a condição ideal: transportar a paciente quando ela estiver estável hemodinamicamente. Porém, se a situação apresentada for outra, antes de contraindicar o transporte, juntos, a equipe aeromédica, a equipe do hospital e a paciente ou familiares, podem avaliar os riscos e os benefícios de transportá-la ou não, tomando uma decisão em conjunto. Isso porque há situações em que a única chance de sobrevivência da paciente é o transporte para outra instituição.

O tratamento em local especializado, com recursos humanos e materiais adequados, vai reduzir a morbidade e mortalidade da mãe e do feto que estejam necessitando de suporte mais avançado. No entanto, levar a gestante para longe de sua família e a comunidade em que ela vive pode impactar negativamente o seu estado emocional e seu bem-estar. Por isso, o transporte deve ser realizado se for extremamente necessário.

## Do hospital de origem até a aeronave

O transporte aeromédico muitas vezes envolve cidades distantes, sendo necessário a equipe utilizar ambulâncias de serviços terceiros para a parte terrestre nesse deslocamento. A exceção aplica-se quando o hospital de origem e de destino contarem com heliponto, e o transporte necessitar apenas da aeronave de asa rotativa. Nos demais casos, uma ambulância será utilizada para a parte terrestre do transporte: do hospital de origem até a aeronave e, ao final do voo, da aeronave até o hospital de destino.

Em geral, esse veículo terrestre contém características diferentes daqueles nos quais a equipe está habituada, impactando a fixação dos equipamentos que estão instalados na paciente como monitor multiparamétrico, ventilador pulmonar, bombas de infusão, entre outros. Isso vai exigir da equipe de transporte uma competência extra para adaptar e estabilizar todos os dispositivos da melhor forma possível, de modo a permitir um transporte seguro para todos.

Dessa forma, além dos cuidados com a paciente, a equipe deve atentar-se ainda mais ao que está em seu entorno. Deve-se manter cuidado redobrado ao acomodar a paciente e os equipamentos. Todo cuidado é pouco! Por não conhecer essa unidade de transporte terrestre, recomenda-se ter em mãos materiais e medicamentos que possam ser necessários durante o transporte, para evitar sustos e desgaste nesse trecho.

Ao chegar à aeronave, a equipe deve certificar-se de que todos os equipamentos e seus acessórios, os *kits* de atendimento e outros materiais avulsos levados até o hospital de origem, foram recolhidos da ambulância e guardados de volta na aeronave. O esquecimento de algum item pode prejudicar a assistência à paciente durante o voo, pois nem todo material tem item sobressalente, além do custo com a sua reposição.

## ASSISTÊNCIA À GESTANTE DURANTE O TRANSPORTE AEROMÉDICO

Dentro da aeronave, a prioridade inicial é colocar a paciente em posição confortável e segura, mantendo decúbito levemente elevado e lateralizado à esquerda, a maca travada no *kit* aeromédico e os cintos de segurança afivelados. Deve-se manter o cinto abdominal sobre a pelve da paciente. Os equipamentos devem ser presos em suportes específicos predefinidos.

Em seguida, todos os dispositivos instalados na paciente devem ser verificados mais uma vez: máscara de $O_2$ bem adaptada e com oxigênio suplementar ligado, fixações da cânula de intubação, dos acessos venosos e das sondagens, todas firmes e reforçadas.

Para amenizar os fatores de estresse de voo, os cuidados descritos na avaliação inicial devem ser mantidos durante o transporte aéreo. Esses fatores já foram discutidos em capítulo anterior deste livro, mas, ainda assim, alguns merecem destaque e exigem cuidados extras pela equipe.

Hipóxia. Para prevenir a hipóxia, recomendam-se a suplementação de oxigênio e a monitorização da oximetria de pulso durante o voo, bem como o uso de um detector de $CO_2$ expirado, seja na paciente intubada ou em respiração espontânea, caso os dispositivos estejam disponíveis. Em aeronaves de asa fixa, a ocorrência de hipóxia é menor em virtude do controle da pressão na cabine, criando-se uma pressão atmosférica artificial.

Disbarismo. São alterações orgânicas decorrentes de alterações da pressão atmosférica, causando o aumento do volume de ar presentes no corpo. Atinge todos a bordo, pacientes e tripulantes. Em voos comerciais, uma gestante saudável recebe orientação para evitar alimentos que produzam gases nos dias que antecedem o voo. Estando em um transporte aeromédico, essa paciente merece uma atenção maior com relação a esse ponto, pois a pressão atmosférica diminuída pode provocar distensão de alças intestinas, além de barossinusite, barotite média e barodontalgias

Desidratação. Em razão da umidade do ar diminuída no interior da aeronave, é importante manter a reposição volêmica e o controle do débito urinário. Também se recomenda o uso de colírio para a hidratação das conjuntivas.

Hipotermia. A temperatura atmosférica cai conforme a altitude aumenta, trazendo impacto em voos com aeronaves não pressurizadas. O gradiente térmico padrão é a diminuição de 2°C a cada mil pés de altitude. Por isso, o aquecimento e o conforto da paciente devem observados e garantidos com o uso de cobertores ou a elevação da temperatura da cabine.

Vibração. Esse fator pode levar a fadiga e cinetose, tanto da paciente quanto da equipe, e pode causar desconforto abdominal e torácico. O uso de coxins entre a maca e a fuselagem da aeronave ajuda a amortecer a trepidação e pode aliviar ou minimizar o desconforto.

**Ruído**. Pode causar náuseas, fadiga, vertigem e cefaleia. Para amenizar seus efeitos podem ser utilizados abafadores como protetores de ouvido moldáveis, fones de ouvido, ou outros dispositivos que diminuem o som externo.

**Luminosidade**. Pode estar diminuída ou excessiva durante o voo e ambas podem causar náuseas, vertigem e cefaleia. Atenção para o efeito estroboscópio das pás do helicóptero girando que podem causar esses desconfortos. Considerar lentes escuras para todos.

Para complementar os cuidados e o conforto à paciente, bem como criar um ambiente ainda mais acolhedor, pode-se utilizar terapias integrativas não farmacológicas, como a musicoterapia, que é uma estratégia bastante utilizada e relativamente fácil de ser disponibilizada no local onde a paciente se encontra, seja no hospital ou dentro da aeronave, conforme mostra a Figura 23.2. Há evidências na literatura para essa prática, mostrando o efeito positivo em pacientes, principalmente quando estão em unidades de terapias intensivas, repletas de equipamentos, alarmes e procedimentos dolorosos. A equipe de transporte deve, primeiramente, verificar o interesse da paciente por música e suas preferências, buscando opções que estejam alinhadas ao objetivo de cada caso: relaxar, descontrair, entreter, estimular etc.

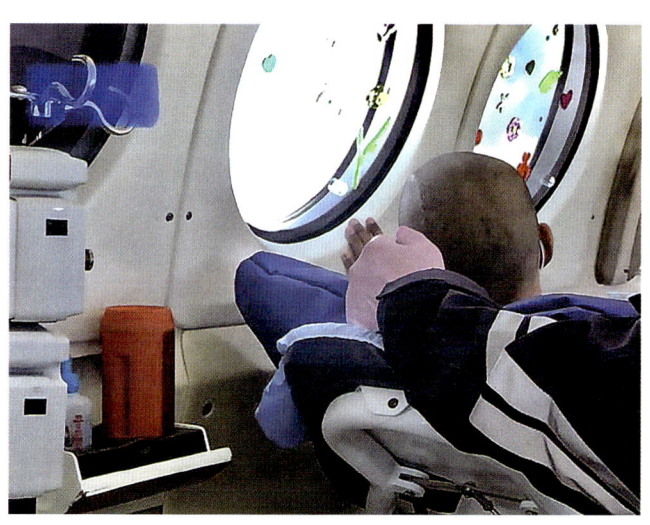

**Figura 23.2** Uso da música terapêutica em transporte aeromédico de paciente crítico. (Cortesia de Michelle Taverna.)

Por fim, antes da decolagem da aeronave, recomenda-se que os materiais e medicamentos necessários para atender a uma possível intercorrência ou emergência estejam de fácil acesso, pois, em virtude do espaço reduzido e da baixa luminosidade dentro da aeronave, um procedimento simples pode se complicar se houver demora na disponibilidade dos itens necessários. Vale a pena tê-los em mãos e pode fazer a diferença em um momento crítico.

A documentação do atendimento e da assistência prestados é de igual importância aos cuidados mencionados. Deve ser realizada em formulários próprios, seja manual ou eletrônico, descrevendo a avaliação da paciente e seus achados clínicos, as intervenções realizadas e como ela respondeu, sempre incluindo as medições dos sinais vitais para avaliar a tendência de melhora ou piora do quadro.

Chegando ao aeroporto de destino, a atenção deve concentrar-se na transferência da paciente para a ambulância em virtude dos equipamentos que irão acompanhá-la. Na unidade terrestre, novamente, todos os aparelhos e dispositivos devem estar presos em seus respectivos lugares e a unidade pode seguir para o hospital de destino.

## CONSIDERAÇÕES FINAIS

O transporte aeromédico da paciente gestante requer alguns cuidados especiais que devem ser observados desde o início, antes mesmo de a equipe sair de sua base, e vai até a chegada da paciente ao hospital de destino. A equipe de saúde precisa considerar que são dois pacientes a serem transportados e deve ter em mente que a melhor conduta a ser tomada para a mãe será também a melhor conduta para o feto.

Lembrar que a paciente está suscetível à instabilidade de humor em virtude de alterações hormonais que ocorrem durante a gravidez. A equipe precisa compreender que a hipersensibilidade ou a irritação apresentada, muitas vezes "sem motivo aparente", podem ser causadas por essa razão. Porém, até que isso seja descartado, considerar sinal de possível complicação do quadro.

A paciente gestante requer, portanto, acolhimento diferenciado e abordagem mais delicada, para que seja estabelecida uma relação de confiança entre ela e a equipe. Essa atitude promove um ambiente terapêutico, seguro e gentil, favorecendo um transporte mais tranquilo e assertivo.

A equipe de saúde pode influenciar e transformar a experiência da paciente por meio de uma comunicação eficaz e uma abordagem cordial, mesmo em um momento tão difícil e desafiador para ela. Dessa forma, em um clima positivo, todos são beneficiados, e o ambiente terapêutico passa a ser também um ambiente seguro. Essa é a principal prioridade em um transporte aeromédico: a segurança de todos.

## BIBLIOGRAFIA

Advanced Medical Life Support. Atendimento pré-hospitalar às emergências clínicas. National Association of Emergency Medical Technicians (NAEMT). 3. ed. Porto Alegre. Artmed; 2022.

Almeida JS, Sodré TM, Pinto KRTF, Medeiros FF, Bernardy CCF. Feelings about birth by a group of high-risk pregnant women. Rev Bras Enferm [Internet]. 2023;76(6):e20230059. Disponível em: https://www.scielo.br/j/reben/a/JN3WDqXTRYFPFPTJT3RVkKR/?lang=en&format=pdf

Barnes SG, Sutliff B, Wendel MP, Magann EF. maternal transport, what do we know: a narrative review. Int J Womens Health. 2024;16:877-89.

BVS Atenção Primária em Saúde. Núcleo de Telessaúde Rio Grande do Sul. Gestantes podem viajar de avião? 11 jan. 2019. Disponível em: https://aps-repo.bvs.br/aps/gestantes-podem-via-jar-de-aviao/#:~:text=As%20gestantes%20podem%20viajar%20%20de,da%20gestante%20e%20do%20beb%C3%AA

Coltri F. Entenda se ansiolíticos podem ser usados na gravidez. Jornal da USP; 2019. Disponível em: https://jornal.usp.br/atualidades/entenda-se-ansioliticos-podem-ser-usados-na-gravidez/

Conselho Federal de Medicina, Faculdade de Ciências Médicas da Santa Casa de São Paulo. Doutor, posso viajar de avião? Cartilha de Medicina Aeroespacial. Brasília: Conselho Federal de Medicina; 2011. 72 p. Disponível em: https://portal.cfm.org.br/images/stories/pdf/cartilha_medicina_aeroespacialfinal2.pdf

Empresa Brasileira de Infraestrutura Aeroportuária. Guia do passageiro: tudo o que você precisa fazer para ter uma boa viagem: Brasília: Infraero; 2014. Disponível em: http://www.infraero.gov.br/images/stories/guia/2014/guiapassageiro2014_portugues.pdf

Honan B, Spring B, Gardiner FW, Durup C, Venkatesh A, McInnes J, et al. Air medical retrieval of central Australian women in labor: a retrospective observational study. Air Med J. 2024;43(1):28-33.

Mannarino L, Timerman S, Alves PM. Transporte médico terrestre e aéreo. Rev Soc Cardiol Sao Paulo. 2001;11(2).

Prehospital Trauma Life Support. Atendimento Pré-Hospitalar ao Traumatizado. National Association of Emergency Medical Technicians (NAEMT). 9. ed. Porto Alegre: Artmed; 2020.

Taverna M, Neves AAT, Novak FTM, Oliveira AM. Música terapêutica em voo: alternativa para redução dos estressores em transporte aeromédico público. Braz J Health ver. 2021;4(6).

# **24** Emergências Psiquiátricas no Transporte Aeromédico

Eliezio Aguiar

## INTRODUÇÃO

De acordo com a definição da Associação Americana de Psiquiatria, emergência psiquiátrica é um transtorno agudo no pensamento, no comportamento, no humor ou na relação social, que requer intervenção imediata, conforme dados fornecidos por paciente, família ou comunidade.

As emergências psiquiátricas podem incluir quadros de agitação psicomotora, mania, psicose, ideação suicida, ansiedade e pânico. Estas podem ser decorrentes de uma condição clínica, de intoxicação ou abstinência de substâncias psicoativas ou de patologias psiquiátricas propriamente ditas, como esquizofrenia, transtorno afetivo bipolar ou transtorno depressivo.

O Brasil é um país de dimensões continentais, e boa parte dos equipamentos de saúde com equipes treinadas em saúde mental concentra-se em grandes centros urbanos. Dessa forma, o transporte aeromédico pode ser um recurso para se conduzir o paciente a um local de tratamento adequado às suas necessidades, levando vantagem especialmente pela rapidez e pelo acesso a determinadas áreas.

Ao mesmo tempo, o ambiente de uma aeronave, seja de asa fixa ou rotativa, tem particularidades que podem servir de estresse adicional a uma pessoa que já está em situação de crise. O espaço da cabine é reduzido e, de acordo com a aeronave, a cabine é pressurizada; as posições são pouco confortáveis, existe ruído, vibração, turbulência e a impossibilidade de um pouso imediato em caso de intercorrência.

Já foi relatado em literatura caso em que um paciente em agitação psicomotora que estava sendo transportado atacou o piloto da aeronave durante o voo; há também o relato de um paciente com transtorno depressivo que estava sendo transportado em helicóptero e, durante o voo, abriu a porta da aeronave e se jogou. Apesar de serem situações extremas, mostram particularidades desse tipo de transporte que exigem cuidados especiais.

Quando se fala em emergência psiquiátrica no transporte aeromédico, a literatura é bastante escassa e não existe um consenso ou *guideline* universal. Muitos serviços optam por simplesmente não o realizar; já outros desenvolvem critérios próprios, incluindo só transportar um paciente que requer contenção se embarcar na aeronave já sedado e sob intubação orotraqueal.

Vale ressaltar que ser portador de um transtorno mental, por si só, não significa ser um paciente de risco para o transporte aeromédico; da mesma forma, pacientes sem história de transtorno mental podem apresentar agitação psicomotora e comportamento violento.

Neste capítulo, abordaremos os principais tópicos relacionados ao assunto, trazendo informações que auxiliarão na avaliação do risco e na tomada de decisão da equipe, seguindo a premissa básica da aviação: segurança em primeiro lugar.

## AVALIAÇÃO DO PACIENTE

A avaliação detalhada do paciente a ser transportado é uma etapa importante para o sucesso da operação. No caso de pacientes com quadros psiquiátricos, a entrevista inicial, além de ser útil para a avaliação diagnóstica e o estabelecimento da conduta terapêutica, é a primeira oportunidade para se construir um vínculo de confiança.

Recomenda-se que o paciente não esteja completamente sedado e tenha condições de ser adequadamente avaliado. O entrevistador deve ter postura acolhedora e realizar perguntas abertas, com direcionamento de pontos importantes. Devem-se buscar informações também com familiares e profissionais que cuidem ou tenham cuidado do paciente, além de avaliar exames complementares. A seguir, temos os dados que precisam ser coletados.

### Transporte

Devem ser informados: data de entrada no serviço de origem, serviço de destino, tempo estimado de deslocamento aéreo e motivo da indicação do transporte aeromédico.

### Anamnese

**Identificação.** Dados pessoais como nome, idade, gênero, escolaridade, profissão, naturalidade, procedência e religião.

**Queixa e duração.** Motivo pelo qual o paciente chegou ao serviço médico, nas palavras do paciente.

**História pregressa da moléstia atual.** Com base na queixa, esmiuçar as características de início e evolução do que foi relatado.

**Interrogatório sobre os diversos aparelhos.** Pesquisar sintomas relacionados a todos os sistemas e aparelhos.

**Antecedentes pessoais clínicos.** Tratamentos realizados, internações, cirurgias, medicamentos em uso, alergias.

**Antecedentes pessoais psiquiátricos.** Tratamentos já realizados, psicoterapia, internações, medicamentos em uso e já utilizados, tentativas de suicídio, comportamento violento, utilização de remoção psiquiátrica anterior.

**Hábitos e vícios.** Consumo de substâncias psicoativas, incluindo álcool, maconha, cocaína, nicotina e anabolizantes – início, padrão de uso e último uso. No caso de prática de atividade física, especificar a atividade, como musculação e artes marciais.

**Antecedentes familiares.** Doenças clínicas e psiquiátricas na família.

**Aspectos psicossociais importantes.** Avaliar eventos estressores, rede de apoio psicossocial, problemas com a justiça.

## Exame físico

Deve ser realizado um exame físico detalhado, incluindo dados antropométricos, sinais vitais (pressão arterial, frequência cardíaca, frequência respiratória, temperatura) e medidas de glicemia e saturação de oxigênio.

## Exame psíquico

O exame psíquico é a ferramenta para se avaliar o estado mental do paciente, realizado por meio da observação e da fala. Trata-se de um registro de determinado momento, que pode se modificar em um curto intervalo.

**Aspecto geral.** Observar cuidado pessoal, higiene, vestes, postura, atitude.

**Nível de consciência.** Pode consistir em alterações quantitativas (rebaixamento de nível de consciência) ou qualitativas (estados crepusculares, dissociação, transe).

**Orientação.** Pode ser autopsíquica (em relação a si mesmo: quem é, idade, profissão) e alopsíquica (em relação ao mundo: tempo e espaço, incluindo data, hora, local).

**Atenção.** Pode ser de ordem voluntária (exprime a concentração) e espontânea (suscitada pelo interesse espontâneo).

**Memória.** Pode ser imediata, recente, remota, de fixação e de evocação.

**Sensopercepção.** Presença de alucinações (percepção clara e definida de um objeto sem a presença do estímulo real – por exemplo: alucinações auditivas) ou ilusões (percepção deformada de um objeto real e presente).

**Pensamento.** Curso (aceleração, alentecimento, bloqueio ou roubo de pensamento); forma (fuga de ideias, desagregação, incoerência, frouxidão de associações); conteúdo (delírios – crença total em um conteúdo impossível, irredutível mesmo diante de argumentos).

**Linguagem.** Alterações de fala e a linguagem propriamente dita, como afasia de expressão ou compreensão, disartria, dislalia.

**Vida afetiva.** Humor (tônus afetivo do indivíduo – eutímico, deprimido, irritável, exaltado) e afeto (qualidade do tônus emocional).

**Psicomotricidade.** Agitação e alentecimento psicomotora, alterações de marcha.

**Juízo de realidade.** Capacidade de julgamento da realidade.

**Crítica em relação aos sintomas.** Capacidade de perceber e reconhecer sintomas e suas repercussões.

Com base nos dados coletados, é importante estabelecer as hipóteses diagnósticas clínicas e psiquiátricas.

## AVALIAÇÃO DA AERONAVE, EQUIPE E CONDIÇÕES DE VOO

Deve-se avaliar o espaço da aeronave e saber quantos tripulantes podem ser levados com o paciente, além de verificar a estrutura

para a realização de possíveis contenções físicas e procedimentos de intubação orotraqueal e monitoramento. Faixas de contenção e medicações psicotrópicas devem estar disponíveis, e objetos que potencialmente possam causar ferimentos devem ser retirados da cabine.

A equipe precisa estar treinada, segura e em número suficiente para o manejo de uma emergência psiquiátrica. Em alguns casos, além de médico e enfermeiro, pode-se fazer necessária a presença de um agente de segurança.

O piloto e o operador aéreo devem fornecer informações como: tempo de voo, condições meteorológicas, áreas de turbulência e aeroportos alternativos.

## *CHECKLIST* PRÉ-TRANSPORTE AEROMÉDICO

Com base nos dados coletados, cinco perguntas-chaves precisam ser respondidas e abordadas no local de origem em que o paciente se encontra.

### 1. Há indicação de se utilizar o transporte aeromédico naquele momento?

A escolha do transporte aeromédico geralmente está associada ao tempo de deslocamento ou acesso a áreas que, por outras vias, não chegariam. Em termos de tempo, deve-se levar em conta o deslocamento até a aeronave propriamente dita e possíveis atrasos por condições operacionais ou meteorológicas.

Wheeler et al. citam os seguintes critérios para indicar o serviço de remoção aérea:

- A viagem por terra demoraria mais do que 5 horas
- O paciente não tem condições de viajar em aeronave comercial
- Existe uma questão de urgência que requer um transporte mais rápido
- O paciente requer um acompanhante especializado por longo tempo.

### 2. Existe uma patologia clínica/orgânica descompensada?

Caso o paciente tenha alguma patologia clínica de base, deve-se verificar se ela está compensada ou não. A própria descompensação de uma doença clínica de base, ou mesmo situações de trauma ou doenças clínicas agudas, podem ser a causa da agitação psicomotora e da emergência psiquiátrica. Quadros de agitação sem um diagnóstico provisório ou sem informações disponíveis devem ser tratados como decorrentes de uma condição médica geral, até que se prove o contrário.

Entre as condições clínicas que podem levar a quadros de agitação estão as neuroinfecções (meningites, encefalites), os distúrbios metabólicos, as tireoidopatias, a hipóxia, os quadros pós-ictais, a hipoglicemia, a hipo ou hipertermia, as hemorragias e a sepse. Recomenda-se priorizar a estabilização clínica do paciente.

### 3. O paciente está intoxicado ou em síndrome de abstinência de alguma substância psicoativa?

Os quadros de intoxicação aguda por uma substância psicoativa, ou mesmo síndrome de abstinência, podem levar o indivíduo a apresentar agitação psicomotora ou outras condições psiquiátricas. Sugere-se, à medida do possível, que se aguarde melhora do quadro de intoxicação antes de se realizar o transporte.

Pacientes tabagistas podem apresentar agitação por abstinência à nicotina, devendo-se avaliar a terapia de reposição.

Para melhor identificação da substância e manejo, recomenda-se a realização de exames toxicológicos de urina ou saliva.

## 4. O paciente tem uma patologia psiquiátrica de base descompensada?

O fato de o paciente ter uma patologia psiquiátrica de base, por si só, não é indicação de transporte aeromédico; caso tenha, deve-se verificar se está ou não em fase de descompensação da patologia e se representa um risco a si ou a outros.

A descompensação pode se manifestar de diversas formas, como agitação psicomotora, ideação suicida, sintomas psicóticos e crises de pânico. Os quadros psiquiátricos que podem cursar com agitação psicomotora incluem os transtornos psicóticos (p. ex., esquizofrenia), transtorno afetivo bipolar (fases de mania ou estado misto), quadros depressivos com componente de agitação, transtornos de personalidade (p. ex., *borderline*, histriônico, antissocial), transtornos de ansiedade (p. ex., transtorno do pânico), transtornos dissociativos e transtornos do espectro autista.

Entre os fatores que podem levar a uma descompensação estão o uso incorreto ou não adesão à medicação, fatores estressores externos ou doenças clínicas. Deve-se investigar o motivo e instituir ou reiniciar o tratamento daquela patologia.

## 5. O paciente tem histórico ou apresenta sinais de comportamento agressivo ou violento?

O comportamento agressivo ou violento, atual ou potencial, é um dos principais balizadores para a avaliação do risco da operação e, consequentemente, definição das medidas necessárias para garantir a segurança do paciente e da tripulação (Tabela 24.1).

Segundo Elbogen et al., o transtorno mental grave, por si só, não é um preditor de comportamento violento futuro; por outro lado, pessoas com transtornos mentais graves e abuso/dependência de substâncias ou estressores ambientais associados possuem risco maior de comportamento violento. O próprio ambiente do transporte aeromédico pode ser considerado um fator estressor ambiental.

Deve-se ficar atento a pacientes com postura ameaçadora, verbalmente agressivos, falando em tom de voz mais alto, movimentos bruscos e em proximidade do interlocutor. Na anamnese, os dados de histórico de agressividade, problemas com a justiça, uso de anabolizantes, prática de arte marciais e dados antropométricos podem também fornecer parâmetros de potencial de agitação e estrutura necessária para sua contenção (ver Tabela 24.1).

## AVALIAÇÃO DE RISCO E ESTRUTURA NECESSÁRIA

Quanto mais descompensado o paciente estiver, maior será o risco e, consequentemente, maiores serão estrutura de apoio necessária e o número de intervenções. Em estudo com 262 pacientes que foram transportados por resgate aeromédico por quadro psiquiátrico agudo, 21% deles foram classificados de baixo risco e acompanhados apenas por um profissional de enfermagem, ao passo que 3% estavam altamente agitados e agressivos e não responderam a benzodiazepínicos via oral (VO) e intravenosa, necessitando de intubação orotraqueal para o transporte.

O serviço australiano Royal Flying Doctor elaborou uma ferramenta de avaliação de risco que estratifica os pacientes e sugere as intervenções (Tabela 24.2).

### ATENÇÃO

Se houver variação entre a ferramenta de avaliação de risco e a abordagem clínica do risco, os motivos devem ser documentados.

**Tabela 24.1** Resumo do *checklist* para transporte aeromédico.

| Pergunta | Avaliar | Medidas possíveis |
|---|---|---|
| 1. Há indicação de se utilizar o transporte aeromédico naquele momento? | • Tempo de deslocamento terrestre<br>• Urgência clínica<br>• Possibilidade de uso de aeronave comercial<br>• Necessidade de cuidados intensivos prolongados<br>• Equipe de resgate treinada para intercorrências clínicas e psiquiátricas<br>• Condições meteorológicas favoráveis | • Manter o paciente no local de origem<br>• Optar por transporte via terrestre<br>• Aguardar melhora das condições meteorológicas<br>• Prosseguir com avaliação clínica |
| 2. Existe uma patologia clínica/orgânica descompensada? | • Sinais vitais<br>• Anamnese<br>• Exame físico<br>• Exames complementares | • Estabelecer diagnóstico<br>• Estabilizar o paciente<br>• Prosseguir avaliação |
| 3. O paciente está intoxicado ou em síndrome de abstinência de alguma substância psicoativa? | • Sinais vitais<br>• Anamnese<br>• Exame físico<br>• Exame psíquico<br>• Teste toxicológico | • Identificar a substância<br>• Aguardar melhora da intoxicação o máximo possível<br>• Utilizar reposição de nicotina se for o caso<br>• Prosseguir avaliação |
| 4. O paciente tem uma patologia psiquiátrica de base descompensada? | • Anamnese<br>• Exame psíquico<br>• Atentar especialmente para sintomas psicóticos e pensamentos de morte | • Identificar a causa da descompensação<br>• Iniciar/reiniciar o tratamento<br>• Prosseguir avaliação |
| 5. O paciente tem histórico ou apresenta sinais de comportamento agressivo ou violento? | • Anamnese<br>• Exame psíquico | • Garantir a segurança do paciente e equipe<br>• Auxiliar que o paciente mantenha ou retome o controle de seu comportamento<br>• Definir medidas de contenção e aplicá-las antes do embarque na aeronave<br>• Definir medidas de contenção que possam ser necessárias durante o voo<br>• Definir equipe necessária para o acompanhar |

## Tabela 24.2 Formulário de transferência de pacientes perturbados, incluindo aqueles com transtorno mental.

Nome do paciente:_____

Gênero: _____    Data de nascimento: _____    Voo: noturno/diurno (circular)

**Nota: Esta ferramenta de avaliação de risco é um instrumento dinâmico elaborado para auxiliar na avaliação do risco e não substitui o julgamento clínico para uma dada situação. O risco pode mudar como resultado de uma intervenção médica antes do transporte, e isso deve ser considerado em todas as avaliações.**

| Ferramenta de avaliação de risco | | | |
|---|---|---|---|
| Área temática | S/N | Pontos | Lógica/comentários |
| Alguma história médica ou criminal conhecida de violência contra pessoas ou propriedades? *Esta história não é habitualmente limitada a um espaço de tempo e deve ser avaliado o contexto e a relevância atual* | | 10 | |
| Alguma expressão de raiva, frustração ou agitação durante a admissão no hospital ou nas 24 h precedentes? *Considerar o contexto e a relevância atual* | | 5 | |
| Múltiplas expressões de raiva, frustração ou agitação durante o período de cuidado atual, ou seja, os últimos 4 dias, precisando de cuidados especiais, medidas de segurança ou contenção química/sedação? | | 20 | |
| Sinais de intoxicação ou abstinência de álcool ou drogas durante a admissão no hospital ou nas 24 h precedentes? | | 10 | Escala de Abstinência de Álcool (AWS) em www.health.qld.gov.au |
| História conhecida de abuso de substâncias (álcool, opioides, anfetaminas, maconha)? | | 5 | |
| Fatores ambientais estressores conhecidos nos últimos 7 dias (perda pessoal, crise em relacionamento, crise financeira etc., mas se excluindo a admissão no hospital)? | | 5 | |
| História nos últimos 6 meses de patologia cerebral traumática ou orgânica que afeta o comportamento e/ou requer intervenção ou tratamento? | | 5 | |
| Pontuação total | | | > 25 Risco alto 10 a 25 Risco médio 5 Risco baixo |

| Abordagem clínica do risco |
|---|

- **Risco alto:** enfermeiro; médico; 1 paciente por voo; acesso intravenoso; paciente sedado e contido; recomendado policial ou acompanhante treinado; considerar intubação orotraqueal e ventilação se falhar a adequada sedação pré-voo
- **Risco médio:** enfermeiro; médico; 1 paciente por voo; acesso intravenoso; paciente sedado e contido; pode necessitar de policial ou acompanhante treinado
- **Risco baixo:** enfermeiro; pode necessitar de: sedação, contenção, médico ou outro assistente; pode ser transportado com outro paciente com um acompanhante especializado em saúde mental

# COMO LIDAR COM PACIENTES EM AGITAÇÃO PSICOMOTORA

Os objetivos principais ao se lidar com um paciente agitado são assegurar a sua segurança, da equipe e de outras pessoas do local, além de auxiliá-lo a retomar o autocontrole. Devem-se evitar posturas ameaçadoras, movimentos bruscos e proximidade física durante a abordagem; todos os movimentos devem ser explicados ao paciente.

O uso de contenções deve garantir a dignidade do paciente e ser evitado sempre que possível, focando em tratamentos não invasivos e estratégias de engajamento do paciente, como a atenuação verbal e as mudanças no ambiente.

O uso de contenções mais restritivas, como sedação profunda com intubação orotraqueal, ou tempo prolongado de contenção física, pode aumentar a segurança da operação por um lado, porém aumentar o risco de complicações para o paciente. Assim, situações como essa devem ser reservadas a casos extremos, em que o paciente necessita de transporte de urgência, está muito agitado e não respondeu às medidas habituais.

Todo serviço de emergência deve ter um protocolo de contenção aplicável a todos os pacientes violentos ou agressivos, com as indicações, os tipos de ferramenta de contenção que serão utilizadas (verbal, física ou química), quando cada uma será usada, frequência de monitoramento, quem pode aplicá-la e quando a supervisão médica é necessária. É fundamental documentar em prontuário: a avaliação do paciente, a causa da contenção, o procedimento de contenção, a frequência de reavaliação e os cuidados durante o transporte, para todos os pacientes que necessitam de contenção.

## Contenção verbal

A abordagem verbal deve ser a primeira forma de manejo de um paciente agitado e pode ser suficiente em casos de menor gravidade, ou adjuvante para pacientes que necessitem de contenção química ou física.

Fishkind cita princípios de atenuação verbal (tradução livre):

- Respeite o espaço pessoal
- Não seja provocativo
- Estabeleça contato verbal
- Seja conciso
- Identifique desejos e necessidades
- Ouça cuidadosamente
- Concorde ou concorde em discordar
- Estabeleça limites claros
- Ofereça opções
- Faça um *debriefing* ao paciente e equipe.

## Contenção física

A contenção física diz respeito a qualquer método manual, aparelho mecânico ou físico, material ou equipamento que reduz a habilidade do paciente em mover braços, pernas, corpo ou cabeça livremente. No transporte aeromédico, a contenção física é recomendada para pacientes agitados ou de risco para agitação psicomotora.

O uso de contenção física deve ser bastante criterioso, já que traz riscos de lesões e até morte, podendo ser traumática mesmo quando não há danos físicos. Lutar contra as faixas pode levar a rabdomiólise, trombose, hiperpotassemia e até ataque cardíaco, sendo então necessária a contenção química associada.

O paciente deve ser comunicado sobre o procedimento e seus objetivos; o uso de armas pela equipe de saúde é vetado, e contenções rígidas, como algemas, não são aceitas, optando-se por faixas que fornecem a possibilidade de soltura rápida em caso de vômito ou insuficiência respiratória. As faixas nunca devem comprimir pescoço ou vias aéreas (Figuras 24.1 e 24.2).

É obrigatório o monitoramento vigilante, além de sua documentação. O sistema neurovascular de todas as extremidades contidas e os sinais vitais e condições hemodinâmicas devem ser avaliados a cada 15 minutos na primeira hora e a cada 30 minutos até 4 horas ou até o paciente acordar. Assim que o paciente não representar mais risco a si ou aos outros, a contenção física deve ser removida.

Caso o paciente represente um risco à equipe médica ou outros, agentes de segurança devem ser envolvidos.

## Contenção química

A contenção química é utilizada no transporte aeromédico para assegurar que o paciente seja transportado da maneira mais confortável possível e para a segurança da operação.

As escolhas da medicação e da via de administração dependerão do diagnóstico psiquiátrico, da gravidade da agitação, do uso de substâncias e da presença de patologias clínicas associadas (Tabela 24.3).

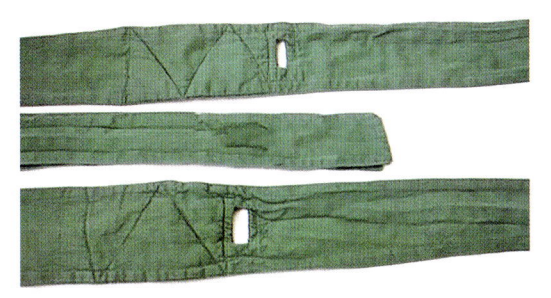

**Figura 24.1** Faixas de contenção. (Cortesia de Centro de Atenção Integrada à Saúde Mental de Franco da Rocha.)

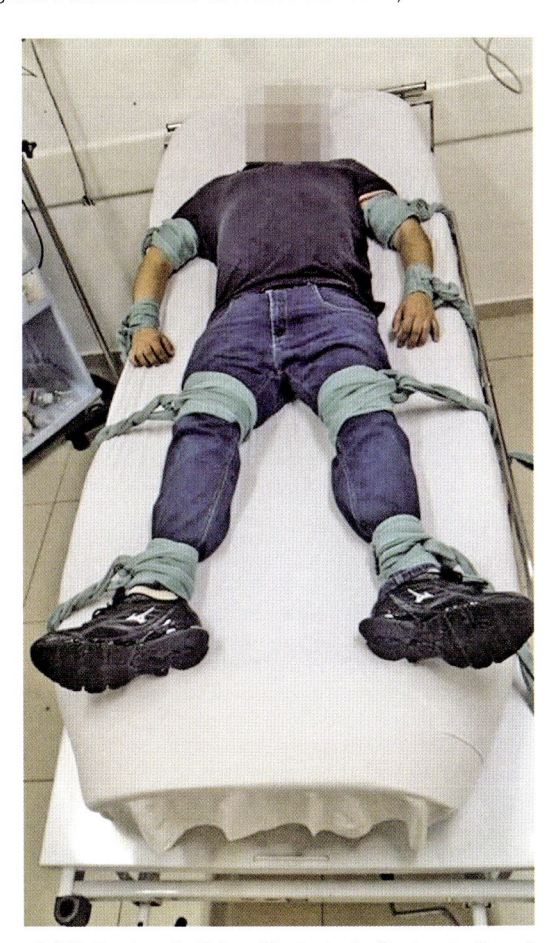

**Figura 24.2** Contenção física. (Cortesia de Centro de Atenção Integrada à Saúde Mental de Franco da Rocha.)

**Tabela 24.3** Medicações sugeridas conforme o quadro clínico do paciente.

| Quadro clínico | Medicações sugeridas |
| --- | --- |
| Agitação associada a *delirium* | VO |
| | Risperidona 2 mg |
| | Olanzapina 5 a 10 mg |
| | Haloperidol 2,5 a 5 mg |
| | |
| | Via parenteral |
| | Olanzapina 5 a 10 mg IM |
| | Ziprasidona 5 a 10 mg IM |
| | Haloperidol 2,5 a 5 mg IM |
| Agitação associada à abstinência de álcool ou benzodiazepínico | VO |
| | Lorazepam 1 a 2 mg |
| | Diazepam 5 a 10 mg |
| | |
| | Via parenteral |
| | Midazolam 15 mg IM |
| Agitação associada à intoxicação por estimulante do sistema nervoso central | VO |
| | Lorazepam 1 a 2 mg |
| | Diazepam 5 a 10 mg |
| | |
| | Via parenteral |
| | Midazolam 5 a 15 mg IM |
| | Diazepam 5 a 10 mg IV |
| Agitação associada a depressor do sistema nervoso central | VO |
| | Haloperidol 2,5 a 5 mg |
| | |
| | Via parenteral |
| | Haloperidol 2,5 a 5 mg IM |
| Agitação com psicose em paciente com patologia psiquiátrica | VO |
| | Risperidona 2 mg |
| | Olanzapina 5 a 10 mg |
| | Haloperidol 2 a 10 mg com benzodiazepínico |
| | |
| | Via parenteral |
| | Olanzapina 10 mg IM |
| | Ziprasidona 10 a 20 mg IM |
| | Haloperidol 2,5 a 5 mg IM |
| | Haloperidol 2,5 a 5 mg IM com Midazolam 7,5 a 15 mg IM |

IM: intramuscular; IV: intravenoso; VO: via oral.

**Tabela 24.4** Medicações utilizadas em agitação psicomotora.

| Medicação | Classe farmacológica | Dose inicial | Tempo de início de ação | Dose máxima em 24 h |
|---|---|---|---|---|
| **VO** | | | | |
| Risperidona | Antipsicótico | 2 mg | 1 h | 8 mg |
| Olanzapina | Antipsicótico | 5 mg | 4 a 6 h | 20 mg |
| Haloperidol | Antipsicótico | 5 mg | 1 a 4 h | 20 mg |
| Lorazepam | Benzodiazepínico | 2 mg | 2 h | 10 mg |
| Diazepam | Benzodiazepínico | 5 mg | 30 a 90 min | 40 mg |
| **IM** | | | | |
| Ziprasidona | Antipsicótico | 10 mg | 1 h | 40 mg |
| Olanzapina | Antipsicótico | 10 mg | 15 a 45 min | 30 mg |
| Haloperidol | Antipsicótico | 5 mg | 30 min | 30 mg |
| **IV** | | | | |
| Diazepam | Benzodiazepínico | 2 a 5 mg | Imediato | 10 mg |

IV: intravenoso; IM: intramuscular; VO: via oral.

## *Medicações*

As duas classes de medicação mais utilizadas para o manejo de pacientes agitados são os benzodiazepínicos e os antipsicóticos. Antipsicóticos de primeira geração, como haloperidol, e os de segunda geração, como olanzapina e ziprasidona, e benzodiazepínicos, como lorazepam, continuam sendo opções farmacológicas eficientes para controle de agitação psicomotora (Tabela 24.4).

Em estudo realizado nos serviços de transporte de pacientes em helicópteros nos EUA, a droga de primeira linha para controlar agitação psicomotora foi o midazolam em 51% dos serviços, seguido de diazepam (5%) e haloperidol (5%).

A cetamina tem sido cada vez mais utilizada para a sedação de pacientes psiquiátricos, dado seu início de ação rápido, fácil titulação, perfil de segurança e recuperação mais rápida ao fim do transporte. Na dose inicial de 0,5 a 1 mg/kg e infusão na taxa de 1 a 1,5 mg/kg/h, a cetamina se mostrou eficiente e segura para pacientes psiquiátricos em transporte aeromédico; além disso, reduziu a necessidade de intubação orotraqueal nessa população.

Para os pacientes tabagistas, a terapia de reposição de nicotina pode ser realizada com adesivo transdérmico de nicotina.

## CONSIDERAÇÕES FINAIS

O transporte aeromédico de um paciente em emergência psiquiátrica exige uma cuidadosa avaliação de risco e uma equipe especializada. Por meio de anamnese, exame físico, exame psíquico e exames complementares, é possível verificar se há patologias clínicas ou psiquiátricas de base e histórico de comportamento agressivo ou violento, estabelecendo diagnósticos e condutas. Além disso, condições de voo, da aeronave e preparo da equipe de resgate devem ser levados em conta.

Sempre que possível, sugere-se aguardar período maior de estabilização clínica ou psiquiátrica do paciente antes de realizar o transporte, até para que se evitem medidas de contenção mais restritivas. Contenções verbais devem ser sempre utilizadas; as contenções físicas, quando necessárias, devem ser usadas pelo mínimo de tempo possível e constantemente reavaliadas; a contenção química deve ser feita de acordo com o quadro de base, sendo que a intubação orotraqueal deve ser reservada a casos em que nenhuma outra medida funcionou e existe uma urgência no transporte.

Assim, os serviços devem treinar equipes e instituir protocolos para avaliação de risco e de manejo de pacientes em agitação psicomotora, de modo a garantir a segurança da operação.

## BIBLIOGRAFIA

American Psychiatric Association (APA). Task Force on Psychiatric Emergency Services. Report and recommendations regarding psychiatric emergency and crisis services Arlington (VA): APA; 2002. Disponível em: https://www.psychiatry.org/psychiatrists/search-directories-databases/library-and-archive/task-force-reports. Acesso em: 10 set. 2018.

Dalgalarrondo P. Psicopatologia e semiologia dos transtornos mentais. Porto Alegre: Artes Médicas Sul; 2000.

Department of Health and Human Services. Condition of participation: patient's rights. Federal Register 482.13. 2006; 71426-71428. Disponível em: https://www.cms.gov/Regulations-and-Guidance/Legislation/CFCsAndCoPs/downloads/finalpatientrightsrule.pdf. Acesso em: 10 set. 2018.

Elbogen EB, Johnson SC. The intricate link between violence and mental disorder results from the National Epidemiologic Survey on Alcohol and Related Conditions. Arch Gen Psychiatry. 2009;66(2):152-61.

Fishkind A. Calming agitation with words, not drugs: 10 commandments for safety. Current Psych. 2002;2011;1(4). Disponível em: https://www.mdedge.com/psychiatry/article/66121/calming-agitation-words-not-drugs-10-commandments-safety. Acesso em: 19 set. 2018.

Garriga M, Pacchiarotti I, Kasper S, Zeller SL, Allen MH, Vázquez G, et al. Assessment and management of agitation in psychiatry: expert consensus. World Journal of Biological Psychiatry. 2016;17(2):86-128.

Kupas DF, Wydro GC. Patient restraint in emergency medical services systems. Prehospital emergency care. Official Journal of the National Association of EMS Physicians and the National Association of State EMS Directors. 2002;6:340-5.

Le Cong M, Gynther B, Hunter E, Schuller P. Ketamine sedation for patients with acute agitation and psychiatric illness requiring aeromedical retrieval. Emerg Med J. 2012;29:335-7.

McMullan P, Carlton F, Summers RL, Deschamp C, Galli RL. The use of chemical restraint in helicopter transport. Air Medical Journal. 1999;18(4):136-9.

Mohr WK, Petti TA, Mohr BD. Adverse effects associated with physical restraint. Can J Psychiatry. 2003;48(5):330-7.

Parsch CS, Boonstra A, Teubner D, Emmerton W, McKenny B, Ellis DY. Ketamine reduces the need for intubation in patients with acute severe mental illness and agitation requiring transport to efinitive care: an observational study. Emerg Med Australas. 2017;29(3):291-6.

RFDS Queensland Section. Transfer of disturbed patients including patients with a mental ilness. 2018 Sep 10.

Richmond JS, Berlin JS, Fishkind AB, Holloman GH Jr, Zeller SL, Wilson MP, et al. Verbal De-escalation of the Agitated Patient: Consensus Statement of the American Association for Emergency Psychiatry Project BETA De-escalation Workgroup. Western Journal of Emergency Medicine. 2012;13(1):17-25.

Soomaroo L, Mills JA, Ross MA. Air medical retrieval of acute psychiatric patients. Air Med J. 2014 Nov-Dec;33(6):304-8.

Wheeler S, Wong B, L'Heureux R. Criteria for sedation of psychiatric patients for air transport in British Columbia [Clinical Articles]. BCMJ. 2009;51(8):346-9.

# 25 Transporte Aeromédico do Afogado

Leonardo Gomes Menezes • Santiago Cirilo Noguera Servin

## INTRODUÇÃO

O objetivo do uso de aeronaves no transporte de vítimas, tanto em guerras como no uso civil, é uma tentativa de encurtar o tempo de transporte do local do evento ao local do atendimento definitivo; tempo que passou de 6 a 12 horas na Segunda Guerra Mundial para 2 a 4 horas na Guerra da Coreia, e 35 minutos na Guerra do Vietnã.

Após a Segunda Guerra Mundial, além das aeronaves, os equipamentos nela empregados foram aperfeiçoados e adaptados para o uso em pequenos espaços, melhorando sua eficiência. Surgiram também os profissionais de saúde treinados para trabalhar no transporte aeromédico. Em 1946, Arthur Young adquiriu a licença do primeiro modelo de helicóptero de rotor simples, muito versátil, de pouso vertical, o que excluiu a necessidade de pistas, um modelo usado até hoje no transporte aeromédico. Após a década de 1960, o mesmo sistema foi adaptado para o meio civil e começaram a ser usadas aeronaves de asa fixa e rotativa que foram evoluindo até os dias de hoje para verdadeiras UTIs aéreas, proporcionando rapidez e segurança, com o objetivo final de diminuir a mortalidade dos feridos.

Afogamentos causam em torno de 500 mil mortes por ano em todo o mundo (8,5 óbitos/100 mil habitantes), sendo uma causa comum de morte acidental e de morte infantil. É provável que essa incidência seja maior devido a um grande número de casos não notificados, ocorridos em locais onde não há atendimento médico e o preenchimento do atestado de óbito é feito de forma incorreta. Obviamente, os casos aumentam nos meses de verão e nos locais banhados por praias e rios. Devemos definir afogamento para entender melhor as consequências deletérias deste evento. Em 2002, no Congresso Mundial de Afogamento, foram estabelecidas as definições a seguir usadas pela Organização Mundial da Saúde (OMS).

**Afogamento.** Aspiração de líquido não corporal por submersão ou imersão.

**Cadáver por afogamento.** É a morte por afogamento sem chances de reanimação, comprovada por tempo de submersão maior que 1 hora ou sinais evidentes de morte como rigidez cadavérica, livores ou decomposição corporal.

Neste capítulo, abordamos a importância do transporte aéreo no resgate de vítimas de afogamento, e os riscos e cuidados que devemos ter em conta.

## VÍTIMA

### Fisiopatologia do afogado

A fisiopatologia do afogamento é um processo bem definido que vai do pânico à perda da capacidade respiratória súbita.

Após a submersão, a água é inicialmente cuspida ou engolida, logo a vítima segura a respiração conscientemente ou acontece um laringospasmo que não demora muito tempo, a seguir a angústia por respirar leva a aspirar o líquido, e a tosse acontece como resposta reflexa.

Nos alvéolos, a água inativa o surfactante, iniciando o processo deletério no parênquima pulmonar, o efeito osmótico da membrana alvéolo-capilar sofre uma alteração na sua permeabilidade, provocando desvio da ventilação-perfusão e do *shunt* intrapulmonar, que desencadeia uma sequência de efeitos como edema pulmonar, redução da complacência pulmonar, atelectasia e broncospasmo que pioram a hipóxia, determinando a disfunção orgânica. Rapidamente, evolui para apneia e, a seguir, a taquicardia se deteriora em bradicardia, atividade elétrica sem pulso e finalmente em assistolia, a partir deste momento o dano neurológico vai depender da efetividade da RCP, como em qualquer outra causa de parada cardíaca.

Quando o resgate acontece, a gravidade do quadro vai ser determinada pela quantidade de água aspirada, demora no resgate e tempo até o início da reanimação.

A temperatura do líquido e sua composição podem claramente afetar a evolução e o prognóstico do paciente.

### Alterações clínicas

#### Hipoxemia

Quando instalada, afeta todos os tecidos do corpo, por isso sua detecção, correção e prevenção são de fundamental importância.

No pulmão, a presença de líquido resulta em vários graus de hipoxemia. Assim, tanto a água salgada ou fresca se sobrepondo ao surfactante pode levar a edema agudo pulmonar não cardiogênico e síndrome do desconforto respiratório do adulto (SDRA). Insuficiência pulmonar pode se desenvolver de forma insidiosa ou rapidamente, e os sinais e sintomas incluem falta de ar, estertores e sibilos.

No cérebro, hipoxemia e isquemia são responsáveis pelo dano neuronal, com edema cerebral e elevações na pressão intracraniana. Esse dano é progressivo e pode ser observado até 24 horas após o evento, assim, a reavaliação do paciente é fundamental para estabelecer o prognóstico, pois a lesão cerebral é um fator que limita a recuperação, apesar de a reanimação cardiopulmonar ter sido bem-sucedida.

No coração, a hipotermia e a hipoxemia causam arritmias, sendo fatores importantes a serem combatidos no cuidado da vítima. As arritmias iniciais descritas após afogamento não fatal incluem taquicardia sinusal, bradicardia sinusal e fibrilação atrial. No eletrocardiograma, podemos identificar isquemia miocárdica, que pode ocorrer devido a cardiomiopatia, espasmo da artéria coronária ou hipotermia.

No equilíbrio ácido-base, a acidose metabólica e a respiratória são as alterações mais frequentes, já as alterações eletrolíticas não ocorrem de forma tão evidente, mas, quando presentes, hipernatremia, hipermagnesemia e hipercalcemia aumentam a mortalidade.

No rim, a hipoxemia, a hemoglobinúria ou a mioglobinuria podem levar à necrose tubular aguda.

Na coagulação, a hemólise e a coagulopatia são complicações potenciais, mas raras, do afogamento não fatal, mas quando presentes indicam gravidade.

## Hipotermia

Evidências ainda não demonstraram de forma clara a hipotermia terapêutica na vítima do afogamento como um procedimento eficiente na proteção cerebral. Em alguns trabalhos, foram constatados aumentos da incidência de sepse provavelmente secundária à imunossupressão induzida pelo frio. Como os dados e resultados da hipotermia terapêutica são conflitantes, o mínimo que esperamos no controle da temperatura do afogamento é estabelecer normotermia. Evitar a hipertermia é importante, pois impede o aumento das demandas metabólicas cerebrais e diminui o risco de convulsões.

## Insuficiência respiratória e infecção

Investigar, na presença de sinais e sintomas de desconforto respiratório, oximetria de pulso em declínio ou hipercarbia. O broncospasmo em vítimas de afogamento não fatal deve ser tratado com beta-adrenérgicos inalatórios, de modo semelhante à asma aguda.

Antibioticoterapia somente nos casos de infecção ou se a vítima ficou submersa em água altamente contaminada.

## Classificação da gravidade do afogamento

### Cadáver

Vítima com tempo de submersão acima de 1 hora ou sinais físicos de morte (*rigor mortis*, livores e/ou decomposição). Sem reanimação cardiopulmonar (RCP), encaminhar ao Instituto Médico Legal (IML).

### Grau 1

Tosse com ausculta pulmonar normal. Geralmente, não necessitam de oxigênio, podem ser liberados do local caso não apresentem doença associada.

### Grau 2

Ausculta pulmonar com estertores. Oferecer 5 ℓ/min de oxigênio por cânula nasofaríngea e observação por até 24 horas.

### Grau 3

Edema agudo de pulmão sem hipotensão arterial. Algumas vítimas com saturação > 90% permanecem estáveis com máscara facial com oxigênio a 15 ℓ/min. A maioria precisa de intubação e ventilação mecânica.

### Grau 4

Edema agudo de pulmão com hipotensão arterial. A saturação inferior a 92%, frequência respiratória alta ou grande esforço respiratório indicam a intubação orotraqueal com ventilação mecânica em pressão positiva em 100% dos casos. Geralmente, são usados sedativos, analgésicos e bloqueadores neuromusculares para a vítima poder suportar o processo. Caso a hipotensão não melhore com oxigênio, deverá ser feita infusão rápida com cristaloide antes de iniciar drogas vasoativas ou reduzir a pressão positiva expiratória final PEEP).

### Grau 5

Parada respiratória. A vítima está em apneia, com indicação imediata de suporte básico de vida e, quando disponível, intubação orotraqueal e ventilação mecânica. Uma vez reestabelecida a respiração espontânea, seguir os protocolos do grau 4.

### Grau 6

Parada cardiorrespiratória. Na cena, iniciar o suporte básico de vida até a chegada do suporte avançado de vida, que vai tomar todas as medidas necessárias na tentativa de reestabelecer os sinais vitais. A prioridade é manter ventilação e oxigenação eficientes, inicialmente com máscara facial e depois com intubação orotraqueal. Geralmente, a aspiração é feita antes da intubação e, após isso, somente aspirar se a secreção interferir com a ventilação. No afogado, a RCP deve ser realizada com uma sequência de duas ventilações para 15 compressões antes de inserir o tubo e, após intubação, manter o protocolo assincrônico. Monitorar o ritmo cardíaco da vítima, e o desfibrilador externo automático (DEA) poderá ser usado caso necessário. Nas vítimas hipotérmicas (< 34°C), a RCP deverá ser mantida por um período maior, e o reaquecimento deverá ser invasivo e progressivo, somente disponível em ambiente hospitalar, sendo necessário o transporte rápido.

## Prognóstico do afogamento

Fatores que estão associados a um prognóstico ruim:

1. Duração de submersão > 5 minutos (fator mais crítico).
2. Tempo para suporte de vida básico eficaz > 10 minutos.
3. Duração da reanimação > 25 minutos.
4. Idade > 14 anos.
5. Escala de coma de Glasgow < 5.
6. Apneia persistente e necessidade de reanimação cardiopulmonar na sala de emergência.
7. pH do sangue arterial < 7,1.

## Resumo e recomendações

- A ventilação é o passo mais importante no cuidado da vítima de afogamento. A respiração de resgate deve começar assim que o socorrista chegar a águas rasas ou a uma superfície estável. Não havendo resposta, a reanimação cardiopulmonar deve iniciar de imediato
- Na suspeita de lesão cervical, o uso de colar é fundamental
- Na vítima hipotérmica, avaliar o pulso pode ser difícil, principalmente na presença de bradicardia sinusal ou fibrilação atrial, assim o pulso deve ser procurado por pelo menos 1 minuto antes de iniciar as compressões torácicas, pois essas arritmias não requerem tratamento imediato
- A reanimação cardiopulmonar por um tempo maior está indicada no paciente hipotérmico, pois há uma probabilidade de sobrevida maior sem sequelas
- A hipotermia terapêutica ainda tem um papel não comprovado na prevenção de lesões cerebrais
- Indicações para intubação:
  - Sinais de deterioração neurológica ou incapacidade de proteger as vias aéreas

- Incapacidade de manter $PaO_2$ acima de 60 mmHg ou saturação de oxigênio ($Sp_{O_2}$) acima de 90% apesar do oxigênio suplementar de alto fluxo
  - $Pa_{CO_2}$ acima de 50 mmHg
- Nos pacientes sem indicação de intubação imediata:
  - Manter $Sp_{O_2}$ acima de 94% com oxigênio suplezmentar
  - A pressão positiva não invasiva, via CPAP (pressão positiva contínua nas vias aéreas) ou BiPAP (via aérea com dois níveis de pressão positiva: na inspiração – IPAP e na expiração – PEEP), pode melhorar a oxigenação.

## TRANSPORTE AEROMÉDICO

### Tipos de aeronaves

Asa fixa ou aeronave para longas distâncias e alturas acima de 35 mil pés. Pode transportar acompanhantes do paciente, o que contribui com a diminuição do estresse do paciente durante o voo, além de poder transportar múltiplas vítimas, dependendo do tamanho da aeronave. Dependem de aeroporto para pouso e decolagem.

Asa rotativa ou helicóptero que cobre distâncias de até 250 km e voa a alturas entre 1.000 e 1.500 pés não precisa de aeroporto e pode chegar a áreas inacessíveis. No helicóptero, o ruído interno, que, apesar do isolamento acústico, pode chegar a 75 dB, e o espaço interno reduzido dificultam a avaliação do paciente durante o voo.

No transporte aéreo, o tempo de transporte é reduzido a mais da metade se comparado à via terrestre, mas exige pessoal qualificado e especializado.

## CUIDADOS COM O AFOGADO

Os cuidados com o afogado se dividem em três momentos: o atendimento pré-hospitalar, o intra-hospitalar e a internação.

No pré-hospitalar, o atendimento inicial, a respiração de resgate e o início imediato da reanimação do afogado contribuem claramente para um resultado mais positivo. No processo de RCP, além das ventilações iniciais de resgate, quando confirmada a parada cardiorrespiratória, iniciar as compressões e o uso do DEA se necessário. Imobilizar rotineiramente a coluna cervical caso haja suspeita de trauma é fundamental. A hipotermia é uma situação importante a ser avaliada, pois a vítima de afogamento pode apresentar arritmias e alterações nos pulsos. Assim, uma busca cuidadosa dos pulsos deverá ser realizada antes do início das compressões torácicas no paciente hipotérmico.

Durante o suporte avançado, devemos oferecer oxigênio suplementar de alto fluxo por máscara na tentativa de manter uma $Sp_{O_2}$ acima de 94% ou, quando a vítima está em apneia, a intubação está indicada. Passagem de sonda nasogástrica ou orogástrica para esvaziar o estômago de líquido que possa ter se acumulado é fundamental durante a reanimação. Reavaliação frequente dos sinais vitais e do estado neurológico, monitoramento da saturação de oxigênio, do $CO_2$ expirado e eletrocardiograma (ECG) são parte dos cuidados pós-RCP. Verificar a glicemia da vítima no momento do atendimento é importante, além da administração empírica de naloxona na suspeita de intoxicação por opioides. Reaquecer a vítima hipotérmica (< 34°C), por meios passivos ou ativos, é de grande importância no restabelecimento dos sinais vitais, por isso a remoção de roupas molhadas e o reaquecimento progressivo devem ser iniciados imediatamente. Encontramos uma discussão clara na literatura sobre os efeitos neuroprotetores da hipotermia; assim se espera que, em vítima de afogamento em água fria, a RCP se mantenha até alcançar uma temperatura central de 32 a 35°C. Em reanimações prolongadas, quando o afogamento ocorre em água fria ou as circunstâncias sugerem que a hipotermia precedeu asfixia, parece que os benefícios neurológicos da RCP sobre os efeitos deletérios da hipoxemia são maiores. Na ausência de hipotermia, poderá haver um desfecho neurológico ruim se o retorno da circulação espontânea não ocorrer dentro de 30 minutos após o início do suporte avançado de vida.

Na maioria das vezes, a deterioração clínica acontece até 7 horas após o evento, assim, podemos definir que vítimas sintomáticas sejam mantidas em um ambiente monitorado até que os sinais e sintomas se resolvam, e os pacientes assintomáticos devem ser observados de perto por aproximadamente 8 horas. Obviamente que, durante esse período de observação, serão realizados exames laboratoriais e de imagem quando disponíveis. Também podemos pensar em uma remoção para uma unidade hospitalar especializada durante esse período, obviamente observando todos os critérios de um transporte aeromédico seguro.

A internação hospitalar é mandatória no paciente sintomático. A determinação do estado neurológico inicial e a prevenção de lesões neurológicas secundárias em função de isquemia, edema cerebral, hipoxemia, desequilíbrios hidreletrolíticos, acidose e atividade convulsiva só podem ser feitas durante a internação. Alguns cuidados são úteis no tratamento desses pacientes:

- Manter a cabeceira elevada em 30 graus quando excluídas lesões cervicais, uso monitorado de diuréticos para evitar hipervolemia. Cuidado: depleção de volume que pode levar à diminuição do débito cardíaco e da perfusão cerebral
- Na evidência de edema cerebral, é possível usar a hiperventilação agudamente na redução da pressão intracraniana, diminuindo o volume sanguíneo intracraniano, porém seu uso prolongado pode causar vasoconstrição, diminuindo a perfusão, com consequente piora da isquemia
- Evitar convulsões de forma agressiva com anticonvulsivantes não sedativos para não deprimir ou alterar neurologicamente a vítima
- Tentar estabelecer uma glicemia normal, pois a hipoglicemia e a hiperglicemia tendem a ser prejudiciais ao tecido cerebral. Estes pontos anteriormente citados podem ser usados no planejamento do transporte aeromédico, devendo ser de conhecimento da equipe aeromédica e fornecidos à equipe hospitalar.

## TRANSPORTE SEGURO DO AFOGADO

### Pontos relevantes a serem verificados antes do transporte do afogado

**Planejamento detalhado do transporte/contato com o destino antes da decolagem.** Equipes treinadas mantêm informações registradas de locais de pouso, estruturas próximas aos locais de pouso, mudanças climáticas, além de contato com as equipes médicas que irão receber o paciente, antes, durante e na entrega da vítima.

**Equipamentos/baterias/materiais/medicamentos/oxigênio.** Devem ser checados pelas equipes por meio de um *checklist* de todo o material necessário para o transporte.

**Anamnese completa e detalhada do histórico do paciente e do evento.** Deve incluir tempo de submersão, local do afogamento, tempo de RCP, medicações usadas e uso do DEA.

**Acessos duplos, seguros e acessíveis.** Restabelecer um acesso perdido durante o transporte se torna impossível, por isso ter dois ou mais acessos se faz necessário.

**Monitoramento cardíaco e respiratório.** Equipamentos de ECG, oximetria e capnografia devem estar disponíveis.

**Avaliação do uso de sondas e tubos.** Dependendo da gravidade do paciente e do tempo de transporte, é preciso pensar no uso desses dispositivos, que ajudarão a diminuir a incidência de sintomas e até de fatores complicadores durante o processo.

**Drogas de uso horário ou de emergência.** O preparo destas antes da decolagem seria o mais seguro, principalmente em um paciente instável e de risco.

## Pontos relevantes a serem verificados durante o transporte do afogado

**Via aérea segura.** Estudos recentes concluíram que a intubação endotraqueal estava associada a uma incidência de mortalidade, sepse, choque e morbidade hospitalar maior do que a máscara facial de $O_2$. A intubação endotraqueal deverá ser indicada quando não houver a possibilidade de manter uma via aérea livre, na presença de fatores obstrutivos. A intubação reduz o risco de broncoaspiração, facilita a aspiração traqueal e previne a insuflação gástrica. O ar dentro do *cuff* do tubo endotraqueal deve ser substituído por água para evitar distensão durante subida da aeronave.

**Monitoramento cardíaco e respiratório.** A hipóxia é um fator influente na atividade cardiovascular-cerebral, por isso o monitoramento do paciente antes, durante e após o transporte é fundamental. O fator causal do trauma já pode provocar hipóxia e, associado à altitude do transporte, tende a piorar. O uso de ECG, a oximetria de pulso, o $CO_2$ expirado e a administração de oxigênio por máscara, ou quando necessário por intubação, devem estar bem definidos no transporte de paciente grave.

**Acesso venoso.** Deve ser bilateral, seguro e de fácil acesso durante o transporte.

**Reposição volêmica.** Trata-se de uma situação controversa no pré-hospitalar, pois pode tirar do choque, mas pode causar hipertensão arterial e hemodiluição. Decidir a quantidade e o momento em que deve ser feita vai depender da situação de cada paciente. Podem ser usadas soluções isotônicas, preferencialmente aquecidas, como solução salina normal ou solução de Lactato de Ringer, que fornecem expansão e estabilizam ainda mais o volume vascular.

**Reaquecimento.** Como citado, os líquidos podem ser aquecidos e administrados por via venosa na tentativa de combater a hipotermia.

**Administração de medicamentos.** Os acessos venosos são para a administração de medicamentos durante o transporte; geralmente, são necessários sedativos, analgésicos, antieméticos e medicamentos usados na RCP.

**Uso de sonda nasogástrica.** A distensão gástrica deve ser aliviada antes do voo, podendo ser usada a sonda nasogástrica, que deverá permanecer aberta durante o transporte. Claramente, o esvaziamento gástrico, tanto de conteúdo sólido quanto gasoso, vai diminuir o risco de sintomas gastrintestinais.

**Uso de sonda vesical.** A sonda de demora serve para controlar a infusão de fluidos e para diminuir a distensão da bexiga devida à altitude, além de manter o paciente higiênico durante o transporte de longa duração. O *cuff* deverá ser preenchido com soro para evitar a distensão por causa da altitude de voo.

## CONSIDERAÇÕES FINAIS

Anteceder-se aos fatos diminui os riscos. Do mesmo modo, todos os cuidados a serem tomados deverão ser realizados antes do início do transporte. Um paciente estável facilita um transporte seguro e eficiente, por isso o tempo usado no solo para estabilizá-lo nunca é perdido.

O transporte aéreo será relevante para os pacientes que necessitem de cuidados específicos em um período curto. No entanto, devemos estar cientes de que, mesmo com todos os cuidados, sempre haverá riscos.

## BIBLIOGRAFIA

Bierens JJLM, Lunetta P, Tipton M et al. Physiology of drowning: a review. Physiology. 2016;31:147-66.

Chandy D, Weinhouse GL. Drowning (submersion injuries). dez. 2017. Disponível em: https://www.uptodate.com/contents/drowning-submersion-injuries. Acesso em: 26 out. 2020.

Gomes MAV, Alberti LR, Ferreira FL et al. Aspectos históricos do transporte aeromédico e da medicina aeroespacial – revisão. Rev. Med. Minas Gerais. 2013;23(1):116-23.

Intas G, Stergiannis P. Risk factors in air transport for patients. Health Science Journal. 2013;7(1):11-7.

Okazaki T, Hifumi T, Egawa S et al. Burst suppression in hypothermia after cardiac arrest because of drowning treated with targeted temperature management: a case report. Therapeutic Hypothermia and Temperature Management. 2017;7(2):107-10.

Schwietring J, Jänig C. Reanimation bei Hypothermie nach Ertrinkungsunfall. Notfall Rettungsmed. 2018;21:129-35.

Szpilman D, Amaral e Vasconcellos RC, Bastos RF et al. Resgate aeromédico nas emergências aquáticas. In: Gentil RC, Thomaz RR, Silva E de S (eds). Remoção inter-hospitalar e resgate aeromédico do paciente crítico. São Paulo: Atena Editora; 2021.

Szpilman D, Handley A. Positioning the drowning victim; Resuscitation. In: Bierens J (ed). Hand Book on drowning: prevention, rescue and treatment. Springer-Verlag; 2005. p. 336-41.

Szpilman D, Smicelato CE. Situações especiais. In: Ribera JM (ed). Livro pré-hospitalar do GRAU. Barueri: Editora Manole; 2014.

Tourigny PD, Hall C. Paul D. Diagnosis and management of environmental thoracic emergencies. Emerg Med Clin N Am. 2012;30:501-28.

# 26 Ventilação Mecânica em Voo

Ana Paula Campelo Cavalcante

## INTRODUÇÃO

Durante um transporte aeromédico, o emprego do suporte ventilatório adequado é determinante para o sucesso do trabalho. É de suma importância que a equipe (médico, fisioterapeuta e enfermeiro) conheça e familiarize-se com o ventilador mecânico disponível em seu serviço, pois o melhor equipamento é sempre aquele que o profissional tem domínio e segurança para manipular.

O objetivo primordial de um transporte é assegurar que o paciente chegará ao destino em condições clínicas melhores ou ao menos iguais às do local de origem. Com relação à ventilação mecânica, priorizamos assegurar adequada oxigenação e troca gasosa com o mínimo de complicações possíveis, mantendo o paciente estável e confortável no ventilador mecânico.

Neste capítulo abordaremos as particularidades da ventilação mecânica durante um transporte aeromédico, orientando o leitor sobre o manuseio dos modos e parâmetros, sugestões de estratégias ventilatórias, cuidados com o equipamento e paciente em voo, além de recomendações para um suporte ventilatório seguro durante o transporte aeromédico.

## VENTILADOR MECÂNICO

Pacientes com comprometimento ventilatório que necessitam de ventilação mecânica invasiva (VMI) devem ser transportados em equipamentos específicos e com uma equipe capacitada para o seu manuseio.

Atualmente, muitos equipamentos de transporte estão disponíveis no mercado, com marcas, modelos e recursos variados. Esses ventiladores apresentam características que podem influenciar a segurança do transporte, por isso, atente-se às seguintes particularidades:

- Ser compacto, leve, resistente à queda e à umidade
- Ter um consumo reduzido de gás oxigênio para seu funcionamento
- Ter autonomia de bateria interna por pelo menos 4 horas de uso
- Não sofrer influências com a variação de temperatura, movimento e pressão atmosférica
- Ter graduação da fração inspirada de oxigênio ($FiO_2$)
- Ser de fácil manuseio, intuitivo e que contemple todas as faixas etárias
- Ter compensação automática da pressão barométrica.

### Modos ventilatórios convencionais

Os modos ventilatórios convencionais (ou modos de ciclagem) disponíveis nos equipamentos de transporte são: volume controlado (VCV), pressão controlada (PCV) e pressão limitada (PLV), podendo a nomenclatura variar entre os fabricantes. O modo ventilatório determina a forma de ciclagem do aparelho (tempo, volume, fluxo ou pressão). De acordo com a Lei de Boyle-Mariotte, na altitude ocorre uma diminuição da pressão atmosférica e, consequentemente, uma expansão do volume de gás no interior dos alvéolos; por isso, o modo VCV é considerado mais "seguro" durante o transporte aeromédico. Porém, o modo (PCV também pode ser utilizado durante o voo, já que os ventiladores mecânicos mais atuais permitem uma monitorização contínua tanto do volume corrente ofertado quanto do pico de pressão inspiratória gerada e da pressão platô (que corresponde à pressão alveolar). Assim, fica a critério do profissional a escolha do modo ventilatório que contemple melhor a necessidade do seu paciente e sua segurança.

Ventilar em modo PCV significa que uma pressão previamente ajustada será ofertada durante toda fase inspiratória, e que um tempo inspiratório será programado para que ocorra a ciclagem. Nesse caso, o volume corrente (Vt) gerado será livre, ou seja, variável de acordo com a complacência e resistência da via aérea do paciente. Crianças com mais de 7 kg respondem bem a esse modo ventilatório.

Ventilar em modo VCV significa que um volume corrente será previamente ajustado para que ocorra a ciclagem do aparelho; nesse caso, a pressão inspiratória será variável de acordo com complacência e resistência da via aérea do paciente, e o volume minuto será mais estável. Esse modo ventilatório é o mais indicado para realizar cálculo e monitorização da mecânica ventilatória.

Neonatos e lactentes apresentam particularidades de anatomia e fisiologia do sistema respiratório que os colocam em maior risco de sofrerem lesão provocada pela ventilação mecânica, como barotrauma e volutrauma. Por isso, recomenda-se que pacientes com peso menor do que 7 kg sejam ventilados em modo PLV ou ciclada por tempo com pressão limitada (TCPL), no qual a pressão é limitada, a ciclagem é a tempo e o fluxo é contínuo.

Associado à escolha da forma de ciclagem seleciona-se a modalidade ventilatória. Para o transporte aeromédico, recomenda-se o emprego de uma modalidade controlada, na qual o disparo ocorre a tempo e o aparelho realiza todos os ciclos respiratórios sem a interferência do paciente, que, por sua vez, deverá estar com sedação e analgesia adequadas. Essa forma de ventilação é mais conveniente para o transporte aeromédico, porque muitos agentes externos podem interferir na mecânica ventilatória e no disparo do ventilador mecânico, como vibração, trepidação, disbarismos, agitação, entre outros, provocando disparos irregulares por sensibilidade mal ajustada e assincronia paciente/ventilador.

## Ventilação não invasiva no transporte aeromédico

O emprego da ventilação não invasiva (VNI) durante o transporte aéreo é muito discutido na prática e pouco relatado na teoria, por isso faremos aqui algumas considerações e, com base nessas informações, sugerimos que cada serviço siga seu próprio protocolo.

O uso correto da VNI exige a utilização de uma interface específica (prongas, máscara facial, nasal ou *fullface*); portanto, o paciente não estará com uma via aérea assegurada. Além disso, nem todos os equipamentos de transporte dispõem desse tipo de suporte ventilatório; assim, o paciente pode não se adaptar a esse recurso, progredir com necessidade de sedação e consequente provável rebaixamento de nível de consciência (especialmente pacientes pediátricos). O profissional responsável pelo transporte tem autonomia para aceitar ou recusar a remoção do paciente nessa condição, lembrando que qualquer risco que possa levar à necessidade de uma intubação orotraqueal a bordo deve ser afastado preventivamente. No caso de pacientes pediátricos, recomenda-se assegurar via aérea definitiva.

Optando-se pelo transporte em VNI, alguns cuidados devem ser considerados:

- Configurações e ajustes devem seguir as recomendações de cada fabricante
- Normalmente, os equipamentos disponibilizam os modos pressão expiratória com fluxo contínuo (CPAP) e pressão positiva em dois níveis nas vias aéreas (BIPAP ou Bilevel) (pressão inspiratória e expiratória)
- Pode-se manter, durante o voo, o mesmo modo ventilatório já utilizado pelo paciente em solo
- VNI pode causar aerofagia no paciente, por isso, é importante uma sonda gástrica aberta
- Certifique-se de que a interface está de acordo com o tamanho e a necessidade do seu paciente, evitando escapes de ar, oscilação de fluxo e queda de pressão nas vias aéreas.

Com relação ao transporte aeromédico, **não** se recomenda VNI quando:

- Não houver disponibilidade de interface adequada para o paciente
- Paciente está instável com oscilação de saturação ou com desconforto respiratório
- Paciente está com rebaixamento de nível de consciência ou agitação
- Paciente está muito secretivo

- Detectado menor risco de necessidade de VMI durante o transporte
- Observada qualquer contraindicação relativa ou absoluta para uso VNI.

## PARÂMETROS VENTILATÓRIOS

A ventilação mecânica é um "mal necessário" e deve ser aplicada com critério, pois, mesmo durante um curto período, pode ocasionar sérios riscos e complicações para o paciente. É importante que todos os parâmetros sejam ofertados em conjunto, buscando-se o equilíbrio entre eles, visando a uma ventilação protetora e, assim, minimizando os riscos da lesão pulmonar induzida pela ventilação mecânica.

Os parâmetros ventilatórios sugeridos aqui se baseiam nas características fisiológicas do sistema respiratório, em situações "normais" de complacência e resistência das vias aéreas. São valores iniciais recomendados para o transporte aeromédico, que devem ser corrigidos de acordo com a necessidade particular de cada paciente, faixa etária, quadro clínico, fisiopatologia da doença de base, gasometria arterial e complicações associadas. Além disso, é importante a monitorização da mecânica ventilatória e sinais vitais continuamente.

### Fração inspirada de oxigênio

O oxigênio é um gás tóxico e deletério aos pulmões e deve ser ofertado com critério para melhorar o nível de oxigenação arterial. Recomenda-se iniciar a VM com $FiO_2$ de 100% e reduzir imediatamente após estabilização do paciente, de acordo com a oximetria, buscando uma saturação-alvo entre 94 e 96% e, quando possível, de acordo com a $PaO_2$ da gasometria arterial. Para o transporte aeromédico, é importante buscar um equipamento que oferte a $FiO_2$ gradual, preferencialmente a partir de 21%, ou a menor possível. De acordo com a Lei de Dalton, na altitude temos uma redução da pressão atmosférica com consequente redução da pressão parcial dos gases, ocasionando, portanto, a "hipóxia da altitude". Recomenda-se que o paciente aerotransportado em suporte ventilatório sempre receba uma suplementação de oxigênio (Tabela 26.1).

**Tabela 26.1** Parâmetros ventilatórios fisiológicos iniciais, sugeridos de acordo com a faixa etária.

| Faixa etária (pacientes) | $FiO_2$ | PPI | PEEP | Pressão platô | FR | Fluxo | Ti | I:E | Vt |
|---|---|---|---|---|---|---|---|---|---|
| Adultos | 40 a 100% | < 35 cmH$_2$O | 5 a 8 cmH$_2$O | 25 a 30 cmH$_2$O | 12 a 14 rpm | 40 a 60 ℓ/m | 1 a 1,2 s | 1:2 | 6 mℓ/kg |
| Neonatos | | < 35 cmH$_2$O | 5 a 8 cmH$_2$O | 25 a 30 cmH$_2$O | 40 a 60 rpm | 6 a 12 ℓ/m | 0,4 a 0,8 s | 1:3 | 6 mℓ/kg |
| Pediátricos | | < 35 cmH$_2$O | 5 a 8 cmH$_2$O | 25 a 30 cmH$_2$O | 25 a 35 rpm | 40 a 60 ℓ/m | 0,6 a 1 s | 1:2 | 6 mℓ/kg |

$FiO_2$: fração inspiratória de oxigênio; FR: frequência respiratória; PEEP: pressão expiratória final positiva; PPI: pico de pressão inspiratória; Ti: tempo inspiratório; Vt: volume corrente.

## Pressão inspiratória

Sugere-se iniciar com uma pressão inspiratória entre 15 e 20 cmH$_2$O, que pode variar de acordo com a resistência e a complacência das vias aéreas, e monitorizar para que o pico de pressão não exceda 40 cmH$_2$O. A pressão inspiratória está diretamente relacionada ao fluxo inspiratório e ao volume corrente. O alarme de pressão inspiratória máxima também deve ser ajustado, diminuindo o risco de barotrauma.

## Pressão platô, pressão de distensão e pico de pressão inspiratória

São parâmetros de monitorização e não de ajuste.

A pressão platô refere-se à pressão alveolar ao final da inspiração, sendo calculada a partir da pausa inspiratória do aparelho. Recomenda-se uma pressão platô < 30 cmH$_2$O.

A pressão de distensão (DP, *driving pressure*) refere-se ao volume alveolar de acordo com sua capacidade de distensão, sendo calculada: pressão platô – PEEP. Recomenda-se uma DP < 15 cmH$_2$O.

O pico de pressão inspiratória (PPI) refere-se à pressão total das vias aéreas, considerando a resistência do sistema respiratório. Recomenda-se uma PIP < 40 cmH$_2$O.

## Pressão expiratória final positiva

A pressão expiratória final positiva (PEEP) é a pressão aplicada ao final da expiração, que aumenta a capacidade residual funcional (CRF), melhorando a superfície de troca e a oxigenação. Recomenda-se iniciar com 5 cmH$_2$O e, sempre que possível, titulada de acordo com a tabela PEEP × FiO$_2$ da *ArdsNet* ou por meio de outro método de titulação. Não há valor de PEEP considerado mais seguro ou que contraindique um transporte aeromédico, desde que o paciente esteja estável hemodinamicamente. Ressaltamos que PEEP mais alta pode causar barotrauma, hipercapnia, redução de débito cardíaco e retorno venoso, entre outras complicações; por isso, deve ser aplicada com base na titulação.

## Volume corrente

Recomenda-se calcular um volume corrente (Vt) em média de 6 m$\ell$/kg do **peso predito**. Considerar:

$$\text{Volume minuto } (\ell/\text{min}) = FR \times Vt$$

Cálculo sugerido para peso predito:

Homem: 50 + 0,91 × (altura em cm – 152,4)
Mulher 45,5 + 0,91 × (altura em cm – 152,4)

## Frequência respiratória

A frequência respiratória (FR) varia de acordo com a faixa etária, e recomenda-se iniciar com o fisiológico: 12 a 14 rpm (adultos), 25 a 35 rpm (pediatria) e 40 a 60 rpm (neonatos). Deve ser ajustada assim que possível, de acordo com a PaC$_{O2}$ da gasometria.

## Tempo inspiratório e relação I:E

O tempo inspiratório (Ti) é o período necessário para que ocorra a troca gasosa nos pulmões. Em condições normais fisiológicas, varia de 0,45 (neonatos) a 1,2 segundo (adultos). A relação I:E deve ser mantida entre 1:2 (adultos) e 1:3 (neonatos). Esses dois parâmetros têm relação direta com FR, Vt e fluxo inspiratório.

## FLUXO

Esse parâmetro determina a velocidade de entrega do ar, tendo correlação direta com o Ti. Em modos ventilatórios em que o fluxo deve ser ajustado, iniciar entre 40 e 60 $\ell$/min, observando um pico de pressão < 40 cmH$_2$O. Quanto maior for o fluxo, menor será o Ti e maior será o pico de pressão.

## Sensibilidade ou *trigger* (disparo)

Esse parâmetro é o que determina o início da fase inspiratória, ou seja, o "disparo" do aparelho, e pode ser ajustada a pressão ou a fluxo.

Durante o transporte aeromédico, vários fatores podem interferir no disparo do ciclo inspiratório, como: trepidação, movimentos, transferências etc. Por isso, sugere-se o disparo a tempo (controlado pelo ventilador), em que a sensibilidade fica desligada ou ajustada no valor mais alto, a fim de que o paciente não cause disparos irregulares e possíveis assincronias durante a remoção, e que seja ventilado apenas com os ciclos respiratórios do aparelho.

> **DICA**
>
> Cada paciente é único e cada missão é diferente da outra. Inicie a ventilação com parâmetros gentis, objetivando ventilação protetora (Vt 6 m$\ell$/kg e pressão inspiratória < 25), suplemente oxigênio com critério (FiO$_2$ suficiente para saturação 94 a 96%) e monitorize a mecânica ventilatória (pressão platô < 30 e DP < 15).

# ESTRATÉGIAS VENTILATÓRIAS EM SITUAÇÕES ESPECIAIS

Vários fatores podem interferir no ajuste dos parâmetros ventilatórios, que variam de acordo com fisiopatologia, faixa etária, complicações associadas e recursos disponíveis no ventilador. Portanto, as estratégias ventilatórias sugeridas aqui são recomendadas para pacientes em situação de transporte aeromédico, sedados, estáveis e de acordo com as particularidades de cada patologia.

## Distúrbios neurológicos

- Recomenda-se modo VCV – 6 m$\ell$/kg
- Parâmetros iniciais fisiológicos visando à ventilação protetora
- Hiperventilação terapêutica transitória somente em casos de herniação cerebral ou hipertensão intracraniana grave
- Objetivar alvo de PaO$_2$ 80 a 120 mmHg e PaC$_{O2}$ 35 a 45 mmHg.

## Trauma torácico

- Recomenda-se modo VCV – 6 m$\ell$/kg ou PCV (em casos de fístula broncopleural)
- Parâmetros iniciais fisiológicos visando à ventilação protetora
- Monitorização contínua das pressões intratorácicas
- Pneumotórax não drenado é contraindicação para o transporte aéreo.

## Patologias restritivas

São patologias que geralmente causam diminuição da complacência pulmonar, como síndrome da angústia respiratória aguda (SARA).

- Recomenda-se modo PCV ou VCV
- Volume corrente de 4 a 8 m$\ell$/kg, podendo-se usar volumes mais baixos

- Ventilação protetora com monitorização da pressão platô < 30 e DP < 15
- Objetivar alvo de $PaC_{O_2}$ < 50mmHg e FR mais elevada (de 20 a 35)
- Hipercapnia permissiva, se necessário
- Titulação da PEEP pela tabela PEEP/$FiO_2$ da *ArdsNet* ou outro método
- Estratégias de resgate que não contraindicam o transporte aeromédico, mas requer *expertise* da equipe – recrutamento alveolar, prona, oxigenação por membrana extracorpórea (ECMO).

## Patologias obstrutivas

São patologias que geralmente causam aumento da resistência das vias aéreas, por exemplo, asma e doença pulmonar obstrutiva crônica (DPOC). Considerar valores-alvo de mecânica ventilatória mais altos (PIP < 50 e resistência < 20 cmH$_2$O/$\ell$/s).

- Recomenda-se modo PCV ou VCV – 6 a 8 m$\ell$/kg
- Frequência respiratória de 8 a 10 rpm; relação I:E de 1:3 até 1:6
- Fluxo 60 a 100 $\ell$/min;
- Estratégias que prolonguem o tempo expiratório e reduzam o volume minuto.

## Patologias neonatais e pediátricas

- Recém-nascidos apresentam particularidades em seu sistema respiratório, como, complacência pulmonar menor e resistência de via aérea maior
- Recomenda-se utilizar o modo PLV para crianças até 6 kg e PCV para crianças maiores
- Patologias restritivas como doença de membrana hialina, broncopneumonias, atelectasias etc., podem seguir as mesmas recomendações citadas no quadro anterior
- Patologias obstrutivas como: asma, broncodisplasia pulmonar, bronquiolite etc., podem seguir as mesmas recomendações do quadro anterior
- Atenção ao paciente portador de cardiopatia considerada "canal dependente" para que a suplementação do oxigênio seja feita com cautela, e não com o intuito de melhorar a saturação periférica, uma vez que o oxigênio pode provocar o fechamento do canal arterial.

A Tabela 26.2 mostra a recomendação de diâmetro e fixação da cânula orotraqueal de acordo com o peso e a idade do paciente.

## OXIGÊNIO DURANTE O VOO

Existe grande influência da altitude na fisiologia respiratória. A atmosfera é formada por uma mistura de gases que permanecem constantes até uma altitude de 25 mil pés acima do nível do mar.

Segundo a Lei de Dalton, quanto maior é a altitude, menor é a pressão parcial do oxigênio, causando a hipóxia.

Algumas aeronaves dispõem de um sistema de compressor para pressurização da cabine a fim de minimizar os efeitos sobre a fisiologia, sendo possível manter uma pressão de cabine mais próxima ao nível do mar (760 mmHg) a uma altitude de até 25 mil pés (7.600 metros). Porém, especialmente em voos de altitude mais elevada, e tratando-se de pacientes mais críticos com potencial gravidade, é importante que o profissional esteja atento a medida da pressão de cabine, e que oferte a concentração de oxigênio adequada para o paciente, lembrando que o oxigênio é deletério aos pulmões e deve ser administrado com critério.

De maneira geral, sugere-se que pacientes ventilados com uma $FiO_2$ entre 21 e 50% a nível do mar recebam 10% de $FiO_2$ suplementar a cada 6 mil pés de altitude (609 mmHg). Pacientes com $FiO_2$ maior que 50% necessitam de suplemento maior, chegando até 25% acima da $FiO_2$ ofertada na origem. Tratando-se de aeronaves de asa fixa com cabines pressurizadas, pode-se considerar a pressão interna da cabine de 609 mmHg (correspondente a 6 mil pés). Cálculo sugerido:

$$FiO_2 \text{ necessária} = (FiO_2 \text{ inicial} \times P_{atm} \text{ inicial}) / P_{atm} \text{ de cabine}$$

A Tabela 26.3 correlaciona a $FiO_2$ inicial da origem (considerando a pressão atmosférica de 760 mmHg) com a pressão de cabine (em diferentes altitudes), sugerindo uma $FiO_2$ suplementar adequada, baseando-se na fórmula citada anteriormente. Exemplo: se o paciente estiver recebendo uma $FiO_2$ de 50% em nível do mar (760 mmHg), ao atingir uma altitude de cabine de 609 mmHg, deverá receber uma $FiO_2$ de 60% durante o transporte aeromédico.

> **DICA**
>
> Durante o voo, a suplementação do oxigênio é necessária, mas deve ser ofertada com critério, minimizando-se os efeitos deletérios da hiperóxia e o desperdício do gás. A $FiO_2$ suplementar de até 25% acima da $FiO_2$ da origem geralmente é suficiente.

## AUTONOMIA DO CILINDRO DE OXIGÊNIO DURANTE O VOO

Durante um transporte aeromédico, é importante estimar o tempo de autonomia dos cilindros e calcular a quantidade necessária do gás para o voo. A literatura disponibiliza várias fórmulas que geram resultados precisos, mas que, em virtude de sua complexidade, são pouco aplicadas na prática. Para compreensão dos cálculos apresentados a seguir, são necessárias algumas considerações:

- Capacidade: corresponde à quantidade de oxigênio em litros contida no cilindro

| Tabela 26.2 Recomendação de diâmetro e fixação de cânula orotraqueal (COT) de acordo com peso e idade. | | |
|---|---|---|
| **Peso** | **COT** | **Fixação** |
| Até 1 kg | 2,5 | 6 + peso |
| 1 a 2 kg | 3 | 6 + peso |
| 2 a 3 kg | 3,5 | 6 + peso |
| 3 a 4 kg | 4 | 6 + peso |
| 4 a 5 kg | 4,5 | 6 + peso |
| > 1 ano | (Idade/4) + 4 | (Idade/2) + 12 |
| Adultos | 7 a 9 | 3× diâmetro da COT |

**Tabela 26.3** Correlação da $FiO_2$ inicial (pressão atmosférica de 760 mmHg) com a pressão atmosférica de cabine e sugestão de $FiO_2$ suplementar para o transporte aeromédico.

| Altitude (pés) | Altitude (metros) | P. atm (mmHg) | FiO₂ (21%) | FiO₂ (30%) | FiO₂ (40%) | FiO₂ (50%) | FiO₂ (60%) | FiO₂ (70%) | FiO₂ (80%) |
|---|---|---|---|---|---|---|---|---|---|
| 0 | 0 | 760 | 21 | 30 | 40 | 50 | 60 | 70 | 80 |
| 1.000 | 305 | 733 | 22 | 31 | 41 | 52 | 62 | 72 | 83 |
| 3.000 | 914 | 681 | 23 | 33 | 45 | 56 | 67 | 78 | 90 |
| 6.000 | 1.830 | 609 | 26 | 37 | 50 | 62 | 75 | 87 | 100 |
| 8.000 | 2.438 | 565 | 28 | 40 | 54 | 67 | 80 | 94 | |
| 10.000 | 3.050 | 523 | 30 | 44 | 58 | 73 | 90 | | |
| 12.000 | 3.660 | 483 | 33 | 47 | 63 | 79 | 95 | | |
| 15.000 | 4.575 | 429 | 37 | 53 | 71 | 88 | 100 | | |
| 18.000 | 5.490 | 380 | 42 | 60 | 80 | 100 | | | |
| 20.000 | 6.100 | 349 | 45 | 65 | 87 | 100 | | | |

- Volume: corresponde ao tamanho do cilindro em litros de $H_2O$
- Pressão: visualizada no manômetro do cilindro, sendo: 1 bar = 15 psi = 1,033 kgf/cm²
- Fluxo: consumo do oxigênio ($\ell$/min)
- 1 m³ = 1.000 $\ell$ de $O_2$ = 7 $\ell$ de $H_2O$.

## Cálculo do tempo de autonomia de um cilindro com fluxômetro

$$\text{Tempo (minutos)} = \text{capacidade (em litros de } O_2)/\text{fluxo de } O_2 \text{ (}\ell/\text{min)}$$

Por exemplo, o paciente está recebendo 2 $\ell$/min de oxigênio em um cilindro que contém 1.000 $\ell$ de oxigênio, então, T = 1.000/2 = 500 minutos (8 horas) de autonomia.

**DICA**

A pressão do cilindro varia de acordo com o volume do gás comprimido nele, ou seja, se o cilindro não estiver em sua pressão máxima (cheio), a quantidade de oxigênio deve ser calculada. Sugere-se:

$$\text{Capacidade (em litros de } O_2) = \text{pressão (Bar)} \times \text{volume (litros de } H_2O)$$

A Tabela 26.4 disponibiliza a capacidade dos cilindros (em litros de oxigênio), de volumes diferentes, em três níveis de pressão, dispensando a necessidade de cálculo. Por exemplo, um cilindro com volume de 7 $\ell$/$H_2O$ ou 1 m³, a uma pressão de 150 bar, contém 1.050 $\ell$ de oxigênio.

## Cálculo do tempo de autonomia de um cilindro de oxigênio no ventilador mecânico

O consumo de um gás pelo ventilador mecânico varia de acordo com o volume/minuto e $FiO_2$. Por isso, para estimar a autonomia de um cilindro conectado a um ventilador, o cálculo deve ser baseado em um parâmetro que o próprio equipamento pode oferecer, chamado "consumo do gás". Com base nesse dado, aplica-se a fórmula:

$$\text{Tempo (minutos)} = \text{Capacidade (litros de } O_2)/\text{consumo do gás (}\ell/\text{min)}$$

Por exemplo, um paciente na VM consumindo um fluxo de 2 $\ell$/min, com um cilindro de 3 $\ell$/$H_2O$ a uma pressão no cilindro de 150 bar (450 $\ell$ de $O_2$). Então, 450/2 = 225 minutos de autonomia.

**DICA**

Quando o parâmetro "consumo do gás" não estiver disponível, pode-se calcular:

$$\text{Consumo (fluxo)} = [(FiO_2 - 0,21)/0,79)] \times \text{volume minuto}$$

ou simplesmente considerar um consumo de $O_2$ de **15 $\ell$/min**

## Cálculo da quantidade de oxigênio necessária para o transporte

Durante o contato médico, podem-se solicitar os parâmetros ventilatórios do paciente na origem e obter uma estimativa

**Tabela 26.4** Correlação do volume do cilindro (litros de $H_2O$) com a sua capacidade em metros cúbicos (m³) e em litros de oxigênio (litros de $O_2$), em diferentes níveis de pressão (200, 150 e 100 bar).

| H₂O | m³ | 200 bar (3.000 psi) | 150 bar (2.250 psi) | 100 bar (1.500 psi) |
|---|---|---|---|---|
| 1 $\ell$ | 0,2 | | 150 $\ell$ de $O_2$ | 100 $\ell$ de $O_2$ |
| 3 $\ell$ | 0,5 | | 450 $\ell$ de $O_2$ | 300 $\ell$ de $O_2$ |
| 7 $\ell$ | 1 | | 1.050 $\ell$ de $O_2$ | 700 $\ell$ de $O_2$ |
| 15 $\ell$ | 2 | | 2.250 $\ell$ de $O_2$ | 1.500 $\ell$ de $O_2$ |
| 20 $\ell$ | 3 | 4.000 $\ell$ de $O_2$ | 3.000 $\ell$ de $O_2$ | 2.000 $\ell$ de $O_2$ |
| 27 $\ell$ | 4 | 5.400 $\ell$ de $O_2$ | 4.050 $\ell$ de $O_2$ | 2.700 $\ell$ de $O_2$ |
| 35 $\ell$ | 5 | 7.000 $\ell$ de $O_2$ | 5.250 $\ell$ de $O_2$ | 3.500 $\ell$ de $O_2$ |
| 45 $\ell$ | 8 | 9.000 $\ell$ de $O_2$ | 6.750 $\ell$ de $O_2$ | 4.500 $\ell$ de $O_2$ |
| 50 $\ell$ | 10 | 10.000 $\ell$ de $O_2$ | 7.500 $\ell$ de $O_2$ | 5.000 $\ell$ de $O_2$ |

antecipada da quantidade de gás necessária para a missão. Porém, intercorrências durante o voo podem ocorrer e devemos sempre considerar um consumo máximo "superestimado" da quantidade de gás necessária para o transporte.

Para isso, considere um consumo de **15 $\ell$/min** de fluxo de $O_2$ e um tempo de voo dobrado, aplicando o cálculo:

$$\text{Quantidade de } O_2 \text{ necessária } (\ell/\text{min}) = \text{tempo de voo (em minutos)} \times 15$$

### DICA

- Conectar o ventilador mecânico diretamente na válvula redutora que mostra a pressão do cilindro e evitar conectá-lo no fluxômetro, pois o gás ficará limitado e o aparelho pode ficar alarmando
- Preferencialmente, usar rede de gás local (hospital, ambulância, aeronave)
- Evitar utilizar cilindros com pressão menor que 50 bar.

## DEZ PASSOS PARA UMA VENTILAÇÃO MECÂNICA BEM-SUCEDIDA DURANTE O TRANSPORTE AEROMÉDICO

1. **Ventilador mecânico**: certificar-se de que seu equipamento contemple a faixa etária do seu paciente, seja leve, compacto, contenha bateria interna e não sofra influência do ambiente hipobárico. Deve estar com circuitos, conexões e carregador adequados, e, sempre que possível, mantido na rede elétrica.
2. **Oxigênio**: conectar o cilindro ao ventilador mecânico por meio da mangueira rosqueada ou "engate rápido", sendo conectada na válvula redutora com manômetro. Preferencialmente, utilizar rede de gás local e assegurar a quantidade de gás suficiente para cada missão, bem como o tempo de autonomia dos cilindros. Evitar cilindros com menos de 50 bar ou 750 psi.
3. **Vias aéreas**: checar diâmetro e posicionamento do tubo orotraqueal e reforçar a fixação; realizar aspiração das vias aéreas e instalar sistema de aspiração fechada; insuflar o balonete do tubo (*cuff*) com água destilada (Lei de Boyle – Mariotte); e garantir a umidificação passiva das vias aéreas com filtro trocador HMEF.
4. **Instalação e adaptação**: na origem, ligar o ventilador de transporte na rede elétrica e rede de gás local. Se o paciente estiver estável e confortável na ventilação mecânica, pode ser mantido com os mesmos parâmetros da origem, atentando-se à suplementação de oxigênio. Caso apresente queda de saturação, desconforto ou assincronias, no período de transição, reavaliar os parâmetros ventilatórios e corrigir possíveis falhas, como: sedação, secreção, posicionamento do tubo etc.
5. **Sedação**: utilizar sedação e analgesia durante a ventilação mecânica auxilia no controle da ansiedade, na agitação e na dor, além de promover melhor tolerância do paciente ao ventilador. Recomenda-se ajustar os níveis de sedação do paciente de maneira que a ventilação fique totalmente controlada pelo ventilador e bem sincronizada.

6. **Modos ventilatórios**: instalar modos ventilatórios a volume (VCV) ou a pressão (PCV), sendo o modo mais indicado aquele que o profissional tenha maior *expertise*, e que o paciente fique mais bem adaptado.
7. **Parâmetros ventilatórios**: sugere-se ajuste inicial visando a uma ventilação gentil e protetora, com volume corrente de 4 a 8 m$\ell$/kg, pressão platô < 30 cmH$_2$O, DP < 15 cmH$_2$O e FiO$_2$ suficiente para manter saturação de 96% (lembrando da suplementação necessária em decorrência da hipóxia da altitude).
8. **Estratégias ventilatórias**: antes da remoção do paciente, considerar o cálculo da mecânica ventilatória para avaliar pressão platô, pressão de distensão, complacência e resistência das vias aéreas. A titulação da PEEP também é uma estratégia para otimização da oxigenação e troca gasosa.
9. **Verifique o DOPE**: se algo der errado, ventilar o paciente manualmente com a bolsa valva-máscara, enquanto verifica o DOPE (deslocamento, obstrução, pneumotórax, equipamento).
10. **Capacitação**: o profissional aeromédico responsável pela ventilação mecânica (seja fisioterapeuta, médico ou enfermeiro), deve ser especializado e estar em constante aprimoramento. O suporte ventilatório deve ser individualizado para cada paciente.

## BIBLIOGRAFIA

Associação Brasileira de Medicina Intensiva, Sociedade Brasileira de Pneumologia e Tisiologia .Orientações práticas em ventilação mecânica. Rio de Janeiro, DOC; 2023.

Associação Brasileira de Operações Aeromédicas. Manual de boas práticas do serviço aeromédico. São Paulo: ABOA; 2024. Disponível em: https://aboa.org.br

Barbas CV, Ísola AM, Farias AMC. Manual de fundamentos do Corpo de Bombeiros. Coletânea de manuais técnicos de bombeiros. São Paulo; 2006.

Barbas CV, Ísola AM, Farias AMC, Cavalcanti AB, Gama AMC, Duarte ACM, et al. Recomendações brasileiras de ventilação mecânica. Rev Bras Ter Intensiva. 2014;26(2).

Gradwell DP, Rainford DJ. Ernsting's aviation and space medicine. 5. ed. Boca Raton: CRC Press; 2016.

Insoft RM. Transport of the ventilate infant. In: Goldsmith JP, Karotkin EH, Keszler M, Suresh GK. Assisted ventilation of the neonate: an evidence-based approach to newborn respiratory care. Amsterdam: Elsevier; 2017.

Knobel E. Pneumologia e fisioterapia respiratória. Rio de Janeiro: Editora Atheneu; 2005.

Mello MCR, Guimarães HP. Manual de ventilação mecânica. São Paulo: Editora dos Editores; 2021.

Russomano T, Castro J. Fisiologia aeroespacial – conhecimentos essenciais para voar com segurança. Porto Alegre: Edipucrs; 2012.

Scanlan CI, Wilkins RL, Stoller JK, Sheldon RI. Fundamentos da terapia respiratória de EGAN. 8. ed. São Paulo: Editora Manole; 2009.

Sociedade Brasileira de Pediatria. Transporte do recém-nascido de alto risco: diretrizes Sociedade Brasileira de Pediatria. 3. ed. São Paulo: SBP; 2024

Tallo FS, Sandri P, Galassi MS, Laranjeira LN, Guimarães HP. Guia de ventilação mecânica para fisioterapia. Rio de Janeiro: Editora Atheneu; 2012.

# 27 Busca e Salvamento em Resgate Aeromédico

Edmar Felix Ambrosio

## ORIGENS HISTÓRICAS DO SAR

As raízes das operações de Busca e Salvamento (SAR, do inglês *Search and Rescue*) podem ser encontradas em registros históricos que datam da Idade Média, com relatos de expedições marítimas organizadas com o objetivo de localizar e resgatar tripulações de embarcações perdidas em alto mar ou vítimas de naufrágios. Essas primeiras iniciativas, embora não possuíssem a estrutura e a tecnologia dos sistemas SAR modernos, demonstram a preocupação humana com o socorro em situações de perigo. No entanto, o conceito moderno de SAR, com uma estrutura organizada, doutrinas específicas, recursos tecnológicos e coordenação entre diferentes órgãos, emergiu durante a Segunda Guerra Mundial. A necessidade premente de resgatar pilotos abatidos em combate, especialmente sobre o Canal da Mancha e outras áreas de conflito, impulsionou o desenvolvimento de estratégias, equipamentos e unidades dedicadas a essa missão. A partir desse período, o SAR passou a ser uma atividade militar e civil essencial, evoluindo continuamente até os complexos sistemas que conhecemos hoje.

## O SAR NA SEGUNDA GUERRA MUNDIAL (ÊNFASE NA GRÃ-BRETANHA)

Durante a Segunda Guerra Mundial, a Batalha da Grã-Bretanha (1940) representou um momento crucial para o desenvolvimento do SAR. A Royal Air Force (RAF) enfrentava perdas consideráveis de pilotos em combates aéreos contra a *Luftwaffe* alemã. A preocupação com o resgate desses pilotos não era apenas uma questão humanitária, mas também uma necessidade estratégica vital. A formação de um piloto de caça exigia um investimento significativo de tempo e recursos, tornando a perda de cada tripulante um duro golpe para a capacidade operacional da RAF. A substituição de aeronaves era um processo mais ágil do que a formação de novos pilotos, o que levou à priorização do resgate dos aviadores abatidos, impulsionando o desenvolvimento de unidades especializadas em SAR, como o Air Sea Rescue Service.

## O SAR NO BRASIL

No Brasil, a organização do serviço de Busca e Salvamento teve início com a criação do Ministério da Aeronáutica em 1941, mas foi no final da década de 1950 que o serviço foi estruturado em cada zona aérea, com a designação de aeronaves e equipes dedicadas. Uma aeronave Catalina, sediada na Base Aérea de Belém, foi uma das primeiras a ser empregada em missões SAR no país. Dois eventos marcantes impulsionaram a evolução do SAR no Brasil:

- **Acidente com o voo do Correio Aéreo Nacional (CAN) em 1947:** queda de uma aeronave do CAN em Porto de Moz, Pará, em uma área de difícil acesso, expôs a necessidade urgente de melhor organização e preparo para operações de resgate em ambientes hostis. A experiência adquirida durante as buscas e o resgate das vítimas, com grande dificuldade de acesso à área, foi crucial para o desenvolvimento de protocolos e treinamentos específicos
- **Resgate do voo FAB 2068 em 1967:** história do resgate dos cinco sobreviventes do C-47 FAB 2068, encontrado próximo a Tefé, Amazonas, após 11 dias de intensas buscas, tornou-se um símbolo do SAR no Brasil. A operação mobilizou 35 aeronaves da FAB e da USAF, 347 pessoas e consumiu mais de 1 mil horas de voo. A frase proferida por um dos resgatados, "Eu sabia que vocês viriam!", ecoa até hoje como um testemunho da perseverança e do profissionalismo das equipes de resgate, representando a esperança e a determinação em salvar vidas.

Atualmente, o sistema SAR brasileiro é coordenado pelo SALVAERO, sob a responsabilidade do Departamento de Controle do Espaço Aéreo (DECEA), e integra diversos órgãos essenciais, como as Forças Armadas (Marinha, Exército e Aeronáutica), Corpos de Bombeiros Militares, a Defesa Civil, o Serviço de Atendimento Móvel de Urgência (SAMU) e outras agências governamentais e não governamentais. Essa integração garante uma resposta coordenada e eficiente em situações de emergência.

## HELICÓPTEROS: ASAS DA ESPERANÇA EM TERRENOS DESAFIADORES

### Importância dos helicópteros em operações SAR

Há décadas, os helicópteros se consolidaram como um recurso indispensável nas atividades do SAR em todo o mundo. Sua capacidade de realizar pousos e decolagens verticais (VTOL), pairar no ar e executar manobras complexas em baixa velocidade os tornam ideais para operar em uma ampla gama de cenários, muitas vezes inacessíveis a outras aeronaves ou veículos terrestres. Em operações de resgate em montanhas, florestas densas, áreas alagadas, regiões remotas ou mesmo em ambientes urbanos congestionados, o helicóptero oferece uma versatilidade ímpar, permitindo o acesso rápido a vítimas em locais de difícil acesso e o transporte eficiente de equipes de resgate e equipamentos.

## Limitações operacionais e a "banalização" do uso

Apesar de sua versatilidade, os helicópteros têm limitações operacionais intrínsecas que exigem planejamento cuidadoso e respeito aos limites da aeronave e da tripulação. Fatores como autonomia de voo limitada pelo consumo de combustível, sensibilidade a condições meteorológicas adversas (ventos fortes, turbulência, nevoeiro, gelo), capacidade de carga restrita e a necessidade de áreas de pouso adequadas devem ser criteriosamente avaliados antes e durante a operação. A "banalização" do uso de helicópteros, ou seja, seu emprego em situações nas quais outros recursos seriam mais eficientes ou seguros, pode acarretar em um desgaste desnecessário da aeronave e da equipe, além de comprometer a disponibilidade para emergências genuínas em que o helicóptero é o único recurso viável. A pressão psicológica inerente às operações de resgate, somada à fadiga da tripulação, pode influenciar negativamente o julgamento e a tomada de decisões, aumentando o risco de acidentes. Portanto, a implementação de protocolos rigorosos para o acionamento de helicópteros, com critérios claros e objetivos, é fundamental para garantir a segurança operacional, otimizar a alocação de recursos e assegurar a disponibilidade da aeronave para as situações críticas que realmente demandam seu emprego.

## Treinamento e experiência

A complexidade das operações SAR com helicópteros, somada aos riscos inerentes a essas missões, exige um alto nível de treinamento e *expertise* por parte de todos os profissionais envolvidos. O treinamento deve abranger não apenas o domínio das técnicas de voo e operação da aeronave, mas também o conhecimento de técnicas de resgate em diferentes ambientes (terrestre, aquático, montanhoso), o uso de equipamentos específicos (guincho, rapel, macas de resgate), procedimentos de atendimento pré-hospitalar em condições adversas e, crucialmente, o gerenciamento do estresse e da tomada de decisões sob pressão. A supervisão de instrutores qualificados e experientes é essencial para garantir a qualidade do treinamento e a formação de profissionais aptos a lidar com as diversas situações de emergência. Cada ocorrência é única e apresenta desafios específicos, exigindo dos operadores (pilotos, tripulantes operacionais, médicos, enfermeiros de bordo e equipes de apoio em solo) a capacidade de analisar rapidamente a situação, tomar decisões assertivas e executar as ações com precisão e segurança.

## Atribuições no Brasil

No Brasil, as operações SAR e os atendimentos pré-hospitalares em operações aeromédicas são atribuições de diversas instituições, com destaque para as Forças Armadas (Marinha, Exército e Aeronáutica), que têm unidades especializadas em busca e salvamento. Além das Forças Armadas, outros órgãos públicos desempenham um papel fundamental, como as Polícias Militares (por meio de seus grupamentos aéreos), Corpos de Bombeiros Militares, Defesas Civis estaduais e municipais, o SAMU, o Grupo de Resgate e Atenção às Urgências (GRAU) e outras organizações federais e estaduais integradas ao Sistema Nacional de Busca e Salvamento (SISSAR), coordenado pelo SALVAERO. Cada entidade opera de acordo com seus recursos disponíveis, as demandas e as características geográficas de sua região de atuação. Embora as técnicas de resgate sejam semelhantes entre as organizações, cada uma tem suas próprias doutrinas, protocolos e procedimentos operacionais, além de seguir as políticas governamentais e as normas da aviação civil

e militar, que são comuns a todas. Essa diversidade de atores e a complexidade da legislação exigem uma coordenação eficaz entre os órgãos envolvidos para garantir a eficiência e a segurança das operações SAR no país.

# OPERAÇÕES: USO ESTRATÉGICO DE AERONAVES EM MISSÕES CRÍTICAS

## Quando uma aeronave é utilizada: critérios para o acionamento eficaz

**Natureza das aeronaves SAR e de atendimento pré-hospitalar.** Helicópteros e aviões designados para operações SAR e atendimento pré-hospitalar de emergência são, em sua maioria, aeronaves especialmente preparadas para essas atividades. Essa preparação envolve uma série de adaptações, incluindo o *design* da cabine e bagageiros para acomodar equipamentos médicos e de resgate, a instalação de equipamentos específicos de navegação e comunicação, esquemas de cores de alta visibilidade para facilitar a localização em diferentes ambientes e, crucialmente, o treinamento especializado de suas tripulações.

**Critérios para o emprego de aeronaves.** Emprego de aeronaves em operações SAR e atendimento pré-hospitalar é justificado em diversas situações críticas:

- **Vencer grandes distâncias em curtos espaços de tempo:** aeronaves são essenciais para o transporte rápido de equipes especializadas em busca e salvamento ou atendimento pré-hospitalar de emergência para locais distantes, nos quais o tempo de resposta é crucial para o sucesso da missão
- **Acesso a locais inacessíveis ou com tempo de deslocamento inviável:** quando o local do evento é inacessível por veículos terrestres ou quando o tempo necessário para o alcançar por outros meios comprometeria o tratamento adequado à gravidade da situação, o uso de aeronaves se torna imperativo
- **Resgate de vítimas com lesões graves em locais de difícil acesso:** em eventos que envolvem locais de difícil acesso e vítimas com lesões graves que impossibilitariam o deslocamento por outros meios, devido à necessidade de estabilidade e urgência no transporte, a aeronave oferece uma solução segura e eficiente
- **Infiltração e extração de equipes em locais remotos:** aeronaves, especialmente helicópteros, possibilitam que equipes SAR, socorristas, médicos e enfermeiros treinados acessem ou sejam retirados de locais remotos, utilizando recursos como guincho elétrico, rapel, cordas e outros equipamentos especiais.

**Importância da avaliação criteriosa.** A experiência e a disciplina da equipe são fatores determinantes na avaliação das circunstâncias do evento e das técnicas que serão aplicadas, buscando sempre os menores riscos e as maiores vantagens para o socorrista e a vítima. Critérios bem definidos devem ser considerados na tomada de decisão, tanto para quem solicita o apoio aéreo quanto para quem o concede.

**Questionamentos para subsidiar a decisão.** Alguns questionamentos podem auxiliar na tomada de decisão quanto ao apoio de um helicóptero ou avião:

- **Como a ocorrência foi reportada?** Autoridades ou pessoas locais, familiares, os próprios envolvidos, verificando a veracidade da informação
- **Quais são os meios de comunicação disponíveis na região?** A comunicação é essencial para coordenar recursos e lidar com eventuais novas emergências

- **Existem pontos de pouso próximos?** A existência de um ponto de pouso adequado é crucial para contingências, preparação da equipe, configuração da cabine e instalação de uma base de apoio
- **A aeronave e os equipamentos estão em condições de operar? A tripulação está habilitada?** Verificar as condições técnicas da aeronave e a qualificação da tripulação é fundamental para a segurança da operação.

*"Avaliação da situação"* e *briefing*. Diante das informações essenciais, as decisões sobre a melhor forma de prestar o apoio decorrem da "avaliação da situação", que analisa detalhadamente as condições da(s) vítima(s) e a gravidade das lesões. Com essas informações, as opções disponíveis são apresentadas, destacando seus benefícios, complexidade e riscos envolvidos. As ações e todos os procedimentos definidos para a operação devem ser fundamentados na segurança da equipe, priorizando-a em relação à própria situação da vítima. Antes da execução, um *briefing* minucioso é realizado, detalhando as ações no local do evento, incluindo sinais corporais ou luminosos, comunicação e fraseologia operacional padrão, além de planos auxiliares para eventuais mudanças no plano de ação inicial.

## Considerações sobre a equipe: o alicerce do sucesso

**Formação e coesão da equipe.** O processo de formação de uma equipe SAR tem o objetivo de superar inúmeras etapas de desenvolvimento e alcançar um nível operacional eficiente. Essa formação exige que o grupo se conheça e tenha confiança mútua, reconhecendo suas funções e limites individuais e coletivos. Quanto mais tempo os integrantes atuam juntos, mais coeso e experiente o grupo se torna, aprimorando a coordenação e a eficiência.

**O profissional SAR – mais que um tripulante.** O profissional SAR não é apenas um tripulante; ele reúne habilidades específicas adquiridas em treinamentos especiais em ambientes aquáticos, terrestres e secos, com variações de temperatura e alta exigência técnica. Esses treinamentos preparam o indivíduo para atuar com segurança em situações reais, extremas e de grande estresse psicológico.

**Gerenciamento de riscos e planejamento.** Equipes prontas e experientes buscam as melhores técnicas e equipamentos, associados a um gerenciamento adequado dos riscos operacionais, evitando riscos desnecessários e priorizando a segurança. Elas obedecem a um cronograma lógico da sequência de ações, conforme o planejamento e as exigências de cada evento, expondo seus recursos e pessoal ao menor risco possível.

**Liderança e tomada de decisão.** O processo de análise situacional exige uma liderança experiente e em nível adequado, capaz de tomar decisões que potencializem os recursos de forma eficaz, buscando o equilíbrio entre os benefícios da operação e os riscos envolvidos. A organização da equipe e o processo decisório estão diretamente relacionados com o sucesso da missão.

**Equipes multimissão e a necessidade de treinamento conjunto.** Uma equipe multimissão exige muita disciplina e treinamento conjunto. A formação dessas equipes é definida principalmente pelo objetivo da unidade e pelo porte e pela capacidade da aeronave utilizada. Em regra, são necessários no mínimo três homens SAR (profissionais especializados em salvamento), além dos pilotos. Um deles permanece embarcado, sendo o responsável pelos equipamentos e pelas técnicas utilizadas para garantir o acesso seguro dos socorristas ao local do sinistro.

**Equipes mistas e a ampliação da capacidade operacional.** Em alguns eventos, equipes mistas (homens SAR, médicos e enfermeiros) são necessárias para proporcionar um atendimento adequado às vítimas. Isso significa maior conhecimento e capacidade operacional do grupo. Além das atribuições individuais de cada especialidade, todos os treinamentos relacionados à atividade aérea, com técnicas de acesso por cordas, guincho e outros equipamentos especiais, são parte da rotina de todos os profissionais envolvidos.

## Técnicas e procedimentos operacionais: a arte do resgate em ambientes hostis

As operações aéreas de salvamento (SAR) e o suporte emergencial a vítimas de acidentes ou situações de perigo iminente demandam profissionais com altíssima capacitação e domínio de uma variedade de técnicas e procedimentos. Embora existam inúmeras técnicas e padrões operacionais, alguns são comuns entre as organizações, por serem reconhecidos e consagrados internacionalmente, enquanto outros são exclusivos, adaptados ao tipo de demanda e à doutrina específica de cada instituição.

## Técnicas operacionais mais frequentes

Entre as técnicas operacionais utilizadas com maior frequência, principalmente em ocorrências que envolvem vítimas em locais de difícil acesso, destacam-se:

- **Embarque e desembarque à baixa altura (EDBA) – acesso seguro em terrenos desafiadores:** o embarque e o desembarque à baixa altura consistem basicamente em acessar ou deixar a cabine de um helicóptero que se encontra em voo pairado à baixa altura, em locais onde o tipo de terreno não permite o pouso completo da aeronave. Essa técnica exige precisão e coordenação entre a tripulação e a equipe de resgate
  - **Procedimentos operacionais:** para a execução do EDBA, existem procedimentos operacionais específicos que definem cada movimento na preparação e na execução da técnica, buscando proporcionar um nível de segurança aceitável para o operador (tripulante socorrista, médico e enfermeiro). A tripulação (piloto, tripulante operacional, médicos ou enfermeiros), em perfeita coordenação, realiza a aproximação da aeronave para o ponto definido pela equipe em solo ou pela própria situação. Após a estabilidade da aeronave e a definição da melhor altura, levando em consideração o terreno e a presença de obstáculos, a equipe de SAR ou médica alcança os esquis do helicóptero e realiza o desembarque ou embarque, levando consigo os equipamentos necessários
- **Rapel – descida controlada em ambientes verticais:** o rapel, técnica criada por escaladores franceses em 1879, é uma atividade vertical utilizada para acessar locais abaixo de um nível qualquer (paredes rochosas, estruturas metálicas, helicópteros etc.) com o auxílio de cordas, fitas têxteis, freios, capacetes, descensores e ascensores
  - **Equipamentos e segurança:** para atividades profissionais, é crucial que esses equipamentos tenham certificados de qualidade específicos e de utilização, garantindo a segurança dos operadores. A técnica consiste em acessar um ponto remoto a partir de um helicóptero. Os socorristas devem estar equipados com cintos de segurança para salvamento (conforme legislação), capacete, mosquetões, freios e luvas apropriados
  - **Execução da técnica:** ao alcançarem o local, um dos tripulantes coordena com o piloto a altura e a posição ideal do helicóptero sobre o terreno. Em seguida, confere novamente a equipagem dos integrantes da equipe de rapel e

os posiciona nos esquis da aeronave, coordenando com o piloto todos os procedimentos. Para o início do rapel, os "rapelistas" verificam o chicote da corda (extremidade da corda), que deve estar tocando o solo durante todo o procedimento. Após serem autorizados, iniciam o rapel simultaneamente, imprimindo uma velocidade de descida controlada (aproximadamente 2 m/s) até o solo (Figuras 27.1 e 27.2). Em exercícios de treinamento e em local controlado, é mandatório que um membro da equipe em solo atue como segurança no controle da descida; contudo, em situações de ocorrências reais, isso geralmente não é possível

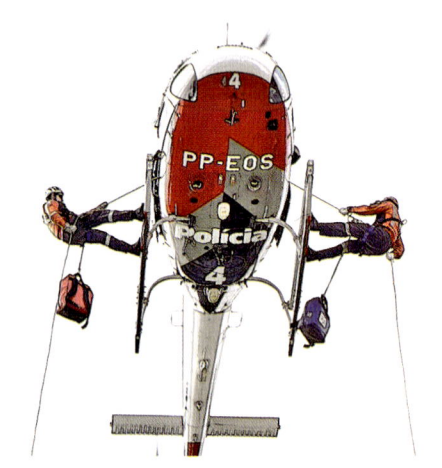

**Figura 27.1** Equipe SAR iniciando rapel ainda nos esquis de um helicóptero.

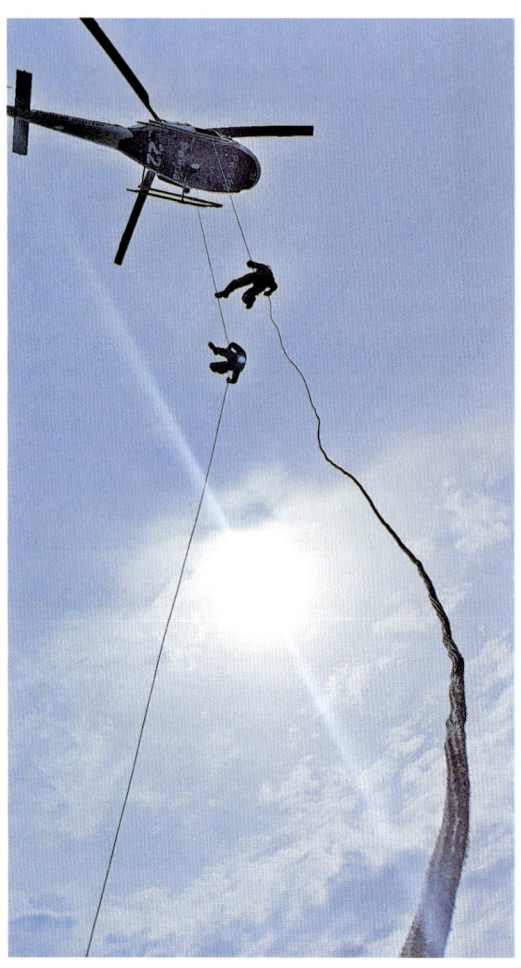

**Figura 27.2** Equipe SAR efetuando a técnica de rapel.

- **Infiltração ou extração (retirada) com auxílio de guincho – resgate preciso em locais inacessíveis:** a infiltração ou extração com auxílio de guincho consiste em fazer acessar ou retirar pessoas ou objetos de um local de difícil acesso, por meio de um guincho elétrico instalado no helicóptero, que permanece em voo pairado fora do efeito solo (OGE, do inglês *out of ground effect*) sobre um ponto no terreno
  - **Procedimentos e cuidados:** após acessar o solo e preparar a vítima, o homem SAR, em coordenação com a tripulação, autoriza o início do içamento dela até a aeronave. O tripulante responsável por operar o guincho auxilia sua entrada para o interior da cabine, que deve estar configurada para tal procedimento. Vítimas conscientes, orientadas e sem trauma utilizam capacetes, cintos de segurança para salvamento ou triângulo de salvamento. Vítimas politraumatizadas[1] que necessitam de maca têm seu içamento controlado com uma corda-guia ancorada no terço inferior da maca, pelo homem SAR no solo, evitando que ela gire durante a subida e aumentando os riscos do procedimento
  - **Treinamento e inspeção:** para ocorrências que necessitem da utilização dessa ferramenta, todos os profissionais envolvidos (pilotos, operadores de equipamentos especiais, socorristas, médicos e enfermeiros) devem ter participado de um programa de treinamento supervisionado. É importante lembrar que esse equipamento precisa passar por inspeções periódicas por ciclos de utilização e/ou tempo de validade, conforme orientações do fabricante
- **Infiltração ou extração com auxílio de cordas (McGuire) – uma técnica versátil:** a infiltração ou extração com auxílio de cordas (McGuire) consiste em fazer acessar ou retirar pessoas e objetos de locais de difícil acesso por meio de cordas e um sistema equalizado de ancoragem com amarrações e conexões metálicas (mosquetões, cordas e fitas) instaladas no piso da cabine e no gancho do helicóptero
  - **Treinamento e origem:** para ocorrências que necessitem da utilização dessa técnica, todos os profissionais envolvidos (pilotos, operadores de equipamentos especiais, socorristas, médicos e enfermeiros) devem ter participado de um programa de treinamento supervisionado. Vale lembrar que esse procedimento sofreu várias alterações desde a sua criação, na Guerra do Vietnã, onde o propósito era extrair equipes em terra, por meio de cordas ancoradas em helicópteros, de onde não fosse possível o pouso (Figura 27.3)
- **Preparação para o transporte de vítimas: cuidados essenciais:** constantemente, surgem novas técnicas e equipamentos que otimizam as atividades de busca e salvamento em várias categorias. Situações adversas e imprudência produzem vítimas diariamente, exigindo soluções cada vez mais técnicas e seguras. Operações envolvendo embarque à baixa altura, guincho elétrico ou transportes com cordas (cargas externas) são complementadas com equipamentos e cuidados especiais na preparação da vítima ou objetos
  - **Vítimas sem traumas:** a preparação de vítimas conscientes, orientadas e sem trauma físico, que se encontram em locais remotos, perdidas e que tiveram sua capacidade de locomoção diminuída por esgotamento físico ou por características limitantes do terreno, visa basicamente orientá-las sobre o procedimento que será utilizado para retirá-las daquela situação. É importante lembrar que essa vítima não pode assumir nenhuma responsabilidade

---

[1] O termo "politraumatizado" foi substituído por "traumatizado multissistêmico". Nesta edição, os autores optaram por manter "politraumatizado" por ainda ser o mais conhecido e utilizado na prática.

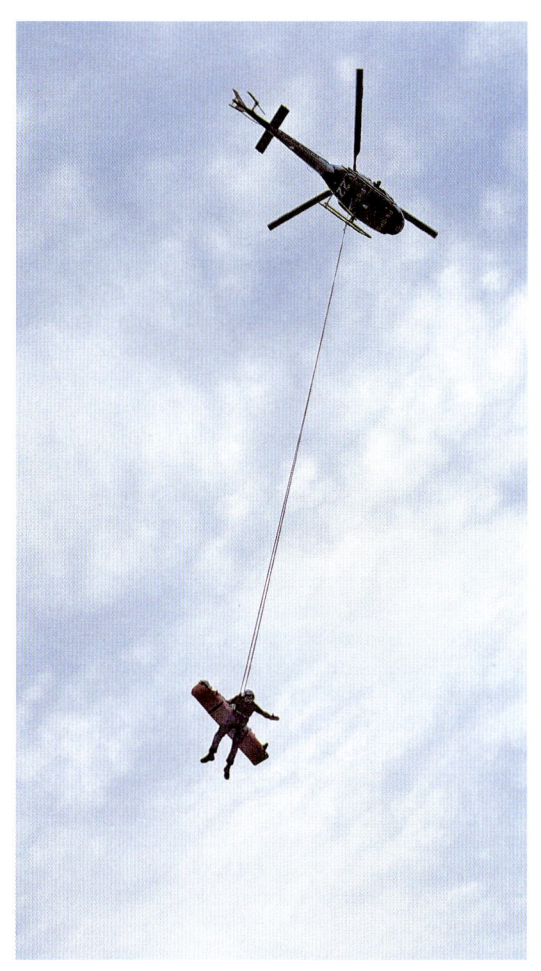

**Figura 27.3** Equipe executando a técnica McGuire com vítima na maca tipo envelope.

funcional na operação. Após a definição da equipe e do procedimento operacional adequado, será avaliado, de acordo com a técnica, se um socorrista (homem SAR) estará ou não com a vítima durante o translado. Em transporte por cordas, é obrigatória a presença de um SAR, com seu cinto de segurança conectado ao da vítima durante todo o transporte, monitorando-a e auxiliando as equipes de voo e solo nas fases de içamento, deslocamento e pouso no posto de apoio

- **Vítimas politraumatizadas:** ocorrências com vítimas dessa complexidade são significativamente mais difíceis e exigem atendimento de equipes mais técnicas. Para o transporte de vítimas politraumatizadas em locais de difícil acesso, é imprescindível que a vítima esteja estabilizada e devidamente imobilizada com uma prancha longa, além de protegida por uma maca de transporte com tirantes para içamento, tipo "envelope", que será ancorada por mosquetões ao cabo do guincho ou cordas conectadas na aeronave. Após a definição da técnica e do equipamento, um socorrista (homem SAR) terá seu equipamento individual conectado à maca com a vítima, monitorando-a e auxiliando as equipes nas fases de içamento, deslocamento e pouso no posto de apoio, onde uma equipe aeromédica ou terrestre dará continuidade ao atendimento. É importante considerar que as macas para transporte em atividades aéreas não oferecem condições de imobilização adequada para uma vítima politraumatizada, sendo necessária, na maioria das situações, a utilização de uma prancha rígida e outros recursos para tal fim (Figura 27.4)

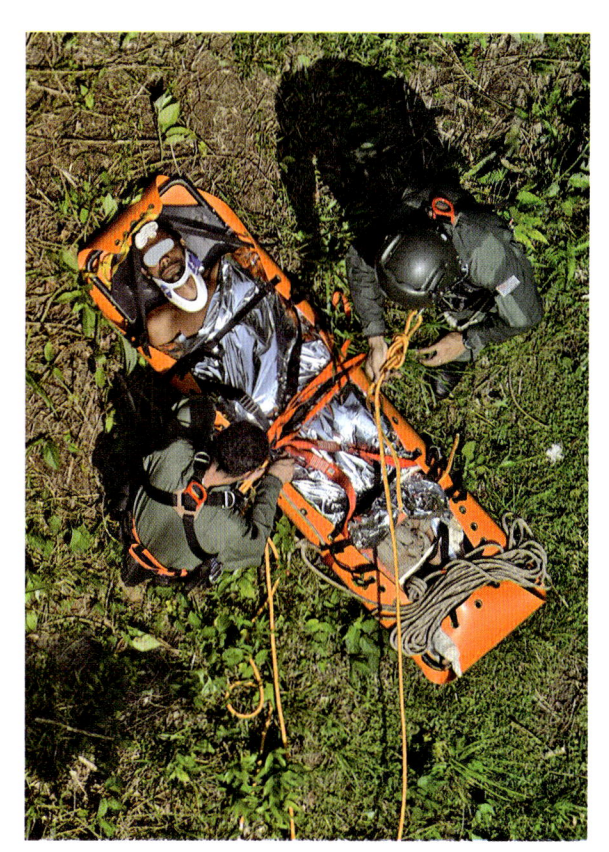

**Figura 27.4** Preparação da vítima para o transporte com maca.

- **Equipamentos:** para todas as técnicas e procedimentos descritos, os equipamentos utilizados devem ser de uso profissional (não esportivo), conforme a legislação nacional e as normas internacionais de utilização, segurança e controle de qualidade.

## Equipamentos de proteção individual: a base da segurança em operações aéreas

Em operações aéreas de busca e salvamento, a proteção individual representa um desafio constante: conciliar equipamentos que ofereçam segurança, funcionalidade e conforto para o usuário. Organizações e equipes experientes priorizam a segurança operacional, buscando operar com altos padrões de qualidade para os equipamentos de proteção individual (EPIs) utilizados pelas tripulações.

### Equipamentos essenciais

Os seguintes equipamentos são exemplos consagrados e o mínimo exigido para voos profissionais:

- **Capacete de voo:** mais do que um simples acessório, o capacete de voo tem a função crucial de fornecer proteção adequada contra impactos na cabeça, um risco constante em operações aéreas. Além da proteção física, o capacete também integra o sistema de comunicação da aeronave, permitindo a comunicação clara e eficiente entre a tripulação, um aspecto vital para a coordenação durante o voo e as operações de resgate
- **Trajes para voo (macacão de voo) – isolamento e proteção contra fogo:** o traje de voo, geralmente um macacão, desempenha um papel fundamental na proteção térmica do tripulante. Ele cria uma barreira de ar entre a pele e o tecido, proporcionando isolamento térmico em diferentes condições climáticas. Fabricado com fibras resistentes ao fogo, o traje suporta altas temperaturas, oferecendo proteção crucial em caso de incêndio. Para garantir a máxima proteção,

o EPI deve ter o tamanho ideal para o usuário, com mangas que cubram as luvas até os punhos e pernas que cubram as botas até os tornozelos, evitando qualquer exposição da pele

- **Botas e luvas – proteção contra fogo e abrasão:** as botas e as luvas utilizadas em operações aéreas são geralmente confeccionadas em couro e/ou fibras resistentes ao fogo ou com tratamento que retarda a ação do calor. Esses materiais oferecem proteção contra chamas, calor intenso e abrasão, riscos comuns em operações de resgate. É crucial evitar matérias-primas sintéticas, como o náilon ou similares, pois, em caso de acidentes e exposição ao calor, esses materiais podem derreter e grudar na pele, causando lesões ainda mais graves
- **Óculos de proteção – visão clara e proteção contra detritos:** os óculos de proteção são essenciais para proteger os olhos contra objetos em suspensão, como poeira, detritos e pequenos objetos levantados pela ação do vento provocado pelo rotor do helicóptero. Devem ser ergonômicos para garantir o conforto durante o uso prolongado, ter lentes resistentes a impactos e arranhões e ser compatíveis com a utilização de capacetes de voo e equipamentos de trabalho em altura, como cintos e capacetes de escalada
- **Cintos de segurança para resgate (cadeirinhas) – segurança em operações verticais:** os cintos de segurança para resgate, também conhecidos como "cadeirinhas", apresentam variadas formas e classificações, sendo utilizados por tripulantes operacionais, médicos e enfermeiros durante decolagens, deslocamentos e, principalmente, em operações de rapel e transporte por cordas (McGuire). Fabricados em fitas de poliéster e poliamida de alta resistência, esses cintos oferecem *designs* específicos com pontos de ancoragens dorsais e abdominais estrategicamente posicionados para proporcionar maior segurança e conforto ao usuário durante as operações verticais.

## Segurança e proteção durante operação de salvamento com helicóptero: procedimentos essenciais

Operações com helicópteros, sejam em treinamento, sejam em ocorrências reais, exigem extrema atenção e concentração em todas as suas fases. A falta de experiência ou deficiências técnicas na equipe podem comprometer a segurança da operação em instantes. Indivíduos inexperientes ou com déficit técnico devem ser identificados, preservados de exposição a riscos desnecessários e avaliados para que sua capacidade operacional seja alcançada ou restabelecida.

### *Procedimentos básicos de segurança*

Os seguintes procedimentos básicos devem ser amplamente disseminados e internalizados pelos operadores:

- **Aproximação segura da aeronave:** ao se aproximar de uma aeronave acionada, o tripulante ou qualquer outro operador deve fazê-lo diminuindo a silhueta, mantendo contato visual com os pilotos ou tripulante operacional a bordo. A aproximação deve ser feita em um ângulo de 45 graus da proa da aeronave, nunca pela parte traseira, onde se encontra o rotor de cauda, um local extremamente perigoso
- **Embarque com segurança:** para o embarque, é fundamental aguardar a autorização da tripulação e utilizar os meios disponíveis, como alças de auxílio ao embarque e desembarque e bancos traseiros. Deve-se evitar o uso do banco, cintos e portas dianteiras dos pilotos, que podem interferir nos controles da aeronave
- **Procedimentos durante o voo:** ao embarcar, a primeira ação deve ser a colocação do cinto de segurança abdominal, seguida

pela conexão do sistema de comunicação interna (capacete ou fone) e ajuste do talabarte, se houver. No desembarque, é essencial verificar o afivelamento do cinto antes de deixar a aeronave, evitando que uma das pontas se prenda em algo externo e cause danos. Durante o voo, é crucial garantir que nenhum objeto esteja solto na cabine, evitando que seja lançado para fora com as portas abertas ou atinja o rotor de cauda

- **Desembarque seguro:** no desembarque, o deslocamento deve ser sempre à frente da aeronave (em um ângulo de 45 graus), com atenção à altura do rotor principal em relação ao solo, que pode variar dependendo do terreno. Deve-se evitar o deslocamento na direção do rotor de cauda e nunca transportar qualquer objeto acima da linha do ombro, o que aumenta o risco de contato com o rotor
- **Responsabilidade pela segurança no solo:** todos os operadores (tripulantes operacionais, médicos e enfermeiros de bordo) são responsáveis pela segurança da aeronave e das pessoas ao seu redor enquanto os motores estiverem acionados. Devem se posicionar de forma a garantir a segurança de todos, mantendo uma distância segura do disco do rotor e do possível giro de cauda no solo, e assegurando o contato visual entre si e com os pilotos para facilitar a coordenação. O uso de EPI adequado (capacete de voo, protetores auriculares e óculos de proteção) é obrigatório nessa fase
- **Coordenação e auxílio durante o voo:** durante o voo, todos os integrantes da equipe (pilotos, operadores de equipamentos especiais, médicos e enfermeiros de bordo) fazem parte da tripulação e têm funções a bordo. Devem auxiliar na navegação, no posicionamento da aeronave, no direcionamento, relatar obstáculos, manter a comunicação e agir de forma a proporcionar um voo mais seguro
- **Desembarques à baixa altura: precisão e segurança:** nos desembarques à baixa altura, a coordenação para aproximação da área determinada deve ser precisa quanto aos obstáculos existentes, transmitindo confiabilidade ao piloto. O desembarque só deve ser executado após a devida autorização, com o socorrista buscando o solo com a máxima segurança, utilizando alças, talabarte, degrau e esquis da aeronave. Existem técnicas específicas para desembarque à baixa altura no solo (nível a nível) ou em meio aquático (um grande passo no vazio), visando atender às necessidades do piloto de manter a estabilidade da aeronave e garantir a segurança do socorrista
- **Embarques à baixa altura: coordenação e atenção:** em operações com embarque à baixa altura, o tripulante deve manter seus equipamentos acondicionados, utilizar o EPI adequado, seguir as orientações do tripulante a bordo e aproximar-se somente após autorizado. A aproximação deve ser feita no campo visual dos pilotos e tripulante a bordo, em um ângulo de 45 graus da proa, evitando o rotor de cauda. Os auxílios para o embarque (alças, banco traseiro, esqui e degrau) devem ser utilizados conforme treinamento, e, sempre que possível, o embarque deve ser simultâneo com outro socorrista em lados opostos da aeronave
- **Segurança perimetral com motor acionado:** enquanto o motor estiver acionado, somente será possível deixar a área de segurança da aeronave com a autorização da tripulação remanescente, que se posicionará de forma a manter a segurança
- **Conhecimento de procedimentos de emergência:** toda a tripulação deve ter conhecimento dos principais procedimentos de emergência e reações em tais situações, garantindo uma resposta rápida e eficaz em caso de incidentes.

## Tecnologias em busca e salvamento

A evolução tecnológica vem impactando significativamente as operações de SAR em praticamente todos os ambientes, tornando-as mais eficientes e aumentando as chances de sucesso.

Atualmente, encontramos, além das técnicas tradicionais, diversas tecnologias que auxiliam esse trabalho e têm sido cada vez mais utilizadas:

- Drones (veículos aéreos não tripulados [VANTs])
  - **Utilizados na busca em áreas extensas e de difícil acesso:** podem cobrir grandes áreas em um tempo muito menor do que equipes terrestres, especialmente em terrenos acidentados, florestas densas, áreas alagadas ou montanhosas. Sua capacidade de voar à baixa altitude e em baixa velocidade permite uma busca minuciosa e cautelosa da região de interesse
  - **Auxiliam um mapeamento rápido da área da ocorrência:** serão customizados com câmeras de alta resolução e sensores, podem gerar mapas de vários modelos da área desejada, fornecendo informações importantes para o planejamento da operação de resgate. Isso inclui identificação de rotas de acesso, obstáculos, locais de pouso seguros e a localização precisa da vítima
  - **Entrega de pequenos suprimentos:** em situações nas quais o acesso terrestre é demorado ou impossível, drones podem transportar suprimentos de emergência, como água, alimentos, medicamentos, cobertores e equipamentos de comunicação, até a vítima, garantindo sua estabilidade e sobrevivência até a chegada das equipes de resgate
  - **Câmeras térmicas:** drones equipados com câmeras térmicas são capazes de detectar assinaturas de calor, facilitando a localização de pessoas mesmo em condições de baixa visibilidade, como durante a noite, em áreas com neblina ou mesmo densa vegetação
  - **Integração com outros sistemas:** drones podem ser integrados a sistemas de informação geográfica (SIG) e outras plataformas de gerenciamento de operações, permitindo o compartilhamento de informações em tempo real entre as equipes envolvidas
  - **Exemplos de uso:** busca por pessoas perdidas em trilhas, monitoramento de áreas atingidas por desastres naturais (enchentes, deslizamentos), busca por náufragos no mar, e muito mais.
- Sistemas de busca por celular
  - **Localização por meio do sinal do celular:** mesmo em áreas com cobertura limitada, as operadoras de telefonia celular podem fornecer informações sobre a localização aproximada de um celular ativo, por meio da triangulação do sinal entre as torres de celular
  - **Tecnologia AML (*Advanced Mobile Location*):** o AML envia automaticamente a localização precisa do celular para os serviços de emergência quando uma chamada é feita para o 190, 192 ou 193, mesmo que o GPS do aparelho esteja desligado. Essa tecnologia permite uma redução considerável do tempo de resposta em emergências
  - **Aplicativos de rastreamento e localização:** existem diversos aplicativos que permitem o compartilhamento da localização em tempo real com contatos de confiança, o que pode ser útil em atividades de aventura, trabalho ou em áreas remotas de difícil acesso
  - **Busca por IMEI:** o IMEI (*International Mobile Equipment Identity*) é um número único que identifica cada aparelho celular existente. Em casos de desaparecimento ou outras necessidades, a polícia ou outros órgãos competentes podem solicitar às operadoras a localização do aparelho por meio do IMEI
  - **Desafios:** a precisão da localização pode variar dependendo da densidade de antenas de celular e cobertura na região. Em áreas remotas com pouca ou nenhuma cobertura, a busca por celular pode ser limitada.

- Equipamentos de visão noturna e térmica
  - **Visão noturna:** permitem a visualização em ambientes com pouca ou nenhuma luz, ampliando as capacidades de busca durante a noite ou em locais escuros, como cavernas e florestas densas
  - **Visão térmica (FLIR, do inglês *forward looking infrared*):** detectam a radiação infravermelha emitida pelos corpos, permitindo a identificação de pessoas e animais mesmo em condições de baixa visibilidade, como neblina, fumaça, escuridão ou vegetação. São especialmente úteis na busca por pessoas perdidas em áreas frias, nas quais a hipotermia pode ser um risco
  - **Tipos de equipamentos:** óculos de visão noturna, câmeras térmicas portáteis, câmeras térmicas integradas a drones e aeronaves
  - **Aplicações:** busca por pessoas perdidas em áreas rurais, montanhosas ou florestais, busca por náufragos no mar, localização de vítimas em escombros após desastres naturais.

A combinação dessas tecnologias, aliada ao treinamento adequado das equipes de SAR, tem o potencial de aumentar significativamente a eficiência das operações e salvar mais vidas. É importante ressaltar que a escolha das tecnologias a serem utilizadas depende das características da ocorrência, dos recursos disponíveis e das necessidades específicas de cada situação e equipe.

## CONSIDERAÇÕES FINAIS

### A arte de salvar vidas: um compromisso com a segurança e a excelência

Garantir um ambiente seguro durante um salvamento é uma responsabilidade compartilhada por todos os envolvidos, especialmente quando uma aeronave é utilizada. As ações que precedem a remoção de uma vítima de um local de difícil acesso são executadas por equipes de socorristas experientes, que realizam o Atendimento Pré-Hospitalar (APH) adequado, considerando o fator tempo e a gravidade das lesões da vítima.

### Cuidados essenciais com vítimas politraumatizadas

Para vítimas politraumatizadas, o uso de macas especiais, como a maca envelope, é crucial para o transporte seguro em qualquer técnica que envolva uma aeronave. No entanto, antes do transporte aéreo, a equipe de socorristas deve priorizar procedimentos essenciais, como imobilizações, controle de hemorragias, acesso venoso, oxigenoterapia e outros cuidados que garantam a estabilidade da vítima e a protejam de fatores externos, como detritos, vento, chuva e outras condições que possam agravar o seu estado. A aplicação eficiente desses procedimentos é fundamental, pois, durante o transporte aéreo, a mobilidade do homem SAR e o acesso a materiais podem ser limitados, dificultando a continuidade desses cuidados.

### Papel crucial do homem SAR durante o transporte aéreo

Mesmo com as limitações inerentes ao transporte aéreo, o homem SAR desempenha um papel vital na preservação da segurança e do bem-estar da vítima. Entre suas atribuições durante o translado, destacam-se:

- **Prevenção de aspiração:** monitorar a vítima para evitar a aspiração de vômito ou outros fluidos, uma complicação grave que pode ocorrer durante o transporte

- **Estabilização da maca:** evitar que a maca gire durante o deslocamento, o que pode causar náuseas e desconforto à vítima, além de dificultar o monitoramento de seus sinais vitais
- **Auxílio à tripulação:** auxiliar os tripulantes a bordo do helicóptero e as equipes de apoio em solo durante o pouso, garantindo a segurança de todos os envolvidos.

## Dedicação e treinamento: a base do sucesso

A frase "Eu sabia que vocês viriam!", proferida por um sobrevivente resgatado, ecoa a confiança depositada nos profissionais de resgate e a importância de seu trabalho. Para honrar essa confiança e, acima de tudo, salvar vidas, a formação e o desenvolvimento de cada profissional de resgate exigem responsabilidade, dedicação e profundo conhecimento de todos os procedimentos operacionais da organização.

## Importância do treinamento contínuo

O treinamento repetitivo e rotineiro, com simulados que reproduzam fielmente a realidade das operações aéreas em ocorrências de busca e salvamento, incluindo APH, é essencial para manter a equipe preparada e apta a lidar com as mais diversas situações. Além disso, a busca constante pelo gerenciamento adequado dos riscos envolvidos e o zelo pela segurança operacional, desde a solicitação até a conclusão da missão, são pilares que sustentam o sucesso das operações SAR.

## Mensagem inspiradora

A mensagem "**[...] para que outros possam viver!**" (2 Coríntios 4) resume a essência do trabalho dos profissionais de resgate, que dedicam suas vidas a salvar outras vidas.

## BIBLIOGRAFIA

Bueno F. Saiba como é executado o serviço de Busca e Salvamento [Internet]. Força Aérea Brasileira; 2018. Acesso em: em 25 jun. 2018. Disponível em: http://www.fab.mil.br/noticias/mostra/32339/.

National SAR Academy. Helicopter Rescue Techniques: civilian public safety and military helicopter rescue operations. 1. ed; 2013.

# 28 Telemedicina e Transporte Telemédico

Antonio Marttos • Mariana Fernandes Jucá Moscardi

## INTRODUÇÃO

A telemedicina é definida como a realização de serviços de saúde à distância, fazendo uso de canais de comunicação adaptados. Em geral, é usada por um profissional de saúde com o objetivo de orientar outro profissional que se encontra em lugar distante em casos mais difíceis e/ou raros.

Nos últimos anos, a telemedicina apresentou um crescimento significativo, especialmente impulsionado pela pandemia de covid-19. Em 2024, o mercado de telemedicina nos EUA foi avaliado em 81 bilhões de dólares. Espera-se que esse mercado cresça para 395,6 bilhões até 2034, com uma taxa de crescimento anual de 17,3% entre 2025 e 2034. No final de 2023, mais de 10% dos pacientes do Medicare, por exemplo, utilizavam serviços de telemedicina, refletindo uma adoção significativa dessa modalidade de atendimento.

No Brasil, o número de atendimentos por telemedicina também aumentou consideravelmente. Em 2024, o governo federal destinou R$ 460 milhões para projetos de saúde digital, com a expectativa de realizar mais 50 milhões de teleatendimentos.

Nos EUA, a adoção da telemedicina também foi significativa. Em 2019, 22% dos médicos utilizaram a telemedicina para atender pacientes, um aumento em relação aos 5% registrados em 2015. Esses dados indicam uma tendência contínua de crescimento e adoção da telemedicina em diversos países, refletindo sua importância crescente no setor de saúde global.

## IMPORTÂNCIA DA TELEMEDICINA

Estudos suficientes já foram conduzidos para provar que a telemedicina melhora o acesso à informação de alta qualidade, sendo bem aceita tanto por médicos quanto por pacientes. Também já é clara a importância da telemedicina no atendimento de emergência, que é uma das áreas com maior necessidade de recursos desse tipo. Uma pesquisa com cirurgiões pediu que selecionassem as especialidades pelas quais teriam interesse em fazer uso da telemedicina e as escolhas mais frequentes foram: consulta de achados inesperados (68%) e atendimento de pacientes traumatizados (33%). Médicos observaram uma melhora no cuidado do paciente politraumatizado[1] em serviços que dispõem dessa ferramenta, e o suporte proporcionado por essa tecnologia faz os cirurgiões sentirem-se mais confiantes. A viabilidade do uso de telemedicina em orientação de reanimação de pacientes de trauma já foi amplamente demonstrada em estudos prévios.

Esse desempenho da telemedicina é particularmente importante se for considerada a preocupação crescente com a escassez de médicos nos EUA. De acordo com um relatório da McKinsey, projeta-se uma falta de até 86 mil médicos no país até 2036. Fatores como o envelhecimento da população médica, com cerca de 20% dos clínicos tendo 65 anos ou mais, contribuem para essa escassez. Além disso, a população com 65 anos ou mais, que geralmente requer mais cuidados médicos, deve aumentar de 17 para 23% até 2050.

A telemedicina tem sido uma ferramenta essencial para mitigar os impactos dessa escassez, oferecendo atendimento remoto e ampliando o acesso aos cuidados de saúde.

A implementação da telemedicina pode solucionar o desafio de levar especialistas a lugares tradicionalmente inacessíveis, por exemplo, o transporte pré-hospitalar. Essa solução poupa um tempo para o paciente e pode aumentar as suas chances de sobrevida, além de otimizar recursos do sistema de saúde (Figuras 28.1 e 28.2).

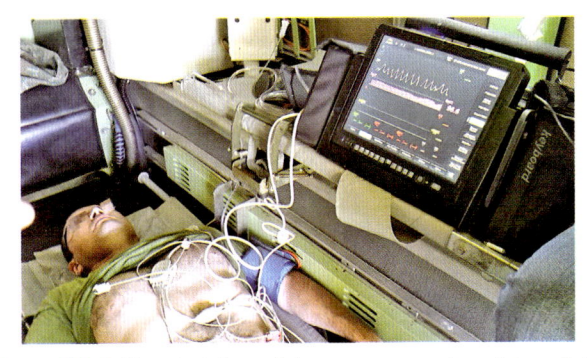

**Figura 28.1** Uso da telemedicina no transporte pré-hospitalar. Os dados colhidos pelo monitor são transferidos em tempo real para o hospital que receberá o paciente.

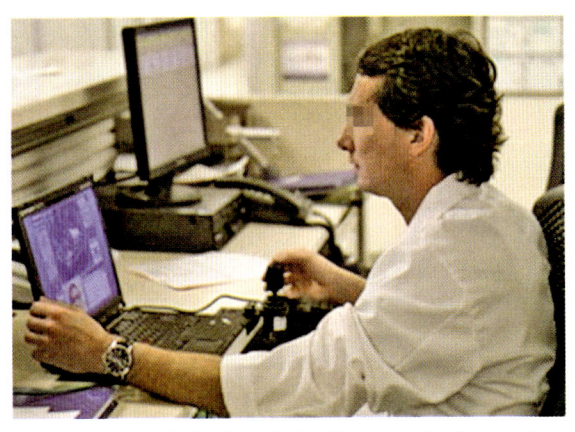

**Figura 28.2** Visão do Dr. Antonio Marttos usando câmeras locadas em uma sala de triagem para dar suporte médico via telemedicina.

---

[1] O termo "politraumatizado" foi substituído por "traumatizado multissistêmico". Nesta edição, os autores optaram por manter "politraumatizado" por ainda ser o mais conhecido e utilizado na prática.

## TECNOLOGIAS USADAS EM TELEMEDICINA

A telemedicina é uma área expansiva em que novas tecnologias surgem diariamente. Algumas destas tentam usar ferramentas cada vez mais avançadas, já outras focam na simplificação dos dispositivos existentes. O caminho final comum da telemedicina é, porém, facilitar o atendimento médico em todo o mundo.

Hoje, as novas tecnologias são capazes de integrar sistemas de câmeras de alta definição (HD) com *software* moderno de conferência. Essa combinação permite que os médicos avaliem, diagnostiquem e tratem os pacientes por meio do uso remoto de tecnologia, de dispositivos de armazenamento, retransmissão e videoconferência em tempo real. Essa inovação tem o potencial de reduzir os custos com saúde e melhorar a eficiência do atendimento, aumentando o acesso aos cuidados e aperfeiçoando o diagnóstico e o tratamento dos pacientes.

Algumas ferramentas que podem facilitar o atendimento via telemedicina são: estações móveis, *softwares* que suportam videoconferência, câmeras e uma gama completa de dispositivos médicos, como estetoscópios, otoscópios, dermatoscópios, eletrocardiogramas (ECG), aparelhos de ultrassom, entre outros. As informações geradas por essas ferramentas podem ser facilmente transmitidas em tempo real. Alguns desses dispositivos também podem ser conectados a uma estação sem fio ou às ferramentas de videoconferência para fornecer uma solução de telemedicina segura e compacta (Figuras 28.3 e 28.4).

O robô é uma ferramenta tecnológica utilizada na telemedicina, que consiste em uma plataforma de telemedicina integrada e totalmente móvel com um monitor, um alto-falante, um microfone e uma série de câmeras. Com ele, o médico consegue percorrer tanto áreas pré-hospitalares quanto hospitalares, fornecendo atendimento para pacientes de qualquer lugar. Isso é particularmente útil em situações clínicas em que se necessita de cobertura de atendimento 24 horas/dia, podendo ser uma solução ao desafio de ter de atendimento especializado fora do hospital (Figura 28.5).

Os *smartphones* e dispositivos móveis se tornaram uma ferramenta importante para simplificar os dispositivos existentes, pois disseminam a telemedicina em áreas com recursos limitados, como é o caso do transporte pré-hospitalar. O *smartphone* pode substituir tudo o que for feito com internet, via áudio e videoconferência. (Figura 28.6).

Outra ferramenta em crescente ascensão que tem se tornado extremamente importante em diversas áreas da sociedade e pode ser uma ferramenta auxiliar na evolução da telemedicina é a inteligência artificial (IA). Ela tem desempenhado um papel cada vez mais crucial, especialmente no atendimento de emergência, no qual decisões rápidas e precisas podem salvar vidas. Como exemplo disso temos um estudo realizado no Hospital St. Michael's, em Toronto, que implementou um sistema de alerta precoce baseado em IA e detectou pacientes hospitalizados com alto risco de mortalidade antes dos médicos, resultando em uma redução de 25% nas mortes inesperadas na emergência.

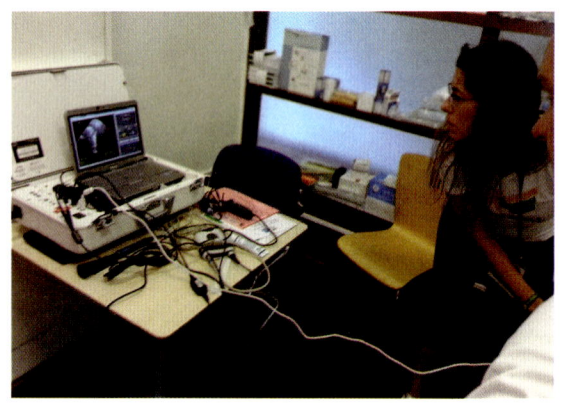

**Figura 28.3** Uso de um aparelho de ultrassom acoplado a uma estação de telemedicina. As imagens são vistas em tempo real pelo médico remoto.

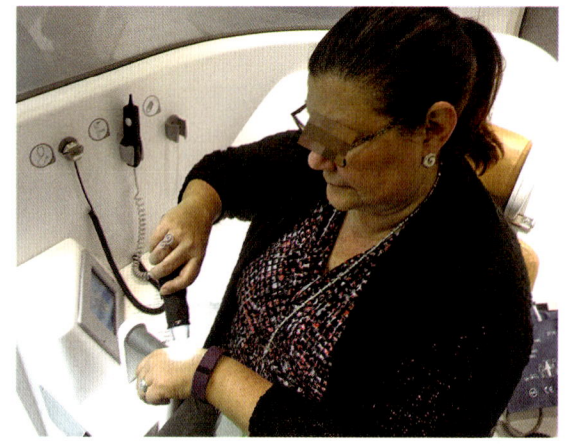

**Figura 28.4** Exemplos de dispositivos médicos conectados via telemedicina. Beatrice Nessl-Brandow usa um dermatoscópio cujas imagens são teleguiadas para o médico remoto. Na mesma imagem, é possível ver também um estetoscópio e um otoscópio digital.

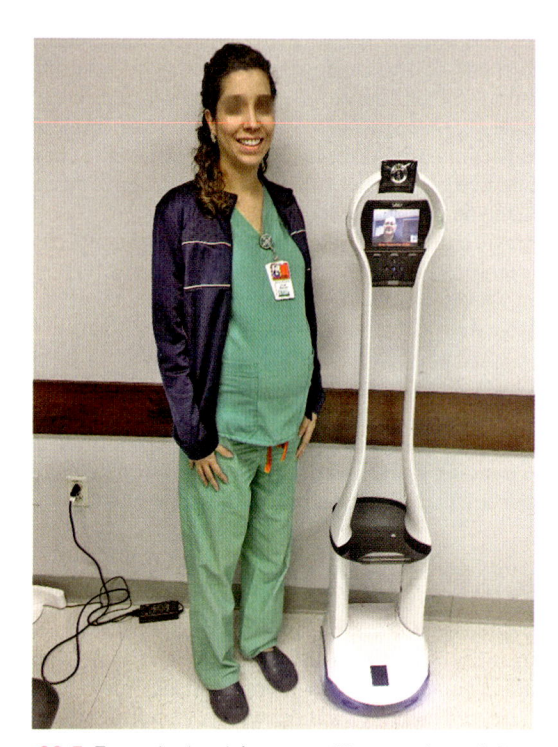

**Figura 28.5** Exemplo de robô que se utiliza em telemedicina ao lado da Dra. Mariana Fernandes Jucá Moscardi.

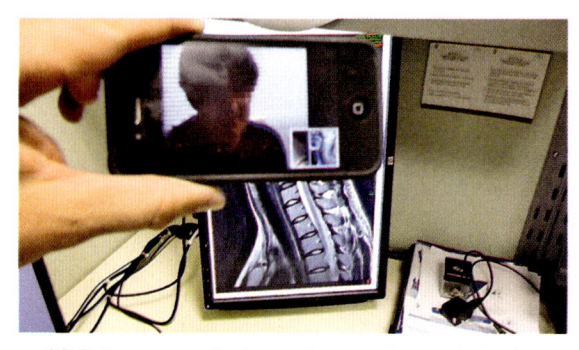

**Figura 28.6** Demonstração do uso do *smartphone* pelo Dr. Osmar Moraes (na tela do celular) para aumentar a portabilidade da telemedicina.

# USO DE TELEMEDICINA NO ATENDIMENTO PRÉ-HOSPITALAR

O acesso pré hospitalar às vítimas depende de vários aspectos e será definido pela existência de serviços médicos ou paramédicos para transporte de emergência, tipo de transporte (rodoviário, aéreo ou marítimo-fluvial), recursos hospitalares e número de vítimas. Os planos de fluxo e protocolos determinarão o encaminhamento desses pacientes para o tratamento definitivo. A triagem é um processo dinâmico que busca estabelecer, em cada fase, uma rápida inserção do paciente para um atendimento rápido e oportuno, adequado ao seu quadro clínico e à disponibilidade de recursos, de modo a não sobrecarregar o sistema.

Recomendações para a triagem e o transporte envolvem critérios fisiológicos (escala de coma de Glasgow e sinais vitais como frequência cardíaca, respiratória, pressão arterial), critérios anatômicos e critérios mecânicos relacionados ao trauma. A maioria desses critérios objetivos pode ser enviada, via telemedicina, diretamente para o hospital. E para os critérios subjetivos, o uso de dispositivos de videoconferência e robôs pode ser muito útil no compartilhamento de informações e na tomada de decisões.

Em desastres de múltiplas vítimas, a equipe pré-hospitalar pode usar uma abordagem simplificada de "triagem simples e tratamento rápido" (START) que foca na capacidade de caminhar, função respiratória, perfusão sistêmica (preenchimento capilar) e nível de consciência. A triagem START pode ser facilmente realizada de maneira remota por um profissional de saúde. Como o acesso rápido às áreas de catástrofes é fundamental para o desfecho positivo de muitas das vítimas, uma pessoa que chegue primeiro ao local do ocorrido pode transmitir imagens por videochamadas para que o médico remoto inicie a triagem e agilize o transporte adequado das vítimas.

Da mesma forma, soluções de triagem avançada baseadas em IA e aprendizado de máquina por meio de processamento de linguagem natural aprimoram a avaliação inicial dos sintomas, garantindo que os pacientes sejam encaminhados ao nível adequado de atendimento antes mesmo de chegarem ao hospital. Essas tecnologias reduzem a sobrecarga dos serviços médicos, melhoram a alocação de recursos e garantem que os casos mais graves recebam atendimento prioritário. Com a evolução contínua dessas ferramentas, a telemedicina aliada à IA se consolida como um pilar fundamental da modernização da medicina de emergência, promovendo um acesso mais ágil, eficiente e preciso aos cuidados de saúde.

Além da triagem de pacientes, o atendimento pré-hospitalar frequentemente se depara com situações extremamente complexas que podem demandar a opinião urgente de diversos especialistas, nem sempre disponíveis no local. É nesse momento crucial que a telemedicina pode conectar o profissional que está em campo (médico, enfermeiro, paramédico) com outras especialidades médicas. Também durante o transporte do paciente para o hospital, a telemedicina se torna uma ferramenta importantíssima, uma vez que possibilita a conversa eficaz entre a equipe que receberá esse paciente e a equipe pré-hospitalar, antes mesmo de o paciente chegar ao hospital, garantindo uma transferência mais segura e ágil. Essa avaliação preliminar do caso poderá preparar melhor a equipe que aguarda o paciente no hospital para dar seguimento no tratamento assim que a vítima chegar.

É possível fazer consultas via telemedicina entre médicos, entre um médico e outros profissionais de saúde (paramédicos, bombeiros, equipe de enfermagem etc.) e até entre médicos e o paciente diretamente. O tipo de interação depende da legislação vigente em cada região e da viabilidade de cada serviço. A interação mais usual e aceitável mundialmente no ambiente pré-hospitalar de emergência é a que ocorre entre profissionais

de saúde. Com auxílio de câmeras, computadores, celulares e até robôs, o especialista pode ver o paciente em tempo real, conferir dados de seu monitor e de outros instrumentos como ventilador, drenos, cateteres e toda a área da emergência, recebendo informações mais completas para embasar a sua recomendação.

Essa comunicação pode ser ainda mais automatizada com a IA estreitando e otimizando o contato do paciente direto com o serviço especializado em situações emergenciais. Pesquisadores da Universidade Cornell projetaram um sistema que interage com pacientes via aplicativo de celular, avaliando sintomas iniciais e gerando perguntas personalizadas para caracterizar melhor o problema. Com base nas respostas, o aplicativo avalia a gravidade do ocorrido, recomenda o tipo de atendimento mais apropriado e o tempo para consulta, visando melhorar a eficiência e os resultados no atendimento de emergência.

Os dispositivos de telemedicina podem ser integrados ao atendimento pré-hospitalar, adaptando-os a ambulâncias, aviões, helicópteros, barcos etc. O papel da telemedicina pré-hospitalar já foi comprovado como tendo um impacto positivo sobre os resultados clínicos dos pacientes, especificamente para o diagnóstico precoce de acidente vascular encefálico, infarto do miocárdio e na realização de trombólise pré-hospitalar. No estágio pré-hospitalar, é provável que a telemedicina continue a oferecer um nível mais alto de cuidado, economize dinheiro e reduza o risco de erro médico a fim de salvar vidas.

Um estudo de 2018 analisou o impacto de uma intervenção do uso de telemedicina durante o transporte inter-hospital para a cirurgia em crianças com hemorragia intracraniana operatória. O grupo de telemedicina apresentou taxas reduzidas de neuroimagens pré-operatórias repetidas, tempos medianos mais curtos desde a chegada até a cirurgia e do diagnóstico à cirurgia, menor permanência na terapia intensiva e hospitalização e maiores taxas de descarga domiciliar. O uso de telemedicina durante o transporte inter-hospitalar parece acelerar os cuidados definitivos, o que poderia contribuir para melhorar os resultados dos pacientes (Figuras 28.7 e 28.8).

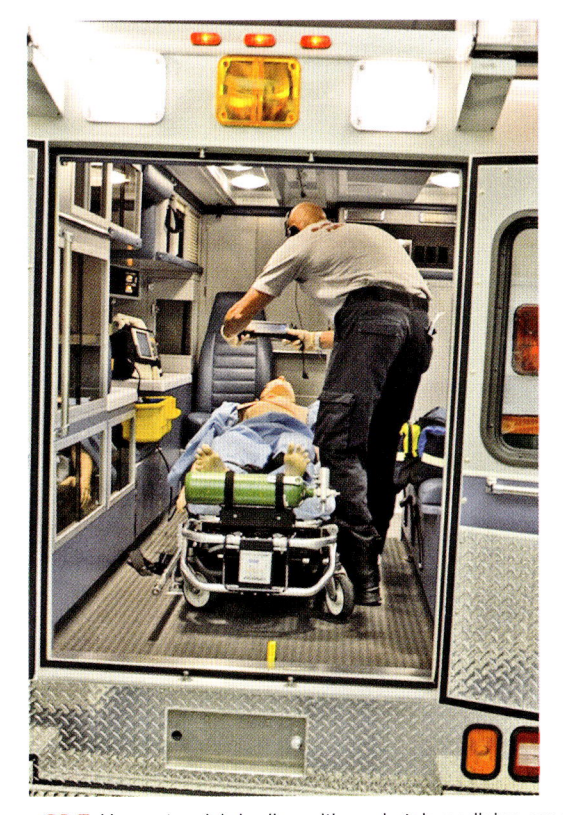

**Figura 28.7** Uso potencial de dispositivos de telemedicina em ambulâncias.

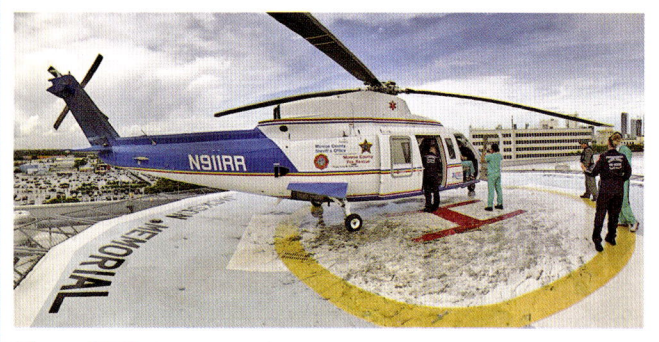

**Figura 28.8** Uso de helicóptero no transporte aéreo de vítimas de trauma.

Com as inovações recentes na tecnologia da informação, intervenções avançadas também podem ser possíveis em ambientes remotos. Em um estudo, técnicos médicos (MedTechs) das forças armadas canadenses foram randomizados para realizar uma cirurgia remota de controle de danos (laparotomia e *packing* peri-hepático), em um simulador de paciente humano, com ou sem tutoria de um cirurgião de trauma, via telemedicina. O empacotamento peri-hepático foi prontamente realizado pelos militares MedTechs, e o cirurgião remoto em tempo real aumentou significativamente a confiança do não cirurgião, o que pode aumentar a viabilidade do conceito na aplicação operacional atual.

## CONSIDERAÇÕES FINAIS

A telemedicina é um recurso valioso, que pode ter múltiplas aplicações, e ainda são muitas as possibilidades de ampliar o seu uso, com benefícios substanciais para médicos e pacientes. Neste capítulo pudemos confirmar o impacto e a efetividade da telemedicina na otimização dos serviços de transporte telemédico. Trata-se de uma ferramenta acessível e com ótimo custo-benefício. Devemos considerar o uso e a expansão da telemedicina (especialmente com o advento da inteligência artificial) no atendimento pré-hospitalar, pois já está claro que essa ferramenta veio para revolucionar o conceito de atendimento em saúde.

## BIBLIOGRAFIA

Amadi Obi A, Gilligan P, Owens N, O'Donnell C. Telemedicine in pre hospital care: a review of telemedicine applications in the pre hospital environment. Int J Emerg Med. 2014;7:29.

American Telemedicine Association. Telemedicine frequently asked questions (FAQs). Disponível em: http://www.americantelemed.org/about-telemedicine/faqs2014.

Brasil Telemedicina. Telemedicina não para de avançar nos Estados Unidos. Disponível em: https://brasiltelemedicina.com.br/artigo/telemedicina-avanca-estados-unidos/.

Centers for Disease Control and Prevention. Guidelines for Field Triage of Injured Patients – Recommendations of the National Expert Panel on Field Triage; 2012. Disponível em: https://www.cdc.gov/mmwr/pdf/rr/rr6101.pdf. Acesso em: 26 out. 2020.

Deloitte. eVisits: the 21st century housecall. Disponível em: http://www2.deloitte.com/qa/en/pages/technology-media-and-telecommunications/articles/2014-predictions-eVisits.html2014.

Dyer D, Cusden J, Turner C, Boyd J, Hall R, Lautner D, et al. The clinical and technical evaluation of a remote telementored telesonography system during the acute resuscitation and transfer of the injured patient. J Trauma. 2008;65(6):1209-16.

Ekeland AG, Bowes A, Flottorp S. Methodologies for assessing telemedicine: a systematic review of reviews. Int J Med Inform. 2012;81(1):1-11.

Gerhardt RT, De Lorenzo RA, Butler FK. Fundamentals of combat casualty care. Washington DC: Department of the Army, Office of the Surgeon General, Borden Institute; 2004.

Glenn IC, Bruns NE, Hayek D, Hughes T, Ponsky TA. Rural surgeons would embrace surgical telementoring for help with difficult cases and acquisition of new skills. Surg Endosc; 2016.

Jackson EM, Costabile PM, Tekes A, Steffen KM, Ahn ES, Scafidi S, et al. Use of telemedicine during interhospital transport of children with operative intracranial hemorrhage. Pediatr Crit Care Med. 2018; 19(11):1033-8.

Kirkpatrick AW, Tien H, LaPorta AT, Lavell K, Keillor J, Wright Beatty HE, et al. The marriage of surgical simulation and telementoring for damage control surgical training of operational first responders: a pilot study. J Trauma Acute Care Surg. 2015;79(5):741-7.

Marchiori C, Dykeman D, Girardi I, Ivankay A, Thandiackal K, Zusag M, et al. Artificial Intelligence Decision Support for Medical Triage. Cornell University. 2020. arXiv:2011.04548.

Marttos AC, Kuchkarian FM, Abreu Reis P, Pereira BM, Collet Silva FS, Fraga GP. Enhancing trauma education worldwide through telemedicine. World J Emerg Surg. 2012;7 Suppl 1:S4.

McKinsey & Company. A escassez de médicos não mostra sinais de diminuição. Sept. 2024. Disponível em: https://www.mckinsey.com/featured-insights/destaques/a-escassez-de-medicos-nao-mostra-sinais-de-diminuicao/pt.

Mirhashemi S, Rasouli HR, Mirhashemi AH. Necessity of telemedicine. Trauma Mon. 2015;20(4):e25616.

Mordor Intelligence. Mercado de Telemedicina – Tamanho, participação, tendências e previsões (2024-2029). Disponível em: https://www.mordorintelligence.com/pt/industry-reports/global-telemedicine-market-industry.

Pou-Prom C, Murray J, Kuzulugil S, Mamdani M, Verma AA. From compute to care: Lessons learned from deploying an early warning system into clinical practice. Front Digit Health; 2022.

Saliba V, Legido Quigley H, Hallik R, Aaviksoo A, Car J, McKee M. Telemedicine across borders: a systematic review of factors that hinder or support implementation. Int J Med Inform. 2012;81(12):793-809.

Stingley S, Schultz H. Helmsley trust support for telehealth improves access to care in rural and frontier areas. Health Aff (Millwood). 2014;33(2):336-41.

Ward MM, Jaana M, Natafgi N. Systematic review of telemedicine applications in emergency rooms. Int J Med Inform. 2015;84(9):601-16.

Williams TE Jr, Ellison EC. Population analysis predicts a future critical shortage of general surgeons. Surgery. 2008;144(4):548-54; discussion 554-6.

# 29 Atendimento de Emergência em Voos Comerciais

Vania E. R. Melhado*

## INTRODUÇÃO

Voar como passageiro a bordo de aeronaves comerciais pressurizadas não deveria ser causa de problemas para saúde ou desconfortos médicos. Isso porque, em geral, as aeronaves comerciais são pressurizadas em torno de 2.438,4 metros (8.000 pés), o que propicia grande conforto e possibilita que os seres humanos possam cruzar grandes distâncias em curto tempo. Embora, nessa altitude, sejam pouco percebidos nas viagens de curta duração pelo indivíduo saudável, os sintomas da adaptação do corpo humano ocorrem, e essas adaptações são decorrentes do ar mais rarefeito da altitude da cabine do avião, que é considerada um ambiente hipobárico.

## ADAPTAÇÕES DO ORGANISMO HUMANO EM AMBIENTE HIPOBÁRICO

As adaptações do organismo humano em ambiente hipobárico são consequências da altitude em que este se encontra, sendo proporcionais à altura. São elas:

Expansão dos gases. Durante exposições à baixa pressão barométrica, o volume de um gás normalmente presente nas cavidades do corpo, como orelha interna, seios da face e trato gastrintestinal, aumenta e pode causar sintomas.

Essa dilatação é explicada pela Lei de Boyle-Mariotte: em temperatura constante, o volume de um gás é inversamente proporcional à pressão barométrica, explicando assim a expansão dos gases durante a exposição à altitude.

Hipóxia hipóxica. É o resultado da redução na tensão do oxigênio no sangue arterial e consequentemente nos capilares. A etiologia neste caso é a baixa tensão do gás inspirado associada à exposição à altitude. A hipóxia é a causa mais grave dos problemas médicos que possam ocorrer e é proporcional à altitude.

Até 3.048 metros (10.000 pés), as adaptações do organismo humano em indivíduos saudáveis são consideradas seguras e não há necessidade de suplementação de oxigênio, porém devemos sempre considerar que os sinais e sintomas da hipóxia têm grande variação individual.

## CRITÉRIOS MÉDICOS ASSISTENCIAIS PARA VIAGENS AÉREAS COMERCIAIS EM PASSAGEIROS PORTADORES DE DOENÇAS CRÔNICAS

Embora a maioria dos problemas relatados em voo consista em adaptações fisiológicas referentes à hipóxia moderada e à expansão dos gases, o complexo estresse físico e mental que envolve a chegada ao aeroporto, o embarque e a espera devem ser considerados e o chamaremos pré-voo. Para passageiros com doenças preexistentes, o ambiente aéreo pode exacerbar condições de saúde estáveis no chão.

Para grande parte dos indivíduos com doenças crônicas, a aplicação pelo médico das adaptações fisiológicas do organismo ao ambiente do voo geralmente é suficiente na tomada de decisão com seu paciente para a definição da viagem nesse momento ou não.

Os principais fatores a ser considerados são a expansão gasosa em torno de 20 a 30% e a hipóxia moderada. Em relação à hipóxia, podemos considerar a queda de 4% na saturação do oxigênio dentro da cabine da aeronave pressurizada em torno de 8.000 pés. A altitude em que alguns aeroportos de destino se encontram também é importante para a decisão médica.

Um teste simples que pode ser aplicado pelo médico para verificação da capacidade de adaptação em indivíduos portadores de doenças crônicas diante de hipóxia hipóxica é o teste de distância de 100 metros com discreto aclive. O paciente deve cumpri-lo sem apresentar dispneia. Caso tolere, está apto à viagem; caso contrário, o risco de não tolerar também a hipóxia relativa da cabine de uma aeronave deve ser considerado e a suplementação de oxigênio durante o voo deve ser fortemente recomendada.

Grande parte das empresas aéreas seguem diretrizes internacionais com o objetivo de manter a saúde dos passageiros e da tripulação de voo, bem como prevenir atrasos, diversões ou deterioração do estado de saúde do passageiro enfermo.

A Associação Internacional de Transporte Aéreo (IATA) recomenda um formulário médico específico, conhecido pela sigla Medical Information Form (MEDIF), que deve ser preenchido pelo passageiro e pelo médico-assistente, e enviado ao serviço médico da empresa para avaliação antes do embarque. O MEDIF é necessário quando o estado de saúde é duvidoso, como resultado de hospitalização recente, doença aguda ou crônica, ou se necessita de aparelhos a serem usados durante a viagem, como o concentrador de oxigênio, por exemplo.

A seguir estão alguns exemplos de condições médicas e seu critério em tempo para liberação em voo comercial:

*Este capítulo foi elaborado com base em estudo coordenado pela Profa. Dra. Vânia Elizabeth Ramos Melhado, com o apoio das médicas residentes Dra. Amanda Mandarino Alves e Dra. Ana Luisa Nasser Erthal. Todas vinculadas à Faculdade de Medicina da Santa Casa de São Paulo (FCMSCSP).

- Angina de peito – contraindicado
- Infarto agudo do miocárdio – em torno de 10 dias
- Insuficiência cardíaca congestiva estável com $PaO_2 > 70$ mmHg – liberado
- Insuficiência cardíaca congestiva estável com $PaO_2 < 70$ mmHg – somente com suplementação de oxigênio
- Insuficiência cardíaca congestiva instável – contraindicado
- Asma – contraindicado se instável, grave ou alta hospitalar recente
- Asma – estável – levar medicamentos a bordo
- Doença pulmonar intersticial – pode precisar de oxigênio
- Infecções – contraindicado
- Pneumotórax – após 2 a 3 semanas da resolução cirúrgica
- Derrame pleural – após 2 semanas da toracentese
- Traqueostomia – liberado
- Laparoscopias – 4 dias
- Cirurgias abdominais – abertura do lúmen intestinal – 10 dias
- Obstrução intestinal – contraindicado
- Anemia – hemoglobina $> 8,5$ g/d$\ell$ – liberado
- Mergulho com cilindro de oxigênio – após 24 horas
- Doença descompressiva – contraindicado.

A trombose venosa merece algum destaque. Até este momento, não existe evidência de que o ambiente de cabine da aeronave, por si, seja fator de risco para desenvolvimento de trombose venosa profunda, porém, indivíduos que tenham fatores de risco (p. ex., doença cardiovascular, neoplasia, grandes cirurgias, gravidez, reposição hormonal, tabagismo, obesidade, doenças hematológicas, altura maior que 1,90 m ou menor que 1,60 m, entre outros), devem considerar em voos com mais de oito horas o uso de meias compressivas associado, se necessário, à medicação específica.

## Oxigênio

Além do sistema de máscara de oxigênio automático em caso de despressurização de cabine, geralmente excedendo um nível predeterminado entre 10 e 14.000 pés gerado pelo próprio sistema da aeronave, as aeronaves possuem oxigênio para primeiros socorros com fluxos de 2 ou 4 $\ell$ (NTP/min).

Passageiros que necessitam de suplementação de oxigênio em voo devem fazê-la em concentrador de oxigênio próprio, e este deve ser homologado para aviões. A quantidade de oxigênio em voo deve ser calculada em torno de 1/3 a mais para aquela que se usa em terra.

## EMERGÊNCIA MÉDICA A BORDO

Emergência médica a bordo é definida como uma ocorrência de saúde que precisa de assistência da tripulação de voo, que pode ou não envolver equipamento médico ou drogas, e pode ou não envolver a solicitação de profissional médico viajando como passageiro.

A incidência da emergência de fato é comparativamente baixa, embora a média do impacto do evento seja grande.

A tripulação de cabine recebe treinamento obrigatório em primeiros socorros, treinamento em suporte básico à vida, segundo as diretrizes da American Heart Association, e também treinamento em manusear os equipamentos de suporte como máscaras de oxigênio e desfibrilador externo automático. Este último, embora recomendado, ainda não é obrigatório em todos os países.

Mesmo os tripulantes sendo treinados para emergências médicas, em casos mais graves a presença de um médico voando como passageiro pode ser solicitada.

O médico deve se valer dos tripulantes treinados neste ambiente para auxiliá-lo.

A quantidade de intercorrências médicas não é exata, uma vez que não existe as empresas aéreas não são obrigadas a divulgá-las, mantendo, assim, apenas o controle interno. No entanto, dados de empresas que prestam serviços de atendimento remoto mostram que as intercorrências médicas mais frequentes a bordo são: sincope vasovagal, doenças cardíacas, seguidas das doenças neurológicas e gastrintestinais.

Em voos internacionais, algumas questões legais podem ser questionadas em termos profissionais, embora a aeronave esteja sujeita às leis da região onde foi registrada. Ainda no que se refere aos termos legais da atuação médica a bordo, alguns países enaltecem a lei do bom samaritano, como os EUA, por exemplo, que até hoje não têm registro contra danos na assistência médica nesse modo de atuação.

O médico deve considerar as condições de adaptações do corpo humano no seu raciocínio clínico. O exame físico nem sempre é fácil, pois o ruído, a baixa luminosidade, a falta de espaço da aeronave e a presença de outros passageiros dificultam o exame médico. O elevado ruído dentro da cabine pode interferir na ausculta e no exame de percussão pulmonar, dificultando o diagnóstico clínico.

## Equipamento médico a bordo

A Organização Internacional da Aviação Civil (também conhecida, em inglês, como International Civil Aviation Organization – ICAO) é uma agência especializada das Nações Unidas, criada em 1944, com 191 países-membros, que determina os princípios e as técnicas exigidas na navegação aérea, com o objetivo de garantir a oferta de um transporte com segurança para passageiros e tripulantes.

Entre as recomendações expressas por esse organismo, as quais foram regulamentadas pela Agência Nacional de Aviação Civil (ANAC) e vêm sendo fiscalizadas pela Agência Nacional de Vigilância Sanitária (Anvisa), está a obrigação de as aeronaves comerciais contarem com conjunto de equipamentos médicos e medicação para atendimento de emergência a bordo, conhecidos como *kit* médico.

Os itens que devem constar de cada *kit* médico são: equipamentos (como máscara de oxigênio facial e máscara laríngea para ventilação das vias aéreas), insumos e medicamentos usados para uso analgésico, antipirético e antissepsia/curativo, assim como alguns empregados em urgências/emergências de problemas alérgicos, cardiovasculares, de ouvido/nariz/garganta, dermatológicos, endocrinológicos, gastrintestinais, ginecológicos, neurológicos/psiquiátricos, obstétricos, oftalmológicos, respiratórios e urológicos.

## DIVERGÊNCIA DA ROTA DA AERONAVE

A responsabilidade da condução do voo é do comandante da aeronave, que tem a decisão final de divergir ou não a rota com pouso para o passageiro doente.

Na prática, raramente é possível um pouso imediato. Vários são os fatores a ser analisados por ele, como: capacidade do aeroporto para receber a aeronave em segurança, terminal capaz de acomodar o número de passageiros, custo total da operação. Se um médico está presente na aeronave, este tem um papel muito importante nesse momento, atuando como um consultor ao comandante do voo. Algumas companhias aéreas possuem assistência médica remota, com a qual o médico passageiro pode contar como apoio.

Os aviões comerciais têm como meta o transporte em segurança de passageiros em bom estado de saúde.

Esse ambiente é incompatível com as facilidades de ambulância aérea ou de uma sala de emergência de um hospital.

Trata-se de ambiente básico em assistência médica, no qual as adaptações do corpo humano em ambiente hipobárico devem ser consideradas no diagnóstico.

A maior parte das empresas aéreas tem um médico treinado que pode ser consultado em caso de dúvida na liberação de passageiros enfermos, diminuindo assim a presença da emergência médica a bordo.

A aplicação de princípios básicos de fisiologia e o entendimento das adaptações do organismo humano no ambiente hipobárico minimizam os riscos de descompensações de doenças crônicas a bordo das aeronaves comerciais.

## CONSIDERAÇÕES FINAIS

Não há um consenso técnico ou científico sobre o espaço/ambiente mais adequado dentro de uma aeronave para realização de manobras de atendimento médico a pacientes em crise. No entanto, estudo de caso realizado por profissionais da Faculdade de Medicina da Santa Casa de São Paulo (FCMSCSP) dá indícios sobre como agir nessas situações.

Com o objetivo de analisar as melhores práticas propedêuticas usadas durante emergência médica em voo, considerando-se o escasso espaço para exame físico e o ruído, 15 alunos de graduação da FCMSCSP atuaram como voluntários e simularam atendimento médico a bordo no centro de treinamento de uma empresa aérea.

Os participantes se dividiram em duplas, alternando-se na ausculta cardíaca e pulmonar com o uso de estetoscópio e de percussão pulmonar. Seguiu-se a propedêutica acadêmica durante a prática em silêncio e com ruído simulado (este último foi medido em decibéis [dB]).

Os resultados mostraram que as auscultas do aparelho cardíaco e pulmonar foram prejudicadas no ambiente simulado de voo. No entanto, a percussão do pulmão não se alterou, mostrando ser a prática propedêutica válida também neste ambiente.

Na simulação de atendimento médico, a *galley* (local por onde são embarcadas e armazenadas as comidas e bebidas que serão servidas durante o voo) foi considerada o espaço mais adequado para a realização desse atendimento.

## BIBLIOGRAFIA

Aerospace Medical Association. Medical guidelines for airline travel, 2nd ed. Aviation and Environmental Medicine. 2003;74II:A1-19.

Ernsting J. Ernsting's Aviation Medicine. Clinical Aviation Medicine. 4th ed. EUA: Hodder Arnold; 2006.

IATA Medical Manual. Disponível em: http://www.iata.org/whatwedo/safety/health/Documents/medical-manual-2017.

International Civil Aviation Organization, Annual Report to the Council 2010, Appendix 1. Disponível em: http://www.icao.int/publications/Pages/annual-reports.aspx. Acesso em: nov. 2012.

Liga de Medicina Aeroespacial FCMSCSP. Doutor, posso voar? Disponível em: https://portal.cfm.org.br/images/stories/pdf/cartilha_medicina_aeroespacialfinal2.pdf. Acesso em: 26 out. 2020.

Mattison MLP, Zeidel M. Navigating the challenges of in-flight emergencies. Jama. 2011. Published online May 18, 2011. Disponível em: https://jamanetwork.com/journals/jama/article-abstract/1161846. Acesso em: 26 out. 2020.

Valani R, Cornacchia M, Kube D. Flight diversions due to on-board medical emergencies on na international comercial airline. Aviat Space Environ Med. 2010:81(11):1037-40. Disponível em: https://www.asma.org/asma/media/asma/Travel- Publications/In-flight-medical-events-guidance-document.

# 30 ECMO e a Importância do Transporte Aeromédico

Filomena Galas • David Duarte de Araujo • Gustavo Meneses Dantas

## DEFINIÇÃO DA ECMO E SUA IMPORTÂNCIA NA TERAPIA INTENSIVA

A oxigenação por membrana extracorpórea (ECMO) configura-se como uma estratégia terapêutica avançada para o suporte vital de pacientes com insuficiência respiratória ou cardíaca refratária aos tratamentos convencionais. O procedimento consiste na retirada do sangue venoso por meio de uma cânula, seguido de sua condução a um circuito de oxigenação – no qual ocorre a remoção de dióxido de carbono e a incorporação de oxigênio – e a subsequente reinfusão na circulação sistêmica (Figura 30.1). Esse mecanismo permite a manutenção da perfusão dos órgãos vitais, conferindo um "repouso" temporário aos pulmões e ao coração, viabilizando, em muitos casos, a reversão total ou parcial do quadro clínico, ou a preparação do paciente para terapias definitivas, como o transplante.

A aplicação da ECMO exige não apenas equipamentos tecnologicamente avançados, mas também a atuação de profissionais com alta qualificação, capazes de realizar a instalação da ECMO, além de monitorar e ajustar os parâmetros fisiológicos do paciente. Estudos como o ensaio multicêntrico CESAR, realizado por Peek et al., demonstraram a eficácia do suporte extracorpóreo comparado ao tratamento convencional em casos de insuficiência respiratória grave. Entretanto, devido à complexidade técnica e à necessidade de suporte contínuo, muitas instituições que iniciam o procedimento em caráter emergencial não dispõem da infraestrutura completa para o manejo prolongado. Assim, a ECMO assume um papel duplo: estabilizar o paciente durante a fase aguda e atuar como ponte para a transferência a centros especializados, conforme demonstrado por Javidfar et al. e Brodie e Bacchetta.

## CONTEXTUALIZAÇÃO DO TRANSPORTE AEROMÉDICO E SEU PAPEL NA ECMO

A heterogeneidade na disponibilidade de recursos especializados em diferentes instituições de saúde torna imperativa a transferência de pacientes submetidos à ECMO para centros de referência. O transporte aeromédico (Figura 30.2), realizado por meio de helicópteros, aviões de asa fixa ou, em determinadas circunstâncias, por ambulâncias terrestres, é crucial para que o paciente receba o manejo multidisciplinar necessário. Conforme descrito por Mendes et al., a condução segura do transporte em ECMO depende da manutenção ininterrupta do suporte vital, mesmo em condições ambientais adversas.

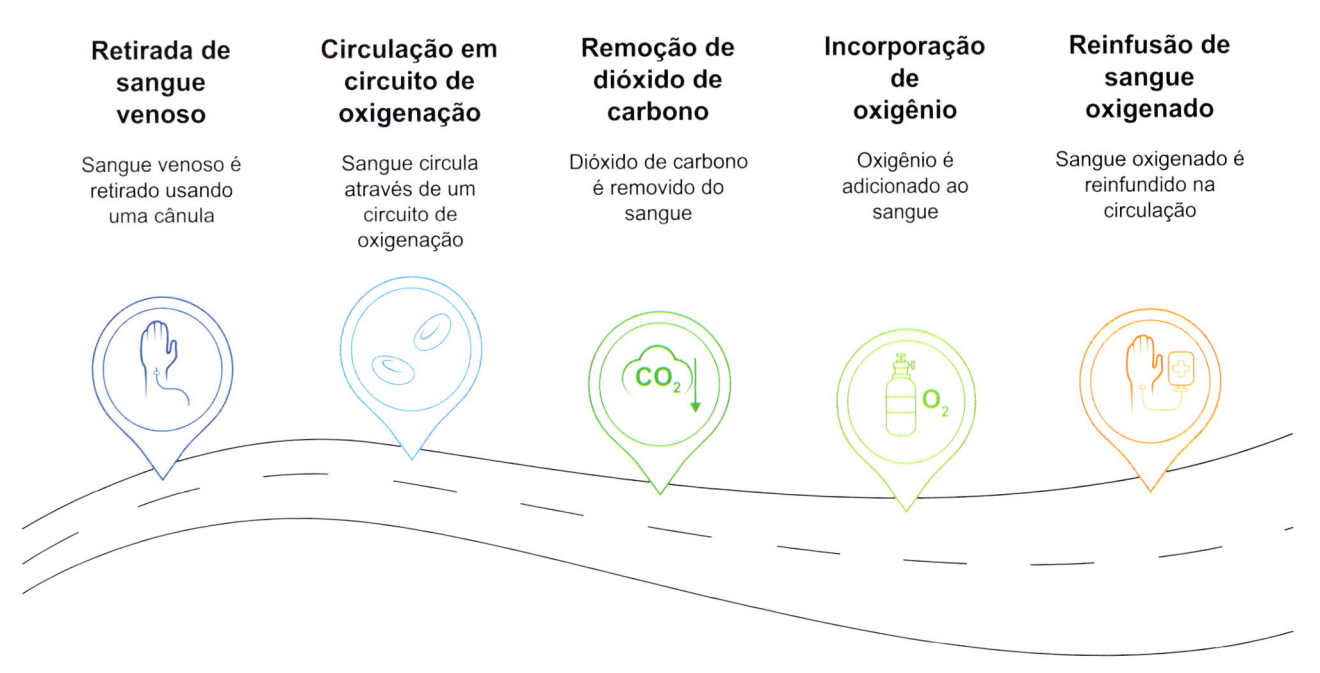

| Retirada de sangue venoso | Circulação em circuito de oxigenação | Remoção de dióxido de carbono | Incorporação de oxigênio | Reinfusão de sangue oxigenado |
|---|---|---|---|---|
| Sangue venoso é retirado usando uma cânula | Sangue circula através de um circuito de oxigenação | Dióxido de carbono é removido do sangue | Oxigênio é adicionado ao sangue | Sangue oxigenado é reinfundido na circulação |

**Figura 30.1** Processo de oxigenação extracorpórea.

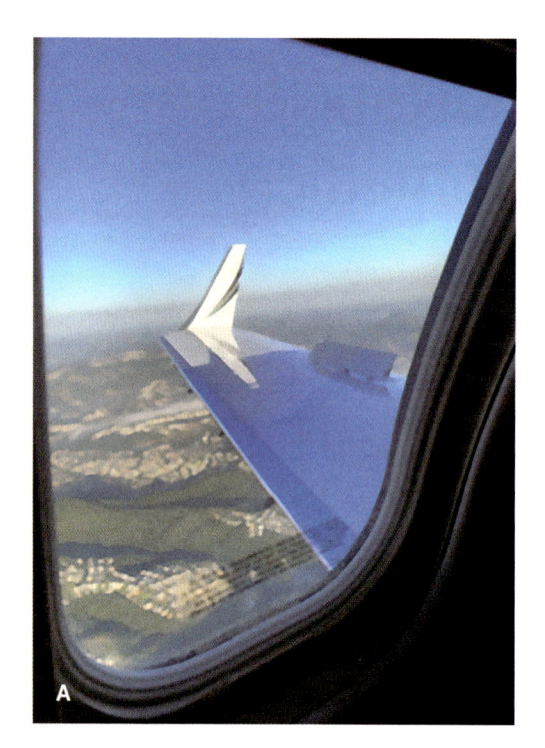

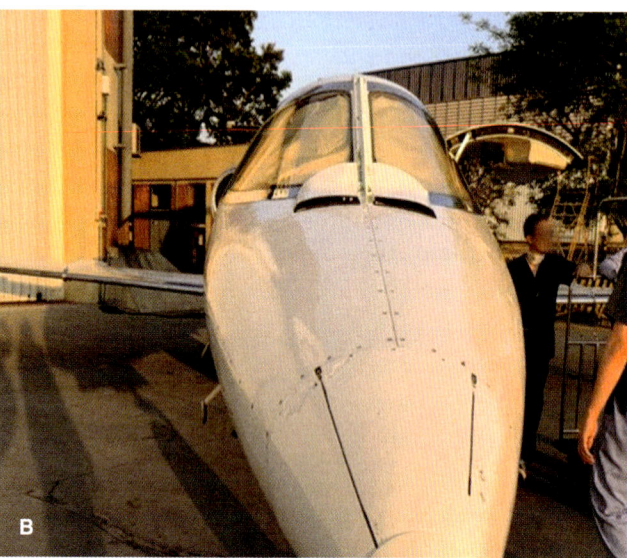

**Figura 30.2** Transporte aéreo.

As variações de altitude e pressão atmosférica, aliadas aos movimentos inerentes ao veículo de transporte, impõem desafios consideráveis à estabilidade do circuito extracorpóreo. Estudos de Broman e Frenckner ressaltam que o ambiente de transporte requer uma preparação meticulosa, com protocolos rigorosos e uma equipe treinada para responder a intercorrências. Assim, o transporte aeromédico não se limita à logística, mas representa um componente estratégico na continuidade do tratamento, ampliando as chances de sobrevivência ao garantir que o paciente seja transferido para um centro com *expertise* em ECMO, conforme demonstrado por Labib e Alinier e Enger et al.

## OBJETIVO DO CAPÍTULO

O objetivo deste Capítulo é proporcionar uma análise detalhada e abrangente acerca da importância do transporte aeromédico no contexto da ECMO, abordando os fundamentos fisiológicos, as indicações clínicas, os desafios inerentes e as estratégias que asseguram a transferência segura dos pacientes. Pretende-se, com isso, integrar o conhecimento técnico sobre a ECMO com as práticas de transporte aeromédico, enfatizando a necessidade de protocolos padronizados, a utilização de equipamentos portáteis de alta tecnologia e a atuação coordenada de equipes multidisciplinares. Essa abordagem, fundamentada em evidências científicas, visa servir de referência para profissionais que atuam na medicina intensiva e no transporte crítico.

## PRINCÍPIOS FUNDAMENTAIS DA ECMO

A ECMO emergiu como uma ferramenta revolucionária na medicina intensiva, oferecendo suporte vital a pacientes que apresentam falência de órgãos quando os métodos convencionais são insuficientes. Sua utilização tem sido intensificada em cenários de síndrome do desconforto respiratório agudo (SDRA), choque cardiogênico e complicações pós-operatórias de alto risco.

### Definição de ECMO e seus princípios fisiológicos

No cerne do funcionamento da ECMO, encontra-se o princípio da circulação extracorpórea. A técnica consiste na captação do sangue venoso, sua condução a um oxigenador de membrana – no qual ocorre a troca gasosa, com a remoção de $CO_2$ e a adição de $O_2$ – e a subsequente reinfusão na circulação sistêmica (Figura 30.3). Esse procedimento, que opera de forma temporária, garante a oxigenação dos tecidos mesmo na ausência de função pulmonar ou cardíaca adequada. Conforme apontado por Makdisi e Wang, os avanços tecnológicos nas últimas décadas reduziram os riscos associados à ECMO e ampliaram suas indicações, consolidando-a como um recurso indispensável no tratamento de quadros críticos.

### Modalidades de ECMO e suas indicações clínicas

A ECMO pode ser subdividida em duas modalidades principais: a ECMO venovenosa (VV-ECMO) e a ECMO venoarterial (VA-ECMO). A VV-ECMO é indicada predominantemente para pacientes com insuficiência respiratória grave, mas que mantêm função cardíaca preservada. Nessa modalidade, o sangue é drenado e reinfundido no sistema venoso, permitindo troca gasosa eficiente e a utilização de estratégias ventilatórias protetoras, reduzindo a lesão pulmonar e promovendo descanso aos pulmões. Em contraste, a VA-ECMO é empregada quando há comprometimento simultâneo das funções pulmonar e cardíaca, com o sangue sendo reinfundido diretamente na circulação arterial para assegurar a perfusão sistêmica. Essa abordagem é essencial para o manejo de pacientes em choque cardiogênico ou em condições de falência cardíaca refratária, conforme discutido por Di Nardo et al.

### Benefícios e riscos associados à ECMO

A implementação da ECMO tem sido associada a melhorias notáveis na manutenção da oxigenação e na perfusão dos órgãos vitais, permitindo a redução da mortalidade em pacientes críticos. Entre os principais benefícios, destaca-se a possibilidade de reduzir o uso de ventilação mecânica agressiva, o que minimiza o risco de lesões pulmonares. Ademais, a ECMO possibilita a realização de intervenções cirúrgicas em pacientes instáveis, funcionando como uma ponte para terapias definitivas, como o transplante de órgãos. Entretanto, essa técnica não é isenta de riscos. A necessidade de anticoagulação para

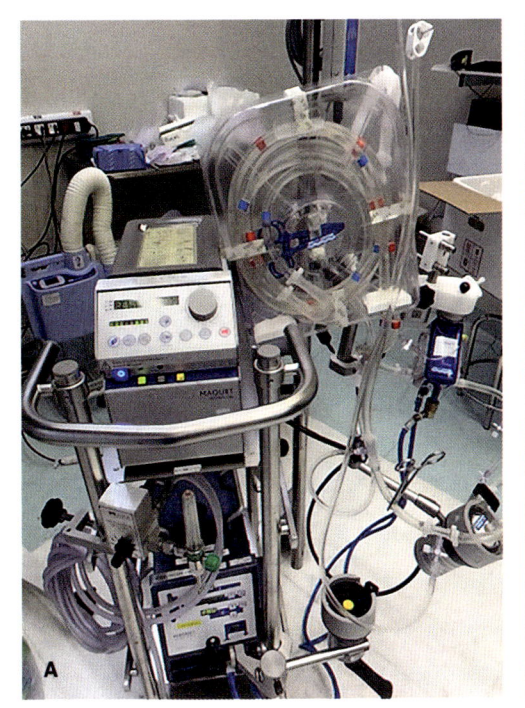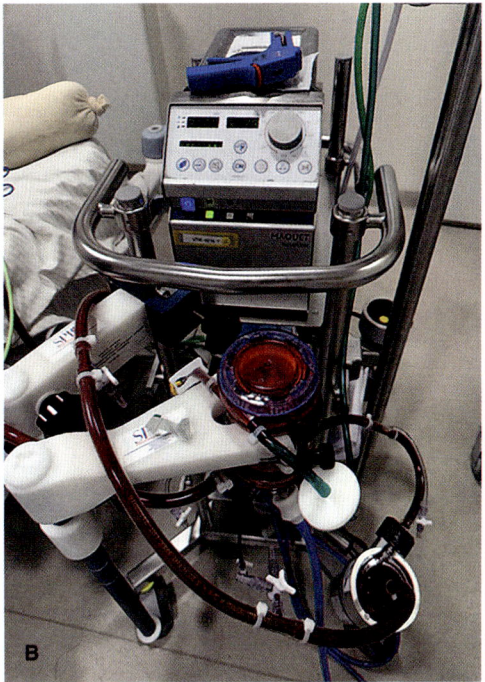

**Figura 30.3** Circuito de ECMO.

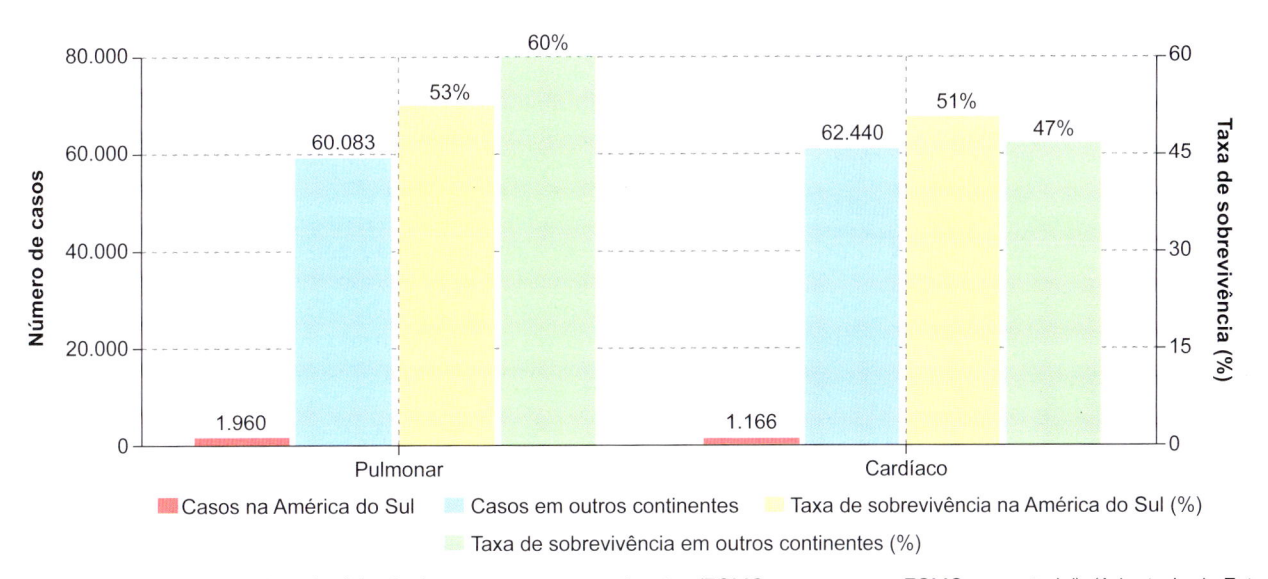

**Figura 30.4** Dados comparativos América Latina *versus* outros continentes (ECMO venovenosa e ECMO venoarterial). (Adaptada de Extracorporeal Life Support Organization)

prevenir a formação de trombos no circuito pode aumentar a probabilidade de sangramentos. Outros riscos incluem complicações tromboembólicas, infecções e, em alguns casos, a falência múltipla de órgãos, especialmente quando a ECMO é utilizada por períodos prolongados. Esses aspectos ressaltam a importância de uma seleção criteriosa dos pacientes e de um monitoramento contínuo durante todo o período de suporte.

## NECESSIDADE DO TRANSPORTE AEROMÉDICO PARA PACIENTES EM ECMO

Quando a unidade de saúde de origem não dispõe da infraestrutura adequada para a instalação e/ou manejo da ECMO, a transferência para centros especializados (Figura 30.5) torna-se imperativa. O transporte aeromédico representa, portanto, um elo crucial na cadeia de cuidados, permitindo que o paciente seja rapidamente encaminhado a instituições que têm equipes multidisciplinares e tecnologia avançada para a continuidade do tratamento.

## Justificativa para o transporte de pacientes em ECMO

Embora a ECMO possa ser iniciada em hospitais de menor porte em caráter emergencial, a manutenção do suporte requer condições que nem sempre estão disponíveis nesses locais. Estudos conduzidos por Javidfar et al. e Paden et al. demonstraram que a experiência acumulada em centros de alto volume está diretamente relacionada a melhores desfechos clínicos. Assim, pacientes submetidos à ECMO que necessitam de suporte contínuo ou que aguardam transplantes se beneficiam da transferência para instituições com maior *expertise*, que podem ajustar os parâmetros terapêuticos de maneira mais precisa e oferecer suporte multidisciplinar completo.

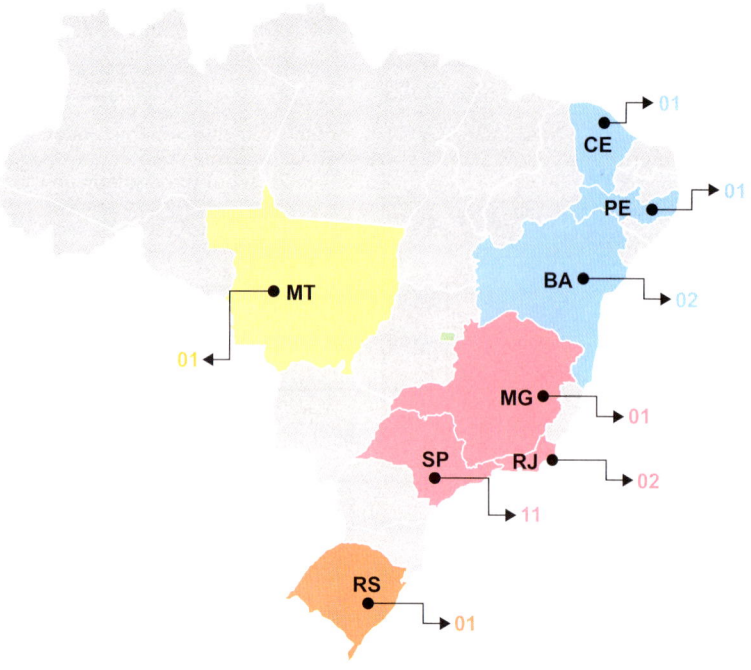

**Figura 30.5** Centros especializados no Brasil. (Adaptada de Diretório Mundial de Centros de ECMO e ECLS da ELSO.)

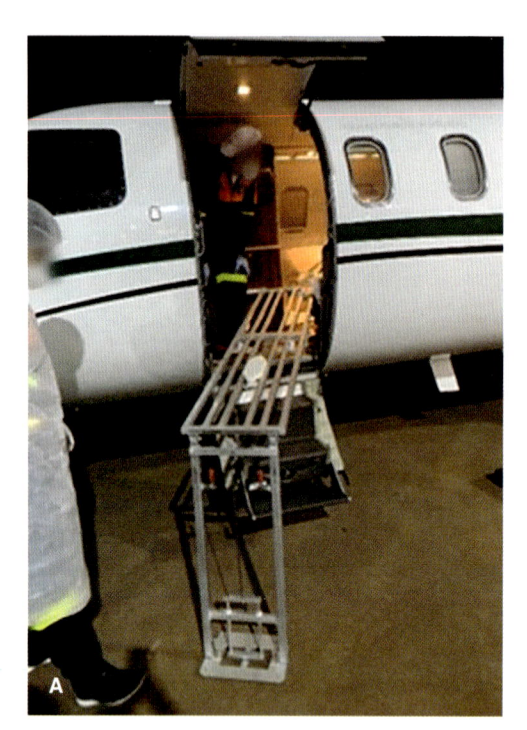

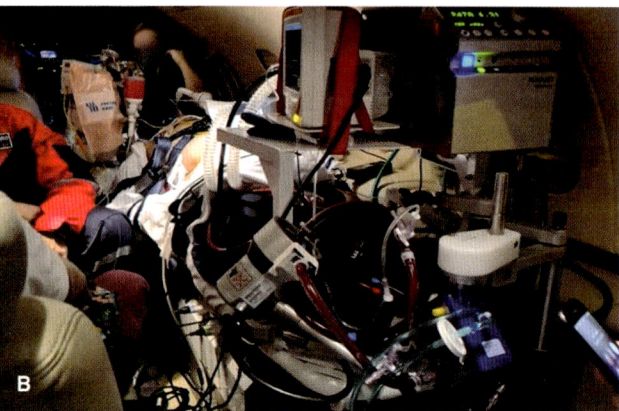

**Figura 30.6** Preparação e posicionamento do paciente em ECMO no transporte aéreo.

## Critérios clínicos para a decisão de transporte

A decisão de transportar pacientes em ECMO requer avaliação clínica minuciosa. É imprescindível que o paciente esteja hemodinamicamente estável e que os parâmetros ventilatórios, bem como o manejo da anticoagulação, estejam adequadamente controlados. Conforme descrito por Tonna et al., pacientes com instabilidade severa, sangramentos incontroláveis ou falência de múltiplos sistemas apresentam um risco elevado para o transporte. Além disso, aspectos logísticos – como a distância a ser percorrida e as condições ambientais do meio de transporte – devem ser rigorosamente considerados para garantir a continuidade do suporte extracorpóreo durante o deslocamento.

## Desafios e limitações no transporte de pacientes em ECMO

O transporte de pacientes em ECMO é repleto de desafios. As variações de altitude, pressão atmosférica e os movimentos inerentes ao veículo de transporte podem gerar oscilações hemodinâmicas que comprometem o funcionamento do circuito extracorpóreo. Estudos de Bryner et al. e de Broman e Frenckner demonstram que essas condições podem desencadear episódios de hipotensão e hipoxemia, aumentando o risco de complicações durante o transporte. Além disso, o espaço restrito disponível em determinados veículos pode dificultar a acomodação de todos os dispositivos necessários, elevando o risco de deslocamento acidental das cânulas ou de desconexões inesperadas. Portanto, o planejamento logístico e a capacitação da equipe são fundamentais para mitigar esses riscos.

## Importância da transferência para centros especializados

A transferência para centros especializados não só amplia as chances de sobrevivência, como também possibilita o acesso a terapias complementares e intervenções avançadas. Em hospitais com alta experiência, a *expertise* acumulada permite ajustes precisos no suporte extracorpóreo e do uso de tecnologias de monitoramento contínuo, fatores que têm se mostrado decisivos na redução das complicações associadas à ECMO. Dessa forma, o transporte aeromédico torna-se uma estratégia essencial para otimizar os desfechos clínicos dos pacientes críticos (Figura 30.6).

## MODALIDADES DE TRANSPORTE AEROMÉDICO PARA ECMO

A escolha do meio de transporte deve ser baseada em uma análise criteriosa que considere a distância, a condição clínica do paciente e as condições ambientais. Seja por via terrestre, seja por via aérea, é imprescindível que o suporte extracorpóreo seja mantido de forma contínua e segura durante todo o trajeto.

### Modalidades de transporte

Em contextos nos quais a distância entre a unidade de origem e o centro de referência é curta, o transporte terrestre, realizado por ambulâncias equipadas com dispositivos de suporte avançado, pode ser suficiente para garantir a continuidade do tratamento. Contudo, em situações de urgência ou quando a transferência envolve longas distâncias, o transporte aeromédico se mostra mais adequado. Helicópteros, conforme relatado por Broman e Frenckner, possibilitam pousos em helipontos próximos às instituições hospitalares, garantindo uma transferência rápida e minimizando a exposição do paciente a variações ambientais adversas. Por outro lado, para deslocamentos de longa distância, os aviões de asa fixa oferecem maior estabilidade, espaço para a equipe e equipamentos, e condições ambientais controladas, embora exijam uma logística mais complexa, envolvendo etapas de transferência terrestre entre aeroportos e hospitais.

### Seleção do meio de transporte conforme a condição clínica

A decisão sobre o meio de transporte deve considerar a condição clínica do paciente e a modalidade de ECMO empregada. Pacientes em VV-ECMO, cujo suporte se destina primordialmente à função respiratória, tendem a tolerar melhor as variações ambientais, desde que a oxigenação esteja bem ajustada.

Em contraste, aqueles em VA-ECMO, que dependem de suporte circulatório contínuo, são mais sensíveis às oscilações de pressão e às variações de altitude, exigindo cuidados adicionais para manter a estabilidade hemodinâmica durante o deslocamento.

### Infraestrutura necessária para um transporte seguro

Independentemente da modalidade escolhida, a segurança do transporte de pacientes em ECMO depende da disponibilidade de uma infraestrutura compatível com as exigências da técnica. O veículo de transporte deve estar equipado com dispositivos portáteis de alta eficiência, como bombas centrífugas e oxigenadores de membrana, capazes de operar sob condições de variação de altitude e vibração. Além disso, é imperativo que haja monitores multiparamétricos para a avaliação contínua dos sinais vitais, bem como fontes de energia redundantes – como baterias de longa duração e geradores auxiliares – para garantir a continuidade do suporte. A comunicação constante entre a equipe de transporte e o hospital receptor é igualmente essencial para assegurar uma transição integrada e sem interrupções críticas no suporte.

## EQUIPE E TECNOLOGIA NO TRANSPORTE DE PACIENTES EM ECMO

A condução bem-sucedida do transporte aeromédico de pacientes em ECMO depende da perfeita integração entre tecnologia de ponta, protocolos operacionais rigorosos e uma equipe multiprofissional altamente treinada. Cada membro desse grupo desempenha um papel vital na manutenção da estabilidade do paciente e na continuidade do suporte extracorpóreo durante o trajeto.

### Composição da equipe multidisciplinar

A equipe ideal para o transporte de pacientes em ECMO deve incluir, no mínimo, um médico (intensivista, anestesiologista, cirurgião cardíaco ou vascular) e um enfermeiro ou perfusionista experiente no manejo do circuito extracorpóreo e no preenchimento do *prime* (Figura 30.7). O médico, conforme

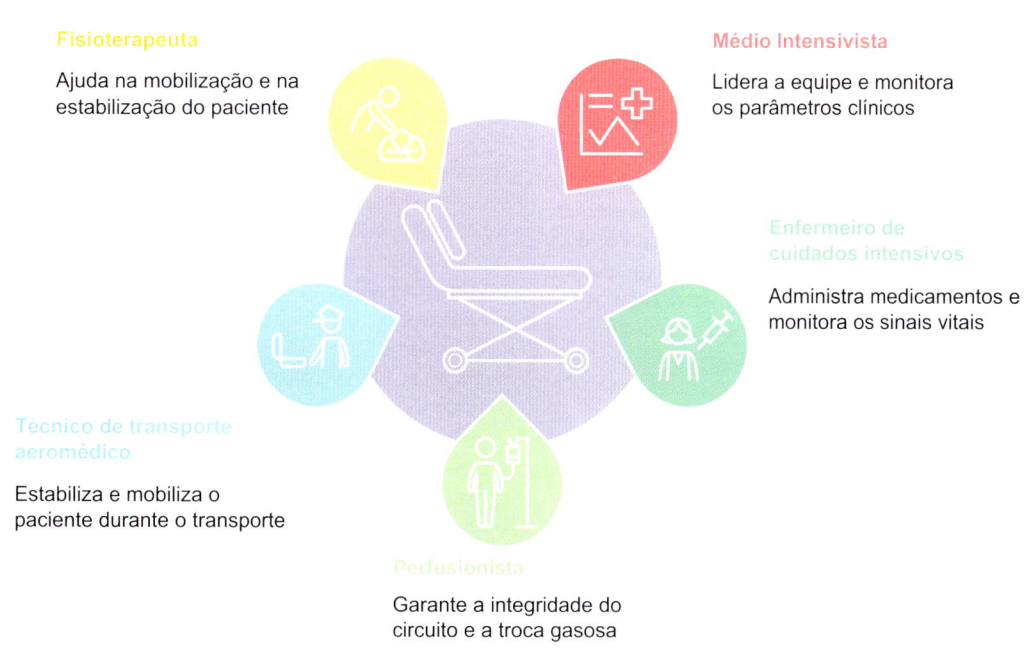

**Fisioterapeuta**
Ajuda na mobilização e na estabilização do paciente

**Médio Intensivista**
Lidera a equipe e monitora os parâmetros clínicos

**Enfermeiro de cuidados intensivos**
Administra medicamentos e monitora os sinais vitais

**Técnico de transporte aeromédico**
Estabiliza e mobiliza o paciente durante o transporte

**Perfusionista**
Garante a integridade do circuito e a troca gasosa

**Figura 30.7** Equipe ideal para transporte de pacientes em ECMO.

enfatizado por Labib e Alinier, lidera a equipe e é responsável pela monitorização contínua dos parâmetros clínicos, ajustando medicações e intervenções conforme necessário. O enfermeiro assume a administração de medicamentos e a vigilância dos sinais vitais, enquanto o perfusionista ou enfermeiro treinado monitora a integridade do circuito, o fluxo sanguíneo e a eficácia da troca gasosa, agindo prontamente em situações de falha técnica. Em determinadas situações, é possível incluir técnicos em transporte aeromédico e fisioterapeutas, que colaboram na estabilização e na mobilização do paciente.

## Equipamentos essenciais para o suporte durante o transporte

No ambiente de transporte, os equipamentos devem ser portáteis, robustos e capazes de operar em condições adversas. O circuito ECMO portátil, que incorpora bombas centrífugas compactas e oxigenadores de alta eficiência, é o componente central desse arranjo. Além disso, a utilização de monitores multiparamétricos permite a avaliação em tempo real dos parâmetros hemodinâmicos e gasométricos do paciente, enquanto fontes de energia redundantes asseguram a continuidade do funcionamento do sistema. O suprimento adequado de oxigênio, garantido por cilindros com reservas suficientes, também é indispensável para evitar desabastecimento durante o transporte.

## Protocolos de segurança e estabilização pré-transporte

A fase pré-transporte é crítica para o sucesso da transferência. Antes do início do deslocamento, a equipe deve realizar uma avaliação abrangente do estado clínico do paciente, ajustando os parâmetros ventilatórios, a titulação dos agentes vasoativos e a calibração da anticoagulação. Conforme enfatizado por Tonna et al., uma verificação minuciosa do circuito – incluindo a fixação das cânulas e a constância do fluxo – é fundamental para evitar intercorrências durante o trajeto. A comunicação contínua com o hospital receptor, a adoção de *checklists* padronizados e a realização de simulações de emergência compõem estratégias essenciais para reduzir os riscos e assegurar a integridade do suporte durante o transporte.

# DESAFIOS E ESTRATÉGIAS NO TRANSPORTE AEROMÉDICO DE PACIENTES EM ECMO

O transporte aeromédico de pacientes em ECMO representa um dos maiores desafios no manejo do paciente crítico, devido à necessidade de manter o suporte vital em condições ambientais adversas e variáveis. Os principais desafios incluem oscilações hemodinâmicas decorrentes de mudanças na altitude e na pressão, vibrações que podem comprometer o circuito e limitações logísticas que dificultam a acomodação de todos os equipamentos necessários.

## Riscos inerentes ao transporte

Durante o transporte, os pacientes estão sujeitos a variações significativas nos parâmetros hemodinâmicos. Episódios de hipotensão podem ocorrer em virtude das mudanças de pressão atmosférica e dos movimentos do veículo, enquanto a hipoxemia pode ser precipitada por falhas no oxigenador ou obstruções nas cânulas. Além disso, a formação de trombos no circuito extracorpóreo, intensificada por vibrações e movimentos bruscos, representa um risco real que pode levar à obstrução do fluxo sanguíneo e à falência dos órgãos. O deslocamento acidental das cânulas também é uma complicação potencialmente fatal, enfatizando a necessidade de uma fixação segura e monitoramento contínuo.

## Estratégias para mitigação das complicações

A minimização dos riscos durante o transporte de pacientes em ECMO passa por uma série de estratégias integradas. A estabilização prévia do paciente, com ajustes precisos dos parâmetros ventilatórios e da terapia vasoativa, é imperativa para garantir condições clínicas ideais para o deslocamento. Durante o transporte, verificações periódicas do circuito, associadas à disponibilidade de equipamentos de reserva – como oxigenadores suplementares e fontes de energia redundantes – permitem a identificação e correção imediata de qualquer anormalidade. A comunicação constante entre a equipe de transporte e o hospital receptor possibilita a rápida intervenção em caso de intercorrências, assegurando que o paciente permaneça estável durante toda a transferência.

## Estudos de caso e lições aprendidas

A literatura apresenta diversos relatos de casos que demonstram a eficácia do transporte aeromédico de pacientes em ECMO quando conduzido por equipes experientes e com protocolos rigorosos. Por exemplo, Javidfar et al. descreveram casos de pacientes que, mesmo diante de episódios de queda abrupta na pressão arterial durante o transporte, foram estabilizados com intervenções precisas, resultando em desfechos favoráveis. Em outro estudo, Munshi et al. relataram que a substituição emergencial do oxigenador, realizada com o suporte de uma equipe treinada, foi determinante para a manutenção da oxigenação em pacientes críticos. Essas experiências evidenciam a importância do treinamento contínuo e da padronização dos procedimentos, permitindo que a equipe responda de maneira coordenada e eficaz a qualquer intercorrência.

# CONSIDERAÇÕES FINAIS

A integração entre a ECMO e o transporte aeromédico representa um avanço paradigmático na medicina intensiva, permitindo que pacientes em estado crítico sejam encaminhados para centros especializados com o mínimo de risco. A implementação de protocolos padronizados, a utilização de equipamentos de alta tecnologia e a atuação integrada de equipes multidisciplinares constituem os pilares que sustentam essa estratégia terapêutica.

Diversos estudos demonstram que a transferência para centros de referência está associada a melhores índices de sobrevida, uma vez que a *expertise* acumulada e a disponibilidade de terapias complementares possibilitam intervenções mais precisas e seguras. Conforme evidenciado por Di Nardo et al. e Munshi et al., a rapidez na transferência, aliada à continuidade do suporte especializado, é crucial para a reversão do quadro clínico e para a implementação de estratégias terapêuticas avançadas, como a implantação de dispositivos de assistência ventricular ou a realização de transplantes.

Ademais, o transporte aeromédico transcende a mera transferência física do paciente; ele representa uma estratégia de integração dos cuidados críticos, em que a comunicação contínua, o planejamento logístico detalhado e o treinamento constante da equipe convergem para reduzir a incidência de complicações. Estudos de Enger et al. e Bryner et al. reforçam que a eficácia do transporte está diretamente relacionada à preparação prévia e à capacidade da equipe de intervir rapidamente em situações de emergência.

Em última análise, a conjugação entre a ECMO e o transporte aeromédico não só amplia as possibilidades de manejo de pacientes críticos, como também estabelece um novo paradigma no cuidado de pacientes críticos, em que a integração entre tecnologia, protocolos padronizados e atuação multidisciplinar se traduz em melhores desfechos clínicos e redução da mortalidade. O contínuo desenvolvimento de tecnologias portáteis, aliado à disseminação de diretrizes baseadas em evidências, promete ainda mais avanços na segurança e na eficácia desses procedimentos, expandindo o acesso a cuidados críticos de alta complexidade para regiões historicamente carentes de infraestrutura especializada.

Dessa forma, a consolidação desse modelo terapêutico exige o comprometimento com o treinamento contínuo dos profissionais, a padronização dos protocolos operacionais e o investimento em tecnologias que garantam a estabilidade do suporte extracorpóreo durante o transporte. A integração de esforços entre instituições de saúde, centros de referência e serviços de transporte aeromédico constitui, sem dúvida, um avanço significativo no campo dos cuidados intensivos, contribuindo decisivamente para a melhoria dos índices de sobrevida em pacientes em ECMO.

# BIBLIOGRAFIA

Abrams D, Combes A, Brodie D. What is new in extracorporeal membrane oxygenation for ARDS in adults? Intensive Care Med. 2014;40(9):1337-45.

Brodie D, Bacchetta M. Extracorporeal membrane oxygenation for ARDS in adults. N Engl J Med. 2011;365(20):1905-14.

Broman LM, Frenckner B. Transportation of critically Ill patients on extracorporeal membrane oxygenation. Front Pediatr. 2016;4:63.

Bryner B, Elaine C, William C, Kristin B, Nicholas T, Denise L, et al. Two decades' experience with interfacility transport on extracorporeal membrane oxygenation. Ann Thorac Surg. 2014;98(4):1363-70.

Combes A, Hajage D, Capellier G, Demoule A, Lavoué S, Guervilly C, et al. Extracorporeal membrane oxygenation for severe acute respiratory distress syndrome. N England J Med. 2018;378(21):1965-75.

Di Nardo M, Graeme M, Peter S, Elie A, Amy ED, Cristina G, et al. Extracorporeal membrane oxygenation in adults receiving haematopoietic cell transplantation: an international expert statement. Lancet Respir Med. 2023;11(5):477-92.

Enger TB, Alois P, Matthias L, Marcus F, Daniele C, Dirk L, et al. Long-term survival in adult patients with severe acute lung failure receiving veno-venous extracorporeal membrane oxygenation. Crit Care Med. 2017;45(10):1718-25.

Extracorporeal Life Support Organization. ELSO Live Registry Dashboard of ECMO Patient Data. ELSO [cited 2025 Feb 07]. Disponível em: https://www.elso.org/registry/elsoliveregistrydashboard.aspx

Extracorporeal Life Support Organization. ELSO Worldwide Directory of ECMO and ECLS Centers. ELSO [cited 2025 Feb 07]. Disponível em: https://www.elso.org/membership/centerdirectory.aspx

Galas FRBG, Fernandes HM, Franci A, Rosario AL, Saretta R, Patore Jr L, et al. In-hospital and Post-discharge Status in COVID-19 Patients With Acute Respiratory Failure Supported With Extracorporeal Membrane Oxygenation. ASAIO J. 2023;69(5):e181-7.

Javidfar J, Daniel B, Alex I, Julissa J, Matthew L, Keith B, et al. Extracorporeal membrane oxygenation as a bridge to lung transplantation and recovery. J Thorac and Cardiovasc Surg. 2012;144(3):716-21.

Labib A, Alinier G. Transportation for ECMO. In: Cardiopulmonary Bypass. Academic Press; 2023. p. 1055-69.

Makdisi G, Wang I-W. Extracorporeal Membrane Oxygenation (ECMO): review of a lifesaving technology. J Thorac Dis. 2015;7(7):E166-76.

Mendes PV, Gallo CA, Besen BAMP, Hirota AS, Nardi RO, dos Santos EV, et al. Transportation of patients on extracorporeal membrane oxygenation: a tertiary medical center experience and systematic review of the literature. Ann Intensive Care. 2017;7(1):14.

Munshi L, Curtis J, Adhikari NK, et al. Venovenous extracorporeal membrane oxygenation for acute respiratory distress syndrome: a systematic review and meta-analysis. Intensive Care Med. 2015;41(2):234-44.

Munshi L, Walkey A, Goligher E, Pham T, Uleryk EM, Fan E. Venovenous extracorporeal membrane oxygenation for acute respiratory distress syndrome: a systematic review and meta-analysis. Lancet Respir Med. 2019;7(2):163-72.

Orozco-Hernández EJ, Gongora E, Bellot C, Wille K, Rusanov V, Mcelwee SK, et al. Extracorporeal Membrane Oxygenation as a bridge: no middle ground. Folium olivae o spinam coronam. Case Series. Cir Card Mex 2020;5(4):134-140.

Peek GJ, Mugford M, Tiruvoipati R, Wilson A, Allen E, Thalanany MM, et al. Efficacy and economic assessment of conventional ventilatory support versus extracorporeal membrane oxygenation for severe adult respiratory failure (CESAR): a multicentre randomised controlled trial. Lancet. 2009;374(9698):1351-63.

Thiagarajan RR, Barbaro RP, Rycus PT, McMullan DM, Conrad SA, Fortenberry JD, et al. Extracorporeal Life Support Organization Registry International Report 2016. ASAIO J. 2017 Jan/Feb;63(1):60-7.

Tonna JE, Abrams D, Brodie D, Greenwood JC, Mateo-Sidron JAR, Usman A, et al. Management of adult patients supported with venovenous extracorporeal membrane oxygenation (VV ECMO): guideline from the Extracorporeal Life Support Organization (ELSO). ASAIO J. 2021;67(6):601-10.

# 31 Limpeza e Desinfecção em Aeronaves Após Resgates e Transportes Aeromédicos

Anna Carolina Bajluk Vera • Gislene Dias da Silva

## INTRODUÇÃO

A desinfecção de aeronaves após transportes e/ou resgates aeromédicos é uma etapa crucial para garantir a segurança dos pacientes, da equipe e do público em geral. Devido à natureza crítica dos serviços aeromédicos, implementar protocolos rigorosos de desinfecção em aeronaves de asa fixa ou rotativa é condição indispensável para redução do risco de contaminações e propagação de doenças infecciosas.

É sabido que pacientes têm menos chances de desenvolver infecções quando são utilizadas técnicas apropriadas para limpeza, esterilização e desinfecção. Portanto, ambientes limpos e desinfectados garantem condições seguras para os pacientes e para os todos os profissionais envolvidos na missão aeromédica.

Dada à natureza da atividade e levando-se em conta o espaço reduzido dentro das aeronaves, bem como a alta complexidade tanto dos pacientes quanto dos procedimentos ali realizados, a Agência Nacional de Vigilância Sanitária (Anvisa), bem como as diretrizes dos órgãos normativos e reguladores de assistência à saúde, orientam a implementação de protocolos com procedimentos específicos quando da ocorrência de eventos a bordo das aeronaves.

No *Guia de procedimentos de limpeza e desinfecção de aeronaves* nº 41, de 2020 (Anvisa), é evidenciado que esses protocolos de limpeza e desinfecção devem considerar também a suspeita de transmissão (p. ex., contato orofecal e fecal, aerossóis, gotículas, sangue etc.), o tipo de ocorrência (espirro, vômito, fezes ou sangue) e a localização (p. ex., assento, maca etc.).

Para aeronaves utilizadas em transporte aeromédico, é recomendado que estas tenham pisos, paredes e teto laváveis. Na existência de superfícies de difícil limpeza na aeronave ou materiais que não permitam limpeza e desinfecção adequadas, por exemplo, carpetes não removíveis ou assentos acolchoados permeáveis, sugere-se que essas superfícies sejam recobertas por proteção impermeável ou que permita fácil limpeza e desinfecção. Antes do embarque do paciente, é imprescindível guardar todo o material e equipamentos desnecessários para a missão, reduzindo assim o risco de contaminação e o tempo consumido na limpeza terminal após o transporte.

## BASES LEGAIS

Diversos órgãos competentes discorrem tanto sobre a segurança do paciente em serviços públicos e privados de saúde quanto estabelecem resoluções para a limpeza e a desinfecção de superfícies em ambientes que realizam serviços de saúde.

A partir de 2004, a Anvisa incorporou ao seu escopo de atuação as ações previstas na Aliança Mundial para a Segurança do Paciente, da Organização Mundial da Saúde (OMS), da qual o Brasil faz parte. Desde então, a Agência vem intensificando suas atividades no campo de serviços de saúde em parceria com o Ministério da Saúde (MS), a Organização Pan-Americana da Saúde (Opas/OMS) e demais entes do Sistema Nacional de Vigilância Sanitária (SNVS).

O Programa Nacional de Segurança do Paciente (PNSP), instituído no Brasil pela Portaria GM nº 529, de 1º de abril de 2013, fomenta iniciativas para qualificação dos processos de cuidado e da prestação desses serviços em todos os estabelecimentos de saúde do território nacional, promovendo maior segurança para pacientes, profissionais de saúde e ambiente de assistência à saúde. Entre as regulamentações criadas pela Anvisa, vale destacar a publicação da Resolução da Diretoria Colegiada (RDC) nº 36, de 25 de julho de 2013, que institui ações para a segurança do paciente em serviços de saúde.

O parecer do Conselho Regional de Enfermagem (Coren) nº 003/2022 prevê que em alguns serviços de saúde, a equipe de enfermagem é responsável pela limpeza e pela desinfecção de determinados equipamentos para a saúde (respiradores, monitores, incubadoras, entre outros) e, em outros, essa atividade é desempenhada pelo profissional de limpeza/higienização mediante capacitação específica. Já a Resolução nº 551 do Conselho Federal de Enfermagem prevê como atribuições do enfermeiro de bordo assegurar a limpeza e desinfecção do interior das aeronaves, de acordo com os protocolos da empresa.

## DIRETRIZES PARA LIMPEZA E DESINFECÇÃO EM AERONAVES

Limpeza refere-se ao procedimento de retirada de sujidades, impurezas e materiais das superfícies, não eliminando os germes (microrganismos), porém removendo grande parte deles. Já desinfecção é o procedimento pelo qual são tomadas medidas para controlar, eliminar ou inviabilizar agentes infecciosos nas superfícies de materiais ou equipamentos que possam estabelecer risco de veiculação de doenças, mediante exposição direta, dessa superfície, a agentes físicos ou químicos, estes denominados "desinfetantes". As superfícies podem contribuir com a transmissão de doenças por meio da contaminação cruzada secundária, pelas mãos, vestimentas, utensílios e/ou produtos que poderão ser contaminados ao entrar em contato com essas superfícies.

A Anvisa, em seu *Guia de procedimentos de limpeza e desinfecção de aeronaves*, evidencia: "Recomenda-se que a aeronave seja higienizada a cada parada (em trânsito ou em pernoite ou perdia) de forma a garantir um ambiente sanitariamente seguro a fim de não colocar em risco a saúde dos viajantes e de outras pessoas que dela se utilizarem".

Os protocolos de limpeza e desinfecção estabelecidos pelas empresas de transporte aeromédico devem considerar como rotina a desinfecção do "tipo" alto nível, ou seja, transportes com grandes chances de forte contaminação de superfícies e materiais com fluidos potencialmente contaminantes, como escarro, gotículas, urina, vômito e/ou sangue, ou quando existir um cenário epidemiológico justificável.

A limpeza adequada de superfícies e equipamentos pode minimizar a disseminação de microrganismos, reduzidos em cerca de 80% quando as superfícies forem apenas limpas e em cerca de 99% quando são limpas e desinfetadas, assim como a higienização das mãos dos profissionais de saúde é fundamental para a prevenção e a redução das infecções relacionadas com a assistência à saúde.

Os processos de limpeza de superfícies em serviços de saúde envolvem:

- Limpeza concorrente, realizada diariamente nas unidades dos estabelecimentos de saúde, com a finalidade de limpar e organizar o ambiente, repor os materiais de consumo diário e recolher os resíduos, de acordo com a sua classificação
- Limpeza terminal, considerada mais completa, inclui todas as superfícies horizontais e verticais, internas e externas.

# MEDIDAS DE PROTEÇÃO – EQUIPAMENTOS DE PROTEÇÃO INDIVIDUAL E COLETIVA

Recomenda-se que as atividades de limpeza e desinfecção, bem como de gerenciamento de resíduos, sejam executadas por trabalhadores devidamente treinados e protegidos com equipamentos de proteção individual (EPI) adequados.

O uso adequado de EPI por toda equipe de voo é uma das medidas de prevenção de infecção que precisa estar associada a outras medidas, como a higiene das mãos imediatamente após a retirada das luvas. A higiene de mãos deve ser realizada constantemente com água e sabonete líquido ou preparação alcoólica, principalmente durante a desparamentação, por ser um momento de grande risco de contaminação do profissional.

Medidas preventivas como higienização das mãos, higiene respiratória, etiqueta da tosse, limpeza e desinfecção de superfícies e uso adequado de EPI, dispostas nas Notas Técnicas nº 34/2020/SEI/GIMTV/GGPAF/ANVISA, nº 222/2020/SEI/GIMTV/GGPAF/ANVISA, nº 04/2020/SEI/GVIMS/GGTES/ANVISA ou outras versões que vierem a atualizá-las, são importantes para proteção de profissionais envolvidos no transporte aeromédico de pacientes, inclusive para os pilotos nos casos em que haja contato direto com o paciente.

É recomendado pela Anvisa, em seu *Guia para transporte aeromédico nº 53/2021*, a utilização dos EPI pela tripulação e por profissionais assistenciais. Esses equipamentos são óculos de proteção ou protetor facial, máscara cirúrgica (ou trocar por máscara N95/PFF2 ou equivalente, e usar gorro descartável, caso seja realizado procedimento que possa gerar aerossóis), macacão do tipo impermeável e luvas de procedimento.

Segundo a Agência Nacional de Aviação Civil – Decisão ANAC nº 83, de 20 de abril de 2020, medidas adicionais podem ser adotadas para proteção da tripulação visando ao isolamento respiratório e/ou de contato ou outra que vier a ser definida. Os procedimentos ou as rotinas escritas sobre limpeza e desinfecção devem estar disponíveis aos profissionais que executam essas atividades.

## Etapas para desinfecção

Permanentemente após a chegada do paciente removido, a aeronave na qual ocorreu a operação deve sofrer limpeza e desinfecção, com respectivo registro dessa atividade. É recomendado que o responsável pela empresa e/ou pelo hangar realize a supervisão da execução desse procedimento, checando materiais e produtos específicos indicados para tal operação.

É importante salientar que a seleção dos produtos saneantes deve ser criteriosa, observando as características de eficácia, os microrganismos (germes) que se quer eliminar, a presença, a segurança e a reatividade, tendo em vista sua finalidade de uso, a saúde do trabalhador, a superfície e o ambiente que será utilizado. É vedado o uso de saneantes que não estejam normatizados pela Anvisa.

Observar as recomendações do fabricante da aeronave e equipamentos médicos embarcados, quanto aos tipos de saneantes que podem ser utilizados, pois alguns metais usados na aeronave poderão sofrer corrosão, cabos e fios críticos para a segurança poderão deteriorar-se e o mobiliário da aeronave ou equipamentos podem ter suas propriedades de resistência diminuídas com o uso de produtos inadequados. Consultar a equipe técnica da empresa antes do procedimento é indispensável.

### Preparação do ambiente

Antes de iniciar o processo de desinfecção interno, é essencial preparar o ambiente. Isso inclui:

- Remoção de equipamentos: retirar todo o equipamento médico e materiais descartáveis da aeronave, os quais deverão permanecer em um local separado para posterior limpeza e desinfecção com saneantes adequados
- Ventilação: garantir que a aeronave esteja bem ventilada, abrindo as portas e as janelas sempre que possível
- Uso de EPI: a equipe de desinfecção deve utilizar EPI adequados, como luvas, óculos, máscaras e aventais.

### Limpeza inicial

A limpeza inicial envolve a remoção de sujeira e resíduos visíveis. Os passos incluem:

- Aspiração: remover detritos e poeira do interior da aeronave; utilizar aspirador de pó com filtro HEPA; evitar varrição de superfícies que possam gerar a suspensão de partículas de pó (podendo gerar suspensão de germes aderidos ao pó)
- Limpeza de superfícies: utilizar panos úmidos com água e detergente neutro para limpar superfícies duras, como assentos, mesas e equipamentos.

### Desinfecção de superfícies

Após a limpeza inicial, parte-se para a desinfecção das superfícies.

Os produtos recomendados devem ser utilizados de acordo com as regularizações da Anvisa e dos fabricantes da aeronave.

### Desinfecção do sistema de ventilação

A desinfecção do sistema de ventilação é vital, pois o ar circulante pode contaminar outras áreas da aeronave. As trocas de filtros e operações de manutenção do sistema de climatização devem ser registradas.

### Desinfecção de equipamentos médicos

Os equipamentos médicos devem ser desinfectados de acordo com as diretrizes específicas de cada dispositivo.

Algumas recomendações incluem:

- Desinfetantes de alto nível: utilizar produtos regulamentados pela Anvisa seguindo as padronizações de cada empresa
- Soluções de álcool: para dispositivos eletrônicos, utilizar toalhetes ou *sprays* à base de álcool.

## Verificação e registro

Após a desinfecção, é importante realizar uma verificação final.

- Inspeção visual: garantir que todas as superfícies estejam limpas e desinfectadas
- Registro do processo: documentar as etapas realizadas, incluindo produtos utilizados e datas, para garantir a rastreabilidade.

## CONSIDERAÇÕES FINAIS

Recomenda-se que a equipe e/ou as empresas de serviço auxiliar de transporte aéreo que prestem serviços de limpeza e desinfecção considerem as características específicas da aeronave (p. ex., *design* do *cockpit* e *design* da cabine de aeronaves de asa fixa e de asa rotativa), o tipo de superfície envolvida e as características dos materiais médicos embarcados (monitor multiparamétrico, ventilador mecânico, bombas de infusão etc.). Também é importante atentar aos agentes desinfetantes recomendados pelos fabricantes desses materiais e da aeronave. A escolha correta de produtos desinfetantes e a execução rigorosa das etapas são essenciais para a segurança de todos os envolvidos.

A desinfecção de aeronaves após transportes aeromédicos é uma tarefa complexa que requer atenção a detalhes e adesão a protocolos pré-estabelecidos de cada empresa.

## BIBLIOGRAFIA

Agência Nacional de Vigilância Sanitária. Estratégia multimodal de melhoria da higienização das mãos 2024. Anvisa; 2024.

Agência Nacional de Vigilância Sanitária. Guia de Procedimentos de Limpeza e Desinfecção de Aeronaves nº 41/2020 – versão 01, de 29 out. 2020.

Agência Nacional de Vigilância Sanitária. Guia para Serviços de Transporte Aeromédico de Passageiros com COVID-19 nº 53/2021 – versão 1, de 8 out. 2021.

Agência Nacional de Vigilância Sanitária. Implantação do Núcleo de Segurança do Paciente em Serviços de Saúde – Série Segurança do Paciente e Qualidade em Serviços de Saúde. Brasília: Anvisa; 2016.

Agência Nacional de Vigilância Sanitária. Nota Técnica GVIMS/GGTES/ANVISA nº 04/2020. Orientações para serviços de saúde: medidas de prevenção e controle que devem ser adotadas durante a assistência aos casos suspeitos ou confirmados de infecção pelo novo coronavírus (SARS-CoV-2) – atualizada em 25 fev. 2021. Brasília: Anvisa; 2021.

Agência Nacional de Vigilância Sanitária. Nota Técnica GVIMS/GGTES/ANVISA nº 07/2020. Orientações para prevenção e vigilância epidemiológica das infecções por Sars-CoV-2 (COVID-19) dentro dos serviços de saúde. Revisão 2, de 17 set. 2020.

Agência Nacional de Vigilância Sanitária. Segurança do paciente em serviços de saúde: limpeza e desinfecção de superfícies. Brasília: Anvisa; 2010.

Brasil. Agência Nacional de Vigilância Sanitária. Plano Integrado para Gestão Sanitária da Segurança do Paciente em Serviços de Saúde – Monitoramento e Investigação de Eventos Adversos e Avaliação de Práticas de Segurança do Paciente. Brasília: Anvisa; 2015.

Brasil. Ministério da Saúde. Agência Nacional de Vigilância Sanitária. Resolução - RDC nº 36, de 25 de julho de 2013. Institui ações para a segurança do paciente em serviços de saúde e dá outras providências. Diário Oficial da União. 26 jul. 2013.

Brasil. Ministério da Saúde. Portaria nº 529, de 1º de abril de 2013. Institui o Programa Nacional de Segurança do Paciente (PNSP). Diário Oficial da União. 2 abr. 2013.

Brasil. Ministério da Saúde. Portaria nº 1.377, de 9 de julho de 2013. Aprova os Protocolos de Segurança do Paciente. Diário Oficial da União. 10 jul. 2013.

Brasil. Ministério da Saúde. Portaria nº 2.095, de 24 de setembro de 2013. Aprova os Protocolos de Segurança do Paciente. Diário Oficial da União. 25 set. 2013.

Brasil. Ministério da Saúde. Resolução da Diretoria Colegiada – RDC nº 222, de 28 de março de 2018. Regulamenta as Boas Práticas de Gerenciamento dos Resíduos de Serviços de Saúde e dá outras providências.

Centers for Disease Control and Prevention. Infection prevention and control in healthcare settings. 2021.

Environmental Protection Agency. List N: Disinfectants for use against SARS-CoV-2. 2021.

James JT. A new, evidence-base estimate of patient harms associated with hospital care. J Patient Saf. 2013;9(3):122-8.

Occupational Safety and Health Administration. Cleaning and disinfecting your facility. 2021.

São Paulo. Conselho Regional de Enfermagem de São Paulo. Câmara Técnica. Parecer Coren-SP nº 003/2022. Ementa: Responsabilidade pela limpeza concorrente e terminal de ambulância. 2022.

São Paulo. Secretaria de Estado da Saúde. Coordenadoria de Controle de Doenças. Centro de Vigilância Epidemiológica "Prof. Alexandre Vranjac". Divisão de Infecção Hospitalar. Melhores práticas para higiene e limpeza em ambiente hospitalar. 2019.

World Health Organization. Guidelines on the disinfection of aircraft. 2020.

# 32 Emergência no Aeroporto

Michelle Taverna • Gustavo Almeida

## CARACTERÍSTICAS

Este capítulo apresenta ao profissional da área da saúde o universo das atividades desenvolvidas por equipes de emergências nos aeroportos brasileiros. Embora a rotina aeroportuária seja um conhecimento distante do cotidiano da equipe médica, o tratamento característico das urgências e das emergências é bastante conhecido, por isso abordaremos as peculiaridades do atendimento nesse ambiente.

O número de aeroportos é crescente no mundo. Anualmente, a Airports Council International (ACI) torna público a lista dos maiores e mais movimentados aeroportos. Em 2023, por exemplo, houve mais de 8,5 bilhões de passageiros em todo o planeta.

Hartsfield Jackson Atlanta International Airport é o maior aeroporto e se localiza nos EUA. Em 2023, ele registrou um total de 775.818 decolagens e aterrissagens, com 37 diferentes companhias aéreas, transportou 105 milhões de passageiros e movimentou 735 mil toneladas de cargas.

O Brasil é o segundo país no quantitativo de aeroportos no planeta, com mais de 4 mil terminais aeroportuários, atrás somente dos EUA, que têm 19.630 aeroportos.

São, em média, 35 mil toneladas de cargas enviadas todos os meses, entre elas as dos setores farmacêutico, metal, mecânico, químico, de tecnologia, automotivo e de vestuário. Em 2022, o Aeroporto Internacional de Viracopos, em Campinas (SP), registrou 357 mil toneladas de carga movimentada, a segunda maior marca da história em termos de peso movimentado.

A maior área e a maior pista de pouso do país estão localizadas na cidade do Rio de Janeiro, no Aeroporto Internacional Tom Jobim (Aeroporto do Galeão).

Diante de tamanha movimentação diária, é de se esperar que inúmeras causas de atendimentos médicos sejam frequentes, dos mais simples aos mais complexos. Por esse motivo, os aeroportos preveem a prestação de serviço de urgência e emergência, com profissionais capacitados e prontos para fornecer um atendimento pré-hospitalar, 24 horas por dia, para passageiros, visitantes, tripulantes, funcionários, terceirizados e comunidade próxima aos aeroportos.

A Organização da Aviação Civil Internacional (ICAO), por meio das Normas e Recomendações de Instalações e Serviços em Aeroportos Internacionais, versa na Norma 6.41:

> Os Estados Contratantes devem, em colaboração com os operadores aeroportuários, assegurar que os aeroportos internacionais mantenham instalações e serviços para a prestação de primeiros socorros, no próprio local, e que estejam previstas as disposições apropriadas para o rápido encaminhamento de eventuais casos mais graves, para os serviços previamente acordados que possam prestar a devida e competente atenção médica.

Segundo os Regulamentos Brasileiros da Aviação Civil (RBAC), a Resolução nº 234/2012, da Agência Nacional de Aviação Civil (ANAC), obriga, nos aeródromos Classe IV (aeródromos com movimentação igual ou superior a 5 milhões de passageiros nos últimos 3 anos), a presença de Serviço Médico de Emergência (SME), posto de atendimento pré-hospitalar e duas ambulâncias. Destaca-se o contido no item 6.3.2.1 da resolução, que versa a respeito da necessidade de garantia de profissional médico responsável pelo posto de atendimento pré-hospitalar.

O SME realiza atendimento a passageiros, visitantes, tripulação e comunidade aeroportuária em diversas necessidades. Neste capítulo, enfatizamos as particularidades relacionadas aos atendimentos realizados no interior das aeronaves que, pela variedade de dimensões e reduzido espaço interno, são um desafio específico de atendimentos pré-hospitalares (APH) nos aeródromos.

## PARTICULARIDADES

### Casos frequentes

É possível dizer que as dependências aeroportuárias são uma pequena amostra da sociedade, devido ao volume transitório de pessoas com nacionalidades distintas e diferentes intenções. Por isso, conforme dados de uma das maiores prestadoras de serviços médicos de emergência aeroportuária do Brasil, os casos mais frequentes incluem:

- Doenças cardiovasculares: corroborando com dados da Organização Mundial da Saúde (OMS), que atualmente evidencia essa como a principal causa de morte
- Traumas: dos mais variados, e neste tópico vale ressaltar que o maior volume de atendimento é dos trabalhadores que atuam em obras, manutenção, transporte de cargas e demais atividades internas das dependências dos aeroportos
- Psicológicas/psiquiátricas: local de despedidas e encontros, mudanças de vida, sentimentos aflorados como nervosismo, ansiedade, medo e alegria, que desencadeiam repercussões físicas como falta de ar, cefaleia, síncope, taquicardia, choro compulsivo, sintomas gastrointestinais, entre outros
- Patologias desencadeadas pelo ambiente hipobárico: aerobaropatias e tromboembolismo
- Acidentes e incidentes aeronáuticos
- Intoxicações exógenas
- Apoio a missões de transporte aeromédico.

A maioria dos atendimentos é destinada aos passageiros, no embarque e no desembarque, e cerca de 10% dos atendimentos ocorrem ainda dentro das aeronaves.

Algumas situações só serão encontradas nos aeroportos e, pela falta de familiaridade, podem retardar o atendimento e prejudicar o tempo resposta da equipe médica. Os próximos tópicos deste capítulo serão dedicados a desmistificar situações cotidianas.

## Atendimento nos interiores das aeronaves

As aeronaves *narrow-body* (diâmetro da cabine de passageiros entre 3 e 4 metros e um corredor) e *wide-body* (fuselagem larga com dois corredores) compartilham a mesma dimensão entre as longarinas de poltronas, em classe econômica, com 46 centímetros em seus corredores. A limitação espacial é um desafio ao atendimento de pacientes com restrição de mobilidade ou inconscientes.

A remoção de pacientes com restrição de mobilidade deve ser realizada com o auxílio de cadeiras de rodas adequadas à dimensão reduzida no interior das aeronaves (Figuras 32.1 e 32.2).

Para acessar o passageiro com a cadeira, é necessário rebater os cintos para o centro das poltronas, para que não reduza o espaço para passagem. Destacamos ainda que as aeronaves têm dispositivo de destravamento para o suporte de braço das poltronas do corredor (Figura 32.3). Elevando o suporte, a remoção do passageiro do assento da aeronave para a cadeira de rodas será facilitada.

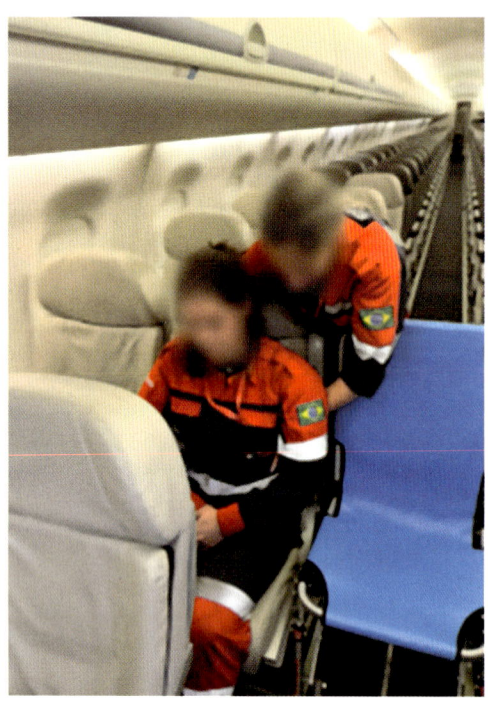

**Figura 32.1** Remoção de paciente com restrição de mobilidade com cadeira de rodas adequada.

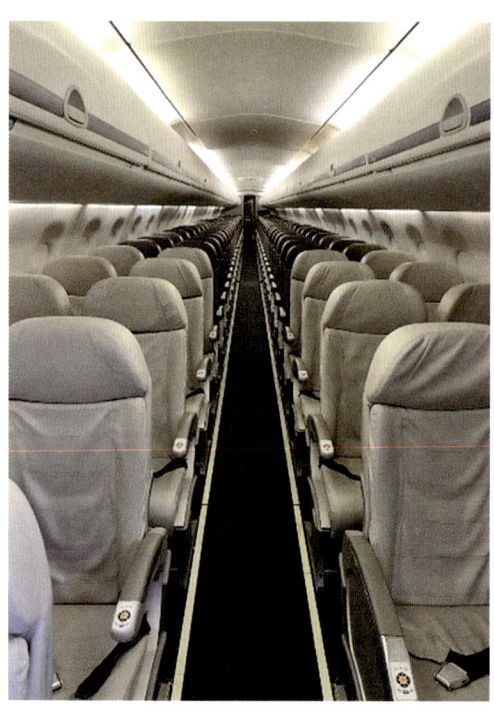

**Figura 32.2** Abertura no corredor da aeronave para passagem da cadeira.

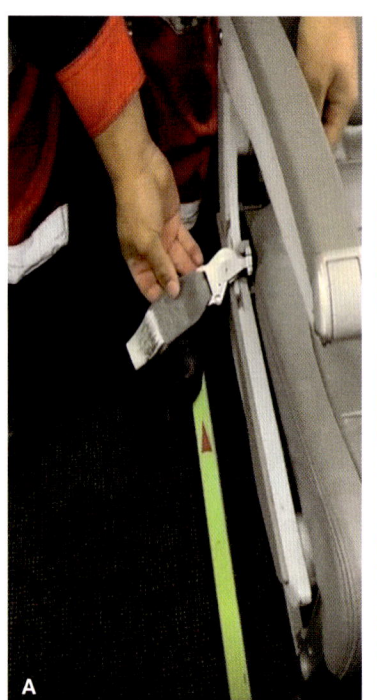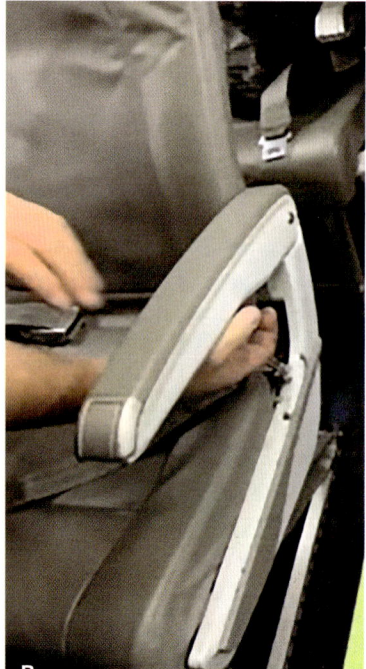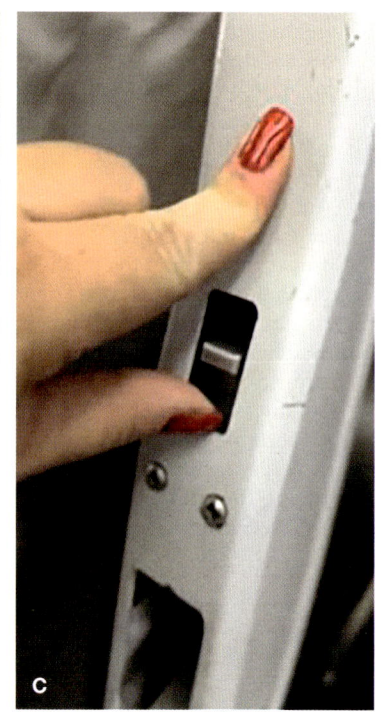

**Figura 32.3** *Zoom* no dispositivo de destravamento do suporte de braço da poltrona do corredor.

Caso o passageiro esteja inconsciente, tempo é fundamental, entretanto deve ser considerada a segurança do deslocamento no ambiente confinado de cabine de uma aeronave, para transferi-lo do assento para a prancha rígida por meio da manobra de remoção com dois socorristas, conforme a Figura 32.4.

Os pacientes inconscientes devem ser imediatamente transferidos para a prancha rígida que deverá estar posicionada na *galley* mais próxima que haja espaço mínimo suficiente para a avaliação inicial (Figura 32.5).

Após a avaliação inicial, caso seja constatada a parada cardiorrespiratória (PCR), iniciaremos as manobras de ressuscitação imediatamente (Figuras 32.6 e 36.7).

## Formas de retirada dos pacientes da aeronave

As escadas de acesso são mais um desafio nas remoções de pacientes das aeronaves. Aqueles com limitações de mobilidade podem ser removidos com o auxílio de cadeiras adaptadas com suportes de sustentação frontal e dorsal (Figura 32.8).

Durante a remoção, além dos dois socorristas, é necessário um terceiro membro para guiar a equipe que realizará a descida da escada sem a visão do sentido do desembarque (Figura 32.9).

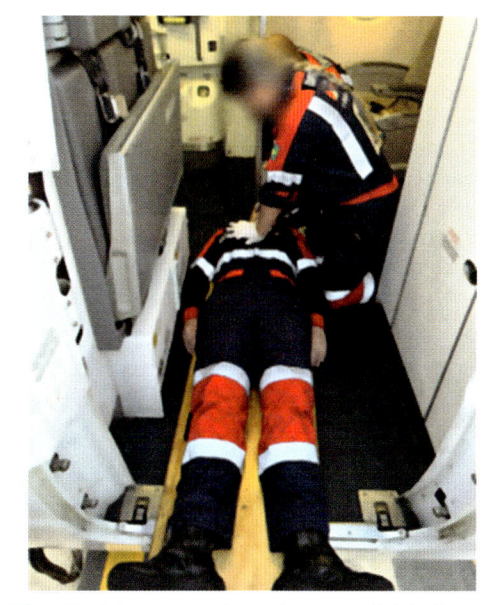

**Figura 32.6** Posicionamento do paciente para início da manobra de reanimação cardiopulmonar.

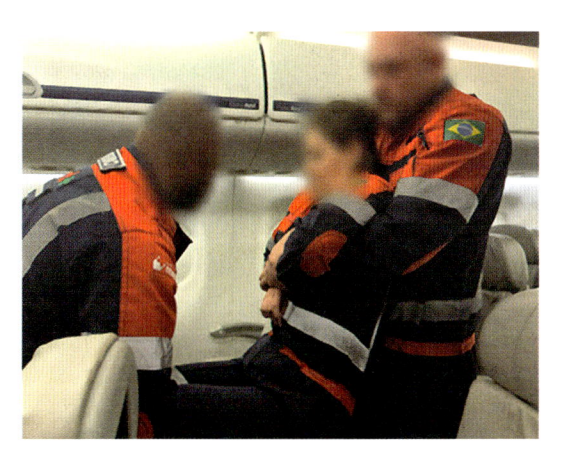

**Figura 32.4** Remoção do paciente inconsciente ou com restrição de mobilidade.

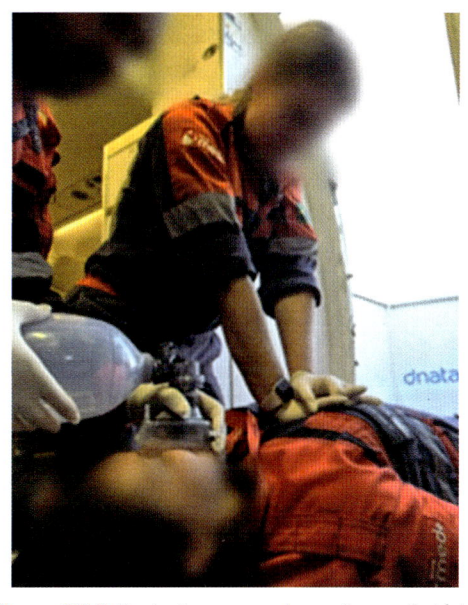

**Figura 36.7** Paciente em parada cardiorrespiratória.

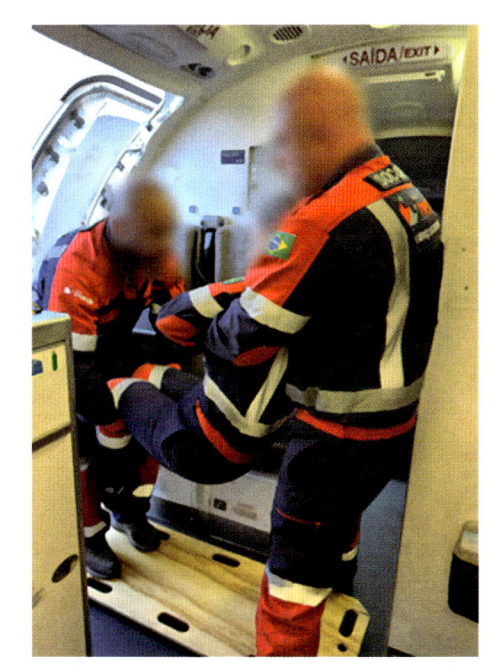

**Figura 32.5** Posicionar o paciente sobre a prancha longa o mais próximo da saída que possibilite a evacuação do paciente no momento oportuno. Prancha rígida posicionada na *galley* mais próxima.

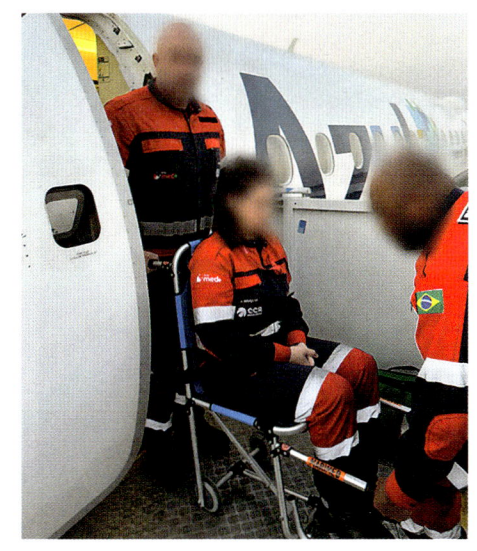

**Figura 32.8** Cadeira de rodas estreita com suportes de sustentação frontal e dorsal.

Outro auxílio disponível nos aeródromos é a cadeira de rodas elétrica com dispositivo de transposição de degraus. Com esse auxílio, é possível realizar a remoção do passageiro com menor esforço e utilizando dois membros da equipe. (Figura 32.10)

Para a remoção com a cadeira elétrica (Figura 32.11), a técnica utilizada deve garantir a segurança do paciente e da equipe durante a movimentação.

A remoção do paciente inconsciente deve ser realizada com a prancha rígida, preferencialmente com o auxílio de rampa móvel, esteira rolante ou elevador hidráulico (Figura 32.12).

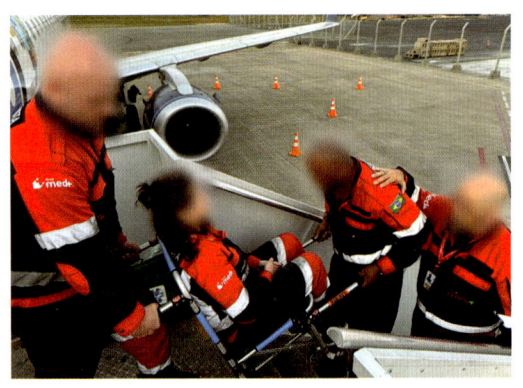

**Figura 32.9** Membro da equipe guiando a remoção, mantendo contato com o socorrista que está realizando a descida no contrafluxo.

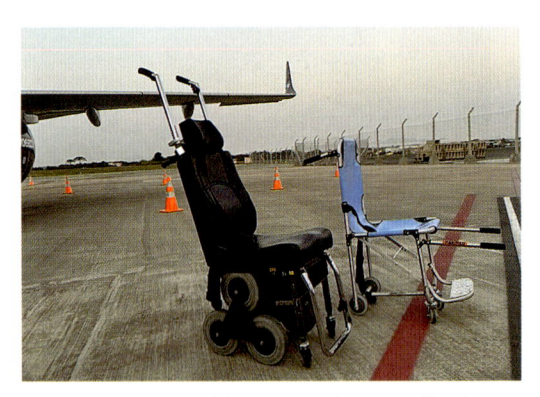

**Figura 32.10** Tipos de cadeiras que podem ser utilizadas nas remoções de pacientes do interior das aeronaves.

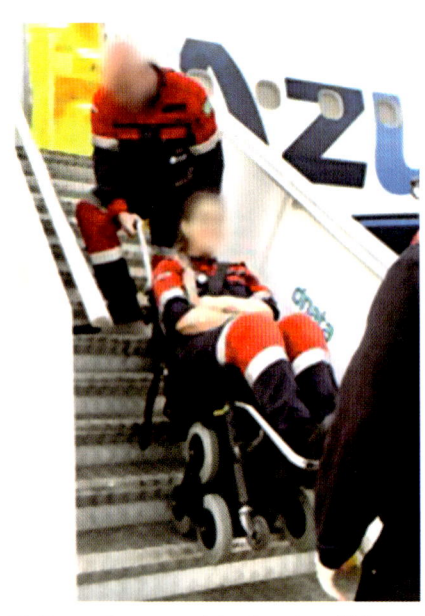

**Figura 32.11** Remoção com cadeira de rodas elétrica com dispositivo de transposição de degraus.

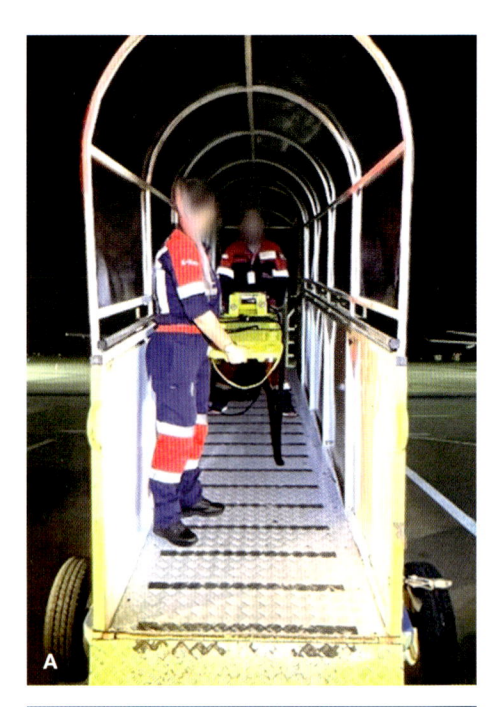

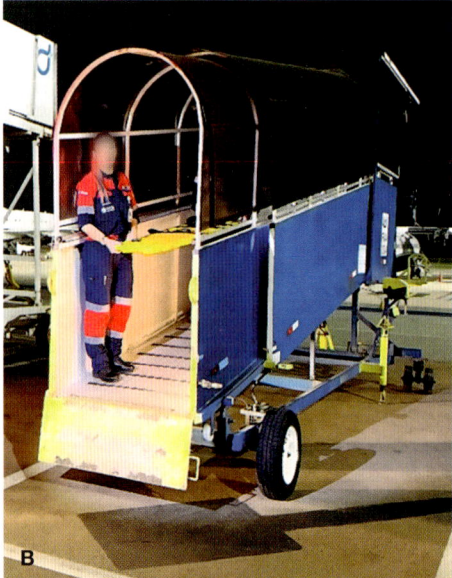

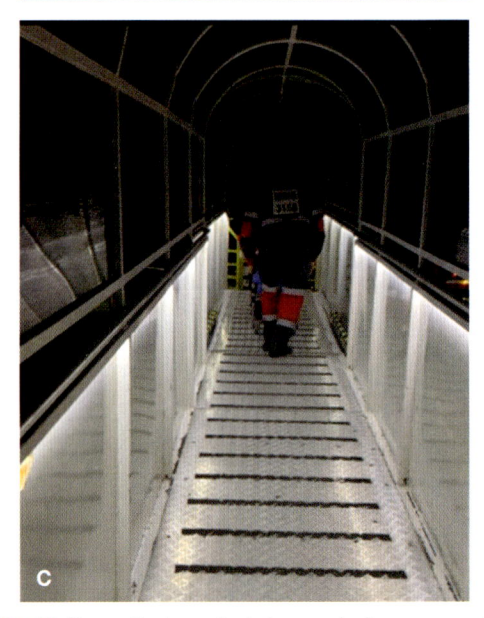

**Figura 32.12** Remoção de paciente inconsciente com prancha longa e rampa móvel.

O elevador hidráulico pode ser uma opção para retirada de pacientes tanto com cadeira de rodas quanto com imobilização em prancha longa até o meio externo (Figura 32.13).

A esteira rolante é mais uma opção para o acesso na porta da aeronave na intenção de retirar a vítima imobilizada em prancha longa (Figura 32.14).

## CONSIDERAÇÕES FINAIS

O ambiente aeroportuário para a maioria das pessoas parece ser um local tranquilo, no entanto, quando se olha com cautela é possível perceber inúmeras situações que evidenciam a necessidade de uma equipe pronta para executar atendimento médico.

Nas urgências e nas emergências, o tempo é primordial e o acesso é limitado pelo risco à segurança daqueles que se locomovem na aérea onde há trânsito de aeronaves. Desse modo, todo profissional de saúde que compõe a equipe médica do aeroporto passa por uma série de treinamentos periódicos para a manutenção da consciência situacional e a segurança do atendimento.

A manutenção de uma equipe médica com conhecimento técnico e habilidade para o atendimento em um local tão amplo, movimentado e repleto de barreiras de acesso pode ser o diferencial para o desfecho das emergências.

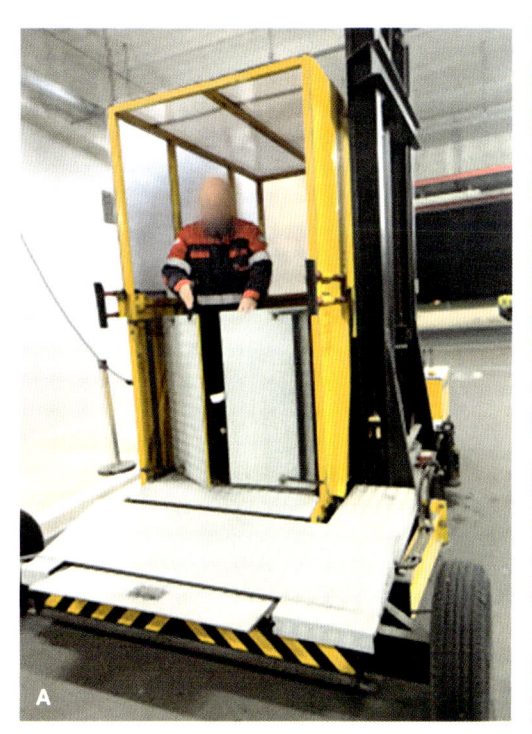
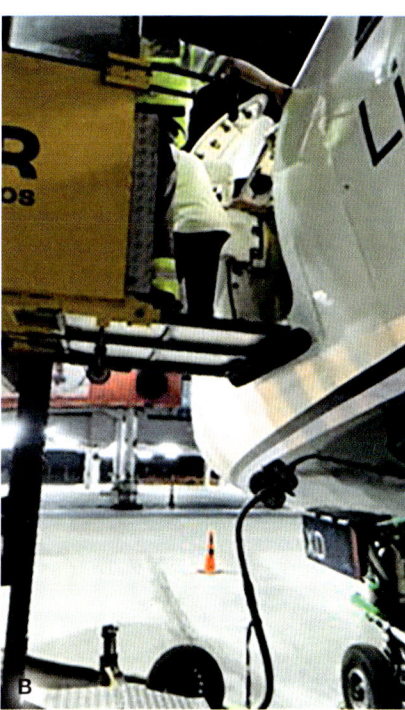

**Figura 32.13** Elevador hidráulico para retirada de paciente.

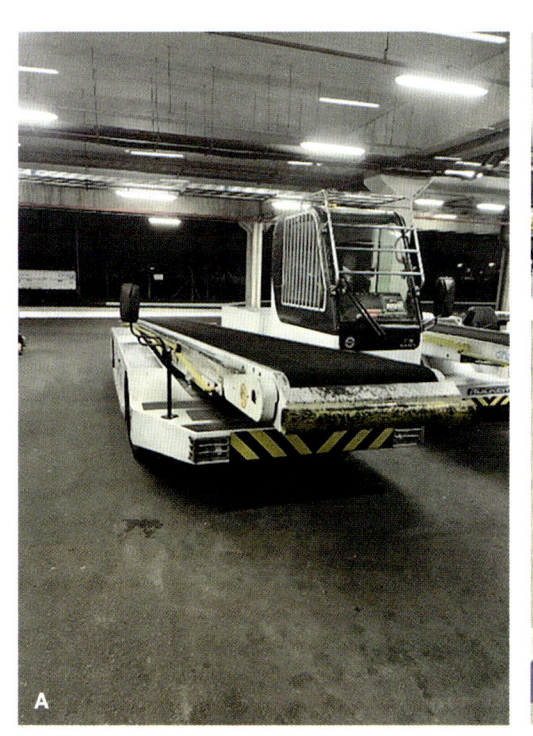
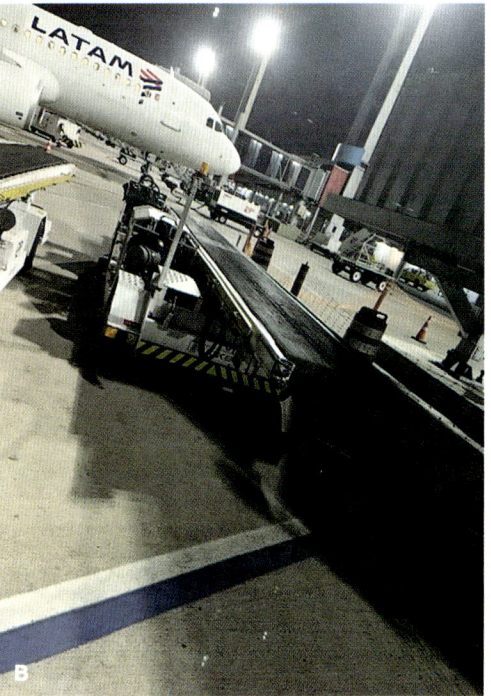

**Figura 32.14** Esteira rolante para remoção de vítima inconsciente.

# BIBLIOGRAFIA

Agência Nacional de Aviação Civil. Resolução nº 234, de 30 de maio de 2012. Estabelece critérios regulatórios quanto ao Sistema de Resposta à Emergência Aeroportuária (SREA) em aeródromos civis. Diário Oficial da União. 31 maio 2012;(seção 1):43.

Brasil. Lei nº 11.182, de 27 de setembro de 2005. Cria a Agência Nacional de Aviação Civil – ANAC, e dá outras providências.

Brasil. Ministério da Defesa. Departamento de Controle do Espaço Aéreo. Decea – ICAO/OACI Arquivado em 24 de julho de 2015 [Internet]. 2015 [acessado em 11 out. 2024]. Disponível em: https://www.decea.mil.br/

Brasil. Ministério da Defesa. Lei nº 7.565, de 19 de dezembro de 1986. Dispõe sobre o Código Brasileiro de Aeronáutica. Diário Oficial da União. 23 dez. 1986.

Brasil. Ministério da Saúde. Lei nº 12.842, de 10 de julho de 2013. Dispõe sobre o exercício da Medicina. Diário Oficial da União. 11 jul. 2013.

Brasil. Ministério da Saúde. Lei nº 7.498, de 25 de junho de 1986. Dispõe sobre a regulamentação do exercício da enfermagem, e dá outras providências. Diário Oficial da União. 26 jun. 1986.

Conselho Federal de Medicina. Resolução nº 1.671, de 9 de julho de 2003. Dispõe sobre a regulamentação do atendimento pré-hospitalar, e dá outras providências. Diário Oficial da União. 29 jul. 2003.

Flipar. Os cinco países com mais aeroportos no mundo; Brasil em destaque. Correio Brasiliense; 2023 [acessado em 27 ago. 2024]. Disponível em: https://www.correiobraziliense.com.br/webstories/flipar/2024/01/6790403-os-cinco-paises-com-mais-aeroportos-no-mundo-brasil-em-destaque.html.

Ligero B. Os 10 aeroportos mais movimentados do mundo [Internet]. Terra; 2024 [acessado em 27 ago. 2024]. Disponível em: https://www.terra.com.br/vida-e-estilo/turismo/os-10-aeroportos-mais-movimentados-do-mundo,b7933f7fe643c912fd675493d9126d4at7vy66dr.html?utm_source=clipboard.

Os maiores aeroportos do mundo por número de passageiro. Dados Mundias.com; 2023 [acessado em 27 ago. 2024]. Disponível em: https://www.dadosmundiais.com/maiores-aeroportos.php#google_vignette.

PGL. O Brasil é o 2º país com mais aeroporto no mundo. PGL; 2023 [acessado em 31 maio 2023]. Disponível em: https://pglbr.com.br/o-brasil-e-o-2o-pais-com-mais-aeroporto-no-mundo/.

# 33 Transporte Aéreo em Voo Comercial: Escolta Médica

Angela Krüger Brand

## INTRODUÇÃO

O transporte aéreo de pacientes em voo comercial recebe o nome "escolta médica". Nessa modalidade, o paciente viaja acompanhado de uma equipe médica em um voo regular de linha aérea comercial, que prestará toda a assistência necessária ao paciente durante o voo, incluindo, por exemplo, administração de medicamentos, fornecimento de oxigênio, monitoramento contínuo, nutrições enteral e parenteral, cuidados de higiene e apoio emocional. Deve-se considerar que a escolta médica não é sinônimo de atendimento de saúde de qualidade inferior, pois se deve cumprir com os mesmos padrões oferecidos no transporte de pacientes não críticos em ambulância aérea.

O custo é inferior e representa entre 20 e 35% do valor de uma ambulância aérea, competindo nos cenários nacional e regional com os transportes terrestres, oferecendo rapidez e segurança para pacientes que precisam se deslocar, por exemplo, para grandes centros urbanos para tratamentos e acompanhamento médico. No cenário internacional, é uma opção viável, de menor custo, para pacientes que aguardam repatriação.

A escolta médica destina-se a todos os pacientes não urgentes, com necessidades de complexidade média ou baixa, que sofrem, por exemplo, de doenças crônicas, estão em recuperação pós-cirúrgica ou que precisam de assistência constante durante o traslado. A escolha dos pacientes candidatos para essa modalidade de transporte deve ser feita de forma minuciosa, considerando todos os aspectos médicos e não médicos da missão. Pacientes críticos ou com altos requerimentos não são candidatos a essa modalidade.

São candidatos à escolta médica: doença pulmonar obstrutiva crônica (DPOC), pós-cirúrgicos em recuperação, onco-hematológicos, derrame pleural com drenagem, cirrose, lesões cerebrais, lesões traumáticas, pacientes em processo de reabilitação neuromotora, síndromes coronárias evolucionadas em 10 a 30 dias, pneumopatias, pneumotórax com tubo de avenamento ou após 21 dias de resolução cirúrgica, paliativos com necessidade de manejo da dor, fístulas, fibrose cística, acompanhamento pós-cirúrgico com tempo a definir em cada procedimento, que pode variar entre 4 e 30 dias, dependência de substâncias etc.

NÃO são candidatos à escolta médica: pós-cirúrgicos imediatos, pacientes com necessidades de drogas vasoativas, altas necessidades de $O_2$, pneumotórax sem drenagem, pacientes em ARM, hemorragias cerebrais agudas etc.

A escolta médica pode ser solicitada pela equipe médica responsável pelo paciente, pelo paciente ou por seus familiares/acompanhantes, pelos serviços de seguro de saúde e viagens, pelas operadoras de planos de saúde e obras sociais, pela própria companhia aérea ou até mesmo pelos agentes governamentais, nos casos de repatriação.

A coordenação do serviço de escolta médica seguirá os mesmos processos observados no transporte em ambulância aérea, adaptados ao cenário de voo comercial e incorporando os requisitos exclusivos dessa modalidade, por exemplo, a aceitação do MEDIF (*Medical Information Form*) ou FIT TO FLY. Portanto, podemos dividir o processo de escolta médica em três etapas: pré-voo, voo e pós-voo.

## PRÉ-VOO

Ao solicitar um traslado na modalidade de escolta, iniciará a avaliação do caso, considerando todos os parâmetros clínicos do paciente, suas necessidades atuais e avaliando os possíveis cenários de complicações. Determinar cada um desses fatores permitirá aceitar ou recusar o paciente como candidato à escolta médica, convocar os profissionais adequados para a missão e selecionar os itens que deverão ser incluídos no traslado, como medicamentos, oxigênio suplementar, monitores multiparamétricos, bombas de infusão contínua e outros equipamentos médicos. O contato médico-médico, nos casos em que haja uma equipe médica responsável pelo tratamento, é imprescindível e deve ser mantido de forma contínua, considerando as possíveis mudanças na evolução do paciente e a modificação de eventuais necessidades.

Ao aceitar o paciente como candidato à escolta médica, deverá ser escolhida a companhia aérea que tenha o itinerário adequado para o traslado. Devem ser priorizadas as rotas aéreas com menor número de escalas e, caso não haja a opção de voo direto, deverão ser considerados: possíveis mudanças de aeronave, tempo disponível para realizar a troca das aeronaves e se todos os trechos serão realizados pela mesma companhia aérea. Esses cenários são comuns em voos de longa distância, como os transatlânticos ou provenientes dos continentes da Ásia, Oceania e Europa e das ilhas próximas, nas quais as companhias aéreas têm alianças comerciais com linhas aéreas locais para realizar parte de seus percursos.

O tempo de voo será um fator determinante na escolha dos equipamentos que farão parte da operação. Uma vez determinada a melhor rota, deverá ser apresentado à companhia aérea escolhida o formulário de informação médica do paciente, comumente chamado MEDIF ou FIT TO FLY (Figura 33.1), com no mínimo 48 horas de antecedência da data prevista de voo. Esse formulário deverá ser preenchido pela equipe médica responsável pelo traslado aéreo ou pela equipe médica responsável pelo tratamento. Não existe um MEDIF ou FIT TO

FLY universal; cada companhia aérea tem o seu próprio modelo, disponível em seu *website*. Esse formulário será avaliado pela equipe médica da companhia aérea, que determinará se o paciente está ou não apto para o voo.

No formulário, além das informações médicas do paciente, constarão os requisitos da operação, que serão fornecidos pela companhia aérea ou pelo aeroporto, como a necessidade de cadeira de rodas, oxigênio suplementar ou montagem de maca (*stretcher*). Nos casos em que o traslado seja realizado com maca, será necessária toda a logística aeroportuária para o embarque e o desembarque da aeronave, prolongando os tempos operacionais que deverão ser considerados previamente. Esses pacientes, nos casos em que o itinerário escolhido tenha mudança de aeronave e tempo de espera prolongado entre voos, deverão ser transferidos para o serviço médico do aeroporto, em um espaço adequado para o atendimento e a espera, que deverá ser coordenado previamente.

O paciente poderá viajar sentado na classe/assento acordado previamente (econômica, executiva etc.), caso seu quadro clínico permita, como nos casos de pacientes em tratamento com medicação oral ou com acesso venoso intermitente para administração de medicamentos. Os pacientes em maca têm um nível de complexidade maior, exigindo monitoramento contínuo com equipamentos maiores e o uso de bombas de infusão contínua. A escolha do tipo de transporte deve ser informada previamente à companhia aérea, pois a configuração da aeronave deverá ser preparada com antecedência. No caso do uso de maca, também será necessário dispor das fileiras de assentos para a montagem dela e a disponibilidade de assentos próximos para a equipe médica acompanhante. Esses fatores, embora estritamente comerciais, podem determinar o fracasso da missão.

Nos casos em que o paciente tenha como destino final um hospital, clínica de reabilitação ou qualquer outra unidade de saúde, deverão ser garantidas a aceitação e a disponibilidade de leitos antes da operação.

Outro passo que deverá ser coordenado previamente é o traslado do paciente do local de origem até o aeroporto e do aeroporto até o destino. Alguns pacientes não se encontram em ambiente hospitalar no local de origem e seu destino final será a residência. Outros serão removidos de um hospital e seu destino

# MEDIF
Formulário padrão de informações médicas para viagens aéreas

Responda a TODAS as perguntas. Marque um (x) nas caixinhas "SIM" ou "NÃO". Use LETRA DE IMPRENSA.

**PARTE 1ª**
Para ser completado pelo passageiro

| A | Nome do passageiro | | | | | Idade | |
|---|---|---|---|---|---|---|---|
| | Seguro de viagem/Nº seguro de viagem | | | | | | |
| B | Itinerário proposto | De | Para | Data | PNR (Cód. reserva) | As transferências de um voo a outro precisam de mais tempo de conexão | |
| C | **Loja ou agência da companhia aérea** | | | | Telefone | | |
| D | Precisa de cadeira de rodas? Sim ☐ Não ☐ | | Consegue locomover-se sozinho em distâncias curtas? Sim ☐ Não ☐ | | Passageiros viajando com cadeiras de roda próprias com baterias devem verificar os requisitos para transporte de mercadorias perigosas no site da companhia aérea | | |
| E | ACOMPANHANTE PROPOSTO: nome, sexo, idade, profissão e ofício, segmentos (se forem diferentes aos do passageiro); no caso de pessoa não qualificada, anote "ACOMPANHANTE DA VIAGEM" | | | | Em caso de passageiros com deficiência visual ou auditiva, indique se viaja com cão de assistência | | |
| | Caso o passageiro viaje sozinho, indique pessoa de contato, nome e telefone | | | | | | |
| F | O passageiro requer coordenação, para que a ambulância acesse as instalações do aeroporto? Sim ☐ Não ☐ | | Empresa de ambulância: | | | | |
| | | | Telefone de contato: | | | | |
| | | | Endereço no destino: | | | | |
| G | Durante o voo, os níveis parciais de oxigênio são diminuídos (hipóxia relativa) entre 25% e 30%. Essa situação afeta a condição médica do passageiro? | | Sim ☐ Não ☐ | Não tenho certeza ☐ | | | |
| H | Requerimentos especiais no voo tais como assento extra (apenas assento ao lado do passageiro), comida especial (apenas nos voos em que está disponível) Sim ☐ Não ☐ | | Especifique | | | | |

Informa
Eu, autorizo que o médico _____ proporcione à companhia aérea as informações requeridas por seus departamentos médicos com a finalidade de determinar minha aptidão para o transporte aéreo e, consequência, isento o referido médico das respectivas obrigações éticas a respeito. Concordo em pagar ao médico os honorários devidos. Estou ciente que, na hipótese de o transporte ser aceito, minha viagem estará sujeita às condições gerais de transporte e tarifas da companhia transportadora e que o transportador não assume qualquer responsabilidade que exceda tais condições e tarifas. Assumo a responsabilidade, sob meu próprio risco, sobre quaisquer consequências eventual que o transporte por via aérea possa ter em meu estado de saúde e isento o transportador, seus empregados e agentes de quaisquer responsabilidades por tais consequências, especialmente (mas não limitado a) casos de gastos provenientes de complicações no estado de saúde derivadas de pré-existências. Isento o transportador, ainda assim, de toda responsabilidade com relação a qualquer gasto que possa incorrer em função do meu estado de saúde se um voo for cancelado ou atrasado por motivos de segurança ou de força maior. Concordo em reembolsar o transportador conforme sua exigência, por qualquer gasto especial ou custos relacionados ao meu transporte. Aceito que a companhia aérea poderá negar o meu embarque se minha condição de saúde não for coincidente com os dados proporcionados ou se meu embarque puder colocar em risco minha saúde, a dos demais passageiros ou as operações de voos.

IMPORTANTE:
Onde se fizer necessário, deve ser lido pelo(a) passageiro(a), assinado e datado por ele(a) ou em seu nome.

| Local | Data | Assinatura do passageiro | Telefone de contato |
|---|---|---|---|

**Figura 33.1** Exemplo de MEDIF. (Adaptada de LATAM Airlines Group.) (*Continua*)

# MEDIF
Ficha de informações médicas (Apenas para uso oficial)

Este formulário tem por objetivo proporcionar as informações necessárias que permitam aos departamentos médicos das companhias aéreas avaliar as condições do passageiro para a viagem. Se o passageiro for aceito, esta informações permitirão compartilhar as instruções necessárias com vistas a proporcionar ao passageiro o máximo de bem-estar e comodidade. Solicita-se ao médico responsável pelo tratamento responder a todas as perguntas, marcando com um xis (x) na caixinha respectiva "sim" ou "não" e/ou prestar respostas concisas e precisas.

Recomendamos preencher o formulário usando letra de imprensa.

## 2ª PARTE
A ser preenchida pelo médico responsável pelo tratamento

Este formulário deve ser preenchido, no máximo, 10 dias antes da partida do voo e entregue à companhia até 48 horas antes da viagem.

| MEDA 01 Dados do passageiro | Nome completo do paciente | | |
|---|---|---|---|
| | Sexo | | Idade |
| MEDA 02 Dados do médico | Nome do médico responsável pelo tratamento | | |
| | CPF/RG/CRM | | Telefone de contato |
| | Especialidade | | E-mail |
| MEDA 03 Diagnóstico atual e antecedentes do paciente | Relatório médico (médico deve anexar diagnóstico detalhado) | | |
| | Diagnóstico médico/cirúrgico atual (deve dizer se o quadro se encontra resolvido/alta) | | |
| | Antecedentes mórbidos | 1. 4. | 2.    3. 5. |
| | Dia/mês/ano dos primeiros sintomas | | |
| | Data de diagnóstico atual ou tempo de evolução | | |
| | Passageiro se encontra em condições de ser transportador por avião?   Sim ☐   Não ☐ | | |
| MEDA 04 (Risco durante a viagem) | Prognóstico para a viagem Risco vital: Baixo ou sem risco ☐       Médio ☐       Alto ☐       Recomenda-se não voar ☐ | | |
| MEDA 05 | Sofre de enfermidade contagiosa e/ou transmissível no momento da viagem?   Sim ☐   Não ☐ | | |
| | Data de início da enfermidade, qual? | | |
| MEDA 06 | O paciente associado ao diagnóstico anterior apresenta alguma alteração com relação a: Controle de esfíncter   Sim ☐   Não ☐       Conduta   Sim ☐   Não ☐       Outra: | | |
| MEDA 07 (Autonomia do paciente) | O paciente tem independência durante o voo para: Comer   Sim ☐   Não ☐     Ir ao banheiro   Sim ☐   Não ☐     Entender instruções de segurança   Sim ☐   Não ☐ Outros | | |
| MEDA 08 Acompanhante | No caso de viajar acompanhado, especifique o tipo de acompanhante(*): Familiar ☐       Médico ☐       Enfermeiro ☐       Paramédico ☐       Outro: | | |
| | (*) O adulto acompanhante deve estar física e mentalmente apto para lidar com a presença em uma cabine de um avião, bem como prestar assistência ao passageiro em condições de emergência ou necessidades de serviço (fisiológicas e/ou de alimentação) | | |
| MEDA 09 (Oxigênio) | Paciente viaja com seu próprio concentrador de oxigênio portátil (POC)?   Sim ☐   Não ☐ Modelo: Marca: Selo: | Quantidade de fluxo ℓ/min | Duração da bateria do equipamento: (DEVE DURAR 150% DAS HORAS DE VIAGEM, incluindo escalas e tempos de espera)............horas |
| | Pode ser desconectado em breves lapsos em caso de necessidade? Sim ☐   Não ☐ | | |
| MEDA 10 MEDA 11 | Fornecer lista de medicações do paciente e via de administração (todos são de responsabilidade exclusiva do paciente) 1.                          2.                          3. 4.                          5.                          6. | | |
| | Requer medicação antes do voo?       Sim ☐   Não ☐ | Requer medicação durante o voo?       Sim ☐   Não ☐ | |
| MEDA 12 MEDA 13 | Paciente requer hospitalização? (Em caso positivo, indicar os acertos efetuados ou, se não foram feitos, indicar "Ação não tomada"). Deve-se anexar certificado do centro em que o paciente será hospitalizado     Sim ☐   Não ☐ | Requer hospitalização durante as escalas?   Sim ☐   Não ☐ | Requer hospitalização e/ou ambulância na chegada ao destino?   Sim ☐   Não ☐ |
| MEDA 14 | (Para viagens superiores a 3 horas) No caso de apresentar transtorno de coagulação e/ou antecedentes de trombose, arritmias cardíacas, fratura em extremidade inferior etc, encontra-se em tratamento com anticoagulante oral/injetável no momento da viagem? Sim ☐   Não ☐       Especifique Qual | | |
| MEDA 15 | De acordo com sua patologia principal/atual, o paciente se encontra estável para poder tolerar horas de   Sim ☐   Não ☐ voo em sua totalidade, sem complicações, incluindo escalas? | | |
| MEDA 16 (Cirurgias) | Tipo de cirurgia     Aberta ☐       Laparoscópica ☐       Outra ☐ | | |
| | Complicações durante a cirurgia?     Sim ☐   Não ☐ | | |
| MEDA 17 | Precisa de cadeira de rodas?   Sim ☐   Não ☐ Consegue flexionar os joelhos durante a viagem?   Sim ☐   Não ☐ Consegue flexionar a cintura durante a viagem?   Sim ☐   Não ☐ | | |
| MEDA 18 (Psiquiatria) | Apresenta alguma patologia psiquiátrica?  Sim ☐   Não ☐ Qual?       Esquizofrenia ☐       Bipolaridade ☐       Outra Encontra-se estável/bem controlada?       Sim ☐   Não ☐ | | |

Importante:
1. Os concentradores de oxigênio e suas baterias devem ser trazidos pelo passageiro e devem ter modelo aprovado pela autoridade aeronáutica.
2. A companhia aérea não fornece elementos de uso fisiológico.
3. A companhia poderá condicionar a aceitação do transporte e/ou negar o embarque do passageiro se, de acordo com os antecedentes apresentados neste formulário, existirem riscos tanto para a saúde do próprio passageiro quanto para a dos demais e nos casos em que o formulário não reflita o estado de saúde atual do passageiro no momento do embarque. Informe-se sobre os termos e condições no site da companhia aérea, na seção "Informações para a sua viagem".

O médico que assina, dr. _____, declara que o paciente encontra-se em condições de efetuar uma viagem por via aérea com as precauções descritas acima, sem risco de agravamento de sua condição como consequência direta do voo.

| Data | Local | Assinatura do médico responsável pelo tratamento |
|---|---|---|

**Figura 33.1** (*Continuação*) Exemplo de MEDIF. (Adaptada de LATAM Airlines Group.)

será uma clínica de reabilitação, um sanatório ou até mesmo o seu domicílio. O meio de transporte escolhido para os trajetos terrestres de ida e volta ao aeroporto será feito de acordo com as necessidades e o estado geral do paciente. Serão utilizados veículos comuns nos casos de alta e destino final domiciliar, cenário comum nas repatriações, em que a resolução do quadro ocorre no local de origem e o paciente segue com plano de recuperação total no destino. Para os demais casos, será utilizada uma ambulância que deverá ter a documentação necessária para permitir a entrada do paciente às areas restritas do aeroporto ou até mesmo até a aeronave, caso seja necessário.

A escolha da equipe encarregada da missão será feita de acordo com as características do paciente e o tempo estimado da operação. O perfil de formação do profissional será determinante nesse processo, mas não será o único fator a ser considerado. Os profissionais, além de terem matrícula profissional habilitada e especialização orientada para o caso (p. ex., pediatria, terapia intensiva, traumatologia, emergências etc.), devem ter formação em transporte aeromédico, com Certificado Médico Aeronáutico (CMA) vigente e atender aos requisitos próprios de cada país em voos internacionais, como visto e plano de vacinação atualizados. O domínio de outros idiomas também será considerado para essas operações. O tempo da operação será um fator determinante para a escolha do número e a configuração dos profissionais designados. Em voos ultralongos, pode ser necessário mais de um profissional médico; assim, a equipe poderá ser composta de médico, médico + enfermeiro, dois médicos + enfermeiro etc.

Conhecendo as características do paciente e do traslado, proceder-se-á à escolha dos equipamentos a serem usados. Ao contrário dos traslados em ambulância aérea, na modalidade escolta médica o espaço disponível para acondicionar os equipamentos necessários é limitado. Todos os itens devem ser acondicionados em malas tipo *carry-on*, cujas dimensões permitam que fiquem armazenadas no compartimento superior da cabine durante a decolagem e a aterrissagem. Os equipamentos usados no serviço de escolta médica serão os mesmos que habitualmente são usados nas operações de ambulância aérea, priorizando aqueles de tamanho compacto. As companhias aéreas não apresentam restrições quanto às baterias dos equipamentos já habilitados e usados no meio aeronáutico, mas se deve garantir que os equipamentos tenham autonomia suficiente para o dobro do tempo de voo.

## VOO

O período de voo refere-se à missão em si. Inclui a avaliação presencial do paciente e os ajustes necessários para iniciar o traslado. Podem ser necessárias alterações na medicação atual e na otimização do paciente, o que pode incluir restrição alimentar em pacientes que apresentaram vômitos em voos anteriores, esvaziamento de bolsas coletoras como a vesical, ostomias e drenos, troca de curativos ou administração de medicamentos como antieméticos e sedativos.

Durante essa etapa, a equipe médica deve atender integralmente o paciente, incluindo os processos prévios ao embarque, como os trâmites migratórios específicos de cada país. As companhias aéreas destinam, na maioria das vezes, um colaborador exclusivo para auxiliar o processo de *check-in* e embarque em

casos de escolta médica, facilitando os processos burocráticos nos momentos que antecedem o voo.

Durante o processo migratório e de controle de fronteiras, será solicitada a documentação comprovando que a equipe médica pode embarcar com itens cortantes, como agulhas, cateteres sobre agulha, tesouras e medicamentos tanto orais quanto em ampolas. Os líquidos administrados por via intravenosa são permitidos, mesmo que seu volume ultrapasse os limites habituais (100 m$\ell$ na cabine), no entanto, preferem-se apresentações de 100 a 250 m$\ell$ devido ao seu tamanho compacto, que facilita o uso e o manuseio durante o voo. Esses controles adicionais dos elementos médicos e da documentação aumentam o tempo no processo de pré-embarque, o que deve ser considerado no planejamento da operação.

Após o embarque, a equipe médica deve se apresentar à equipe de comissários responsáveis pelo voo, informar sobre o serviço prestado e o plano médico estipulado, respeitando a privacidade do paciente e o segredo médico profissional. Essa comunicação é importante, pois os tripulantes são responsáveis pela segurança da cabine e deverão realizar a evacuação dela em caso de emergência. Todos os procedimentos médicos necessários devem ser realizados considerando o espaço no qual a atividade ocorre. A discrição e a privacidade são duas premissas que devem ser cumpridas incondicionalmente.

A disponibilidade de oxigênio suplementar a bordo deve ser solicitada com antecedência, como mencionado anteriormente. A equipe médica não transportará cilindros de oxigênio para a missão, eles devem ser fornecidos pela companhia aérea e estarão armazenados no compartimento inferior da maca. Em pacientes com baixa necessidade de O$_2$ (1 a 3 $\ell$/min via cânula nasal) serão utilizados dispositivos como concentradores de oxigênio e poderão viajar sentados, sem a necessidade de maca. Não se deve usar de forma arbitrária o oxigênio que compõe o *kit* de emergência da aeronave, que é destinado apenas para uso em situações de emergencia médica a bordo. Da mesma forma, a equipe médica deve ser autossuficiente quanto aos itens médicos necessários para a missão, não devendo utilizar o EMK (*Emergency Medical Kit*) disponível em todas as aeronaves comerciais.

Todos os itens usados a bordo, principalmente aqueles com risco biológico, devem ser transportados pela equipe médica para descarte posterior em local adequado para esse fim.

## PÓS-VOO

Após o desembarque, o destino do paciente pode variar. Em alguns casos, o destino final é o reencontro com a família no aeroporto, em outros, a missão se encerra quando o paciente estiver sob cuidados da equipe médica no destino. Nesse último cenário, deverá ser fornecido a equipe receptora um resumo detalhado dos procedimentos realizados durante o voo, medicamentos administrados, sinais vitais observados em intervalos variáveis e parâmetros clínicos com os quais o paciente chega ao destino. Toda essa informação estará disponível no histórico clínico de voo, que deve ser assinado pela equipe médica responsável pelo transporte, pela equipe médica receptora (se aplicável) e deve incluir também o consentimento informado do transporte assinado pelo paciente ou seu acompanhante/familiar. Nos casos de solicitações por parte de planos de saúde, seguros médicos ou de viagem, uma cópia deve ser enviada ao solicitante do serviço.

## CONSIDERAÇÕES FINAIS

A modalidade de acompanhamento médico em voo comercial é custo-efetiva para os pacientes e para os prestadores de cobertura médica, planos de saúde, seguros de viagem e organizações de saúde que precisam transportar pacientes com patologias de complexidades média e baixa.

A seleção adequada dos pacientes para essa modalidade promove a segurança da missão e garante padrões de qualidade equivalentes aos encontrados no transporte em ambulância aérea.

## BIBLIOGRAFIA

Aerospace Medical Association Medical Guidelines Task Force. Medical Guidelines for Airline Travel. 2nd ed. Aviat Space Environ Med. 2003;74(5 Suppl):A1-19.

Lopez Granja S. Clínica Médica. En: Hünicken HM, editor. Manual de Medicina Aeronáutica Espacial del Instituto Nacional de Medicina Aeronáutica y Espacial de la Fuerza Aérea Argentina. 1ª ed. Buenos Aires: Torres Aristegui & Asoc; 2012. p. 145-153.

Organización de Aviación Civil Internacional. Manual de Medicina Aeronáutica Civil. 3. ed. 2012. Parte VI – Emergencias de salud pública y aviación, p. VI-1-1.

# Índice Alfabético

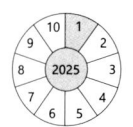